助 产 学

主编 ◎ 翟巾帼 吴 斌 罗太珍

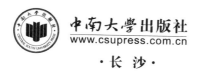

中南大学出版社
www.csupress.com.cn
·长沙·

编委会

百校千课共享联盟组织结构

理事会

理 事 长：严继昌　全国高校现代远程教育协作组秘书处　秘书长

副理事长：侯建军　全国高校现代远程教育协作组秘书处　常务副秘书长

副理事长：陶正苏　上海交通大学继续教育学院　院长

副理事长：马国刚　中国石油大学(华东)教育发展中心　党委书记

副理事长：张　震　北京网梯科技发展有限公司　总裁

专家委员会

主　任：陈　庚　全国高校现代远程教育协作组秘书处　副秘书长

副主任：吴湘华　中南大学出版社　社长

副主任：李　弘　中国工信出版传媒集团　出版科研部主任

副主任：武丽志　华南师范大学网络教育学院　副院长

副主任：陈　健　北京网梯科技发展有限公司　副总裁

秘书处

秘 书 长：武丽志　华南师范大学网络教育学院　副院长

副秘书长：王佳静　北京网梯科技发展有限公司高校产品线　总监

百校千课共享联盟护理学专业融媒体教材丛书编委会

主　　　任：唐四元　中南大学护理学院　院长

常务副主任：吴湘华　中南大学出版社　社长

副 主 任：章雅青　上海交通大学护理学院　院长

副 主 任：刘　理　南方医科大学继续教育学院　院长

副 主 任：李惠玲　苏州大学护理学院　院长

丛书序一

20世纪早期，熊彼特提出著名的"创造性毁灭"理论：一旦现有的技术受到竞争对手更新、效率更高的技术产品的猛烈冲击，创新就会毁灭现有的生产技术，改变传统的工作、生活和学习方式。今天，网络技术的影响波及全球，各种教育资源通过网络可以跨越时间、空间距离的限制，使学校教育成为超出校园向更广泛的地区辐射的开放式教育。而融媒体教材，正在以一种新型的出版形式影响着教育和教学。

随着社会的进步，人民大众对享有高质量的卫生保健需求日益增加，特别是目前国内外对高层次护理人才的需求增加，要求学校护理教育更快、更多地培育出高质量的护理人才。为加强高校优质课程资源共享，实现优势互补，共建共享高质量融媒体课程，推动我国护理专业教育质量的提升，针对远程教育的教学特点，我们组织全国三十余所高等院校有丰富教学经验的专家编写了这套"百校千课联盟护理专业融媒体教材"。

融媒体教材建设的实质就是将纸质图书与多媒体资源进行链接，使资源的获取变得更加容易，使读者能高效、深度地获取知识。在本套教材中，我们以纸质教材为载体和服务入口，综合利用数字化技术，将纸质教材与数字服务相融合。学生可以随时随地利用电脑和手机等多个终端进行学习。纸质教材的权威、视频的直观以及其中设计的互动内容，可以让学习更生动有效。

另外，本套教材在编写中根据《国家中长期教育改革和发展规划纲要（2010—2020年）》《全国护理事业发展规划（2016—2020年）》提出的"坚持以岗位需求为导向""大力培养临床实用型人才""注重护理实践能力的提高""增强人文关怀意识"的要求，注重理论与实践相结合、人文社科学与护理学相结合，培养学生的实践能力、独立分析问题和解决问题的评判性思维能力。各章前后分别列有"阅读音频""学习目标""预习案例""本章小结""学习检测"，便于学生掌握重点，巩固所学知识。能切实满足培养从事临床护理、社区护理、护理教育、护理科研及护理管理等人才的需求。

由于书中涉及内容广泛，加之编者水平有限，不当之处在所难免，恳请专家、学者和广大师生批评指正，以便再版时修订完善。

唐四元

2020 年 6 月

丛书序二

教材是学生学习一门功课最基本，也是最权威的学习资源。过去如此，"互联网+"时代的今天也不例外。国家教材委员会认为"课程教材是学校教育工作的核心内容，集中体现了教育思想和理念、人才培养的目标和内容"。习近平总书记在 2018 年全国教育大会上更是明确地指出"要把立德树人融入思想道德教育、文化知识教育、社会实践教育各环节，贯穿基础教育、职业教育、高等教育各领域，学科体系、教学体系、教材体系、管理体系要围绕这个目标来设计"。足见教材在回答教育"培养什么人""如何培养人""为谁培养人"这一根本问题中的重要根本价值。

教材之于高等教育（无论是全日制高等教育，还是非全日制高等教育，即高等学历继续教育）同样意义重大。2016 年 10 月 15 日，教育部陈宝生部长在武汉高等学校工作座谈会上首次提出高等教育要实现"四个回归"，分别是"回归常识""回归本分""回归初心""回归梦想"。当谈到"回归常识"时，他首先阐述的内涵就是"教育的常识就是读书"。当然，这里的"书"不仅仅是教材，还包括其他类型的"书"，甚至"社会书""国情书""基层书"，但首选是"教材"！这是毫无疑问的。

在高等学历继续教育领域，特别是师生多处于分离状态的远程高等教育领域，教材肩负着更加重要的使命——它不仅要呈现教的内容，而且要承担部分教师教的职能，也就是让学习者通过阅读教材产生"对话"，就仿佛学习者在与教师（编者）进行双向交流。这在远程教育领域叫做"有指导的教学会谈"。过去，由于教材受到表现形式的束缚，要实现这类"对话"，只能通过编写指导性文字的方式来实现。伴随以互联网为主的现代信息技术的发展，传统印刷教材可以通过二维码、配套学习卡等方式，与网络上的在线学习平台、微信小程序、多媒体资源、在线学习服务等建立链接。这不仅打破了传统图书内容封闭、无法更新的不足，还使学习者能通过教材获得相应的资源，服务更加便捷，获取知识更加高效、个性化，且更有深度。我们称这样的教材为"融媒体教材"。

显然，融媒体教材的编写不是一件简单的事情，编者既需要掌握扎实的学科专业知识，做到深入浅出；又需要丰富的媒体技术运用能力，尤其是要掌握在线学习资源的设计能力。融媒体教材已经不是简单的图文著述，而是变成了一个相对完整的教学资源系统的开发。除了传统教材所需要的文字、图表等内容外，还需要作者配套相应的授课微视频、测试题、学习活动(如投票、讨论等)、拓展学习资料等。根据课程特点，还可以有动画、音频、VR(AR、MR)等更加富有表现力的资源。因此，高质量的开发融媒体教材，需要专业化的团队合作。

2018年，为贯彻落实党的十九大提出的"办好继续教育"要求，推动我国远程与继续教育事业健康、可持续发展，由全国高校现代远程教育协作组发起，在全国范围力邀了一大批志同道合的高水平大学、出版社，与北京网梯(技术支持)共同组建了"百校千课共享联盟"。很荣幸，我任联盟理事长。我们成立这个联盟的初心就是以开发融媒体教材为突破口，加强高校优质课程资源的共建共享，避免低水平重复建设，打破高校、出版社、企业的合作壁垒，实现优势互补，共建共享高质量课程，推动我国在线教育质量的提升。可喜的是，联盟得到了会员单位，以及各方面的大力支持，迅速发展壮大，已经有不少学科专业组建了专业编委会，成立了教材研发团队，启动了相关教材编写、资源制作工作，将传统图书与网络资源相融合的新型立体化融媒体教材相继面世。这套丛书有如下特点。

一是立德树人，育人为本。丛书注重知识、技能与价值观的综合，将学科知识与人文知识、人文精神有效融合，坚持以文化人、以文育人。丛书编写注重增进文化自信，在具体内容的取舍上，既瞄准世界前沿，又紧密结合国情，坚持古为今用，推陈出新。

二是语言活泼，对话风格。丛书改变传统教科书刻板、艰涩的语言风格，倡导使用轻松活泼的语言，以对话的方式，深入浅出地将要教给学生的知识点、技能点呈现出来，帮助图书使用者更好地学习。

三是既有内容，也有活动。丛书绝不是知识点的简单罗列，而是将要教的内容与教学的活动在技术的支持下有机组合，以实现印刷教材与网络资源、学习平台的有效结合，实现学习者"学−练−测−评"一体化。

四是版面活泼，模块设计。丛书版面设计活泼，在适应读者阅读习惯基础上，注重提升读者的阅读舒适度和使用教材的便捷度(如可以方便地做笔记、扫码等)。此外，模块化的栏目设计让读者更容易区分不同内容的价值，有利于提升阅读。

五是链接资源，开放灵活。丛书通过二维码、学习卡等方式，实现了传统教材与在线学习课程、微信学习小程序的无缝链接。通过扫描教材内页的资源码，学习者能够轻松地访问配套学习资源。

丛书是多方面共同努力的结果和集体智慧的结晶。每一本融媒体教材的诞生，都有着至少4支队伍的共同贡献。第一支队伍是由主编带领的学科专业编写团队，这支团队往往由国内同领域多个大学的老师组成，共同编写、共同审校；第二支队伍是协助完成图书配套视频、动画、测试等资源建设的多媒体资源开发团队和北京网梯科技发展有限公司的平台、小程序研发团队，他们是立体化资源的建设者和技术研发者；第三支队伍是负责教材设计和图文资源审校的出版社工作团队，他们从出版的专业角度，为丛书的每一个细节进行把关；第四支队伍是"百校千课联盟"的所有成员单位及专家委员会，他们参与了需求研判、丛书设计、标准拟定、制作开发、推广应用等全过程。在此，一并表示衷心的感谢！

是以为序。

严继昌
2018 年 12 月于清华园

前 言

《"健康中国 2030"规划纲要》明确提出"实施母婴安全计划，倡导优生优育"。随着我国人民生活水平的提高，女性分娩理念的改变，培养适应国家需求、女性需要的助产人才逐渐成为医学教育的重要组成部分。

2018 年 10 月 30 日由"百校千课共享联盟"发起，中南大学出版社成立了"百校千课共享联盟护理学专业融媒体教材编委会"。《助产学》融媒体教材编写工作正式启动。《助产学》是助产生的核心课程，该课程基于国家妇幼健康和临床实践需求，旨在培养具有国际视野、扎实的理论知识、精湛的操作技能的高质量、高水平助产专业人才。

《助产学》融媒体教材在编写时秉承"贴近临床、精品打造"的编写宗旨，组织了多家在产科享有盛誉的专科或大学直属医院，由数十名临床医疗、助产与护理专家多方考证，并参照助产专业人才培养目标、教学大纲的主要内容，参考专业规范指南，符合"护士执业考试"改革的需要，沿袭秉承且内容跟进国内外最新临床进展，以形成教材的编写框架和核心内容，且兼顾了"目标导向、系统设计、理论与实践相结合"的编写原则。可作为助产生的参考教材；同时，能够为助产专业教师和临床助产士提供很好的辅导。

该教材共分为 18 个章节，从妊娠准备到妊娠、分娩和产褥期，关注妊娠的发生、发展过程，分别针对不同生育期的妇女及她们所娩出的新生儿，从解剖生理、健康评估、症状问诊、体格检查、产科辅助检查到心理社会问题评估、临床实践等多个方面进行全面阐述。并使用现代媒体技术手段，提供"二维码、资源库、题库"等基础配套资源，通过媒介将纸质书与多媒体资源对应衔接，更便于读者高效、深度地获取知识，随时随地进入学习状态。在教学设计标准方面，该教材对课程内容进行了有针对性的设计，并以知识点为中心组织教学资源，力图达到内容科学准确、脉络清晰。

在本书编写过程中，南方医科大学、广州医科大学附属第三医院和中山大学附属第一医院及其他编委团队作出了巨大的贡献，在此表示衷心的感谢！希望以此教材为破冰导航,搭建一个好的学习交流平台,促进助产专业的发展,打造一支实力强、技术硬的助产人才队伍!

本教材设计专业范围广泛,时间及能力有限,书中难免存在不当和错误之处,恳请广大读者指正。

各位同学,助产同仁们,让我们通过《助产学》这本融媒体教材扬帆起航吧!

翟巾帼

2021 年 5 月 1 日

目 录

第一章

绪　论

绪论PPT课件

第一节　助产专业的内涵

一、助产学相关定义

(一)妇产科学(obstetrics and gynecology)

妇产科学是专门研究妇女特有的生理和病理的一门学科,包括产科学和妇科学两大部分。产科学是一门涉及妇女妊娠、分娩和产褥的全过程,并对该过程中发生的一切生理、病理和心理改变进行诊断处理,是一门协助新生命诞生的医学科学。妇科学是研究妇女非妊娠期生殖系统的一切病理改变并对其进行诊断处理的医学学科。

(二)助产学(midwifery)

助产学,狭义上讲是一门研究女性妊娠、分娩、产褥及婴儿照顾全过程的一门学科。广义上讲,是一门由妇产科学衍生而来的、结合护理学相关知识、研究助产理论知识、发展规律、服务理念及其相关技能的一门交叉学科。其在研究孕产妇、胎儿及新生儿生理和病理的基础上,对孕产妇现有和潜在健康问题的身心反应进行助产评估、诊断与处理,为孕产妇、胎儿及新生儿健康保健提供服务的一门学科。

(三)助产士(midwife or nurse-midwife)

助产士的职责是为孕妇提供产前咨询、参与正常及低风险产妇的生产过程,为产妇提供产后护理,为婴儿实施专门护理。

国际助产联盟(ICM, International Confederation of Midwives)对助产士的定义是:助产士是完成助产教育项目并得到所在国家或地区的认定,且定期参加助产技术教育,符合 ICM 规定的助产士基本操作能力标准和基本教育标准,获得必要的资格证书并经过注册,方能够被合法授权从事助产实践,通过与孕妇建立伙伴关系,提供妇女在整个孕期、产时和产后必要的支持、照顾和咨询,在其职责范围内进行助产接生、提供新生儿照顾,为孕产妇提供全程连续性的助产服务。

二、助产士的工作范畴和职能角色

在 19 世纪,助产士的工作领域主要涉及正常产程、分娩的观察处理、新生儿照顾等。20 世纪末,随着人们对优生优育的倡导和需求,产科工作已逐步向科学化与现代化方向发展。在广度上,助产工作的内容和范畴从医院延伸至家庭、社区;在深度上,开始走向专业化,其知识、技术向更加先进、复杂、高级化发展,助产士的职责延伸至产前和产后护理、计划生育、孕产妇及家庭成员教育以及妇女保健等。

1992 年 ICM 规定助产士的工作范畴包括:助产士必须能够为妇女提供妊娠、分娩期间及产后所需的照顾;能够独立地执行接产工作;照顾新生儿及幼儿,这种照顾包括实行各种预防方法、观察母亲及婴儿的异常情况、取得医疗协助,及在缺乏医疗协助情况下应对紧急的问题;同时,助产士可以以专业人士的角色,参与处理妊娠、分娩及产褥期中复杂、异常的情况;并且向妇女、其家庭、社区提供健康辅导及教育。

(一)角色

随着现代医学模式的改变,助产士以往单一的角色向多重角色转变,延伸至更广的领域。

1. 执行者

正确评估孕产妇在生理、心理和社会文化等方面潜在的或现存的问题及影响因素；及时准确地执行医嘱；为孕产妇提供熟练的助产操作技术；配合医生进行各种合并症及并发症的抢救。

2. 支持者

孕产妇的心理因素对整个围生期都有重要的影响。助产士应充分重视其心理需求，为孕产妇和家属提供有针对性的信息、知识和方法，同时通过不断提供心理和情感支持来有效地缓解其心理压力，帮助孕产妇顺利度过整个围生期。

3. 合作者

助产士需要与孕产妇及其家属、多学科医师、护士、实验室人员和管理人员等进行密切合作。

4. 教育者(咨询者)

助产士的健康教育职能已经不再局限于分娩期，而是扩展至围生期。同时，健康教育的对象也不仅仅是孕产妇，而是整个家庭。健康教育的内容包括孕期保健、生产教育、预防产科合并症及并发症、产后康复和保健、母乳喂养及婴儿养育等多个方面。

(二)职能

1. 国外助产士的职能

国外注册助产士享有基本检查、常规的孕期访视、一定的处方权限；正常自然分娩可由助产士进行全程管理；医院的产科医生则主要负责对高危孕产妇人群的管理。其主要职能如下：

(1)围生期照顾：助产士在围生期负责孕产妇的孕前健康咨询、正常妊娠期、分娩期和产褥期的管理以及新生儿照顾。经过超声技能培训后的助产士还可以为孕妇进行超声检查。

(2)计划生育工作：助产士从事基本的计划生育工作，如：为妇女放置或取出宫内节育器、开避孕药处方、介绍不同避孕方法等。

(3)妇科保健：提供妇科体检、采集巴氏涂片筛查宫颈癌、指导如何进行乳房检查和更年期问题的处理等。

(4)其他：如为青少年提供性健康教育、开展助产专业的研究、教学工作等。

2. 国内助产士的职能

我国助产士的主要职能如下。

(1)围生期健康教育：孕期检查、孕期保健、分娩镇痛、婴幼儿保健知识和避孕等内容的健康指导。

(2)正常妊娠期和分娩期的管理：包括妊娠期营养和体重的管理，妊娠期运动，正常产程观察及接生，处置新生儿，负责送产妇返回产后区病房，新生儿母婴同室等。特别是在分娩期提供支持性护理，提供适当的非药物减痛方法减轻产痛，给予饮食、排泄生活照顾，并注意产程进展和变化情况，给产妇及其家人提供信息和精神心理支持。必要时需要担任一部分难产急救工作。

(3)产褥期管理：注意观察产妇产后的子宫收缩情况，以及出血量评估；并负责母乳喂养指导及新生儿的护理工作。

（4）其他：负责室内物品器械的清洁保管，保持室内安静整洁、温度适宜，并调节通风；负责分娩室内物品的准备，并及时补充；在护士长的领导下，协助完成对助产学生的临床教学及实习任务等。

三、助产服务模式

（一）围生期照顾模式

主要包括助产士主导模式和产科医生主导模式两种。

1. 产科医生主导照顾模式

产科医生主导照顾模式是指整个围生期都采用以产科医生照顾为主导，实行以医疗措施为主，助产士照顾为辅的工作运行模式。

在这种工作模式下，对于高危妊娠和分娩的管理相对全面有效，但是因正常分娩并不是一个病理过程，需充分发挥产妇的自我掌控能力。在产科医生为主导的工作模式下，较难为孕产妇提供生理、心理和社会全方面的照顾。

目前我国的围生期照顾模式多采用以产科医生主导的照顾模式，助产士仅为片段性的主要针对产时的管理，工作场合也多局限于产房。当前，对孕产妇整个围生期的连续性照顾还需要进一步加强。

2. 助产士主导的连续性照顾模式

助产士主导的连续性照顾模式是由助产士监测产妇及其家庭在整个妊娠过程中的生理、心理、精神及社会健康，以产妇及其家庭为中心，强调产妇在分娩过程中的主动性，为孕妇提供个体化的教育、咨询及产前照顾。在分娩前、产时及产后提供连续性照顾，将不必要的医疗技术干预降低到最小，且对于需要转介的孕产妇能够有效的识别并及时转诊。

与产科医生主导照顾模式相比，助产士在满足正常孕妇的需求方面更符合自然分娩的理念。同时，更加关注孕妇对怀孕和分娩经历的期望及心理需求。

3. ICM 倡导的助产士主导的连续性照顾模式

①由一组助产士照顾一定数量的妇女；②妇女在妊娠期间见过小组中的每一位助产士；③助产士与孕妇的关系为伙伴关系；④妇女与助产士密切进行沟通、交流；⑤保证妇女在分娩期有至少一位助产士可以全程进行陪伴；⑥由助产士进行产后随访。

（二）未来发展趋势

助产士主导的连续性服务模式是未来全球推广的正常及低危孕产妇的主要围生期照顾模式，其倡导每位产妇至少在活跃期拥有一对一的助产服务。但是，目前全球助产士人力资源短缺问题是助产士主导的连续性照顾模式进行推广和发展的主要障碍。

因此，我国亟需开辟、拓宽中国的助产专业特色领域，借鉴国外先进的助产服务理念和成功的助产服务模式，从建立规范化的助产士教育培训体系、专业准则、职业操守和循证科研及实践等多角度出发，探索适合我国国情的助产服务新模式，以期将我国的产科服务发展成为以"助产士主导正常及低危妊娠分娩、产科医生主导病理产科"为特色的服务系统。

第二节　助产专业的发展史

一、助产专业的发展史

生育分娩使人类得以繁衍生息，助产学由此应运而生，其发展离不开人类社会发展和医疗实践。助产专业在其短短百余年的发展过程中，已为促进母婴健康、维护家庭和社会稳定，提高国民素质做出了积极的贡献。

(一)国外助产学的发展史

1.基督纪元时代

基督纪元时代，欧洲的助产士在教会很重要，因为她们在洗礼的时候承担着重要的角色。同时，教会有一定的规定和要求对助产士来实施管理。

2.18世纪后到19世纪中叶

18世纪后，随着医学进展，医生逐渐掌握一些无菌技术，但由于助产士没有受过这方面的培训，所以由助产士参与生产的产妇和婴儿的死亡率要明显比由医生参与的高。而到了19世纪初，大部分孩子的出生都有外科医生的参与。

3.19世纪末到20世纪中叶

1881年，英国政府组织成立了助产士训练班。在1902年英格兰助产士法通过后，又成立了中央助产委员会(Central Midwives Board)，以协助专业助产士的培育、考试及执业。1949年，英国实施国民医疗服务制度(National Health Service)后，非高危孕产妇全部由经过国家认定后的助产士(State Certified Midwife, SCM)负责。但是，助产士对产妇的照顾权却仍掌握在全科医生的手中，助产士只能协助产妇进行正常分娩。在美国，随着医生在产妇分娩过程中的作用逐渐增强，助产士的角色及地位则迅速衰落。1935年后，由助产士开展的助产活动则出现大幅减少。

4.20世纪中后期

20世纪60年代后，美国和英国的女权主义者们倡导妇女应在分娩过程中作为主导者，从妇产科医生那里夺回主动权，这为助产士的发展提供了极好的机会。20世纪70至80年代，助产士数量迅速增加，她们为促进产妇和婴儿的健康做出了极大的贡献。

(二)国内助产学的发展史

1.原始的自助式阶段

人类依靠繁衍而延续，但助产作为一种职业并不是与分娩活动相伴产生的。古时候，妇女多靠自己完成分娩过程，这几乎被视作一种妇女的本能，认为福祸生死全由天意决定，人类本身束手无策。

2."旧产婆"助产阶段与助产文化的萌芽

随着人类社会的发展，一部分有生育经验的妇女开始协助其他妇女处理分娩过程，且逐渐形成一种职业。在我国，助产专业化最初形成于东汉时期。"稳婆"就是最早从事助产行业的人；唐宋时期，"稳婆"作为一种职业已非常盛行。"稳婆"大多没有医学专业知识，只是利用民间智慧来帮助产妇分娩，故对妇婴来说危险性相对较大。在当时，"稳婆"是一种有广泛社会需求的、趋向职业化的群体，并出现助产学的萌芽。

3. 助产职业化阶段与早期助产文化

我国的助产教育起源于 20 世纪初。1908 年 7 月金雅梅医生创办北洋女医学堂附属北洋女医院。1915 年英籍医师 LeiTang 在福建兴化圣教医院开设了护士训练班（现莆田学院护理系前身）和圣路加助产士，来进行护士和助产士的培训。1929 年杨崇瑞医生在北平创办了北京国立助产学校，成为当时培养助产士的最高学府，并尽力推行助产士注册系统，成为我国助产教育的开拓者。1930 年，杨崇瑞拟订《助产学管理法》，呼吁新旧助产士一律需登记注册。到 1947 年，我国助产学校计 86 所，学生约 1712 名，全国持助产士证者计 5268 名。1949 年，全国已有助产士 13900 名，但大多数都集中在大城市，广大农村依旧是"旧产婆"接生，产妇死亡率仍高达 7‰，婴儿死亡率达 11.16‰。

4. 普及"新法接生"阶段与助产文化的初步形成

1950 年，中华人民共和国成立后，在第一次全国妇幼卫生工作座谈会上，确定将接生问题列为当时妇幼保健工作的首要任务，提出"改造旧产婆，推行新法接生"的工作方针，并进行培训。农村的接生状况有了一定的改善，接生人员在公众心目中的地位和受尊重的程度也有很大提高，接生人员也开始认识到自己肩负的神圣使命与职责，一种具有中国特色的助产文化已初步形成。但 20 世纪 60 年代，全国助产学校均停办，助产士队伍的发展受到极大影响。70 年代末，卫生行政机构恢复后，抓的第一件大事就是普及新法接生，各地中级卫生学校也相继开办助产士班和医士助产班，为我国妇幼保健队伍提供中级技术人员。由于高等院校毕业人数有限，助产士成了基层妇幼保健的主要力量。另一方面，大城市医院助产人员不足，大量护士填充到助产士队伍中，致使助产专业的学科属性模糊，从某种意义上限制了助产专业的发展。

5. 现代科学助产阶段与助产文化的发展趋向

随着 20 世纪 70 年代围产医学的兴起与发展及人们对优生优育的倡导和需求，助产工作已逐步向科学化与现代化的方向发展。目前，ICM 倡导的是"助产士主导的连续性照顾模式"，强调妊娠分娩是一个正常的生理过程，助产士是正常及低危孕产妇的专业护理者，通过助产士给产妇提供连续性专业健康服务，能够提高自然分娩率，降低剖宫产率，降低阴道助产率，减少孕期并发症及产期的住院时间，降低新生儿复苏率，同时，也能增加产妇对分娩过程的满意度。

二、助产学的未来和展望

助产学与妇产科具有共同的基础。因此，在回顾助产学发展和展望未来的同时，也关系着妇产科的发展与未来。国内现代助产学发展迅速，正逐渐与世界助产学接轨，尝试多种形式的改革和尝试。

家庭化产科服务模式的服务内容主要包括：导乐陪伴分娩、家庭化产房和母婴床旁护理。导乐陪伴分娩指由一位有生育经验的妇女，在产前、产时及产后给予孕产妇提供持续的生理与心理支持，提高了产时服务质量。家庭化产房指为母亲、配偶、家庭提供家庭般的、非病房化的环境。"待产-分娩-恢复房间"（Labor-delivery-recovery rooms，LDRs）是为了适应母亲和婴儿从待产到分娩和恢复的全过程而设计的，避免产生对医院环境的不适感，体现家庭氛围。母婴床旁护理指助产士严格按照顾理程序和操作常规，在床旁对母亲和新生儿进行一对一的护理，是推动产科护理新模式的重要方法，也是现代产科护理新模式的核心内容。母亲和婴儿是一个整体，是相互依赖的共同体，护理者按照临床判断和评估提供护理干预，提高产妇及家庭自我管理及新生儿护理能力，使产科护理更人性化、自然化、家庭化。

开展以家庭为中心的产科服务模式具有可行性。国外许多学者认为应将以家庭为中心的护理观念贯穿于生育的全过程，这一模式不只是有多功能的房间、漂亮和温馨的环境，更重要的是改善整个产科服务的态度和理念。促进家庭成员共同参与，提供安全、高质量的母婴服务，适应母婴及家庭成员的生理和心理需要。基于该理念，一些医院除实施以家庭为中心的健康教育以外，还建立了以家庭为中心的家庭化病房、产时分娩支持、产后护理、出院指导以及产后访视。

群组化母婴保健是基于中心化的群组保健模型（Centering-Based Group Care，CBGC），在传统孕产期保健的基础上进一步提升的群组化服务模式。全球群组化保健（Group Care Global，GCG）机构为代表性机构之一。翟巾帼博士为中国首位 GCG 机构认证具备资质的 GCG 全球群组化母婴保健顾问和培训师，在 2018 年 9 月首次引入该项目，并在深圳开展了首批学员培训。CBGC 是指以产妇为中心，重视家庭和社区关系的支持、参与和选择的重要性，使"生物-心理-社会"医学模式具体化，是以"孕产妇为中心"服务模式的进一步深化。其使命是提高母婴的健康与安全。并聚焦于母婴健康，致力于通过中心化的护理模型，来促进小组护理模式。在这种护理模式下，主张孕产妇分享自己的知识和经验，通过在一个群组中分享并倾听其他参与者，从群组里获得帮助，使她们在整个孕育的旅程中收获更多的知识、关爱、支持与鼓励。这种模式将孕妇和临床人员从隔离的检查室带入更社会化的群组空间，为临床人员提供了密切关注孕产妇主诉的机会，对改善分娩结局更加有效。作为一种新的概念和改革，其改变了传统的孕期及生产教育模式，搭建了与其他孕妇建立关系的机会，且为小组成员之间创造了解决问题的机会，最终有助于改善生育和其他健康结局。

总而言之，以家庭为中心的护理基于 4 个核心概念：尊严与尊重，信息共享，患者及其家庭成员参与整个护理活动与决策，照顾者、患者与家庭成员密切协作。这 4 个核心概念在实践过程中拓展为 9 项基本内容：①认识到家庭作用贯穿于患者一生；②促进家庭与医护人员在健康维护方面全方位的合作；③尊重不同家庭的种族、文化及经济社会背景；④认识到家庭的力量及其差异性，尊重不同家庭各自的应对方式；⑤医护人员能始终公平地与家庭分享所有的信息；⑥促进家庭与家庭之间的支持系统以及网络化建设；⑦将满足患者与家庭的发展需要作为健康维护的一部分；⑧通过政策和实际行动为家庭提供心理、感情与财力方面的支持；⑨整个健康维护的计划应是灵活、可行、综合性的，能满足家庭的需求。在新的形势下，助产士应针对个案、家庭和社会在生理、心理、社会等方面的需要及调适，向孕产妇提供具有安全性、高质量且美好的健康照顾体验。

第三节　助产相关伦理

伦理是人们处理相互关系时应该遵循的行为准则，要求人应该具备仁爱慈善、善良助人、勤奋进取、真诚奉献等道德情感、意志及信念。由于助产士服务对象的特殊性，而且涉及生育、婚姻、家庭、社会，这就使得其伦理问题更为突出。因此，助产士必须加强职业道德的修养，以良好的形象和品格去为产妇进行助产服务。

一、基本概念

伦理（ethic）是一种有关"辨别对与错的行为素养"。伦理学，亦称道德哲学，是一门以道德为研究对象的学问，研究道德形成、道德本质及其发展规律的学科，对道德现象进行哲学考察和系统研究的理论体系。旨在研究人类行为的是非，试图经由理性的探究，发现可以普遍适用的原理或规则，以作为伦理判断的指针，并使人类行为有所规范。伦理学研究的是"为人之道"或"为人之学"，目的在于指导人们如何做人，如何做一个道德高尚的人。在西方文化中，伦理学被称为道德哲学或道德科学，专门研究职业道德的伦理学称为职业伦理学。

二、助产伦理及其准则

助产伦理学是运用一般伦理学原理，研究和指导助产领域的道德现象、道德关系、道德问题和道德建设的学说和理论。助产伦理是用于制约助产行为的一系列道德原则。发展助产伦理，能使助产人员在伦理层面建立起对工作的敏感度，认清其本人的道德立场及偏见，使其在面临伦理困境时，能够有原则可循，做出恰当的伦理决策，减少患者的痛苦，提高助产服务品质。

（一）助产士的伦理责任

1. 平等对待

不论年龄、语言、教育、社会背景和国籍，均应一视同仁，尊重服务对象的生命，提供以家庭为中心，符合个体需求，达到专业标准的照顾。

2. 积极充实专业知识和技能

致力于提升专业标准、发展围生护理服务、管理、研究及教育。

3. 加入专业团体

积极参加对专业发展有贡献的活动。

4. 提高教学能力

重视自我的发展，在实施围生护理服务过程中不断提高自身的教学能力。

5. 维护自身良好的心理调适

通过良好的心理调适不断提升个人专业水平和执业能力。

6.建立良好的团队合作关系

以专业的知识和经验，共同推动专业的发展。

7.维护自身形象

助产士应自觉维护自身形象，拒绝服务对象各种形式的馈赠。

(二)助产士的道德要求

1.具有奉献精神

产科服务的特点是：第一，工作量大，床位周转快，助产士常常需要同时照顾产妇和新生儿。第二，工作时间的不确定，因为自然临产的时间不受控制，而且夜间临产的几率更大。对于承担导乐服务的人员来说往往没有日夜之分，随时随地要准备投入工作。第三，产妇分娩时羊水、大便以及产后恶露的观察都是助产士需要时时面对的。因此，助产士必须具备坚韧、乐观、全心全意的奉献精神。

2.准确的判断和敏捷的行动

产科危重患者的病情进展快，往往在很短时间内情况可以急转而下，突然危及母儿生命。产科工作又有不可预见性，在妊娠和分娩过程中随时可出现各种意外，如胎心减速、脐带脱垂、胎盘早剥、羊水栓塞、产后出血等。这就需要助产士有良好的判断力和熟练的解决问题、处理突发事件的能力。

3.情感纯真、具有同理心

在产科医疗护理服务中，时常会涉及孕产妇生理和心理的隐私。孕产妇时常会拒绝检查，害怕当众述说自己的病情，有些情况甚至连亲人也不愿意告诉。助产士要理解孕产妇的感受，关心体贴患者的痛苦，举止端庄、温柔，遵守操作规程，保护妇女的身心健康。

(三)助产伦理准则

《国际助产伦理准则》从助产人际关系、助产士实践准则、助产士职责及继续教育等方面概述了助产人员应遵守的伦理准则。英国、澳大利亚等也相继颁布了具有地区特点的助产伦理准则来指导助产士的临床实践决策和活动，为建立系统规范的助产伦理体系起到了提纲契领的作用。但中国尚未见相关的适合本国国情的助产伦理法则。

1.尊重

(1)个体差异：尊重个体的个别性、自主性、人性尊严，接纳其宗教信仰、风俗习惯和个体价值观及文化差异。

(2)隐私：维护服务对象的隐私，并给予心理支持。

(3)告知：提供照顾的同时应尽告知责任，经同意后方可执行，紧急情况除外。

(4)家属：对服务对象及家属应采取开放、协调、尊重的态度，鼓励其参与照顾活动。

(5)咨询：具有同理心，提供符合服务对象需要的健康咨询。

2.安全

(1)操作：正确执行产科相关技能，维护服务对象的安全及权益。

(2)信息：在执业中不得泄露服务对象的医疗信息。

3. 公平

（1）经济地位和个人好恶：公平对待所有服务对象，不因其社会经济地位或个人好恶而有不一致的服务。

（2）国籍和文化：对不同国籍或文化背景的服务对象的疑虑，应一视同仁给予充分说明和协助，维护其权益。

4. 助产士的社会责任

（1）公益活动：积极参加社会公益活动，普及健康教育知识。

（2）商品代言：不以职业身份替任何商品代言。

课程思政

遵循助产伦理准则践行南丁格尔精神

《人间世》纪录片在豆瓣有着9.6分的高分。这部纪录片聚焦于重症抢救、救护车、器官捐献和临终关怀等医疗热门话题。关于生命，关于医患，《人间世》道出了其中的真实，让人感受到生命的力量。医学的任务不是起死回生，更不是消灭疾病，医学的对象是人。

《人间世》第二季第二集《生日》的主人公叫林琴，38岁，已有了两个女儿，两次都是剖宫产。林琴第三胎被诊断为凶险性胎盘前置，如果再次进行剖宫产，大出血的概率极高，极有可能危及生命。纪录片里有一句旁白："在这里冒险生子的母亲，很难说她们是母性的伟大，还是生命的赌博。"作为医务人员，专业知识和经验让我们强烈建议林琴不要再次冒险生育。但是，作为助产士，我们必须遵循尊重、安全和公平的伦理准则，尊重产妇的个人意愿和个体价值观。我们能做的就是尽自己最大能力去保障母婴平安，用实际行动践行南丁格尔精神，用自己的爱心、耐心、细心和责任心去好好对待、照顾每一位患者。

三、生育生殖的伦理道德

（一）产前诊断中的伦理问题

（1）平等提供遗传咨询服务：对有医学需要的孕妇应提供遗传咨询服务，而不考虑其支付能力或其他任何问题。

（2）产前诊断适用于所有有医学指征的孕妇。

（3）仅提供胎儿健康的信息：产前诊断只是用来提供给家属和医生有关胎儿健康的信息。不接受用于亲子鉴定和性别鉴定。

（4）自愿进行：准父母应自己决定是否同意产前诊断或终止妊娠。

（5）公平优先原则：有医学指征者应比仅仅为减轻妊娠焦虑而无医学指征者有优先进行产前诊断的权利。

（6）遗传咨询应先于产前诊断。

（7）结果公开：对孕妇或夫妇双方应公开所有的临床结果。

（8）尊重和保护：孕妇或夫妇应受到尊重和保护，在国家法律和文化允许的范围内自主选择产前诊断的方法。

（二）辅助生殖中的伦理问题

生殖工程技术是指用现代医学科学技术和方法来代替人类自然生殖的某一步骤或全部步骤，使人类自身生产按照人的意愿进行的人工生殖技术。运用该种技术来取代人类自然生殖，将会产生一系列的社会、伦理、法律问题，因此在临床工作中，我们必须遵循以下的道德原则：

1. 严格掌握适应证

医护人员必须严格筛查，以严肃的科学态度，在法律法规的范围内进行，不滥用生殖工程技术。为了确保优生，对供体和受体需进行严格体检。

2. 尊重患者的意愿

对于供精（卵）者，必须完全知情同意并且自愿签署知情同意书。对于受精（卵）者，必须尊重夫妻双方的意愿，由夫妻共同提出申请，并自愿选择采取何种生殖工程技术，告知其可能存在多胎妊娠、增加孕妇患病率和死亡率、增加新生儿患病率和死亡率等风险，并且签署知情同意书。

3. 保密原则

由于人们对于传统观念的执着以及对生殖工程技术的认识差别不一，医护人员需要维护患者的正当权益和行为。对于供体受体双方都需要保持"双盲"。医护人员在进行人工操作时，为防止泄密，也必须进行保密，只用代号代替。

4. 伦理监督的原则

建立生殖医学伦理委员会，委员会对于开展生殖工程技术进行指导和监督，对于新伦理观加强宣传，禁止买卖精子、卵子等商业化行为。

（三）出生缺陷儿的伦理问题

虽然通过产前检查、遗传检验、围生期保健等优生措施，但是不可避免的会出现一定数量有出生缺陷的新生儿，对于这些缺陷新生儿的护理，需要从医学、伦理、情感等多方面综合处理这一问题。

1. 生命尊严原则

无论何种缺陷，何种程度，都应该尊重胚胎出生以后作为"人"的权利。一些轻度缺陷患儿，在医学领域中可以于后天进行矫正和治疗，应同等对待。对于出生缺陷严重的患儿，在医学上和情感上我们可以为其减轻痛苦，使其安乐舒适。

2. 社会公益原则

与患儿及家属进行沟通，了解其经济能力以及患儿的预后情况，从医学及护理的角度尽可能地提供医护服务。

3. 公正原则

无论有无出生缺陷的患儿，我们都应该公正、公平地对待每一个生命。

■ 第四节　助产职业暴露

职业暴露是指由于职业关系而暴露在危险因素中，从而有可能损害健康或危及生命的一种情况。医务人员职业暴露是指医务人员在从事诊疗、护理及科学实验等职业活动过程中被物理、化学或生物等因素影响，直接或间接对人体健康造成损害甚至危及生命的情况。助产职业暴露途径包括呼吸道传播、血液传播、化学品暴露等，相关因素主要有针刺伤、血液飞溅、皮肤接触等。

一、职业暴露危险因素

（一）物理性危害

（1）锐器损伤：进行会阴神经组织阻滞麻醉、会阴切开术、会阴缝合术、断脐、采集脐带血、注射药物、物品使用后不及时归位、回套针帽时发生。

（2）噪声：多普勒、胎心监护仪、心电监护仪、微量泵、产妇分娩时的呻吟等。

（3）紫外线：与紫外线照射消毒使用不当有关。

（二）化学性危害

助产士在工作中不可避免的需要使用具有腐蚀性、挥发性、刺激性的各种消毒剂，长期接触可引起过敏、皮炎、哮喘、免疫力下降、后代畸形等的发生。

（三）生物性危害

（1）产时：助产士在接生的过程中会接触产妇的血液、分泌物、排泄物、羊水等，而且很容易被直接喷溅到裸露的皮肤和眼中。

（2）待产中：为孕产妇实施阴道检查、外阴冲洗等操作时均会不同程度接触到产妇的血液、阴道分娩物、羊水等。

（3）产后：为新生儿称体重、盖脚印、沐浴等均有可能接触到新生儿的羊水、胎脂、胎粪等分泌物。

（四）心理社会因素

助产士担负着维护母婴安全的重任，且急危重症孕产妇病情凶险，助产士精神长期保持高度紧张。在工作中可能会遭遇患者或家属的投诉、辱骂、威胁等，这些都有可能对助产士的身体和心理造成伤害，间接增加助产士职业暴露的风险。

二、预防措施

标准预防是指医务人员将所有患者的血液、体液及被血液、体液污染的物品视为具有传染性的病源物质，医务人员接触这些物质时，必须采取保护措施。

（一）手卫生

手卫生是医务人员洗手、卫生手消毒和外科手消毒的总称。接触患者前、进行无菌操作前、体液暴露后、接触患者后、接触患者周围环境后均需洗手，简称"二前三后"。外科手消毒的原则为先洗手，后外科手消毒；接触不同患者之间、手套破坏或手被污染时，应重新外科手消毒。

（二）个人防护装备

（1）戴手套：在进行有可能接触患者血液、体液的诊疗和护理操作时必须戴手套；操作完毕，脱去手套后立即洗手，必要时进行手消毒。医务人员手部皮肤发生破损，在进行有可能接触患者血液、体液的诊疗和护理操作时必须戴双层手套。

（2）戴口罩：在治疗、护理操作过程中，有可能发生血液、体液飞溅到助产士的面部时，应当戴具有防渗透性能的口罩。

（3）穿隔离衣、戴防护镜：有可能发生血液、体液大面积飞溅或者有可能污染助产士的身体时，还应穿戴具有防渗透性能的隔离衣或者围裙，戴防护镜与防护面罩。

（三）规范性操作

（1）光线充足：助产士在进行侵袭性诊疗、护理操作过程中，要保证充足的光线，并特别注意避免被注射针头、缝合针、刀片等锐器刺伤或者划伤。

（2）使用锐器保护装置：使用后的锐器应当直接放入耐刺、防渗漏的利器盒，也可以使用具有安全性能的注射器、输液器等医用锐器保护装置，以防刺伤。

（3）禁止回套：禁止将使用后的一次性针头回套上针头套，禁止用手直接接触使用后的针头、刀片等锐器。

三、处理措施

（1）如不慎发生职业暴露，应根据暴露部位立即采取相应的局部保护性措施（图1-1）。

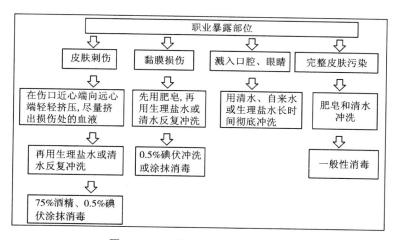

图1-1　不同部位职业暴露流程图

①用肥皂液和流动水清洗污染的皮肤、被暴露的黏膜，应当反复用生理盐水冲洗干净。

②如有伤口，轻柔挤压伤处，尽可能挤出损伤处的血液，再用肥皂液和流动清水或生理盐水冲洗伤口。

③受伤部位的伤口冲洗后，用75%酒精或者0.5%聚维酮碘对伤口局部进行消毒和

包扎处理。

（2）医务人员发生锐器刺伤后立即报告预防保健科，并填写医务人员锐器伤登记表。

（3）根据锐器污染源的不同采取相应的预防措施，并进行血源性传播疾病的检查和随访。

客观题测验

第五节　助产法律法规

我国目前尚未出台针对助产士这一专业技术人群的相关立法，也没有实行助产士独立的注册准入制度。与助产相关的现行法律法规所涉及的法律包括《中华人民共和国母婴保健法》（以下简称《母婴保健法》）、《中华人民共和国人口与计划生育法》及《中华人民共和国人口与计划生育法修正案（草案）》；行政法规涉及《中华人民共和国母婴保健法实施办法》《计划生育技术服务管理条例》《医疗机构管理条例》等；部门规章有《农村助产人员管理条例》《医疗机构管理条例实施细则》《母婴保健专项技术服务许可及人员资格管理办法》《产前诊断技术管理办法》等。这些法律、法规、规章对整体的母婴保健到具体的产前诊断及相关医疗机构的设置均有管理规范，覆盖全面宽泛。但涉及助产士认定、职业教育、执业资格等相关的法规大多数是由各级地方政府进行制定规范。

一、《母婴保健法》

《母婴保健法》是新中国成立以来我国第一部保护妇女儿童健康权益的法律，自1995年6月1日起施行。该法律旨在保障母亲和婴儿健康，提高出生人口素质，国家提供必要条件和物质帮助，使母亲和婴儿获得优质的医疗保健服务。主要制定了婚前保健服务制度、育龄妇女和孕产妇的孕产期保健制度和机构、人员的行政许可制度三种法律制度。

（一）婚前保健服务制度

《母婴保健法》第7条规定，婚前保健服务包括婚前卫生指导、婚前卫生咨询和婚前医学检查。针对婚前医学检查内容第8条规定包括严重遗传性疾病、指定传染病、有关精神病的检查。完成婚前医学检查，医疗保健机构应当出具婚前医学检查证明。2003年10月1日《婚姻登记条例》实施后，婚前医学检查由结婚登记的前置性条件变为公民的自愿行为。

（二）育龄妇女和孕产妇的孕产期保健制度

《母婴保健法》规定医疗保健机构应当为育龄妇女和孕产妇提供孕产期保健服务，孕产期保健服务包括母婴保健指导，孕妇、产妇保健，胎儿保健及新生儿保健等。助产人员应当严格遵守有关操作规程，提高助产技术和服务质量，预防和减少产伤。对不能住院分娩的孕妇应当由经过培训合格的接生人员实行消毒接生。医疗保健机构和从事家庭接生的人员按照国务院卫生行政部门的规定，出具统一制发的新生儿出生医学证明。

（三）机构、人员的行政许可制度

1. 母婴保健技术服务机构执业许可

《母婴保健法》第32条规定，医疗机构开展婚前医学检查、遗传病诊断、产前诊断以及施行结扎手术和终止妊娠手术服务，必须符合卫生部规定的条件和技术标准，并经县级以上地方卫生行政部门许可。

2. 母婴保健技术服务人员资格许可

《母婴保健法》第33条规定，从事遗传病诊断、产前诊断的人员，必须经省级卫生行政部门考核，并取得合格证书。从事婚前医学检查、施行结扎手术和终止妊娠手术的人员以及从事家庭接生的人员，必须经县级以上地方卫生行政部门考核，并取得合格证书。

二、《中华人民共和国母婴保健法实施办法》

《母婴保健法实施办法》由国务院第308号令颁布，于2001年6月20日起施行。该办法对母婴保健技术服务、婚前卫生指导、医疗保健服务的内容进行了细化，并对婴儿保健设立专章。第2条规定从事计划生育技术服务的机构开展计划生育技术服务活动，应按照《计划生育技术服务管理条例》的规定执行。

三、《中华人民共和国人口与计划生育法》

《中华人民共和国人口与计划生育法》自2002年9月1日起施行，该法律第五章规定了"计划生育技术服务"的相关内容。第33条规定计划生育技术服务机构和从事计划生育技术服务的医疗、保健机构应当在各自的职责范围内，针对育龄人群开展人口与计划生育基础知识宣传教育、孕情检查、随访服务工作，承担计划生育、生殖保健的咨询、指导和技术服务。

四、《中华人民共和国人口与计划生育法修正案（草案）》

最新《人口与计划生育法修正案（草案）》由第十三届全国人民代表大会常务委员会第三十次会议通过，于2021年8月20日起施行。该修正案规定国家提倡适龄婚育、优生优育，一对夫妻可以生育三个子女，并提出完善配套支持措施的相关内容。

五、《计划生育技术服务管理条例》

《计划生育技术服务管理条例》由国务院制定，于2001年10月1日起施行。条例规定，从事计划生育技术服务的机构包括计划生育技术服务机构和从事计划生育技术服务的医疗、保健机构。人员方面要求计划生育技术服务人员中从事与计划生育有关的临床服务人员，应当分别取得执业医师、执业助理医师、乡村医生或者护士的资格。个体医疗机构不得开展计划生育手术。

六、《产前诊断技术管理办法》

　　《产前诊断技术管理办法》由卫生部 33 号令颁布，自 2003 年 5 月 11 日起施行，适用于各类开展产前诊断技术的医疗保健机构。产前诊断是指对胎儿进行先天性缺陷和遗传性疾病的诊断，包括相应筛查。产前诊断技术项目包括遗传咨询、医学影像、生化免疫、细胞遗传和分子遗传等。该管理办法特别规定医疗保健机构和医务人员不得实施任何非医疗目的的产前诊断技术；从事产前诊断的人员不得在未经许可开展产前诊断技术的医疗保健机构中从事相关工作；开展产前诊断技术的医疗保健机构不得擅自进行胎儿的性别鉴定。

客观题测验

本章小结

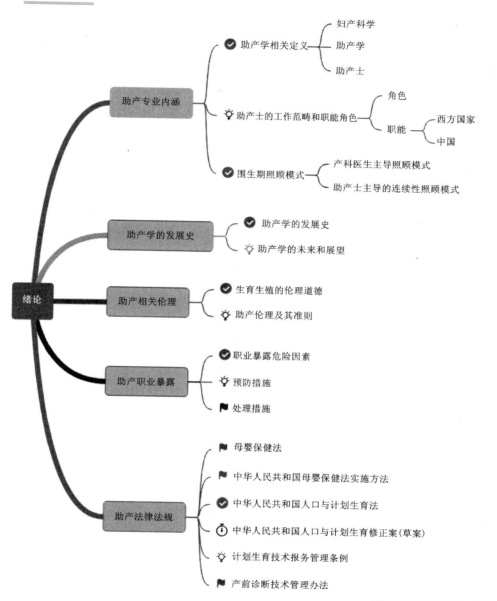

- 绪论
  - 助产专业内涵
    - 助产学相关定义
      - 妇产科学
      - 助产学
      - 助产士
    - 助产士的工作范畴和职能角色
      - 角色
      - 职能
        - 西方国家
        - 中国
    - 围生期照顾模式
      - 产科医生主导照顾模式
      - 助产士主导的连续性照顾模式
  - 助产学的发展史
    - 助产学的发展史
    - 助产学的未来和展望
  - 助产相关伦理
    - 生育生殖的伦理道德
    - 助产伦理及其准则
  - 助产职业暴露
    - 职业暴露危险因素
    - 预防措施
    - 处理措施
  - 助产法律法规
    - 母婴保健法
    - 中华人民共和国母婴保健法实施方法
    - 中华人民共和国人口与计划生育法
    - 中华人民共和国人口与计划生育修正案(草案)
    - 计划生育技术服务管理条例
    - 产前诊断技术管理办法

主观题测验

第二章

女性生殖系统解剖

女性生殖系统解剖PPT课件

学习目标

　　1. 识记：女性内、外生殖器官的构成及解剖特点；女性骨盆的组成、分界、类型；与女性生殖系统伴行的血管、淋巴及神经。

　　2. 理解：女性生殖系统邻近器官的解剖位置及临床意义；骨盆底的解剖特点及其临床意义。

　　3. 运用：描述女性内、外生殖器官的组成与功能。

课程思政

　　本学科不仅涉及妇女个人健康，也和人类繁衍，国家、民族兴旺有着极为重要的关系。女性生殖系统的主要功用是生育。为了达到生育的目的，生殖器官有其独特的解剖结构和功能。生殖器官如果出现任何疾病或异常，均可能会影响女性的生殖能力。女性生殖器官疾病可以引起或合并其他器官的疾病，反之亦然。所以，我们必须对女性生殖器官的解剖知识进行深入了解，以便在临床工作中做出适当的评估和判断。

　　女性生殖系统包括内、外生殖器官及其相关组织与邻近器官。生殖器官居于骨盆腔之中。骨盆构成女性的骨产道，与分娩密切相关，故在此章一并阐述。

第一节　外生殖器

女性外生殖器(external genitalia)又称外阴(vulva)，是生殖器官的外露部分，前为耻骨联合，后为会阴，两侧为两股内侧之间的组织，包括阴阜、大阴唇、小阴唇、阴蒂和阴道前庭(图2-1)。

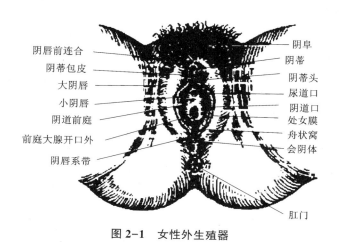

图 2-1　女性外生殖器

一、阴阜

阴阜(monspubis)为耻骨联合前方隆起的脂肪垫，青春期开始长有阴毛，分布呈倒置的三角形。阴毛为女性的第二性征之一，其疏密和色泽存在种族和个体差异。

二、大阴唇

大阴唇(labium majus)为靠近两股内侧的一对隆起的皮肤皱襞。其前接阴阜，后达会阴。大阴唇外侧面与皮肤相同，内有皮脂腺和汗腺，青春期长出阴毛；其内侧面皮肤湿润似黏膜。大阴唇皮下富含脂肪组织和静脉丛等，局部受伤后易形成血肿，疼痛明显。未婚女性的两侧大阴唇自然合拢；经产妇因受分娩影响大阴唇向两侧分开；绝经后女性的大阴唇呈萎缩状，阴毛稀少。

三、小阴唇

小阴唇(labium minus)位于大阴唇内侧，为一对纵形的皮肤皱襞。表面湿润，酷似黏膜，色褐、无毛，富含神经末梢，故极敏感。两侧小阴唇在前端相互融合，再分为前后两叶包绕阴蒂，前叶形成阴蒂包皮，后叶形成阴蒂系带。小阴唇后端与大阴唇后端相会合，在正中线形成一条横皱襞，称为阴唇系带(frenulum labium pudendal)。

四、阴蒂

阴蒂(clitoris)位于小阴唇前端，类似于男性的阴茎海绵体组织，有勃起性。它分为三部分：前端为阴蒂头，富含神经末梢，极为敏感，为性反应器官；中为阴蒂体；后为两个阴蒂脚。仅阴蒂头暴露于外阴。

五、阴道前庭

阴道前庭(vaginal vestibule)为两小阴唇之间的菱形区域，其前为阴蒂，后为阴唇系带。在此区域内，前方有尿道外口，后方有阴道口。阴道口与阴唇系带之间有一浅窝，称为舟状窝(又称阴道前庭窝)，经产妇因分娩影响此窝消失。在此区域内包含以下各部：

(一)前庭球(vestibular bulb)

又称球海绵体，位于前庭两侧，由具有勃起性的静脉丛构成，表面为球海绵体肌覆盖。

(二)前庭大腺(major vestibular gland)

又称巴氏腺。位于大阴唇后部，是阴道口两侧的腺体。大小似黄豆，左右各一；腺管长 1~2 cm，向内侧开口于小阴唇与处女膜之间的沟内。在性刺激下分泌黄白色黏液起润滑作用。正常情况检查时不能触及此腺。若因感染腺管口闭塞，可形成脓肿或囊肿。

(三)尿道口(urethral orifice)

位于阴蒂与阴道口之间，为一不规则的椭圆形小孔。尿道口后壁两旁有一对腺体，称尿道旁腺，分泌物有润滑尿道口的作用，但此腺常为细菌潜伏之处。

(四)阴道口(vaginal orifice)及处女膜(hymen)

阴道口位于尿道口下方，阴道口上覆有一层薄膜，称为处女膜。处女膜中央有一开口，开口的形状、大小及膜的厚薄因人而异；行经时经血由此流出。处女膜多在初次性交时破裂，产后受分娩影响仅留有数个小隆起状的处女膜痕。

■ 第二节 内生殖器

女性内生殖器(internal genitalia)包括阴道、子宫、输卵管及卵巢，后二者常合称为子宫附件(uterine adnexa)(图 2-2)。

一、阴道

阴道(vagina)为性交器官，也是月经血排出与胎儿娩出的通道。阴道呈上宽下窄的管道，可分为前、后壁和上下两端。前壁长 7~9 cm，与膀胱和尿道邻接；后壁长 10~12 cm，与直肠贴近。上端包围宫颈，下端开口于阴道前庭后部。环绕宫颈周围的部分称阴道穹隆(vaginalfornix)，可分为前、后、左、右四部分。其中后穹隆最深，其顶端与直肠子宫陷凹紧密相邻，后者为腹腔的最低部分，临床上可经此处进行穿刺或引流，是某些疾病诊断或实施手术的途径。阴道壁由黏膜、肌层和纤维层构成，有很多横纹皱襞及外覆弹

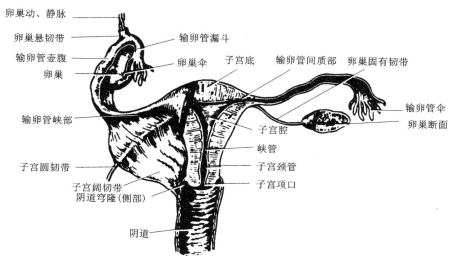

卵巢动、静脉
卵巢悬韧带
输卵管壶腹
卵巢
输卵管峡部
子宫圆韧带
子宫阔韧带
阴道穹隆(侧部)
阴道
输卵管漏斗
卵巢伞
子宫底
输卵管间质部
卵巢固有韧带
输卵管伞
卵巢断面
子宫腔
峡管
子宫颈管
子宫颈口

图2-2　女性内生殖器(后面观)

力纤维,故有较大的伸展性。平时阴道前后壁互相贴合,自然分娩时皱襞展平,利于胎儿通过。阴道黏膜色淡红,由复层鳞状上皮细胞所覆盖,无腺体。其上端1/3受性激素影响有周期性变化。幼女及绝经后女性的阴道黏膜上皮甚薄,皱襞少,伸展性小,容易受创伤而感染。阴道壁富有静脉丛,故局部受损伤易出血或形成血肿。

二、子宫

子宫(uterus)位于骨盆腔中央,呈倒置的梨形,为一壁厚腔小的空腔器官,是产生月经及胚胎着床、发育、生长的场所。子宫的形态、大小与位置随年龄或生育情况而变化。成年女性的子宫重50~70 g,长7~8 cm,宽4~5 cm,厚2~3 cm;子宫腔容量约5 mL。子宫的上部较宽,称子宫体,简称宫体。子宫体上端隆突部分称子宫底,子宫底两侧为子宫角,与输卵管相通。子宫的下部较窄呈圆柱状,称子宫颈,简称宫颈。子宫体与子宫颈的比例,婴儿期为1∶2,成年女性为2∶1(图2-3)。在子宫体与子宫颈之间形成最狭窄的部分称子宫峡部,在非孕期长约1 cm,妊娠期子宫峡部逐渐伸展延长,妊娠末期可达7~10 cm,形成子宫下段。子宫峡部的上端,因在解剖上较狭窄,又称解剖学内口;下端因黏膜组织在此处由子宫腔内膜转变为子宫颈黏膜,又称组织学内口。子宫颈主要由结缔组织构成,宫颈内腔呈梭形,称子宫颈管,成年妇女长约3 cm,其下端称为子宫颈外口,连接阴道顶端,故子宫颈以阴道附着部为界分为两部分,即阴道上部与阴道部(图2-4)。子宫颈管黏膜为高柱状单层上皮细胞,黏膜层有许多腺体,能分泌碱性黏液,形成宫颈管内的黏液栓并堵于宫颈外口,将宫颈管与外界隔开。宫颈阴道部为鳞状上皮细胞覆盖,表面光滑。在宫颈外口柱状上皮与鳞状上皮交界处是子宫颈癌的好发部位(图2-5)。未经阴道分娩者的子宫颈外口呈圆形;已经阴道分娩者的子宫颈外口因分娩的影响成大小不等的横裂,将子宫颈分为宫颈前唇和后唇(图2-6)。

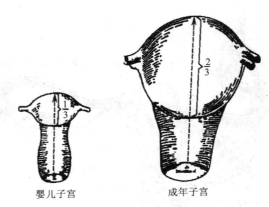

婴儿子宫　　　　　　　成年子宫

图 2-3　不同年龄子宫体与子宫颈发育的比例

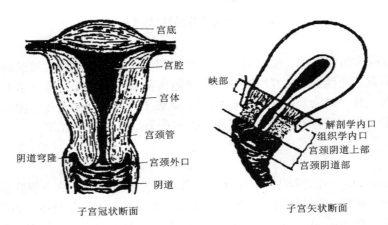

宫底
宫腔
宫体
宫颈管
阴道穹隆　　　　　　　宫颈外口
阴道

子宫冠状断面

峡部
解剖学内口
组织学内口
宫颈阴道上部
宫颈阴道部

子宫矢状断面

图 2-4 子宫颈各部

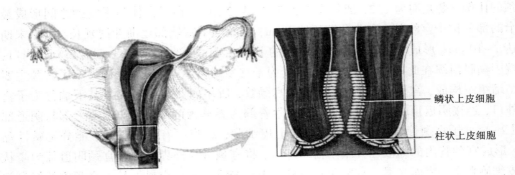

鳞状上皮细胞
柱状上皮细胞

图 2-5　子宫颈癌好发部位

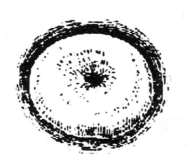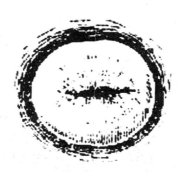

图 2-6　宫颈外口

子宫体壁由三层组织构成。外层为浆膜层即脏层腹膜,最薄。中间层为肌层,是子宫最厚的一层,由平滑肌组织、弹性纤维及胶原纤维组成,可分为3层:①外层,肌纤维呈丛行排列,较薄;②中层,占肌层的大部分,呈交叉排列,在血管周围呈网状围绕血管;③内层,肌纤维呈环形排列(图2-7)。肌层中含血管,子宫收缩时,血管被压迫,有利于制止产后子宫出血。子宫内层为子宫内膜,分为致密层、海绵层和基底层。基底层与肌层紧贴,对卵巢激素不敏感,无周期性变化;致密层和海绵层对性激素敏感,在卵巢激素的影响下发生周期性变化,故又称功能层。

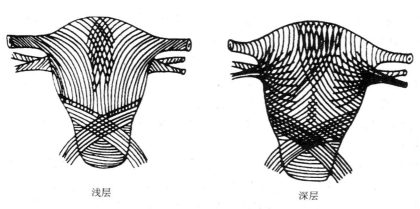

浅层　　　　　　　　　　深层

图 2-7　子宫肌层肌束排列

子宫借助4对韧带及骨盆底肌肉和筋膜的支托作用,来维持正常的位置(图2-8)。①圆韧带(round ligament),因呈圆索形得名,起于两侧子宫角的前面,向前下方伸展达两边骨盆壁,再穿过腹股沟管终于大阴唇前端,有维持宫底保持前倾位置的作用。②阔韧带(broad ligament),为一对翼型双层的腹膜皱襞,起自子宫侧的浆膜层,止于两侧骨盆壁。其上缘游离,下端与盆底腹膜相连,将骨盆分为前、后两部分,有维持子宫在盆腔的正中位置的作用。阔韧带中有丰富的血管、神经、淋巴管及大量疏松结缔组织,统称为宫旁组织。子宫动、静脉和输尿管均从阔韧带基底部穿过。③主韧带(cardinal ligament），在阔韧带的下部，横行于子宫颈两侧和骨盆壁之间，为一对坚韧的平滑肌与结缔组织纤维束，有固定宫颈位置的作用。④宫骶韧带（utero-sacralligament），从宫颈后面的上侧方（相当于组织学内口水平）向两侧绕过直肠终于第2、3骶椎前面的筋膜内。韧带含平滑肌和结缔组织，外有腹膜覆盖，短厚有力，将宫颈向后、向上牵引，间接维持子宫处于前倾位置。

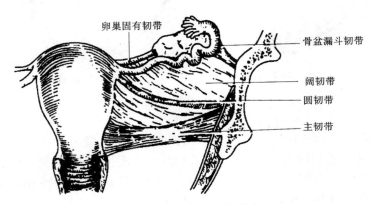

图2-8　子宫各韧带

三、输卵管

输卵管（fallopian tube）为卵子与精子相遇的场所，也是运送受精卵的管道。输卵管为一对细长而弯曲的管，内侧与子宫角相连，外端游离，与卵巢相近，全长8～14 cm。根据输卵管的形态可将其分为4个部分：①间质部（interstitial portion），为通入子宫壁内的部分，长约1 cm；②峡部（isthmic portion），为间质部外侧的一段管腔，较狭窄，长2～3 cm；③壶腹部（ampulla），在峡部外侧，管腔较宽大，为正常情况下的受精部位，长5～8 cm；④漏斗部（fimbria），也称伞部，为输卵管的末端，长1～1.5 cm，开口于腹腔，游离端形似漏斗，有"拾卵"的作用。

输卵管壁分三层。外层为浆膜层，是阔韧带上缘的腹膜延伸包绕输卵管而成。中层为平滑肌层，可有节奏地收缩，能引起输卵管由远端向近端的蠕动。内层为黏膜层，由单层高柱状上皮组成，其中有纤毛细胞和分泌细胞，纤毛细胞的纤毛向宫腔方向摆动，有助于运送孕卵。输卵管肌层的收缩和黏膜上皮细胞的形态、分泌及纤毛摆动均受性激素影响，有周期性变化，但不如子宫内膜明显。

四、卵巢

卵巢（ovary）为一对扁椭圆形的性腺器官，产生卵子及性激素。卵巢的大小因个体及处于月经周期阶段的不同而不同，成年女性的卵巢大小约4 cm×3 cm×1 cm，重5～6 g，呈灰白色。青春期前，卵巢表面光滑，青春期开始排卵后表面逐渐凹凸不平。绝经后卵巢萎缩变小变硬。卵巢位于输卵管的后下方，卵巢外侧以骨盆漏斗韧带连于骨盆壁，内侧以卵巢固有韧带与子宫连接。卵巢表面无腹膜，这有利于成熟卵子的排出，但也易于卵巢恶性肿瘤细胞的播散。卵巢表层由单层立方上皮覆盖，称生发上皮，其下为致密纤维组织，称卵巢白膜。白膜下的卵巢组织分为皮质与髓质两部。皮质在外层，其中含有数以万计的原始卵泡、发育程度不同的卵泡及间质组织；髓质位于卵巢的中心部分，内无卵泡，含有疏松的结缔组织及丰富的血管、神经、淋巴管及少量对卵巢的运动具有作用的平滑肌纤维(图 2-9)。

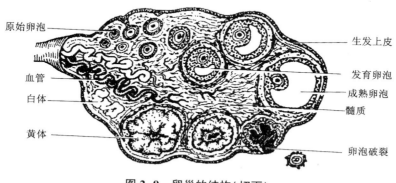

图 2-9　卵巢的结构(切面)

第三节　血管、淋巴和神经

一、血管

女性内外生殖器官的血液供应主要来自卵巢动脉、子宫动脉、阴道动脉与阴部内动脉。各部位的静脉均与同名动脉伴行，但在数量上较动脉多，并在相应器官及其周围形成静脉丛，且互相吻合，故盆腔静脉感染易于蔓延。

二、淋巴

女性生殖器官淋巴有丰富的淋巴管和淋巴结，均伴随着相应的血管而行。淋巴液首先汇集进入沿髂动脉的各淋巴结，然后注入沿腹主动脉的腰淋巴结，最后汇入位于第二腰椎前方的乳糜池。女性生殖器官淋巴主要分为外生殖器淋巴与内生殖器淋巴两大组。当内、外生殖器官发生感染或肿瘤时，往往沿各部回流的淋巴管扩散，导致相应淋巴结的肿大。

三、神经

支配外生殖器的神经主要为阴部神经。阴部神经由第Ⅱ、Ⅲ、Ⅳ的骶神经分支组成，含感觉和运动神经纤维。在坐骨结节内侧下方分成 3 支，即会阴神经、阴蒂背神经及肛门神经(又称痔下神经),分布于会阴、阴唇、阴蒂、肛门周围。内生殖器的神经支配主要由交感神经与副交感神经所支配。交感神经纤维自腹主动脉前神经丛分出,下行入盆腔后分为卵巢神经丛和骶前神经丛两部分,其分支分布卵巢、输卵管、子宫及膀胱上部等。子宫平滑肌有自主节律活动,完全切除其神经后仍能有节律收缩,还能完成分娩活动。临床上可见低位截瘫的产妇能顺利完成自然分娩。

第四节 邻近器官

女性生殖器官与盆腔内其他脏器在位置上互相邻接,其血管、淋巴及神经也相互联系。某一器官病变时,如创伤、感染、肿瘤等,易累及邻近器官,在妇产科疾病的发生、诊断、治疗方面也互有影响。

一、尿道

尿道(urethra)为一肌性管道,位于阴道前、耻骨联合后,长 4~5 cm。尿道从膀胱三角尖端开始,穿过泌尿生殖膈,止于阴道前庭的尿道口。由于女性尿道短而直,又接近阴道,故易引起泌尿系统感染。

二、膀胱

膀胱(urinary bladder)为一空腔器官,位于耻骨联合后、子宫前。其大小、形状可因其盈虚以及邻近器官的情况而变化。膀胱充盈时可凸向盆腔甚至腹腔。膀胱壁由浆膜层、肌层及黏膜层 3 层构成。由于膀胱充盈可影响子宫的位置,在手术中易受误伤,并妨碍盆腔检查,故妇科检查及手术前必须排空膀胱。

三、输尿管

输尿管(ureter)为一对肌性圆索状长管,起自肾盂,开口于膀胱,长约 30 cm,粗细不一,最细部分的直径仅 3~4 mm,最粗可达 7~8 mm。输尿管在腹膜后,从肾盂开始沿腰大肌前下降,于阔韧带底部向前内方行,于宫颈旁约 2 cm 处,在子宫动脉的后方与之交叉,之后再经阴道侧穹窿顶端绕向前方而入膀胱壁。在施行子宫切除结扎子宫动脉时,应避免损伤输尿管(图 2-10)。

四、直肠

直肠(rectum)位于盆腔后部,上接乙状结肠,下接肛管,从左侧骶髂关节至肛门,全长 15~20 cm。前为子宫及阴道,后为骶骨,在其周围有肛门内、外括约肌和肛提肌。直肠上段有腹膜遮盖,至直肠中段腹膜折向前上方,覆盖于宫颈及子宫后壁,形成直肠子宫陷凹,直肠下部无腹膜覆盖。妇科手术及会阴切开缝合时应注意避免损伤直肠。

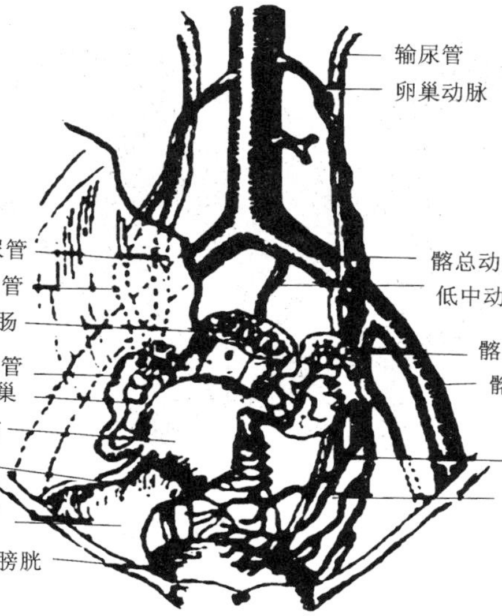
输尿管
卵巢动脉
输尿管
卵巢血管
直肠
输卵管
卵巢
子宫
圆韧带
阔韧带
膀胱
髂总动脉
骶中动脉
髂内动脉
髂外动脉
子宫动脉
阴道动脉

图 2-10　输尿管及其血液供应

五、阑尾

阑尾(vermiform appendix)上接盲肠，远端游离，长 7~9 cm，通常位于右髂窝内。但其位置、长短、粗细个体差异较大，有的下端可达右侧输卵管及卵巢部位。因此，女性患阑尾炎时有可能累及子宫附件。妊娠期阑尾的位置可随妊娠月份的增加而逐渐向上外方移位。

第五节　骨盆

女性骨盆(pelvis)是胎儿阴道娩出时必经的通道，具有保护内脏、承受并传导重力等作用，其大小、形状对分娩有直接影响。

一、骨盆的组成

(一)骨盆的骨骼

骨盆由 1 块骶骨、1 块尾骨及左右 2 块髋骨组成。每块髋骨又由髂骨、坐骨及耻骨融合而成；骶骨由 5~6 块骶椎合成；尾骨由 4~5 块尾椎合成。骶骨上缘向前方突出，形成骶岬(图 2-11)。

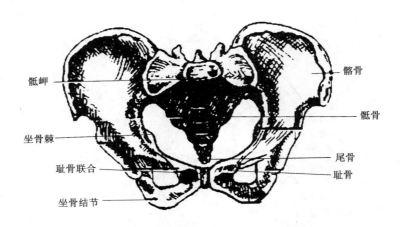

图 2-11 正常女性骨盆(前上观)

(二)骨盆的关节

包括耻骨联合(pubic symphysis)、骶髂关节(sacroiliac joint)和骶尾关节(sacrococcygeal joint)。两耻骨之间有纤维软骨,形成耻骨联合,位于骨盆的前方。骶髂关节位于骶骨和髂骨之间,在骨盆后方。骶尾关节为骶骨与尾骨的联合处,有一定活动度。

(三)骨盆的韧带

骨盆各关节和耻骨联合周围均有韧带附着,其中有两对韧带较为重要。一对是骶、尾骨与坐骨结节之间的骶结节韧带,另一对是骶、尾骨与坐骨棘之间的骶棘韧带(图2-12)。骶棘韧带宽度即坐骨切迹宽度,是判断中骨盆是否狭窄的重要指标。妊娠期受激素影响,韧带松弛,各关节的活动性稍有增加,尤其是骶尾关节,有利于胎儿的娩出。

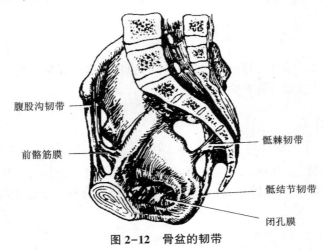

图 2-12 骨盆的韧带

二、骨盆的分界

以耻骨联合上缘、髂耻缘及骶岬上缘的连线为界，将骨盆分为假骨盆和真骨盆两部分(图 2-13)。位于骨盆分界线之上的称为假骨盆，又称大骨盆，为腹腔的一部分，其前为腹壁下部，两侧为髂骨翼，其后为第 5 腰椎。假骨盆与产道无直接关系，但假骨盆某些径线的长短可作为了解真骨盆的大小的参考。位于骨盆分界线之下的称为真骨盆，又称小骨盆、骨产道，是胎儿娩出的通道。真骨盆有上、下两个口，即骨盆入口与骨盆出口。两个口之间为骨盆腔。骨盆腔的后壁是骶骨与尾骨，两侧为坐骨、坐骨棘、骶棘韧带，前壁为耻骨联合。坐骨棘位于真骨盆中部，在分娩过程中是衡量胎先露部下降程度的重要标志，可经肛诊或阴道诊触到。第 1 骶椎向前凸出形成骶岬，为骨盆内测量对角径的重要指示点。耻骨两降支的前部相连构成耻骨弓，它们之间的夹角称为耻骨角，正常为 90°~100°。

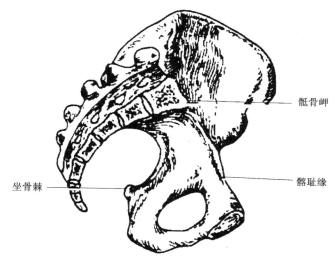

骶骨岬

髂耻缘

坐骨棘

图 2-13　骨盆的分界(侧面观)

三、骨盆的类型

按 Callwell 与 Moloy 分类法将骨盆形状分为 4 种类型(图 2-14)。

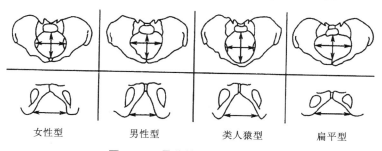

女性型　　　男性型　　　类人猿型　　　扁平型

图 2-14　骨盆的四种基本类型

(一) 女性型

骨盆入口呈横椭圆形，髂骨翼宽而浅，入口横径较前后径稍长，耻骨弓较宽，两侧坐骨棘间径≥10 cm，有利于胎儿的娩出，是女性正常骨盆，在我国女性骨盆类型中占52%～58.9%。

(二) 男性型

骨盆入口略呈三角形，两侧壁内聚，坐骨棘突出，耻骨弓较窄，骶骨较直而前倾，出口后矢状径较短，容易造成难产。男性型骨盆较少见，在我国女性中仅占1%～3.7%。

(三) 类人猿型

骨盆入口呈长椭圆形，骨盆入口、中骨盆和骨盆出口的横径均缩短，前后径稍长，坐骨切迹较宽，两侧壁稍内聚，坐骨棘较突出，耻骨弓较窄，骶骨向后倾斜。此类骨盆占14.2%～18%。

(四) 扁平型

骨盆入口前后径短而横径长，呈扁椭圆形，耻骨弓宽，骶骨失去正常弯度，变直向后翘或深弧型，故骶骨短而骨盆浅。较常见，占23.2%～29%。

骨盆的形态、大小因人而异，除种族差异外，其生长发育还受遗传、营养与性激素的影响，上述4种基本类型只是理论上归类，临床多见为混合型骨盆。

四、骨盆底

骨盆底(pelvic floor)由多层肌肉和筋膜所组成，封闭骨盆出口，有尿道、阴道和直肠穿过。其主要作用是支持盆腔脏器使之保持正常位置。若骨盆底的结构和功能发生异常，则可影响盆腔脏器的位置与功能，甚至引起分娩障碍；而分娩处理不当，亦可损伤骨盆底。骨盆底有3层组织。

(一) 外层

为浅层筋膜与肌肉。位于外生殖器、会阴皮肤及皮下组织的下面，有一层会阴浅筋膜，其深部由3对肌肉(球海绵体肌、坐骨海绵体肌和会阴浅横肌)和肛门外括约肌组成。此层肌肉的肌腱汇合于阴道外口与肛门之间，形成中心腱(centraltendon)(图2-15)。

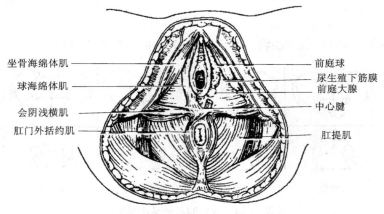

图2-15　骨盆底浅层肌肉及筋膜

（二）中层

即泌尿生殖膈（urogenital diaphragm）。由上、下两层坚韧的筋膜及一层薄肌肉组成，在两层筋膜间有一对由两侧坐骨结节至中心腱的会阴深横肌及位于尿道周围的尿道括约肌（图 2-16）。

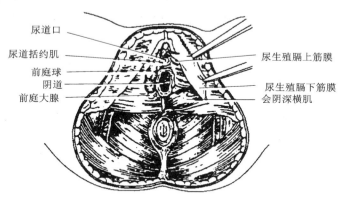

尿道口
尿道括约肌
前庭球
阴道
前庭大腺

尿生殖膈上筋膜
尿生殖膈下筋膜
会阴深横肌

图 2-16　骨盆底中层肌肉及筋膜

（三）内层

即盆膈（pelvic diaphragm）。为骨盆底最内层最坚韧的一层，由肛提肌及其筋膜所组成，自前向后依次有尿道、阴道及直肠穿过。每侧肛提肌由耻尾肌、髂尾肌和坐尾肌三部分组成，两侧肌肉相互对称，合成漏斗形（图 2-17）。肛提肌的主要作用是加强盆底的托力，其中一部分肌纤维在阴道及直肠周围密切交织，故有加强肛门与阴道括约肌作用。

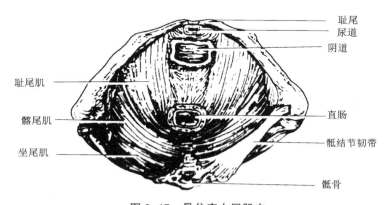

耻尾
尿道
阴道

耻尾肌

髂尾肌

坐尾肌

直肠

骶结节韧带

骶骨

图 2-17　骨盆底内层肌肉

会阴（perineum）又称会阴体（perineal body），是指阴道口与肛门之间的楔状软组织，是骨盆底的一部分。会阴厚 3~4 cm，由外向内逐渐变窄，表面为皮肤及皮下脂肪，内层为会阴中心腱。会阴的伸展性很大，妊娠后组织变松软，有利于分娩，分娩时要注意保护此区，以免造成会阴裂伤。

本章小结

　　女性外生殖器包括阴阜、大阴唇、小阴唇、阴蒂和阴道前庭，统称外阴。内生殖器包括阴道、子宫、输卵管及卵巢，后两者合称为子宫附件。阴道壁有较大伸展性，利于分娩。阴道后穹窿最深，紧贴子宫直肠陷凹，后者为盆腹腔最低部位，临床上可做阴道后穹窿穿刺或引流，协助某些疾病的诊断和治疗。子宫分为子宫内膜层、肌层和浆膜层。不同年龄子宫体与子宫颈发育的比例不同。子宫颈外口柱状上皮和鳞状上皮交界处，是宫颈癌的好发部位。子宫靠 4 对韧带和骨盆底组织维持正常的位置。输卵管可分为间质部、峡部、壶腹部和伞部，壶腹部是正常情况下的受精部位。卵巢表面无腹膜，分为皮质和髓质。

　　骨盆由 2 块髋骨、1 块骶骨和 1 块尾骨组成，坐骨棘、骶岬、耻骨联合是重要的骨性标志。骨盆可分为假骨盆和真骨盆两部分。骨盆形状有 4 种基本类型。骨盆底有外、中、内 3 层组织。

客观题测验

主观题测验

第三章

女性生殖系统生理

女性生殖系统生理PPT课件

学习目标

　　1. 识记：正常月经的临床表现；月经周期生殖器官的周期性变化。
　　2. 理解：妇女一生各时期的生理特点；卵巢的功能及周期性变化；月经周期的调节激素及周期性变化。
　　3. 运用：根据临床表现提出月经期的健康问题。

课程思政

　　了解妇女的月经生理、病理的特点和变化，并给予正确的处理，是保证妇女健康的重要方面。我们应充分了解妇女一生中各阶段的内分泌变化，为女性内分泌学的学习和发展打下良好基础。女性内分泌学开始是月经病的治疗，随着生化、神经内分泌、免疫学及许多新技术（内镜检查、CT、磁共振、染色体分析、免疫抗体检查等）的发展和应用，我们对各种月经病及不育症病因的认识更为深入准确，对习惯性流产免疫病因、围绝经期生理病理、性激素补充治疗等方面的研究均取得了重大进展。由于研究内容扩展至生殖医学，一些国家已将其改名为"女性生殖内分泌学（reproductive endocrinology）"。

　　女性生殖系统的功能、生理变化与其他系统的功能息息相关，且能相互影响。女性从胚胎形成到衰老是一个渐进的生理过程，根据年龄和生理特点可将女性一生分为胎儿期、新生儿期、儿童期、青春期、性成熟期、绝经过渡期和绝经后期7个阶段。

■ 第一节　女性一生各时期的生理特点

一、胎儿期

胎儿期(fetal period)是指由受精卵形成至胎儿娩出,共 266 天(从末次月经算起为 280 天)。受精卵是由来源于父系和母系的 23 对(46 条)染色体组成的新个体,其中一对 在性发育中起决定作用的称为性染色体(sex chromosome)。性染色体 X 与 Y 会决定胎儿 的性别,XY 合子发育为男性,XX 合子发育为女性。

二、新生儿期

新生儿期(neonatal period)是指出生后 4 周内。女性胎儿在母体内受到母体性腺及 胎盘所产生的性激素影响,其子宫、卵巢及乳房等均有一定程度的发育,出生后因与母 体分离,血液中女性激素量迅速下降直至消失,所以有些新生儿在出生时乳房肿大或分 泌少量乳汁,出生数日后可出现少量阴道流血,即假月经。这些都是生理现象,短期内 会自然消失。

三、儿童期

儿童期(childhood)是指从出生 4 周到 12 岁左右。此期儿童身体生长发育很快, 但生殖器仍为幼稚型。儿童早期(8 岁以前)下丘脑-垂体-卵巢轴处于功能抑制状 态,生殖器呈幼稚型,子宫、卵巢及输卵管均位于腹腔内。儿童后期(约 8 岁起), 下丘脑促性腺激素释放激素(gonadotropin releasing hormone,GnRH)抑制状态解除, 卵巢中开始有少量卵泡发育,但不成熟也不排卵。女性特征开始呈现,皮下脂肪在 胸、髋、肩部及耻骨前面积储;乳房和内生殖器开始发育增大;子宫、输卵管及卵巢 逐渐向骨盆腔内下降。

四、青春期

青春期(adolescence orpuberty)指从儿童期向性成熟期过渡的一段快速生长时期,世 界卫生组织提出青春期为 10~19 岁。青春期的发动时间主要取决于遗传因素,也与个人 体质、营养状况、地理环境及心理因素有关。青春期的发动通常在 8~10 岁。这一时期 的生理特点是身体及生殖器官发育迅速,在促性腺激素作用下,卵巢逐渐增大,卵泡开 始发育和分泌雌激素,皮质内有不同发育阶段的卵泡,致使卵巢表面稍呈凸凹不平。子 宫增大,宫体和宫颈比例逐渐变为 2:1。输卵管增粗,弯曲度变小,黏膜出现许多皱襞 与纤毛。此时已初步具有生育能力。除生殖器官外,第二性征形成,如音调变高,乳房 丰满而隆起,出现阴毛及腋毛,骨盆横径的发育大于前后径,胸、肩部的皮下脂肪增多 等。月经初潮(menarche)是青春期开始的一个重要标志。月经来潮表明卵巢产生的雌激 素已经达到一定水平,能引起子宫内膜变化从而产生月经。但由于此时卵巢功能尚不健全,故初潮后月经周期常不规律。

五、性成熟期

性成熟期(sexualmaturity)指卵巢功能成熟并有周期性性激素分泌及排卵的时期。约自18岁开始,持续30年左右。在性成熟期,生殖器官和乳房在性激素作用下都有不同程度的周期性变化。此阶段妇女生育活动最旺盛,又称生育期。

六、绝经过渡期

绝经过渡期(menopausal transition period)指妇女卵巢功能开始衰退直至最后一次月经的时期。可始于40岁,历时短至1~2年,长至10~20年。此期由于卵巢功能逐渐衰退,卵泡不能发育成熟及排卵,因而月经不规则,常为无排卵型月经。最终由于卵巢内卵泡自然消耗,对垂体促性腺激素丧失反应,导致卵巢功能衰竭,月经永久性停止,称为绝经(menopause)。1994年WHO将卵巢功能开始衰退至绝经后1年内的时期定义为围绝经期(perimenopausal period)。在围绝经期由于雌激素水平降低,容易出现血管舒缩障碍和神经精神症状,表现为潮热,出汗,失眠,情绪不稳定,抑郁或烦躁等,称为围绝经期综合征(menopausal syndrome,MPS)。

七、绝经后期

绝经后期(postmenopausal period)是指绝经后的生命时期。国际上一般以年龄60岁以后为老年期(senility)。此期卵巢功能进一步衰退、生殖器官进一步萎缩退化,不足以维持第二性征。由于性激素水平低落,容易发生萎缩性阴道炎;易致代谢紊乱,如骨代谢异常可致骨质疏松,易发生骨折;其他各脏器也容易发生疾病。

第二节 卵巢的功能及周期性变化

卵巢能产生卵子并排卵,具有生殖功能;同时具有分泌女性激素的功能。

一、卵泡发育及排卵的周期性变化

在新生儿卵巢内有100万~200万个原始卵泡,至青春期仅剩下30万~40万个,但在妇女一生中仅400~500个卵泡发育成熟并排卵,其余的卵泡发育到一定程度即自行退化,称卵泡闭锁。

进入青春期后,卵泡由自主发育到成熟的过程依赖于促性腺激素的刺激。每一月经周期一般有只有3~11个卵泡发育,经过募集、选择,一般只有一个优势卵泡达到成熟程度,称成熟卵泡,直径可达18~23 mm。随着卵泡的发育成熟,卵泡逐渐向卵巢表面移行并向外突出,当卵泡接近卵巢表面时,该处表层细胞变薄,最后破裂,出现排卵(ovulation)(图3-1)。排卵多发生在两次月经中间,一般在下次月经来潮前14日左右。卵子可由两侧卵巢轮流排出,也可由一侧卵巢连续排出。

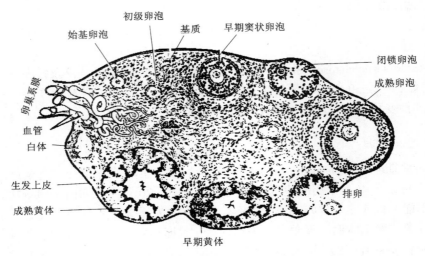

图 3-1 人类卵巢的生命周期

排卵后，卵泡壁塌陷，卵泡膜血管壁破裂，血液流入腔内凝成血块，称血体。继而破口很快由纤维蛋白封闭，残留的颗粒细胞变大，胞浆内含黄色颗粒状的类脂质，此时血体变成黄体（corpusluteum）。排卵后 7~8 日黄体体积和功能达最高峰。

排出的卵子被输卵管漏斗部捡拾，在输卵管的蠕动及输卵管黏膜纤毛摆动等作用下进入输卵管壶腹部与峡部连接处等待受精。卵子在排出后 12~24 小时即会失去受精能力。若卵子未受精，在排卵 9~10 日黄体开始萎缩，功能衰退，周围的结缔组织及成纤维细胞侵入黄体，逐渐被结缔组织所替代，黄色消退，组织纤维化，外观色白，称白体（corpusalbicans）。若卵子受精，则黄体在胚胎滋养细胞分泌的绒毛膜促性腺激素的作用下增大，转变为妊娠黄体，直至妊娠 3 个月末退化。

二、卵巢分泌的性激素及其周期性变化

卵巢主要合成及分泌两种女性激素，即雌激素和孕激素，此外，还有少量雄激素。此三种激素均为甾体类激素。

（一）雌激素（estrogen）

卵巢主要合成雌二醇（E_2）及雌酮（E_1），血循环内尚有雌三醇（E_3）和 2-羟雌酮，是雌二醇和雌酮的降解产物。E_2 是女性体内生物活性最强的雌激素。

在每个月经周期卵泡发育的早期，雌激素分泌的量很少。随着卵泡的发育成熟，分泌量逐渐增高，至排卵前达到高峰，排卵后稍减少。在排卵后 1~2 日黄体开始分泌雌激素，血液中雌激素水平又开始逐渐增加。排卵后 7~8 日黄体体积和功能最高时，血液中的雌激素水平达到第二高峰。此后，黄体萎缩，雌激素水平下降，于月经期前降至最低水平。

雌激素的主要生理功能有：①促进和维持子宫发育，肌层变厚，血运增加，并增加子宫平滑肌对催产素的敏感性；促进子宫内膜增生和修复；②使宫颈口松弛，宫颈黏液

分泌增加，性状变稀薄，易拉成丝状，有利于精子通过；③促进输卵管发育，增强输卵管节律性收缩的振幅；④使阴道上皮细胞增生、分化、成熟及角化，使细胞内糖原增加；⑤促进外生殖器发育；⑥协同促性腺激素促使卵泡发育；⑦使乳腺管增生，乳头、乳晕着色；⑧促进其他第二性征的发育；⑨通过对下丘脑和垂体的正负反馈调节，控制促性腺激素的分泌；⑩促进体内钠水潴留，降低血液中胆固醇水平，促进钙、磷的重吸收及其在骨质中沉积等。

（二）孕激素（progesterone）

孕酮是卵巢分泌具有生物活性的主要孕激素。在卵泡期卵泡发育不分泌孕酮；排卵前，成熟的卵泡分泌少量孕酮；排卵后，由卵巢黄体分泌孕酮。随着黄体的发育孕酮的分泌量显著增加，排卵后 7~8 日黄体发育最高峰时孕酮的分泌量也达到最高峰；之后随着黄体的萎缩分泌量逐渐下降，至月经期前降至最低水平。

孕激素的主要生理功能有：①使子宫肌松弛，降低妊娠子宫对催产素的敏感性，有利于受精卵在子宫腔内生长发育；②使增生期子宫内膜转化为分泌期内膜，有利于受精卵着床；③使宫颈口闭合，黏液变黏稠，拉丝度减少，阻止精子及微生物进入；④抑制输卵管节律性收缩的振幅；⑤促使阴道上皮细胞脱落加快；⑥在已有雌激素影响的基础上，促进乳腺腺泡发育；⑦孕激素通过对下丘脑的负反馈作用，影响促性腺激素的分泌；⑧孕激素通过中枢神经系统有升温作用，正常妇女在排卵后基础体温可升高 0.3~0.5℃，这种基础体温的改变可作为判断是否排卵、排卵日期及黄体功能的重要指标之一；⑨促进体内水与钠的排泄。

（三）雄激素（androgen）

女性雄激素主要来源于肾上腺，卵巢能分泌少量雄激素，主要是睾酮。

雄激素的主要生理功能有：①促进阴蒂、阴唇和阴阜的发育，促进阴毛和腋毛的生长。②排卵前血液中雄激素水平升高，可促进非优势卵泡闭锁，并可提高性欲。③过多的雄激素会对雌激素产生拮抗作用，会减缓子宫及其内膜的生长，抑制阴道上皮细胞的增生和角化。④促进蛋白合成和肌肉生长，刺激骨髓中红细胞的增生。在性成熟期促使长骨骨基质生长和钙的沉积；性成熟后可致骨骺的闭合，生长停止。⑤促使肾远曲小管对水、钠的重吸收及保留钙。

第三节　月经及其临床表现

月经（menstruation）是指随着卵巢周期性变化出现的子宫内膜周期性剥脱及出血，规律月经的建立是生殖功能成熟的标志之一。月经第一次来潮称月经初潮。月经初潮年龄多在 13~15 岁之间，但可早至 11~12 岁，晚至 15~16 岁。若 16 岁以后月经仍未来潮，应及时就医。月经初潮年龄受遗传、营养、气候及环境等因素影响。体弱或营养不良者月经初潮可较迟，而体质强壮及营养好者，月经初潮可提早。近年来月经初潮年龄有提前趋势。

视频：月经的来历

一、月经血的特征

月经血呈暗红色，除血液外，尚含有子宫内膜碎片、宫颈黏液及脱落的阴道上皮细胞。月经血的主要特点是不凝固，但在正常情况下偶尔亦有些小凝块。现在认为月经血在刚离开血液循环后是凝固的，但开始剥落的子宫内膜中含有一定量的激活剂，能激活混入月经血中的纤溶酶原为纤溶酶，使已凝固的纤维蛋白溶解为流动的降解产物，使月经血变成液体状态排出。

二、正常月经的临床表现

正常月经有周期性。出血的第1日为月经周期的开始，两次月经第1日的间隔时间称为一个月经周期（menstrualcycle），一般为21~35日，平均28日。月经周期长短因人而异，但每位妇女的月经周期应有自己的规律性。月经持续的天数为月经期，一般为2~8日，平均4~6日。每次月经的总失血量称为经量，正常为20~60 mL，多于80 mL为月经过多。

月经属生理现象，多数人无特殊不适，但由于盆腔充血，可引起腰骶部酸胀等不适。个别女性会出现膀胱刺激症状（如尿频），轻度神经系统不稳定症状（如头痛、精神抑郁、易激动、失眠），胃肠功能紊乱（如食欲不振、恶心、便秘或腹泻）以及鼻黏膜出血、皮肤痤疮等，一般不影响正常工作和学习。经期应避免性生活及游泳，保持局部卫生，注意劳逸结合。

第四节 其他生殖器官的周期性变化

一、子宫内膜的周期性变化

卵巢分泌激素的周期性变化，导致生殖器官发生相应的变化，其中以子宫内膜的变化最明显（图3-2）。以一个月经周期为28日为例，子宫内膜的组织形态改变可分为3期。

（一）增生期（proliferativephase）

月经周期的第5~14日。行经时功能层子宫内膜剥脱，随月经血排出，仅留下基底层。在雌激素影响下，内膜上皮、腺体、间质及血管增殖，内膜逐渐生长变厚，由0.5 mm增生至3~5 mm。内膜的增生与修复在月经周期第2~3日已开始。

（二）分泌期（secretoryphase）

月经周期的第15~28日。排卵后，卵巢内形成黄体，分泌雌激素与孕激素，使子宫内膜在增殖期的基础上继续增厚，血管迅速增加，更加弯曲，间质疏松、水肿，腺体增大，出现分泌期的变化。腺体内的分泌上皮细胞分泌糖原，为孕卵着床做准备。至月经周期的第24~28日，子宫内膜厚度可达10 mm，呈海绵状。

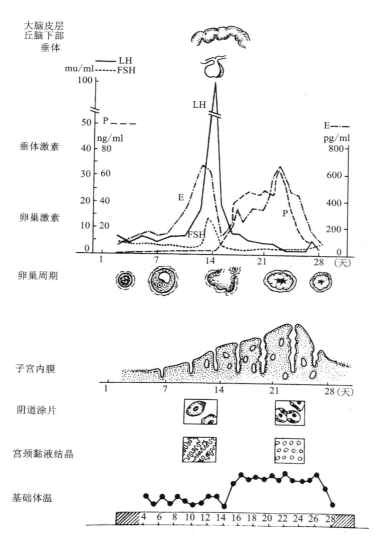

图 3-2　月经周期中激素、卵巢、子宫内膜、阴道图片、宫颈黏液及基础体温的周期性变化

(三)月经期

月经周期的第 1~4 日。由于卵子未受精,黄体功能衰退,体内雌、孕激素水平骤然下降。子宫内膜螺旋小动脉开始节段性和阵发性收缩、痉挛,血管远端的管壁及所供应的组织缺血、缺氧,继而发生局灶性变性、坏死。变性、坏死的功能层内膜从基底层崩解脱落,与血液相混一起排出,表现为月经来潮。

二、宫颈黏液的周期性变化

子宫颈内膜腺细胞的分泌活动受雌、孕激素的影响，呈现明显的周期性变化。月经过后，体内雌激素水平低，子宫颈黏液的分泌量少；随着激素水平不断增高，子宫颈黏液腺分泌量也逐渐增多，变得稀薄透明，至排卵前黏液拉丝可长达 10 cm 以上。取黏液涂于玻片，干燥后在显微镜下可见羊齿植物状结晶。此种结晶于月经周期的第 6~7 日即可出现，至排卵前最典型。排卵后，受孕激素影响，黏液分泌量减少，变黏稠浑浊，拉丝易断，涂片干燥后，镜下可见成排的椭圆体。因此宫颈黏液检查可了解卵巢的功能状态。

三、输卵管的周期性变化

在雌激素的作用下，输卵管黏膜上皮纤毛细胞生长、体积增大；非纤毛细胞分泌亦增加，为卵子提供运输和着床前的营养物质；输卵管的基层节律性收缩振幅增强。在孕激素的作用下，输卵管收缩的振幅受抑制，输卵管黏膜上皮纤毛细胞的生长也受抑制，分泌细胞分泌黏液减少。在雌、孕激素的协同作用下，受精卵才能通过输卵管正常到达宫腔。

四、阴道黏膜的周期性变化

排卵前，受雌激素影响，阴道黏膜上皮增生，表层细胞角化，以排卵期最明显。阴道上皮细胞内有丰富的糖原，可被阴道内的乳杆菌分解为乳酸，维持阴道正常的酸性环境，从而抑制致病菌的大量繁殖。排卵后，受孕激素影响，阴道黏膜上皮细胞大量脱落，脱落的细胞多为中层细胞或角化前细胞。临床上可根据阴道脱落细胞的变化，间接了解雌激素水平及排卵情况。

■ 第五节　月经周期的调节

月经周期的调节主要涉及下丘脑、垂体、卵巢和子宫。子宫内膜之所以有周期性变化是受卵巢激素的影响，卵巢功能受垂体控制，而垂体活动又受下丘脑的调节，下丘脑又接受大脑皮质的支配；卵巢产生的激素反过来可影响下丘脑与垂体的功能。通常将下丘脑、垂体、卵巢合称为下丘脑—垂体—卵巢轴（图 3-3）。此轴还受中枢神经系统影响。

下丘脑神经分泌细胞分泌促性腺激素释放激素（GnRH），其生理功能是调节垂体促性腺激素的合成和分泌。GnRH 通过垂体门脉系统进入脑垂体，使脑垂体释放促卵泡素（follicle stimulating hormone，FSH）与黄体生成素（luteinzing hormone，LH），以及催乳激素（prolactin，PRL）。FSH 和 LH 均为糖蛋白激素，共同促进卵泡发育及成熟，促进卵巢排卵并形成黄体。FSH 在整个月经周期中都有产生，但在排卵前 1~2 日水平最高，形成高峰，能刺激成熟的卵泡排卵；LH 可促进排卵后的残存卵泡变成黄体。PRL 是由腺垂体的催乳细胞分泌的多肽激素，具有促进乳汁合成的功能。

当卵巢性激素水平不断升高时，反过来会影响下丘脑的分泌功能，这种作用称为反

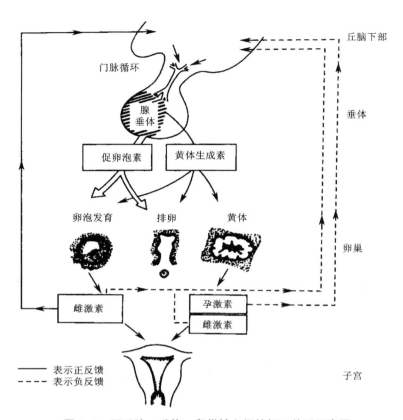

图 3-3　下丘脑—垂体—卵巢轴之间的相互关系示意图

馈性调节作用。使下丘脑兴奋，分泌性激素增多称为正反馈；反之，使下丘脑受抑制，分泌性激素减少称为负反馈。

随着雌激素水平增高，其对下丘脑的负反馈作用增强，使下丘脑分泌 GnRH 减少，垂体分泌并释放的 FSH 与 LH 随之减少。随着卵泡发育，成熟卵泡分泌雌激素达 200 pg/mL，对下丘脑和垂体产生正反馈，形成 FSH 和 LH 高峰，促使成熟卵泡排卵。

排卵后，FSH 与 LH 水平急剧下降，黄体逐渐发育成熟，主要分泌孕激素及少量雌二醇，子宫内膜转化为分泌期内膜。排卵后 7~8 日，即黄体成熟时，孕激素水平达高峰，雌激素也达到第二高峰，雌孕激素的共同负反馈作用促使垂体分泌 FSH 和 LH 减少。黄体逐渐萎缩，雌、孕激素分泌减少，子宫内膜因失去卵巢性激素的支持而萎缩，剥脱出血，促使月经来潮。卵巢性激素减少的同时，解除了对下丘脑的抑制，下丘脑再度分泌释放激素，开始下一个月经周期，如此周而复始。

下丘脑、垂体与卵巢激素彼此相互依存，又相互制约，调节着正常的月经周期，其他内分泌腺及前列腺素与月经周期的调节也密切相关。所有这些生理活动并非孤立的，而是受大脑皮层神经中枢控制和调节的，因此，神经系统在月经周期的调节中占有极其重要的地位。

本章小结

女性生殖器官的邻近器官有尿道、膀胱、输尿管、直肠和阑尾。

女性一生根据年龄和生理特点可分为胎儿期、新生儿期、儿童期、青春期、性成熟期、绝经过渡期和绝经后期 7 个阶段，每个阶段有不同的生理特点。

规律月经的建立是生殖功能成熟的重要标志。月经周期、经期、经量、经血特征是临床问诊的主要内容。

每个月经周期卵巢中通常只有一个优势卵泡可发育至完全成熟，排卵一般发生在下次月经来潮前 14 日左右，排卵后卵巢有黄体形成，排卵后 7~8 日黄体成熟。若未受精，于排卵后 9~10 日黄体开始萎缩，直至变为白体。

卵巢主要分泌雌、孕激素，两者作用于子宫内膜、宫颈黏液、输卵管及阴道黏膜等生殖器官，使其产生周期性变化。

月经的调节主要受下丘脑—垂体—卵巢轴控制。下丘脑释放 GnRH 给脑垂体，刺激脑垂体分泌 FSH 和 LH 并作用于卵巢，卵巢分泌雌、孕激素，后两者又通过正、负反馈作用影响下丘脑及脑垂体的分泌功能。

客观题测验

主观题测验

第四章

妊娠生理与诊断

学习目标

1. 识记：胎儿附属物的形成与功能、妊娠期母体的生理变化、早期及中晚期妊娠的诊断、胎产式、胎先露、胎方位。
2. 理解：受精与着床的过程、胎儿发育的特点。
3. 运用：能运用所学知识判断胎儿的胎方位。

妊娠是女性一生中可能经历的一段特殊生理时期。女性的角色发生了重要转变，成为一名准妈妈，经历着从生理和心理方面的变化；孕妇和家庭成员都将随着妊娠的进展而进行心理和社会调适，迎接新生命的到来。助产士应运用所学知识和技能，进行孕期健康教育，帮助孕妇及其家庭做好分娩前准备，促进母婴健康。

第一节 妊娠生理

妊娠（pregnancy）是胚胎和胎儿在母体内发育成长的过程。成熟卵子受精是妊娠的开始，胎儿及其附属物自母体排出是妊娠的终止。从末次月经第 1 日算起，妊娠期约 40 周（280 日），妊娠是一个变化非常复杂而又极其协调的生理过程。

视频：妊娠生理与母体的变化（上）

一、受精与受精卵着床

（一）受精

精液进入阴道后，经宫颈管进入子宫腔及输卵管腔，子宫内膜产生的 α 与 β 淀粉酶作用，解除了精子顶体酶上的"去获能因子"，此时精子具有受精的能力，此过程称精子获能。成熟卵子从卵巢排出后，经输卵管伞端的"拾卵"作用进入输卵管内，停留在输卵管壶腹部与峡部连接处等待受精。

视频：受精、受精卵发育及胚胎着床

精子与卵子的结合过程称为受精（fertilization）。通常受精发生在排卵后 12 小时内，整个受精过程约为 24 小时。当精子与卵子相遇后，精子顶体外膜破裂，释放出顶体酶，在酶的作用下，精子穿过放射冠、透明带，与卵子的表面接触，开始受精。精子进入卵子后，卵子透明带结构改变，阻止其他精子进入透明带，称为透明带反应。逐渐地精原核与卵原核融合，核膜消失，染色体相互混合，形成二倍体的受精卵，完成受精过程。

课程思政

人类新个体的产生是从精子和卵子结合形成受精卵开始的，象征着新生命的诞生。而在受精这一过程中，两亿个精子中最后只产生一个胜利者和卵子结合，可见创造生命的历程非常艰难，每一个人都是如此艰难创造出的唯一，因此要懂得生命的宝贵，学会珍惜生命，更要把握这仅有的一次生命，去努力拼搏，活出生命的精彩！

（二）受精卵的输送与发育

受精卵有丝分裂的同时，借助输卵管蠕动和输卵管上皮纤毛推动向宫腔方向移动，约在受精后第 3 日，分裂成 16 个细胞的实心细胞团，称为桑葚胚，随后早期囊胚形成。约在受精后第 4 日，早期囊胚进入宫腔。受精后第 5~6 日，早期囊胚的透明带消失，继续分裂发育成晚期囊胚。

（三）受精卵着床

晚期囊胚侵入到子宫内膜的过程，称孕卵植入，也称受精卵着床（implantation）（图 4-1）。约在受精后第 6~7 日开始，11~12 日完成。着床需经过定位、黏附和侵入三个阶段。完成着床必须具备的条件：①透明带消失；②囊胚滋养层分化出合体滋养层细胞；③囊胚和子宫内膜同步发育并相互协调；④孕妇体内有足够量的孕酮。

（四）蜕膜的形成

受精卵着床后，子宫内膜腺体增大，腺上皮细胞内糖原增加，结缔组织细胞肥大，血管充血，此时的子宫内膜称为蜕膜（decidua）。按照其与囊胚的位置关系分为 3 个部分（图 4-2）。

1. 底蜕膜

底蜕膜（decidua basalis）为与囊胚及滋养层接触的蜕膜。以后发育成胎盘的母体部分。

2. 包蜕膜

包蜕膜（decidua capsularis）为覆盖在胚泡表面的蜕膜。随着囊胚的发育逐渐凸向宫腔，约在妊娠 12 周左右与壁蜕膜贴近并融合，子宫腔消失。

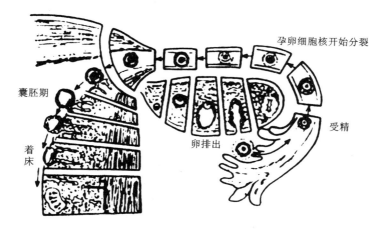

图 4-1　受精与植入

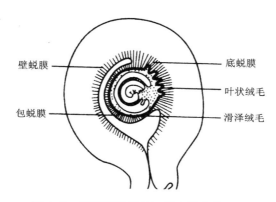

图 4-2　早期妊娠绒毛与子宫蜕膜的关系

3.壁蜕膜

　　壁蜕膜(decidua vera)又称真蜕膜。是除底蜕膜、包蜕膜以外,覆盖子宫腔表面的蜕膜。

二、胎儿的发育及生理特点

(一)胎儿发育的特点

　　受精后 8 周(妊娠第 10 周)的人胚称胚胎,是主要器官分化、形成的时期;受精第 9 周(妊娠第 11 周)起称胎儿,是各器官进一步发育成熟的时期。胚胎及胎儿发育的特征如下。

　　8 周末:初具人形,头约占整个胎体的一半。可以分辨出眼、耳、口、鼻,四肢已具雏形,B 超可见心脏已形成且有

胚胎、胎儿发育特征

搏动。

12周末：胎儿身长约9 cm，体重约14 g。胎儿外生殖器已发育，部分可辨性别。四肢可活动，指(趾)甲开始形成。

16周末：胎儿身长16 cm，体重约110 g。从外生殖器可确定性别，头皮已长毛发，胎儿已开始有呼吸运动。部分孕妇自觉有胎动，X线检查可见到脊柱阴影。

20周末：胎儿身长约25 cm，体重约320 g。临床可听到胎心音，全身有毳毛。皮肤暗红，开始有排尿及吞咽运动。

24周末：胎儿身长约30 m，体重约630 g。各脏器均已发育，皮下脂肪开始沉积，但皮肤仍呈皱缩状。睫毛与眉毛出现。

28周末：胎儿身长约35 cm，体重约1000 g。皮下脂肪不多，皮肤粉红色，可有呼吸运动，但此期出生者易患呼吸窘迫综合征，若加强护理，可以存活。

32周末：胎儿身长约40 cm，体重1700 g。皮肤深红，面部毳毛已脱，生活力尚可。此期出生者如注意护理，可以存活。

36周末：胎儿身长约45 cm，体重2500 g。皮下脂肪发育良好，毳毛明显减少，指(趾)甲已超过指(趾)尖，出生后能啼哭及吸吮，生活力良好。

40周末：胎儿身长约50 cm，体重约3400 g。胎儿已成熟，体形外观丰满，皮肤粉红色，男性睾丸已下降至阴囊内，女性大小阴唇发育良好。出生后哭声响亮，吸吮力强，能很好存活。

临床常用胎儿身长推算妊娠月份。

妊娠前5个月：胎儿身长(cm) = 妊娠月数的平方；

妊娠后5个月：胎儿身长(cm) = 妊娠月数×5。

(二)胎儿的生理特点

1.循环系统

(1)解剖学特点。

①脐静脉1条：带有来自胎盘氧含量较高、营养较丰富之血液进入胎体，脐静脉的末支为静脉导管。

②脐动脉2条：带有来自胎儿氧含量较低的混合血，注入胎盘与母血进行物质交换。

③动脉导管：位于肺动脉与主动脉弓之间，出生后2~3个月闭锁成动脉韧带。

④卵圆孔：位于左、右心房之间，多在出生后6个月完全闭锁。

(2)血液循环特点。

①来自胎盘的血液经胎儿腹前壁分三支进入体内：一支直接入肝，一支与门静脉汇合入肝，此两支血液最后由肝静脉入下腔静脉；另一支静脉导管直接注入下腔静脉。故进入右心房的下腔静脉血是混合血，有来自脐静脉含氧较高的血，也有来自下肢及腹部盆腔脏器的静脉血，以前者为主。

②卵圆孔开口处位于下腔静脉入口，故下腔静脉入右心房之血液绝大部分立即直接通过卵圆孔进入左心房。上腔静脉入右心房的血液，直接流向右心室进入肺动脉。

③肺循环阻力较高，肺动脉血大部分经动脉导管流入主动脉，只有约1/3的血液通过肺静脉入左心房。左心房含氧量较高的血液迅速进入左心室，继而进入升主动脉，先

直接供应心、脑及上肢，小部分左心室的血液进入降主动脉至全身，后经腹下动脉，再经脐动脉进入胎盘，与母血进行交换。

由此可见，胎儿体内无纯动脉血，而是动静脉混合血，各部分血液含氧量不同，进入肝、心、头部及上肢的血液含氧和营养较高以适应需要。注入肺及身体下部的血液含氧和营养较少。胎儿出生后开始自主呼吸，肺循环建立，胎盘循环停止。

2. 血液系统

（1）红细胞：红细胞生成在妊娠早期主要是来自卵黄囊，妊娠 10 周时来自肝脏，以后骨髓、脾具有造血功能，妊娠足月时，约 90% 的红细胞由骨髓产生。红细胞总数约为 $6.0×10^{12}/L$，胎儿期红细胞体积较大，生命周期短，约为成人的 2/3，需不断生成红细胞。

（2）血红蛋白：胎儿血红蛋白从其结构和生理功能上可分为三种，即原始血红蛋白、胎儿血红蛋白和成人血红蛋白。随着妊娠的进展，血红蛋白的合成不只是数量的增加，其种类也从原始型向成人类型过渡。

（3）白细胞：妊娠 8 周以后，胎儿循环中即出现粒细胞，12 周出现淋巴细胞，妊娠足月时可达 $(15\sim20)×10^9/L$。

3. 呼吸系统

胎儿的呼吸功能是由母儿血液在胎盘进行气体交换完成的。但胎儿在出生前必须完成呼吸道（包括气管及肺泡）肺循环及呼吸肌的发育，而且在中枢神经系统支配下能活动协调才能生存。妊娠 11 周时可通过 B 超观察到胎儿的胸壁运动。妊娠 16 周时可见胎儿的呼吸运动，呼吸运动次数为 $30\sim70$ 次/分，时快时慢。但当发生胎儿窘迫时，正常呼吸运动可暂时停止或出现大喘息样呼吸。

4. 消化系统

妊娠 11 周时小肠即有蠕动，妊娠 16 周时胃肠功能即已基本建立。胎儿可吞咽羊水，同时能排出尿液以控制羊水量。胎儿肝脏功能不够健全，特别是酶的缺乏（如葡萄糖醛酸转移酶、尿苷二磷酸葡萄糖脱氢酶），以致不能结合因红细胞破坏后产生的大量间接胆红素。胆红素主要经胎盘由母体肝脏代谢后排出体外，仅有小部分在胎儿肝内结合，通过胆道氧化成胆绿素排出肠道。胆绿素的降解产物使胎粪呈黑绿色。

5. 泌尿系统

胎儿的肾脏在妊娠 $11\sim14$ 周时有排泄功能，妊娠 14 周的胎儿膀胱内已有尿液。妊娠后半期，胎尿成为羊水的重要来源。

6. 内分泌系统

胎儿甲状腺是胎儿期发育的第一个内分泌腺。妊娠 12 周甲状腺即能合成甲状腺素。胎儿肾上腺的发育最为突出，其重量与胎儿体重之比远超过成年人，胎儿肾上腺皮质能产生大量的甾体激素，与胎儿肝脏、胎盘、母体共同完成雌三醇的合成与排泄。因此，测定孕妇血、尿雌三醇值已成为临床上了解胎儿、胎盘功能最常见的有效方法。

第二节 妊娠期母体变化

一、生理变化

妊娠期在胎盘产生的激素作用下，母体全身各系统发生了一系列适应性的生理变化，以满足胎儿生长发育和分娩的需要，亦为产后哺乳做好准备。熟知妊娠期母体的变化，有助于护理人员帮助孕妇了解妊娠期的解剖及生理方面的变化；减轻孕妇及其家庭由于知识缺乏而引起的焦虑；帮助孕妇识别潜在的或现存的非正常的生理性变化。

视频：妊娠生理与母体的变化（下）

（一）生殖系统

1. 子宫

妊娠期变化最大的器官。

（1）子宫体：明显增大变软，早期子宫呈球形且不对称，妊娠 12 周时，子宫均匀增大并超出盆腔，在耻骨联合上方可触及。妊娠晚期子宫多呈不同程度的右旋。宫腔容积由非妊娠时约 5 mL 增加至妊娠足月时约 5000 mL，子宫大小由非妊娠时的 7 cm×5 cm×3 cm 增大至妊娠足月时的 35 cm×25 cm×22 cm，重量由 50 g 增至 1100 g。子宫壁厚度非妊娠时约 1 cm，妊娠中期逐渐增厚达 2.0~2.5 cm，妊娠末期又渐薄为 1.0~1.5 cm 或更薄。自妊娠 12~14 周起，子宫出现不规则的无痛性收缩，由腹部可以触及，称 BraxtonHicks 收缩。随着妊娠的进展，子宫的循环血量逐渐增加，妊娠足月时，子宫血流量为 450~600 mL/min，较非孕时增加 4~6 倍，其中 5% 供应肌层，10%~15% 供应子宫蜕膜层，80%~85% 供应胎盘。

（2）子宫峡部：非妊娠期长约 1 cm，随着妊娠的进展，峡部逐渐被拉长变薄，扩展成为子宫腔的一部分，形成子宫下段，临产时长 7~10 cm。

（3）子宫颈：妊娠早期因充血、组织水肿，宫颈外观肥大、着色，呈紫蓝色，质地软。宫颈管内腺体肥大，宫颈黏液分泌增多，形成黏稠的黏液栓，富含免疫球蛋白及细胞因子，保护宫腔不受外来感染的侵袭。

2. 卵巢

略增大，停止排卵。一侧卵巢可见妊娠黄体，其分泌雌、孕激素以维持妊娠。妊娠 10 周后，黄体功能由胎盘取代。妊娠 3~4 个月时，黄体开始萎缩。

3. 输卵管

妊娠期输卵管伸长，但肌层无明显肥厚，黏膜上皮细胞变扁平，在基质中可见蜕膜细胞。有时黏膜也可见到蜕膜样改变。

4. 阴道

阴道黏膜水肿充血呈紫蓝色，黏膜增厚、皱襞增多，结缔组织变松软，伸展性增加，有利于分娩时胎儿通过。阴道脱落细胞增多，分泌物增多呈糊状。阴道上皮细胞含糖原增加,乳酸含量增加,使阴道的 pH 降低,不利于致病菌生长,有利于防止感染。

5. 外阴

局部充血,皮肤增厚,大小阴唇有色素沉着。大阴唇内血管增多,结缔组织松软,伸展性增加,有利于分娩时胎儿通过。妊娠时由于增大子宫的压迫,盆腔及下肢静脉血液回流受阻,部分孕妇可有外阴或下肢静脉曲张。

(二)乳房

妊娠早期乳房开始增大,充血明显,孕妇自觉乳房发胀。乳头增大、着色,易勃起,乳晕着色,乳晕上的皮脂腺肥大形成散在的小隆起,称蒙氏结节(Montgomery′stubercles)。胎盘分泌的雌激素刺激乳腺腺管的发育,孕激素刺激乳腺腺泡的发育,垂体生乳素、胎盘生乳素等多种激素参与,使乳腺发育完善,为泌乳做准备。但妊娠期间并无乳汁分泌,与大量雌、孕激素抑制乳汁生成有关。在妊娠末期,挤压乳房时可有数滴稀薄黄色液体溢出,称初乳。

(三)循环系统

1. 心脏

妊娠后期因增大的子宫使膈肌升高,心脏向左、向上、向前移位,更贴近胸壁,心尖部左移,心浊音界稍扩大。心脏容量从妊娠早期至晚期约增加10%,心率每分钟增加10~15次。由于血流量增加、血流加速及心脏移位使大血管扭曲,多数孕妇的心尖区及肺动脉区可闻及柔和的吹风样收缩期杂音,产后逐渐消失。

2. 心搏出量和血容量

心搏出量约自妊娠10周即开始增加,至妊娠32~34周时达高峰,维持此水平直至分娩。临产后,尤其是第二产程期间,心搏出量显著增加。血容量自妊娠6~8周开始增加,至妊娠32~34周时达高峰,增加40%~45%,维持此水平至分娩。血浆的增加多于红细胞的增加,血浆约增加1000 mL,红细胞约增加450 mL,使血液稀释,出现生理性贫血。

3. 血压

妊娠期收缩压无明显变化,舒张压因外周血管扩张、血液稀释以及胎盘形成动静脉短路而有轻度降低,从而脉压略增大。孕妇血压受体位影响,坐位时血压略高于仰卧位。若孕妇长时间仰卧位,可引起回心血量减少,心搏量降低,血压下降,称仰卧位低血压综合征,侧卧位可解除。

4. 静脉压

妊娠期盆腔血液回流至下腔静脉的血量增加,右旋增大的子宫又压迫下腔静脉使血液回流受阻,使孕妇下肢、外阴及直肠的静脉压增高,加之妊娠期静脉壁扩张,孕妇易发生痔、外阴及下肢静脉曲张。

(四)血液系统

1. 红细胞

妊娠期骨髓不断产生红细胞,网织红细胞轻度增加。非孕期妇女的红细胞计数为 4.2×10^{12}/L,血红蛋白值约为 130 g/L,血细胞比容为 0.38~0.47。妊娠后,由于血液稀释,红细胞计数约为 3.6×10^{12}/L,血红蛋白值约为 110 g/L,血细胞比容降为 0.31~

0.34。为适应红细胞增生、胎儿生长和孕妇各器官生理变化的需要，应在妊娠中、晚期补充铁剂，以防缺铁性贫血。

2. 白细胞

妊娠期白细胞稍增加，为$(5\sim12)\times10^9/L$，有时可达$15\times10^9/L$，主要为中性粒细胞增加，淋巴细胞增加不多，单核细胞和嗜酸性粒细胞均无明显变化。

3. 凝血因子

妊娠期凝血因子 II、V、VII、VIII、IX、X 均增加，仅凝血因子 XI 及 XIII 降低，使血液处于高凝状态，产后胎盘剥离面血管内迅速形成血栓，对预防产后出血有利。血小板数无明显改变。妊娠期血沉加快，可达 100 mm/h。

4. 血浆蛋白

由于血液稀释，血浆蛋白在妊娠早期即开始降低，妊娠中期时血浆蛋白值为 60~65 g/L，主要是白蛋白减少，以后维持此水平至分娩。

（五）泌尿系统

由于孕妇及胎儿代谢产物增多，肾脏负担加重，妊娠期肾脏略增大。肾血浆流量及肾小球滤过率于妊娠早期均增加，并在整个妊娠期维持高水平。由于肾小球滤过率增加，而肾小管对葡萄糖再吸收能力不能相应增加，约 15% 孕妇餐后出现生理性糖尿。

妊娠早期，由于增大的子宫压迫膀胱，引起尿频，妊娠 12 周以后子宫体高出盆腔，压迫膀胱的症状消失。妊娠晚期，由于胎先露进入盆腔，孕妇再次出现尿频，甚至腹压稍增加即出现尿液外溢现象。此现象产后可逐渐消失。

受孕激素影响，泌尿系统平滑肌张力下降。自妊娠中期肾盂及输尿管增粗，蠕动减弱，尿流缓慢，且右侧输尿管受右旋子宫压迫，孕妇易发生肾盂肾炎。

（六）呼吸系统

妊娠早期，孕妇的胸廓横径加宽，周径加大，横膈上升，呼吸时膈肌活动幅度增加。妊娠中期，肺通气量增加大于耗氧量，孕妇有过度通气现象，这有利于提供孕妇和胎儿所需的氧气。妊娠后期，因子宫增大，腹肌活动幅度减少，使孕妇以胸式呼吸为主，气体交换保持不减。呼吸次数在妊娠期变化不大，每分钟不超过 20 次，但呼吸较深。呼吸道黏膜充血、水肿，易发生上呼吸道感染；妊娠后期因膈肌上升，平卧后有呼吸困难感，睡眠时稍垫高头部可减轻症状。

（七）消化系统

妊娠早期（妊娠 6 周左右），约半数妇女出现晨起恶心、呕吐、食欲减退、喜食酸物或偏食，称早孕反应。一般于妊娠 12 周左右自行消失。由于雌激素影响，牙龈充血、水肿、增生，易出血。孕妇常有唾液增多，有时流涎。由于孕激素导致胃肠平滑肌张力下降，胃肠蠕动减少、减弱，易有上腹部饱胀感。妊娠中、晚期，由于胃部受压及幽门括约肌松弛，胃内酸性内容物可回流至食管下部，产生"灼热"感。

（八）内分泌系统

妊娠期腺垂体增大 1~2 倍。产后有出血性休克者，可使增生、肥大的垂体缺血、坏死，导致希恩综合征（Sheehan syndrome）。由于妊娠黄体和胎盘分泌大量雌、孕激素对下丘脑及垂体的负反馈作用，使促性腺激素分泌减少，故孕期无卵泡发育成熟，也无排卵。催乳素随妊娠进展而增加，至分娩前达高峰，为非孕妇女的10倍，促进乳腺发育，为产后泌乳做准备。促甲状腺激素、促肾上腺皮质激素分泌增多，但因游离的甲状腺素及皮质醇不多，孕妇无甲状腺、肾上腺皮质功能亢进表现。

（九）骨骼、关节及韧带

妊娠期骨质通常无变化。部分孕妇自觉腰骶部及肢体疼痛不适。妊娠晚期，孕妇身体重心前移，为保持身体平衡，孕妇腰部向前挺出，头部、肩部向后仰，形成孕妇特有的姿势。

（十）其他

1. 皮肤

妊娠期垂体分泌促黑素细胞激素增加，使黑色素增加，使孕妇面颊、乳头、乳晕、腹白线、外阴等处色素沉着。面颊呈蝶形分布的褐色斑，习称妊娠斑，于产后逐渐消退。随着妊娠子宫增大，腹壁皮肤弹力纤维过度伸展而断裂，使腹壁皮肤出现紫色或淡红色不规则平行的裂纹，称妊娠纹。产后变为银白色，持久不退。

2. 新陈代谢

基础代谢率于妊娠早期略下降，妊娠中期略增高，妊娠晚期可增高15%～20%。体重于妊娠12周前无明显变化，以后体重平均每周增加350 g，正常不应超过500 g，至妊娠足月时，体重平均约增加12.5 kg。因为胎儿生长发育，孕妇对糖类、脂肪、蛋白质的需求量大为增加，且需要大量的钙、磷、铁。

二、心理-社会变化

妊娠期，孕妇及家庭成员的心理会随着妊娠的进展而有不同的变化。随着新生命的来临，家庭中角色发生重新定位和认同，原有的生活型态和互动情形也发生改变。因此，准父母的心理及社会方面需要重新适应和调整。妇女对妊娠的态度取决于她成长的环境、成年时所处的社会和文化环境、文化背景、个人经历、朋友和亲属及丈夫对妊娠的态度。妊娠期良好的心理适应有助于产后亲子关系的建立及母亲角色的完善。了解妊娠期孕妇及家庭成员的心理变化，护理人员可给孕妇提供护理照顾，使孕妇及家庭能很好地调适，迎接新生命的来临。

（一）常见心理反应

1. 惊讶和震惊

妊娠初期，几乎所有的孕妇都会产生惊讶和震惊的反应。

2. 矛盾

在惊讶和震惊的同时，孕妇可能会出现爱恨交加的矛盾心理，尤其未计划妊娠的孕妇。

3. 接受

妊娠早期，孕妇对妊娠的感受仅仅是停经后的各种不适反应，并未真实感受到"孩子"的存在。妊娠中期，随着妊娠进展，孕妇真正感受到"孩子"的存在，会开始适应需要改变的事实，准备迎接新角色的到来。妊娠晚期，因孕妇在体力上加重负担，行动不便，甚至出现了睡眠障碍、腰背痛等症状，大多数孕妇都期盼分娩日期的到来。随着预产期的临近，孕妇常因胎儿将要出生而感到愉快，又因可能产生的分娩痛苦而焦虑，担心能否顺利分娩、分娩过程中母儿安危、胎儿有无畸形，也会担心胎儿的性别能否为家人所接受等。

4. 情绪波动

孕妇的情绪波动起伏较大，易激动，常为些极小的事情而生气、哭泣，常使配偶觉得茫然不知所措，严重者会影响夫妻间感情。

孕期抑郁症

5. 自省

妊娠期孕妇表现出以自我为中心，变得专注于自己及身体，注重穿着、体重和一日三餐，同时也较关心自己的休息，这种专注使孕妇能计划、调节、适应，以迎接新生儿的来临。

> **课程思政**
>
> 孕妇的心理健康无论对于孕妇自身还是其家庭而言都是一件非常重要的事情，稍有不慎将会给女性及其家庭带来严重的后果。全社会都应关爱孕妇，除家庭成员给予关怀外，还应加强孕妇学校建设，开通孕妇心理辅导热线，并加强社会宣传，关注孕妇健康，促进家庭和谐，构建和谐社会。

(二) 孕妇的心理调适

美国妇产科护理学专家鲁宾 (Rubin) 提出妊娠期孕妇为接受新生命的诞生，维持个人及家庭的功能完整，必须完成四项孕期母性心理发展任务。

1. 确保自己及胎儿能安全顺利地度过妊娠期、分娩期

孕妇为了确保自己和胎儿的安全，将注意力集中于胎儿和自己的健康，寻求良好的产科护理方面的知识。孕妇会自觉听从建议，补充维生素，摄取均衡饮食，保证足够的休息和睡眠等。

2. 促使家庭重要成员接受新生儿

孩子的出生会对整个家庭产生影响。随着妊娠的进展，尤其是胎动的出现，孕妇逐渐接受了孩子，并开始寻求家庭重要成员对孩子的接受和认可。此过程中，配偶是关键人物，由于他的支持和接受，孕妇才能完成孕期心理发展任务和形成母亲角色的认同。

3. 学习为孩子贡献自己

无论是生育或养育新生儿，都包含了许多给予的行为。孕妇必须发展自制的能力，学习延迟自己的需要以迎合另一个人的需要。在妊娠过程中，她必须开始调整自己，以适应胎儿的成长，从而顺利担负起产后照顾孩子的重任。

4. 情绪上与胎儿连成一体

随着妊娠的进展，孕妇和胎儿建立起亲密的感情，尤其是胎动产生以后。孕妇

常借着抚摸、对着腹部讲话等行为表现她对胎儿的情感。幻想理想中孩子的模样，会让她与孩子更加亲近。这种情绪及行为的表现将为她日后与新生儿建立良好情感奠定基础。

第三节　妊娠诊断

根据妊娠不同时期的特点，临床上将妊娠分为三个时期：妊娠 13 周末以前称为早期妊娠；第 14 周到 27 周末称为中期妊娠；第 28 周及以后称为晚期妊娠。

视频：妊娠诊断

一、早期妊娠诊断

（一）症状

1. 停经

是妊娠最早、最重要的症状。月经周期正常的育龄期妇女，有性生活史，月经延期 10 日及以上，应首先怀疑早期妊娠。若停经已达 8 周，则妊娠的可能性更大。哺乳期妇女的月经虽未恢复，但仍可能再次妊娠。

2. 早孕反应

约半数左右的妇女，在停经 6 周左右出现晨起恶心、呕吐、食欲减退、喜食酸物或偏食，称早孕反应。一般于妊娠 12 周左右自然消失。

3. 尿频

妊娠早期因增大的子宫压迫膀胱而引起，12 周以后增大的子宫进入腹腔，尿频症状自然消失。

（二）体征

1. 乳房

孕妇自觉乳房轻度胀痛、乳头刺痛，乳房增大，乳头及周围乳晕着色，有深褐色蒙氏结节出现。哺乳期妇女妊娠后乳汁明显减少。

2. 妇科检查

子宫增大变软，妊娠 6~8 周时，阴道黏膜及子宫颈充血，呈紫蓝色，双合诊见宫颈变软，子宫峡部极软，感觉子宫体与子宫颈似不相连，称黑加征（Hegar sign）。阴道检查子宫随停经月份而逐渐增大，妊娠至 8 周，子宫约为非孕时的 2 倍，妊娠 12 周时，子宫约为非孕时的 3 倍，在耻骨联合上方可以触及。

（三）辅助检查

1. 妊娠试验

由于孕卵着床后滋养细胞分泌 HCG，并经孕妇尿中排出，用免疫学方法测定受检者血或尿中 HCG 含量，协助诊断早期妊娠。

2. 超声检查

是检查早期妊娠快速准确的方法。最早在妊娠 5 周时可见有节律的胎心搏动，可确诊为早期妊娠、活胎。在增大的子宫内,用超声多普勒仪能听到有节律的胎心音,胎心率多为 110~160 次/分钟,可确诊为早期妊娠。

3. 宫颈黏液检查

宫颈黏液量少、黏稠,拉丝度差,涂片干燥后光镜下仅见排列成行的椭圆体,不见羊齿植物叶状结晶,则早期妊娠的可能性较大。

4. 基础体温测定

具有双相型体温的妇女,停经后高温相持续 18 日不见下降者,早孕可能性大;如高温相持续 3 周以上,则早孕可能性更大。

二、中、晚期妊娠诊断

(一)症状

妊娠中、晚期,子宫明显增大,孕妇自觉腹部逐渐增大。初产妇于妊娠 20 周感到胎动,经产妇感觉略早于初产妇。可触及胎体,听诊有胎心音。

(二)体征

1. 子宫增大

随着妊娠进展,子宫逐渐增大。手测子宫底高度或尺测耻上子宫高度,可以判断子宫大小与妊娠周数是否相符(图 4-3)。

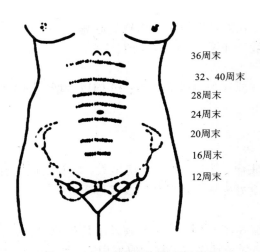

36周末
32、40周末
28周末
24周末
20周末
16周末
12周末

图 4-3　宫底高度与妊娠周数的关系

2. 胎动

胎儿在子宫内的活动称胎动(fetal movement,FM)。正常胎动每小时 3~5 次,妊娠 28 周后,正常胎动≥10 次/2 小时。腹壁薄且松弛的孕妇,经腹壁可见胎动。

3. 胎心音

妊娠 12 周后,可用多普勒胎心听诊仪经孕妇腹壁探测胎心音,妊娠 18~20 周时用普通听诊仪经孕妇腹壁能听到胎心音。胎心音呈双音,第一音与第二音相接近，如钟表的"滴答"声，每分钟 110~160 次。注意需与子宫杂音、腹主动脉音及脐带杂音相鉴别。

　　4. 胎体

　　妊娠 20 周后，经腹壁可触及胎体，妊娠 24 周后，运用四步触诊法可区分胎头、胎臀、胎背及四肢，从而判断胎产式、胎先露和胎方位。

视频：四步触诊法及
胎心音听诊

不同妊娠周数的子宫
底高度及子宫长度

视频：胎儿发育及
生理特点

（三）辅助检查

1. 超声检查

　　B 型超声显像法能显示胎儿数目、胎方位、胎心搏动、胎盘位置、羊水量、评估胎儿体重、测定胎头双顶径、股骨长等多条径线，了解胎儿生长发育情况。超声多普勒法可探胎心音、胎动音、脐带血流音及胎盘血流音。

2. 胎儿心电图

　　通常于妊娠 12 周以后即能显示较规律的图形，于妊娠 20 周后的成功率更高。对诊断胎心异常有一定价值。

三、胎姿势、胎产式、胎先露、胎方位

　　妊娠 28 周以前，羊水较多、胎体较小，胎儿在子宫内的活动范围较大，胎儿位置和姿势易改变。妊娠 32 周后，羊水相对减少，胎儿与子宫壁贴近，胎儿在宫内的位置和姿势相对恒定。

（一）胎姿势

　　胎儿在子宫内的姿势，简称胎姿势。正常胎姿势为：胎头俯屈，颏部贴近胸壁，脊柱略前弯，四肢屈曲交叉弯曲于胸腹部前方。整个胎体成为头端小、臀端大的椭圆形。

（二）胎产式

　　胎儿身体纵轴与母体身体纵轴之间的关系称胎产式。两轴平行者称纵产式，占妊娠足月分娩总数的 99.75%。两轴垂直者称横产式，仅占妊娠足月分娩总数的 0.25%。两轴交叉者称斜产式，属暂时的，在分娩过程中转为纵产式，偶尔转为横产式（图 4-4）。

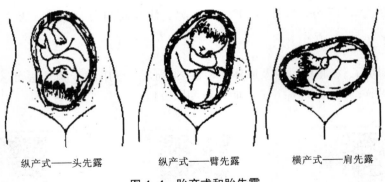

纵产式——头先露　　　纵产式——臀先露　　　横产式——肩先露

图 4-4　胎产式和胎先露

(三)胎先露

最先进入骨盆入口的胎儿部分称为胎先露。纵产式有头先露、臀先露，横产式有肩先露。头先露又可因胎头屈伸程度不同分为枕先露、前囟先露、额先露、面先露(图 4-5)。臀先露又可因入盆先露不同分为混合臀先露、单臀先露和足先露(图 4-6)。偶见头先露或臀先露与胎手或胎足同时入盆，称为复合先露。

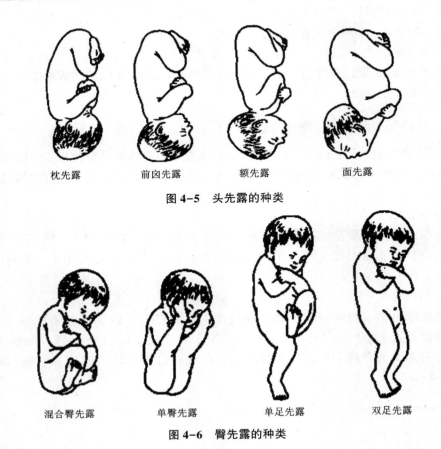

枕先露　　　　前囟先露　　　　额先露　　　　面先露

图 4-5　头先露的种类

混合臀先露　　　单臀先露　　　单足先露　　　双足先露

图 4-6　臀先露的种类

（四）胎方位

胎儿先露部指示点与母体骨盆的关系称胎方位，简称胎位。枕先露以枕骨、面先露以颏骨、臀先露以骶骨、肩先露以肩胛骨为指示点。根据指示点与母体骨盆左、右、前、后、横的关系而有不同的胎位。

胎产式、胎先露和胎方位
的关系及种类

第四节　胎儿附属物的形成和功能

胎儿附属物是指胎儿以外的妊娠产物，包括胎盘、胎膜、脐带和羊水，它们对维持胎儿宫内的生命及生长发育起着重要作用。

视频：胎儿附属物的形成与功能

一、胎盘

（一）胎盘的形成

胎盘（placenta）由羊膜、叶状绒毛膜和底蜕膜构成，是母体与胎儿间进行物质交换的重要器官（图4-7）。

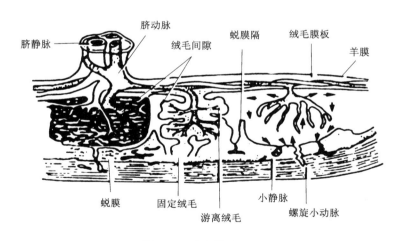

图4-7　胎盘模式图

1. 羊膜

是胎盘最内层，附着在胎盘的胎儿面的半透明薄膜。光滑、无血管、神经或淋巴管，有一定弹性。

2. 叶状绒毛膜

构成胎盘的胎儿部分，是胎盘的主要部分。在受精卵着床后，着床部位的滋养层细胞迅速增殖，滋养层增厚形成许多不规则突起，称绒毛，与胚外中胚层共同组成绒毛膜。与底蜕膜接触的绒毛因营养丰富高度发展，称叶状绒毛膜。胚胎表面其余部分绒毛因缺乏血液供应而萎缩退化，称平滑绒毛膜，与羊膜共同组成胎膜。绒毛滋养层合体细胞溶解周围的蜕膜形成绒毛间隙，大部分绒毛游离其中，称游离绒毛。少数绒毛紧紧附着于蜕膜深部起固定作用，称固定绒毛。绒毛间隙之间有蜕膜隔将胎盘分成若干胎盘小叶。绒毛间隙的底为底蜕膜。

3. 底蜕膜

构成胎盘的母体部分。底蜕膜的螺旋小动脉和小静脉开口于绒毛间隙，动脉因压力高把血液喷入绒毛间隙，再散向四周，经蜕膜小静脉回流入母体血液循环，故绒毛间隙充满母血。绒毛中有毛细血管，胎儿血自脐动脉入绒毛毛细血管网，再经脐静脉而入胎体内。由此可见，胎盘有母体和胎儿两套血液循环，两者的血液在各自封闭的管道内循环，互不相混，但可通过绒毛间隙，隔着绒毛毛细血管壁、绒毛间质及绒毛表面细胞层，靠渗透、扩散及细胞的选择力进行物质交换。

(二)胎盘的结构

足月胎盘为圆形或椭圆形盘状，重 $450 \sim 650$ g，约为足月初生儿体重的 $1/6$，直径 $16 \sim 20$ cm，厚 $1 \sim 3$ cm，中间厚，边缘薄。胎盘分为胎儿面和母体面，胎儿面光滑，呈灰白色，表面为羊膜，中央或稍偏处有脐带附着。母体面粗糙，呈暗红色，由 $18 \sim 20$ 个胎盘小叶组成。

(三)胎盘的功能

1. 气体交换

O_2 是维持胎儿生命最重要的物质。在母体和胎儿之间，O_2 及 CO_2 以简单扩散的方式进行交换，替代胎儿呼吸系统的功能。因 CO_2 通过血管合体膜的扩散速度比 O_2 通过快 20 倍左右，故 CO_2 容易自胎儿通过绒毛间隙直接向母体迅速扩散。

2. 营养物质供应

胎盘替代胎儿的消化系统的功能。葡萄糖是胎儿代谢的主要能源，胎儿体内的葡萄糖均来自母体，以易化扩散方式通过胎盘。胎血内氨基酸浓度高于母血，以主动转运方式通过胎盘；脂肪酸能较快地以简单扩散方式通过胎盘；电解质及维生素多数以主动转运方式通过胎盘。胎盘中含有多种酶，可将简单物质合成后供给胎儿(如葡萄糖合成糖原、氨基酸合成蛋白质等)，也可将复杂物质分解为简单物质(如脂质分解为自由脂肪酸)后供给胎儿。

3. 排出胎儿代谢产物

胎盘替代胎儿的泌尿系统功能。胎儿的代谢产物如尿酸、尿素、肌酐、肌酸等经胎盘进入母血，由母体排出体外。

4. 防御功能

胎盘的屏障功能极有限。各种病毒(如风疹病毒、流感病毒、巨细胞病毒等)易通过胎盘侵袭胎儿；细菌、弓形虫、衣原体、支原体、螺旋体等可在胎盘形成病灶，破坏绒毛结构,感染胎儿;分子量小、对胎儿有害的药物亦可通过胎盘作用于胎儿,导致胎儿畸形甚至死亡。母血中免疫物质如 IgG 可通过胎盘,使胎儿出生后短期内有一定的免疫力。

5. 合成功能

胎盘能合成数种激素和酶,激素有蛋白激素(如绒毛膜促性腺激素和人胎盘生乳素等)和甾体激素(如雌激素和孕激素等);酶有缩宫素酶和耐热性碱性磷酸酶等。

(1)人绒毛膜促性腺激素(human chorionic gonado tropin,HCG):胚泡着床后,合体滋养细胞即开始分泌 HCG,在受精后 10 日左右即可用放射免疫法自母体血清、尿中测出,成为诊断早孕的敏感方法之一。至妊娠第 8~10 周时分泌达高峰,持续 1~2 周后迅速下降,产后 2 周内消失。

HCG 的主要生理作用有:①使月经黄体继续增大发育成为妊娠黄体,增加甾体激素的分泌以维持妊娠;②促进雄激素芳香化转化为雌激素,同时能刺激黄体酮的形成;③抑制淋巴细胞的免疫性,保护胚胎滋养层免受母体的免疫攻击;④刺激胎儿睾丸间质细胞活性,促进男性性分化;⑤与母体甲状腺细胞 TSH 受体结合,刺激甲状腺活性;⑥与尿促生成素合用能诱发排卵。

(2)人胎盘生乳素(human placental lactogen,HPL):由合体滋养细胞分泌。于妊娠 5~6 周开始分泌,至妊娠 34~36 周达高峰,直至分娩。产后 HPL 迅速下降,约产后 7 小时即不能测出。

HPL 的主要功能有:①促进乳腺腺泡发育,刺激乳腺上皮细胞合成乳白蛋白、乳酪蛋白、乳珠蛋白,为产后的泌乳做好准备;②有促胰岛素生成作用,使母血中胰岛素浓度增高,促进蛋白质合成;③通过脂解作用,提高游离脂肪酸、甘油的浓度,抑制母体对葡萄糖的摄取和利用,使多余葡萄糖运转给胎儿,成为胎儿的主要能源,也是蛋白质合成的能源;④抑制母体对胎儿的排斥作用;⑤促进黄体形成。因此,HPL 是通过母体促进胎儿发育的代谢调节因子。

(3)雌激素和孕激素:妊娠早期由卵巢妊娠黄体产生,妊娠第 8~10 周起,由胎盘合成。雌、孕激素的主要生理作用为共同参与妊娠期母体各系统的生理变化。

(4)酶:胎盘能合成多种酶,包括缩宫素酶和耐热性碱性磷酸酶。缩宫素酶能使缩宫素分子灭活,起到维持妊娠的作用。当胎盘功能不良时,此酶活性降低,见于死胎、子痫前期和胎儿宫内发育迟缓等。耐热性碱性磷酸酶于妊娠 16~20 周时从母血中可以测出,随着妊娠进展而逐渐增加,胎盘娩出后此值下降,产后 3~6 日内消失。动态检测此酶的数值,可作为胎盘功能检查的一项指标。

二、胎膜

胎膜(fetal membranes)是由绒毛膜和羊膜组成。胎膜外层为绒毛膜,在发育过程中因缺乏营养供应而逐渐退化成平滑绒毛膜,妊娠晚期与羊膜紧贴,但可与羊膜完全分开。胎膜内层为羊膜,为半透明的薄膜,与覆盖胎盘、脐带的羊膜层相连接。

三、脐带

脐带(umbilical cord)是由胚胎发育过程中的体蒂发展而来,胚胎及胎儿借助于脐带悬浮于羊水中。脐带一端连接于胎儿腹壁脐轮,另端附着于胎盘的子面。足月胎儿的脐带长 30~100 cm,平均 55 cm,直径 0.8~2.0 cm,脐带的表面由羊膜覆盖,内有一条管腔大而管壁薄的脐静脉和两条管腔小而管壁厚的脐动脉,血管周围有保护脐血管的胚胎结缔组织,称华通胶。因脐带较长,常呈弯曲状。胎儿通过脐带血液循环与母体进行营养和代谢物质的交换。若脐带受压,可致胎儿窘迫,甚至危及胎儿生命。

四、羊水

羊水(amniotic fluid)为充满于羊膜腔内的液体。妊娠早期的羊水是由母体血清经胎膜进入羊膜腔的透析液,妊娠中期以后,胎儿尿液成为羊水的重要来源;羊水的吸收约50%由胎膜完成,羊水在羊膜腔内不断进行液体交换以保持羊水量的动态平衡。母儿间的液体交换主要通过胎盘,每小时约 3600 mL;母体与羊水的交换主要通过胎膜,每小时约 400 mL;羊水与胎儿的交换量较少,主要通过胎儿消化道、呼吸道、泌尿道等途径进行,故羊水是不断更新以保持母体、胎儿、羊水三者间液体平衡。随着胚胎的发育,羊水的量逐渐增加,妊娠 8 周,羊水量 5~10 mL,妊娠 36~38 周达高峰,可达 1000~1500 mL,此后羊水量减少,正常足月妊娠羊水量为 800~1000 mL。妊娠早期羊水为无色澄清液体,足月妊娠时,羊水略混浊,不透明,比重为 1.007~1.025,呈中性或弱碱性,pH 为 7.20。内含大量上皮细胞及胎儿代谢产物。穿刺抽取羊水,进行细胞染色体检查或测定羊水中某些物质的含量,可早期诊断某些先天性畸形。

羊膜和羊水在胚胎发育中起重要的保护作用,使胚胎在羊水中自由活动;防止胎体粘连;防止胎儿受直接损伤;保持羊膜腔内恒温;有利于胎儿体液平衡,若胎儿体内水分过多,可采取胎尿方式排至羊水中;羊水还可减少胎动给母体带来的不适感;临产时,羊水直接受宫缩压力作用,能使压力均匀分布,避免胎儿局部受压;临产后,前羊水囊扩张子宫颈口及阴道,破膜后羊水冲洗和润滑阴道可减少感染的发生机会。

本章小结

妊娠是胚胎及胎儿在母体内发育成长的过程，是一个非常复杂而又极其协调的生理过程，从卵子受精开始，经过受精卵的输送与发育、受精卵着床、蜕膜形成，直至胎儿附属物的形成。

妊娠全过程40周，母体全身各系统发生了一系列适应性的解剖生理变化及心理社会适应，并调整其功能，以满足胎儿生长发育和分娩的需要，同时为产后的哺乳做好准备。

根据妊娠不同时期的特点，临床上将妊娠分为早期妊娠、中期妊娠和晚期妊娠，各个时期在临床表现和相关辅助检查均有不同的特点。由于胎儿在子宫内位置和姿势的不同，因此有不同的胎产式、胎先露和胎方位。

胎儿附属物是胎儿以外的妊娠产物，包括胎盘、胎膜、脐带和羊水，它们对维持胎儿宫内的生命及生长发育起着重要作用。

客观题测验

主观题测验

第五章

孕期保健

孕期保健PPT课件

　　概述对孕妇进行规范的产前检查、健康教育与指导；监护与评估胎儿；孕期营养，体重管理等是孕期保健的重要内容，是降低孕产妇和围产儿并发症和死亡率、减少出生缺陷的重要措施。

▋ 第一节　产前检查

预习案例

　　孕妇，李某，36 岁，G_1P_0，孕 30 周，晚上失眠，近 1 周体重增加 1.5 kg，双下肢水肿，有恶心，近三天未排大便。

思考

上述案例中该孕妇孕检时要做哪些检查？

　　产前检查包括胎儿和母体的检查。不同的孕周，产前检查的内容也不相同。在首次检查，要计算预产期，核对胎龄，制定产前检查计划。建议妊娠 6~8 周开始产前检查，妊娠 20~36 周之间每 4 周检查 1 次，妊娠 37 周及以后每周检查 1 次，共行产前检查 9~11 次，合并高危因素的孕妇应视情况增加产前检查次数。

视频：产前检查

课程思政

　　为了特别纪念南丁格尔（Florence Nightingale）200 周年诞辰，世界卫生组织（WHO）将 2020 年订为"国际护理助产年"（International Year of the Nurse and the Midwife）。南丁格尔说："对于护理工作而言，细致观察告诉我们真相，认真反思则告诉我们真相的意义。"（"Observation tells us the fact, reflection the meaning of the fact."）

一、病史

　　（1）月经史和孕产史：月经不规律、周期过长或过短应根据早期 B 超推算预产期。了解孕妇的初潮年龄、月经周期、孕次、产次，有无流产史、不良孕产史、本次妊娠经过、难产史、分娩过程、新生儿出生情况等。

　　（2）年龄：年龄小于 18 周岁或大于等于 35 周岁为高危因素，属于高危妊娠。

　　（3）职业：放射线和铅、汞等有毒物质，可引起胎儿畸形及发育异常，了解妊娠期间有无接触此类物质。

　　（4）本次妊娠经过：询问有无妊娠反应、出现时间及其程度，有无感染及用药史；运动和睡眠情况；有无眼花、水肿、高血压、心悸、头晕、头痛、抽搐、皮肤瘙痒、阴道出血等其他情况；有无胎动和其出现时间。

　　（5）推算预产期（expected date of confinement，EDC）：月经周期为 28 天的孕妇，预产期要根据末次月经第 1 日，如为阳历，月份减 3 或加 9，日期加 7。月经周期不规律、过短或过长的，推算预产期可根据早孕反应出现的时间、尿妊娠试验阳性时间与血 HCG 升高的时间、胎动开始时间、子宫底高度及早期 B 超等进行估算。

　　（6）既往史和手术史：了解有无心脏病、糖尿病、高血压、传染病、遗传病、肝肾疾病、有无手术史及手术情况，家族有无多胎孕产史等。

　　（7）配偶情况：重点询问健康状况、职业和有无遗传性疾病等。

课程思政

　　病史，亦称病历或病案。西汉的淳于意（约公元前 205—前 150 年）是世界上第一位创立病历（即诊籍、医案）的医学家。据《史记》记载，淳于意在诊病的过程中，将患者姓名、年龄、职业病因、病状等等信息真实地记录下来，称作"诊籍"。淳于意所说的"诊籍"开创了后世病历的先河，成为现代病历的雏形，这是淳于意对中医的最大贡献，其被称作"病史之父"。"医圣"张仲景曾在《伤寒杂病论》的序文中写道："上古有神农、黄帝、岐伯；中古有长桑、扁鹊；汉有公乘阳庆、苍公（淳于意）；下次以往，未曾闻也。"

二、体格检查

评估孕妇精神和营养发育情况。测量身高、体重、血压；身材矮小（<145 cm）常伴有骨盆狭窄；计算体重指数（body mass index，BMI），BMI＝体重（kg）/［身高（m）］^{2}，评估营养状况；正常血压不应超过 140/90 mmHg，注意有无水肿，并进行系统的全身体格检查，检查乳房发育情况、乳头大小及有无乳头凹陷；脊柱及下肢有无畸形；生殖道发育是否畸形。

三、产科检查

检查前先告知孕妇检查的目的，站在孕妇的右侧。注意保护隐私，动作轻柔，男性医护人员检查应有女性医务人员陪同。产科检查包括腹部检查、骨盆测量、阴道检查、肛门指诊，重点了解胎儿和产道情况。

1. 腹部检查

孕妇排尿后仰卧于检查床上，头部稍抬高，暴露腹部，双腿略屈曲分开，放松腹肌。

（1）视诊：注意腹部形状，大小与孕周是否相符，有无瘢痕和水肿。

（2）触诊：先测量宫高和腹围，宫高是指宫底到耻骨联合上缘的距离，腹围是平脐绕腹一周的数值。然后进行四步触诊法检查子宫大小、形状、胎产式、胎先露、胎方位及胎先露是否衔接。做前三步时，检查者面向孕妇面部，第四步时，检查者面向孕妇足端。

①第一步：检查者两手置于子宫底部，了解子宫外形并测量宫高，评估胎儿大小与孕周是否相符。然后以两手指腹相对交替轻推，判断宫底的胎儿部分；若为胎头，则硬而圆且有浮球感，如为胎臀，则形态不规则，感觉软而宽。

②第二步：检查者两手分别置于腹部左右侧，一手固定，另一手轻轻深按进行检查，两手交替，触到平坦饱满部分为胎背，并确定胎背向前、向侧方或向后。触到可变形的高低不平部分为胎儿肢体。

③第三步：检查者右手拇指与其余四指分开，置于耻骨联合上方，握住胎先露部，评估其是胎头或胎臀，左右推动以确定是否衔接。若胎先露部可以左右移动，表示尚未衔接入盆。若胎先露部不能被推动，表示已衔接。

④第四步：检查者左、右手分别置于胎先露部的两侧，沿骨盆入口方向往下深压，进一步核查胎先露部的诊断是否正确，并确定胎先露部入盆程度。

（3）听诊：听诊部位取决于先露类型及其下降程度，在靠近胎背上方的孕妇腹壁上胎心音听得最清楚，枕先露时，胎心音在脐右下方或左下方；臀先露时，胎心音在脐右上方或左上方；肩先露时，胎心在靠近脐部下方听得最清楚。

2. 骨盆测量

骨盆大小及其形状对分娩有直接影响，骨盆测量有外测量和内测量两种：

（1）骨盆外测量（external pelvimetry）：是间接判断骨盆大小及形态的传统方法，操作简便。

①髂棘间径（interspinal diameter，IS）：孕妇取伸腿仰卧位，测量两髂前上棘外缘的

距离，正常值为 23~26 cm。

②髂嵴间径（intercristal diameter，IC）：孕妇取伸腿仰卧位，测量两髂嵴外缘最宽的距离，正常值为 25~28 cm。

③骶耻外径（external conjugate，EC）：孕妇取左侧卧位，右腿伸直，左腿屈曲，测量第 5 腰椎棘突下（相当于腰米氏菱形窝的上角）至耻骨联合上缘中点的距离，正常值为 18~20 cm。

④坐骨结节间径（intertuberal diameter，IT）：又称出口横径（transverse oulet，TO）。孕妇取仰卧位，两腿屈曲，双手抱膝。操作者面向孕妇会阴部，测量两坐骨结节内侧缘的距离，正常值为 8.5~9.5 cm。

⑤出口后矢状径：为骶骨尖端至坐骨结节间径中点的长度。正常值为 8~9 cm。出口后矢状径值与坐骨结节间径值之和<15 cm，表示骨盆出口可能狭窄。

⑥耻骨弓角度：正常值为 90°，小于 80°为异常。此角度反映骨盆出口横径的宽度。

（2）骨盆内测量（internal pelvimetry）：身高偏小骨盆外测量狭窄或有骨盆畸形时应进行骨盆内测量。一般在孕 24~36 周时进行，因此阶段阴道松软，容易进行。若在临产后产程停滞时也会行骨盆内测量以评估骨产道。主要测量对角径、坐骨棘间径、坐骨切迹宽度。

3.阴道检查

通常情况下，妊娠期间有异常分泌物和出血时可行阴道检查。分娩前阴道检查可以协助评估宫颈质地、容纳度、胎先露下降程度等，判断产程进展。

四、辅助检查和健康宣教

每次检查都要进行相应的辅助检查，如血常规、血型、凝血功能、肝功能、肾功能、血糖、尿常规、乙肝表面抗原、梅毒、HIV 的筛查和 B 超检查，还要进行健康宣教。表 5-1 参照目前我国《孕前和孕期保健指南（2018 年）》。

视频：新生儿疾病筛查技术

表 5-1　孕期检查及保健

	常规检查及保健	备查项目	健康教育
第 1 次检查 （6～13⁺⁶ 周）	1. 建立妊娠期保健手册 2. 确定孕周、推算预产期 3. 评估妊娠期高危因素 4. 血压、体重指数、胎心率 5. 血常规、尿常规、血型（ABO 和 Rh）、空腹血糖、肝功能和肾功能、乙型肝炎表面抗原、梅毒和 HIV 筛查、心电图等 6. 地中海贫血筛查（广东、广西、海南、湖南、湖北、四川、重庆等地区）	1. 丙型肝炎病毒筛查 2. 地中海贫血和甲状腺功能筛查 3. 宫颈细胞学检查 4. 宫颈分泌物检测淋球菌、沙眼衣原体和细菌性阴道病的检测 5. 胎儿染色体非整倍体异常的早孕期母体血清学筛查（PAPP-A 和游离 β-hCG），于妊娠 10～13⁺⁶ 周进行 6. 妊娠早期 B 型超声检查，妊娠 11～13⁺⁶ 周 B 型超声测量胎儿 NT 厚度 7. 妊娠 10～13⁺⁶ 周绒毛活检	1. 营养和生活方式的指导 2. 避免接触有毒、有害物质和宠物 3. 慎用药物和疫苗 4. 孕产妇双下肢深静脉血栓预防健康教育 5. 改变不良生活方式；避免高强度、高噪声环境和家庭暴力 6. 保持心理健康，解除精神压力，预防孕期和产后心理问题发生 7. 继续补充叶酸 0.4～0.8 mg/d 至 3 个月，有条件者也可服用含叶酸的复合维生素
第 2 次检查 （14～19⁺⁶ 周）	1. 分析首次产前检查的结果 2. 血压、体重、宫底高度、腹围、胎心率 3. 妊娠中期非整倍体母体血清学筛查（15～21⁺⁶）	羊膜腔穿刺检查胎儿染色体（16～22⁺⁶ 周）	1. 妊娠中期胎儿非整倍体筛查的意义 2. 非贫血孕妇，如血清铁蛋白 30 μg/L，诊断明确的缺铁性孕妇，应补充铁 60～100 mg/d 3. 开始补充钙剂，600～1500 mg/d 4. 流产的认识和预防 5 妊娠生理知识、营养和生活方式的指导
第 3 次检查 （20～24 周）	1. 血压、体重、宫底高度、腹围、胎心率 2. 胎儿系统 B 型超声筛查（18～24 周） 3. 血常规、尿常规	宫颈评估（B 型超声测量宫颈长度，早产高危者）	1. 早产儿的认识和预防 2. 营养和生活方式的指导 3. 胎儿系统 B 型超声筛查的意义

续表 5-1

	常规检查及保健	备查项目	健康教育
第 4 次检查 （25~28 周）	1. 血压、体重、宫底高度、腹围、胎心率 2. 75 g 口服糖耐量试验 3. 血常规、尿常规 4. 询问胎动、阴道出血、宫缩、皮肤瘙痒、饮食、运动情况	1. 抗 D 滴度复查（Rh 阴性者） 2. 宫颈阴道分泌物 fFN 检测（早产高危者）	1. 早产儿的认识和预防 2. 营养和生活方式的指导 3. 妊娠期糖尿病筛查的意义
第 5 次检查 （29~32 周）	1. 血压、体重、宫底高度、腹围、胎心率、胎位 2. 产科 B 型超声检查 3. 血常规、尿常规 4. 询问胎动、阴道出血、宫缩、皮肤瘙痒、饮食、运动情况	B 型超声测量宫颈长度或宫颈阴道分泌物 fFN 检测	1. 分娩方式指导 2. 注意胎动 3. 母乳喂养指导 4. 新生儿护理指导
第 6 次检查 （33~36 周）	1. 血压、体重、宫底高度、腹围、胎心率、胎位 2. 血常规、尿常规 3. 询问胎动、阴道出血、宫缩、皮肤瘙痒、饮食、运动和分娩前的准备情况	1. β 溶血性链球菌筛查（35~37 周） 2. 肝功能、血清胆汁酸检测（32~34 周，怀疑 ICP 孕妇） 3. NST 检查（高危者 32 周开始） 4. 心电图复查（高危者）	1. 分娩前生活方式的指导 2. 分娩相关知识 3. 新生儿疾病筛查 4. 抑郁症的预防
第 7~11 次检查 （37~41 周）	1. 血压、体重、宫底高度、腹围、胎心率、胎位、宫颈检查（Bishop 评分） 2. 血常规、尿常规 3. NST 检查（每周 1 次） 4. 超声检查（评估胎儿大小、羊水量、胎盘成熟度、胎位，有条件可检测脐动脉收缩峰期和舒张末期流速之比）	子宫颈检查及 Bishop 评分	1. 分娩相关知识（临产症状、分娩方式指导、分娩镇痛） 2. 胎儿宫内情况的监护 3 新生儿免疫接种 4. 产褥期指导 5. 超过 41 周，住院并引产

第二节　孕期常见问题和处理

预习案例

孕妇，黄某，36 岁，停经 50 天，近 1 周早上起床后恶心、呕吐明显、小便频繁。

思考
1. 上述案例中该孕妇的表现是早孕反应吗？
2. 在后期妊娠中该孕妇有可能会出现哪些妊娠问题？

妊娠后为分娩做准备，全身各系统会发生一系列的生理改变，这些改变因人而异，如果症状严重，需及时就医，对症处理。

一、上消化道不适

上消化道症状一般自妊娠 6 周开始。因激素影响，胃贲门括约肌松弛，胃内内容物逆流，胃排空时间延长，约有半数的孕妇会出现饱腹感、恶心、呕吐，孕 10~12 周明显症状减弱至消失，部分分娩后这些症状才结束。对于轻度恶心、呕吐一般不做处理。避免重油腻、重气味、辛辣食物；建议注意休息，少量多餐，含服生姜片或服用姜汤对于减轻恶心、呕吐症状有一定作用，若发展为妊娠剧吐，应及时就医。

二、便秘与痔疮

妊娠后不但结肠下段受到压迫，而且孕激素水平升高，结肠平滑肌运动减弱，排空时间延长，孕妇容易发生便秘。长期便秘，易发生痔疮或使原有痔疮加重。建议孕妇每天适当运动，多吃粗纤维食物，保证足够的水分摄入，养成定时排便习惯，保持大便通畅。通过以上方法调整，效果不明显的可酌情给予双糖类渗透性泻药乳果糖，禁用缓泻剂，也不应灌肠，避免引起流产或早产。

三、水肿和下肢静脉曲张

孕妇常会出现踝部、小腿下半部轻度水肿，休息后可消退，属于生理现象；若不能缓解，应考虑妊娠期高血压疾病、妊娠合并肾脏疾病或心脏病等其他合并症，查明病因后及时给予治疗。增大的子宫压迫下腔静脉造成股静脉回流障碍，部分孕妇出现下肢静脉曲张。

四、下肢肌肉痉挛

下肢肌肉痉挛通常发生在晚上，孕妇因突然袭来的疼痛惊醒，可能与钙镁离子水平、血液循环改变有关，建议妊娠期间口服补钙。当下肢肌肉痉挛时，拉伸腓肠肌（勾脚背）抖腿后抬高腿部、伸展可缓解疼痛症状。

视频：孕产妇双下肢深静脉血栓预防健康教育

五、腰背痛

妊娠期间特别是妊娠晚期，关节韧带松弛，增大的子宫向前突，孕妇躯体重心后移，腰椎向前突使背伸肌处于持续紧张状态，导致孕妇产生腰背痛，一般产后缓解，但部分持续到产后 2~3 年。指导孕妇平时穿平跟鞋、睡硬板床、侧卧位，把枕头放在两膝之间保持双膝和髋部弯曲；避免提重物，保持背部挺直，蹲下屈膝拾物，避免弯腰；坐下时在背后垫小枕头，支撑背部。

六、耻骨联合分离

耻骨联合分离是指骨盆前方两侧耻骨的纤维软骨联合距离增宽或上下错动，导致出现耻骨上疼痛、压痛、肿胀和水肿，髋关节外展、外旋活动受限等耻骨联合分离症状。疼痛可放射至腿部、髋部或背部，并且在承重、行走、上楼梯、翻身等情况下加重；疼痛剧烈者可能造成单侧或双侧下肢难以负重，不能行走；甚至造成坐骨神经痛、膀胱功能障碍及大便失禁。

妊娠期的耻骨联合分离轻者一般不做处理。严重者予对症保守治疗：卧床休息，采用侧卧位，必要时使用支架或骨盆腹带支撑、固定骨盆，减轻疼痛。

七、骨盆带疼痛

骨盆带疼痛是一种发生在髂嵴后方和臀沟之间的刺痛，可能会放射至大腿背部，并可能与耻骨联合分离并发。走路或久坐出现，告知孕妇尽量避免导致两侧骨盆位置不对称的活动，如翘二郎腿、拉伸、推拉单侧骨盆、提举起重物或是单侧用力等。

八、腕管综合征

妊娠相关的液体潴留导致腕管的正中神经受压引起的拇指、示指和中指的感觉异常、感觉减退、疼痛或麻木。任何时间可发生，好发于妊娠晚期，大多数于产后缓解。疼痛明显者可使用镇痛剂和手腕夹板，必要时考虑进行外科手术。

九、泌尿系统症状

孕晚期先露入盆后和孕早期膀胱受到增大子宫的压迫，膀胱容量减少，出现尿频和压力性尿失禁。仰卧位时，肾血浆流量及肾小球滤过率均增加，孕妇夜尿增多。这些症状无须特殊处理，若尿失禁严重，则要锻炼盆底肌肉，同时警惕产后发生持续性尿失禁。

十、贫血

妊娠后期对铁需求量增多，指导进食含铁丰富的食物，适时补充铁剂，非贫血孕妇，如血清铁蛋白<30 μg/L，应补充元素铁 60 mg/d；诊断明确的缺铁性贫血孕妇，应补充元素铁 100~200 mg/d。

十一、孕期心理问题

一旦妊娠的诊断确立，女性会作出积极或消极反应，有的甚至产生焦虑和恐惧情绪。评估有无发生心理问题的高危因素：有神经质特质、神经官能症病史、社会问题者（如婚姻关系紧张）、不良孕产史。鼓励孕妇说出自己的真实感受，与家庭做好沟通，给予心理支持，使其顺利进入孕妇角色。

第三节 妊娠常见心理问题与处理

预习案例

> 孕妇，李某，40 岁，曾诊断为不孕不育，现停经 50 天，诊断为早期妊娠，宫内妊娠。孕妇自诉有胎儿流产的预感，近 3 天孕妇晚上失眠，记忆力下降。
>
> 思考
> 如何为该孕妇进行心理护理？

妊娠是女性一生中重要的特殊时期，是一种挑战，是个人和家庭生活的转折点，会伴有不同程度的焦虑。随着新生儿的到来，家庭角色将重新定位，家庭各成员应重新进行适应和调整。

一、孕妇常见的心理反应

1. 惊讶和震惊

在妊娠确诊时，无论是计划妊娠还是意外妊娠，几乎所有孕妇都会产生惊讶和震惊的反应。

2. 焦虑心理

意外妊娠的孕妇，一方面内心为能够怀孕而开心自豪，另一方面会认为怀孕会影响学习、工作、家庭，或者是担心不知道怎样为人父母，缺乏抚养孩子的知识和技能，或者家庭经济条件不允许妊娠而暂时不想要孩子，产生焦虑和恐惧心理。同时，早孕反应也使部分孕妇产生爱恨交加的感觉。

3. 接受

随着妊娠的进展，孕妇慢慢接受怀孕的事实，并开始计划安排孩子的衣食住行。尤其是胎动的出现，让孕妇真正的感觉到孩子的存在。因子宫增大、体型改变、睡眠障碍、腰背痛等，大多数孕妇盼着分娩早日到来。随着预产期的邻近，孕妇常因婴儿将要出生而感到愉快，又因可能产生的分娩痛苦而焦虑，担心能否顺利分娩、分娩过程中母儿安危、胎儿有无畸形，胎儿性别是否符合期望值。

4.情绪不稳定

可能因为内分泌因素的影响，孕妇的情绪波动起伏较大，常因一些小事嗔怪丈夫，或容易对别人产生不满情绪。

5.内省

孕妇出现以自我为中心，关注自己和胎儿情况，忽略家庭其他成员，有可能影响家庭关系。

课程思政

中国古代中医护理文献中，清代钱襄撰著的《侍疾要语》强调了心理和精神护理的重要性："病人性情每与平日迥异，为人子者本以养志为先，而当病之时，尤须加意体察，务求转怒为欢，反悲为喜。所爱之人常坐床前，所喜之物恒置枕畔，忧病则须说今日精神胜于昨日，忧贫则须说今年进益好似去年，勿露愁闷之容，常瞒医药之费，诸如此类未可枚举"。

"精神护理之母"理查丝（Linda Anne Judson Richards，1841—1930）对精神和心理护理作出重要贡献，厘定"心理护理"和"精神照护"的功能，不只在照顾，更在沟通。

二、识别与处理

以往没有心理疾病病史，大多数妇女孕期心理问题仅仅是一些轻微症状或神经官能症，伴焦虑的抑郁性神经（官能）症最为常见，恐惧焦虑状态和强迫症也时有发生。这些症状在孕中期可自愈，产后抑郁的风险不会增加。孕前有心理疾病的，这些症状可能在整个孕期和产褥期都会出现。

孕妇持续抱怨和产生顾虑，可能是心理问题的唯一表现。这时需要对孕妇进行详细评估，英国国家卫生与临床优化研究所推荐了一种简单、易于操作的问题询问方法来发现潜在的抑郁症患者，包括两个问题：在过去的一个月，你经常有情绪低落、沮丧或绝望的感觉吗？在过去的一个月，你经常觉得做事提不起兴趣或者没有愉悦感吗？若孕妇对这两个问题均回答"是"，那么就需要提出第三个问题——有什么事情是你觉得需要或想要得到帮助的？作为后续评估，可以使用筛查工具，如爱丁堡产后抑郁量表、焦虑抑郁量表等，但最好由受过相关训练的护士或专业人士进行操作。患有严重的心理精神疾病的孕妇，如广泛性焦虑障碍、惊恐障碍、强迫症、双向情感障碍、重度抑郁等，应及时转诊至精神科医生处。

本章小结

　　规范的孕期保健是减少分娩期并发症、降低围产儿死亡率和出生缺陷率的重要手段，护理人员要充分评估孕妇的各方面需求，评估是否有妊娠的高危因素，正确并及时识别生理和心理问题，为孕妇提供个体化的孕期保健服务。

　　了解孕妇常见的心理问题，能为孕妇提供个性化的心理护理。

客观题测验

主观题测验

第六章

正常分娩

正常分娩PPT课件

学习目标

1. 识记：正常分娩的定义；正常分娩机转的概念；临产的重要标志；第一产程相关概念；第二产程相关概念；第三产程相关概念。

2. 掌握：正常分娩的动因；枕先露分娩机转的具体含义；先兆临产的临床表现；第一产程临床表现；第二产程临床表现；胎盘剥离征象。

3. 理解：分娩的影响因素；能运用枕先露分娩机转讲述胎儿娩出全过程；运用临产的表现来判断产妇是否临产；能正确评估产妇及胎儿情况，并给予恰当的母体体位与运动指导；能正确评估是否切开会阴，并正确运用接生技巧顺利协助胎儿娩出；能正确评估及处理新生儿。

第一节　正常分娩发动与影响因素

分娩是自然现象，必然遵循自然的规律，需要助产人员和孕妇对自然分娩保持积极心态，有清晰的认识。有关分娩动因学说众多，目前比较公认的是胎儿始动学说。影响分娩的因素主要有产力、产道、胎儿和精神因素。顺利分娩依赖于这些因素之间的相互适应和协调。

一、分娩的动因

(一)正常分娩的定义

妊娠满 28 周及以上,胎儿及胎儿附属物从自然临产开始到从母体内全部娩出的过程,称为分娩(delivery)。

满 28 周至不满 37 周期间的分娩,称为早产(premature birth);妊娠满 37 周至不满 42 周期间的分娩,称为足月产(term delivery);妊娠满 42 周及其以后的分娩,称为过期产(postterm delivery)。

(二)正常分娩的动因

分娩触发机制复杂,虽然有关分娩发动的学说众多,但至今仍无统一的结论。而随着研究的不断深入,各种学说的内容也有了新的发展。目前认为是多因素综合作用的结果。

1. 内分泌调控学说

大量研究表明,分娩发动时是受多种内分泌激素的调控,子宫平滑肌由非活跃状态向活跃状态转化,进而触发子宫体肌纤维收缩及子宫颈扩张,启动分娩。

(1)前列腺素(prostaglandin, PG):PG 合成增加是分娩启动的重要因素,现已确认 PG 既能诱发宫缩,又能促进宫颈成熟。妊娠期子宫蜕膜、绒毛膜、羊膜、脐带、胎盘及子宫平滑肌等均能合成释放 PG。PG 进入血循环中立即灭活,只在合成的组织中及其附近发挥作用,所以能引起宫缩的 PG 必定是产生于子宫本身。但实验发现,分娩发动前母血中并未见 PG 明显增高,因此不能认为是分娩发动的始发原因。

(2)雌激素(estrogen)与孕激素(progesterone):雌激素可兴奋子宫肌层,使其对缩宫素的敏感性增加,产生规律宫缩;孕激素可降低妊娠子宫肌细胞对自体或外界刺激的反应性,从而阻断子宫肌层活动。雌激素主要由胎盘和胎膜合成和代谢,局部雌激素水平升高,雌、孕激素比值升至一定程度,超过了孕激素的抑制作用,就可使分娩发动。但尚无证据证实单纯雌激素增加就能发动分娩。

(3)缩宫素(oxytocin):在雌激素的调节下,子宫肌层和蜕膜缩宫素受体逐渐增多,缩宫素可作用于蜕膜,促使前列腺素的合成和释放来诱发宫缩。妊娠期间缩宫素水平并未发生明显改变,仅在分娩发动后随着产程的进展迅速增加,在第二产程胎儿娩出前达到峰值。所以目前认为,缩宫素只有在许多激素的协调作用下促使子宫肌层对缩宫素敏感,使其作用于肌细胞,促进子宫收缩,而不能单一发动分娩。

(4)皮质醇激素(cortisol):由胎儿肾上腺垂体分泌促肾上腺皮质激素(ACTH),刺激肾上腺皮质产生皮质醇,经由胎儿胎盘单位合成雌三醇,而诱发宫缩。

2. 神经介质学说

子宫主要受自主神经系统支配,交感神经能兴奋肌细胞,刺激子宫收缩,副交感神经则相反。乙酰胆碱能增加子宫肌细胞对 Na^+ 的通透性,产生兴奋作用,增强子宫收缩。研究推测分娩发动的原因可能与内源性神经介质的释放有关,但迄今尚无定论。

3. 机械性学说

随着妊娠进展,子宫容积增大及子宫壁的张力不断增加,胎儿也逐渐发育成熟。临产前这两个机械条件已到高峰,尤其是胎先露部下降时,对子宫下段及宫颈起到机械的扩张作用,同时促进缩宫素和 PG 的释放,引起子宫收缩。过度膨胀的子宫,如双胎妊娠、羊水过多常导致早产,支持机械性学说。但发现母血中缩宫素增高却是在产程发动之后,故不能认为机械性理论是分娩发动的始发原因。

4. 免疫学说

从免疫学角度,胎儿携带的父方基因对母体而言是一典型的同种异体移植物,母体理应产生排斥反应,但母体对胎儿产生特异性的免疫耐受。流产发生的主要原因之一是母体对胎儿的免疫反应。免疫细胞通过分泌趋化因子、细胞因子等聚集于母体生殖系统及母胎界面,形成炎性环境,破坏母胎界面的免疫耐受,启动分娩。这种机制也可能存在于足月分娩中,即母胎间免疫耐受解除,诱发胎儿的娩出。

总之,分娩发动是十分复杂的生理过程,分娩的发动需要子宫收缩、宫颈扩张以及胎儿成熟。但迄今分娩发动的机制尚未完全明了,还需要做大量的研究。

二、分娩的因素

决定分娩的因素包括产力、产道、胎儿及精神心理因素。这些因素正常并相互适应,胎儿经阴道顺利自然娩出,称为正常分娩。

(一)产力

产力是将胎儿及其附属物从母体子宫排出的动力,包括子宫收缩力(简称宫缩)、腹肌和膈肌的收缩力(统称腹压)及肛提肌收缩力。

1. 子宫收缩力(宫缩)

子宫收缩力是临产后产力最主要的部分,贯穿于分娩全过程,具有节律性、对称性、极性以及缩复作用4大特点。

(1)节律性:子宫收缩的节律性是临产的重要标志。每次子宫收缩都是由弱至强(进行期),维持一段时间(极期),随后由强至弱(退行期),每次宫缩后均有间歇期,宫缩如此反复,直到分娩结束。

(2)对称性:正常宫缩由两侧宫角发出向宫底集中后向下段扩散,然后均匀、协调地传输到全子宫。

(3)极性:子宫收缩时以宫底部最强、最持久,向下渐弱。

(4)缩复作用:宫缩时,子宫体部肌纤维缩短变宽,间歇期肌纤维放松,但不能完全恢复到原来的长度,每次宫缩后均有缩短,这样使宫腔容积逐渐变小,使胎先露下降。

2. 腹肌、膈肌的收缩力(腹压)

腹肌及膈肌收缩力是第二产程胎儿娩出的重要辅助力量。宫口开全时胎先露已下降至阴道,压迫骨盆底组织及直肠,反射性引出排便感,产妇主动屏气使用腹压使腹腔的压力增加以协助胎儿娩出。第三产程时,腹肌的收缩促进胎盘娩出。

3. 盆底肛提肌收缩力

当宫口开全后,胎先露部压迫盆底组织,引起肛提肌收缩。它的收缩有助于胎先露进行内旋转、仰伸等,促进胎儿、胎盘的娩出。

（二）产道

产道是胎儿娩出的通道，分骨产道和软产道。

1. 骨产道

骨产道即真骨盆。在分娩过程中变化较小。分娩过程中因产力和重力的作用，各骨之间有轻度的移位，使骨盆腔容积增大。为了便于分析分娩机制，通常将骨盆分为三个假想平面，它的形状、大小与分娩关系密切。分娩时，胎儿只有顺应于骨盆各平面的形状及大小时，才能沿产轴顺利娩出。

2. 软产道

软产道由子宫下段、子宫颈、阴道及盆底软组织构成。

（1）子宫下段的形成。

子宫下段由子宫峡部形成，非妊娠时子宫峡部长约 1 cm。子宫峡部于孕 12 周以后逐渐扩展成为子宫腔的一部分，在妊娠晚期被拉长形成子宫下段。子宫下段保持原有的张力，维持子宫腔的闭锁状态，至妊娠晚期。临产后的宫缩把子宫下段进一步拉长达 7~10 cm，肌壁纤维变薄成为宫腔的一部分。由于子宫肌纤维的缩复作用，子宫上段越来越厚，子宫下段被牵拉扩张越来越薄，在两者之间的子宫内面形成环状隆起，称为生理性缩复环。

（2）宫颈的变化。

宫颈管消失及宫颈口扩张：临产前的宫颈管长 2~3 cm，临产后的子宫收缩牵拉，加之宫内压升高、前羊水囊突出、胎先露部下降，使宫颈管呈漏斗状，随产程进展宫颈管逐渐缩短、展平至消失。经产妇大多是宫颈管消失与宫口扩张同时进行。临产前，初产妇的宫颈外口仅容一指尖，经产妇则能容纳一指。随着产程进展，宫口开全（10 cm）时，胎头经过产道娩出。

（3）骨盆底组织、阴道及会阴的变化。

临产后，胎先露部下降直接压迫并扩张阴道及骨盆底，阴道黏膜皱襞展平使产道加宽，会阴体变薄。同时肛提肌向下及两侧扩展，使 5 cm 厚的会阴体变成 2~4 cm 薄的组织，以利胎儿娩出。

（三）胎儿

胎儿的大小、胎位和有无畸形是影响分娩过程中不可忽略的重要因素。

1. 胎儿大小

胎头的径线组成有双顶径、枕额径、枕下前囟径、枕颏径。在产力的作用下颅骨骨板的轻度移位、重叠，胎头径线缩小，使胎头变形，以利于经产道下降。胎头是胎儿硬度最大、可塑性最小的部分，最难通过骨盆。胎儿过大时胎头较大，颅骨较硬，胎头不易变形，皮下脂肪过多而造成分娩困难。

2. 胎位

产道为一纵形管道。若为纵产式时，胎体纵轴与骨盆轴相一致，胎儿容易通过产道。在正常分娩过程中，胎头以最小径线（枕下前囟径）通过骨盆各平面。若胎头俯屈不良或不能完成内旋转，则可造成分娩困难。臀位时，小而软的胎臀先娩出，产道未充分扩张,当胎头娩出时颅骨又无变形机会,所以分娩较头位困难。横产式时,胎体纵轴与骨盆轴垂直,足月的活胎不能通过产道,对母儿威胁极大。

3.胎儿畸形

胎儿畸形是指胎儿某一部分发育异常,不同程度增加胎儿经过产道的径线,造成胎儿娩出困难,如脑积水、联体双胞胎等。

(四)精神因素

产妇精神心理因素在分娩中的作用越来越受到人们的重视。分娩虽然是个生理现象,但是对于产妇而言却是一种持久强烈的应激源。研究表明,严重的分娩恐惧会导致难产、产程停滞或延长、增加剖宫产的发生率。因此,助产人员必须关注产妇的精神心理状态,营造一个温馨的待产环境,为产妇提供个性化助产专业服务。

可开展家庭式产房、导乐陪伴分娩,鼓励亲属陪伴,鼓励产妇主动参与分娩过程。产程中指导自由体位分娩、拉玛泽呼吸法等非药物镇痛法,减少医疗干预,减轻分娩恐惧和痛苦,促进产程进展。

课程思政

人文关怀,其核心在于肯定人性和人的价值,要求人的个性解放和自由平等,尊重人的理性思考,关怀人的精神生活,所以个性化的护理服务模式,可提高产妇的满意度,促进自然分娩。

客观题测验

主观题测验

第二节　正常分娩机转

一、正常分娩机制(mechanism of labor)

在分娩过程中,胎儿先露部通过产道时,在产力作用下为适应骨盆各平面的不同形态而进行的一系列适应性转动,使胎先露以最小径线通过产道的全过程,称为正常分娩机转,包括衔接、下降、俯屈、内旋转、仰伸、复位及外旋转等动作,其中下降贯穿于分娩全过程。

临床上头先露占约 95% 以上，以最常见的枕左前为例，详细说明枕先露的分娩机制。

1. 衔接（engagement）

衔接是指胎头双顶径进入骨盆入口平面，胎头颅骨的最低点达到或接近坐骨棘水平。胎头呈半俯屈状，以枕额径衔接。矢状缝在骨盆入口的右斜径上，枕骨在骨盆的左前方。初产妇在预产期前的 1~2 周内衔接，如初产妇临产后胎头仍未衔接，应警惕头盆不称。经产妇多在临产后衔接。

2. 下降（descent）

下降是胎头沿骨盆轴前进的动作，是胎儿娩出的首要条件，亦是产程进展的重要标志。初产妇胎头下降速度，因宫口扩张缓慢和软组织阻力较大，而相较经产妇缓慢。宫缩是下降的主要动力，当宫缩时胎头下降，间歇时胎头稍回缩，间歇性下降可减少胎头与骨盆之间的相互挤压。促使胎头下降的因素有：①宫缩压力通过羊水传导，经胎轴传至胎头；②宫缩时宫底直接压迫胎臀；③宫缩时胎体伸直伸长；④腹肌收缩腹压增加。

3. 俯屈（flexion）

当胎头以枕额径进入骨盆腔降至骨盆底时，胎儿枕部遇肛提肌阻力，使原处于半俯屈状态的胎头进一步俯屈，胎儿下颏靠近胸部，以最小径线的枕下前囟径替代枕额径，以适应产道变化，有利于胎头继续下降。

4. 内旋转（internal rotation）

内旋转为胎头旋转使胎头适应中骨盆及骨盆出口前后径大于横径的特点，有利于胎头进一步下降。

5. 仰伸（extention）

内旋转后，当完全俯屈的胎头到达阴道外口时，宫缩和腹压继续使胎头下降，肛提肌的作用又使胎头向前。两者共同作用，使胎头沿骨盆轴下段向下向前转向，当胎儿枕骨下部达到耻骨联合下缘时，即以耻骨弓为支点，使胎头逐渐仰伸，依次娩出胎头的顶、额、鼻、口和颏。此时，胎儿双肩径沿骨盆入口左斜径进入骨盆。

6. 复位及外旋转（restitution & externat rotation）

胎头娩出后，为使胎头与位于左斜径上的胎肩恢复正常关系，胎头枕部向左旋转 45°，称复位。胎肩在骨盆内继续下降，前肩向前向中线旋转 45°，与骨盆出口前后径方向一致，而胎头枕部在外继续向左旋转 45°，以保持与胎肩的垂直关系，称外旋转。

7. 胎肩及胎儿娩出

胎头完成外旋转后，胎儿前肩（右肩）在耻骨弓下先娩出，随即后肩（左肩）从会阴前缘娩出，此后胎体及胎儿下肢随之娩出。

客观题测验

主观题测验

第三节　先兆临产及临产

预习案例

　　孕妇，刘某，29 岁，妊娠 38 周，既往产前检查无特殊，生命体征平稳，不规律下腹部疼痛 5 小时伴阴道少量出血来院急诊，现子宫收缩间隔 8~10 分钟，持续 25 秒，胎膜未破，宫口未开，胎先露 S-2，产控中心助产士核对孕妇信息，将孕妇安排入院待产观察。

　　思考

　　1. 上述案例中产妇是否已进入临产状态？

　　2. 对产妇的观察和宣教重点是什么？

　　在进入临产前，产妇会有一个缓慢渐进的临产前期，出现不规则子宫收缩，宫颈变软变短。临产发动，出现规律并逐渐增强子宫收缩，宫口扩张，胎先露下降，进入产程。

一、临床表现

（一）先兆临产

临产开始前，常出现一些预示不久临产的先兆症状，称为先兆临产（threatened labor），如不规律宫缩、阴道见红、胎儿下降感等。

1. 不规律宫缩（又称假临产 false labor）

在分娩发动前，产妇出现不规律宫缩，持续时间短（小于 30 秒）且不恒定，间歇时间长且不规律，宫缩强度不增加，一般夜间出现，清晨消失，宫颈管不缩短，不伴有宫口扩张，使用镇静药物能抑制宫缩。

2. 胎儿下降感（lightening）

由于胎先露下降、入盆衔接使宫底位置降低，多数初产妇感觉呼吸较前舒畅，上腹部较前舒适，出现尿频，经产妇的这种感受可能在临产前不明显。

3. 见红(show)

分娩发动前24~48小时，因宫颈内口附近的胎膜与该处的子宫壁分离，毛细血管破裂而少量出血，与宫颈管内的黏液相混合呈淡血性黏液排出，称见红，是分娩即将开始的比较可靠的征象。如果阴道流血较多，超过月经量，应考虑是否有异常产前出血的发生，如前置胎盘，胎盘早剥等。

(二)临产

1. 临产的重要标志

规律且逐渐增强的子宫收缩，持续30秒及以上，间歇5~6分钟，与此同时，出现进行性宫颈管消失、宫口扩张、胎先露下降，使用强镇静药不能抑制宫缩。

2. 确定是否临产

临床上判定是否临产，需要认真细致地连续观察，监测宫缩的频率、持续时间、强度，在无菌条件下适时在宫缩时行阴道检查，判断是否有宫颈形态学变化，了解宫颈软硬、长度、位置、宫口扩张情况及先露部下降的位置。临床上多采用Bishop评分法判断宫颈成熟度(表1)，估计试产的成功率，满分为13分，>9分均成功，7~9分的成功率为80%，4~6分的成功率为50%，≤3分均失败。(表6-1)

表 6-1　Bishop 宫颈成熟度评分法

指标	分数			
	0	1	2	3
宫口开大(cm)	0	1~2	3~4	≥5
宫颈管消退(%) (未消退为3 cm)	0~30	40~50	60~70	≥80
先露位置 (坐骨棘水平=0)	-3	-2	-1~0	+1~+2
宫颈硬度	硬	中	软	
宫口位置	朝后	居中	朝前	

课程思政

中国传统中医分娩理论提倡"睡，忍痛，慢临产"的顺产要诀，其中，睡就是指要仔细区分是真的临产还是假宫缩，如果出现腹痛，不能判断是否为临产，要"安睡稳食"，充分休息，如果休息后疼痛减轻或消失，为假临产，不要误将假临产作正式临产，否则就会影响正常分娩的过程。

二、护理措施

(一)评估、观察

1. 健康史

了解产妇个人情况、既往史、孕产史、月经史、婚育史、家庭史，回顾本次妊娠情况，掌握辅助检查结果。

2. 身心状况

(1)全身状况监测：产妇的体温、脉搏、呼吸、血压、血氧饱和度的变化；了解产妇休息、睡眠、精神状态、进食情况；运用各种评估工具对产妇的疼痛程度、心理状况进行评估。

(2)专科状况：严密观察胎心音变化，注意与产妇脉搏区分，行胎心监测；观察及记录子宫收缩的情况；临产后适时在宫缩时阴检，了解宫口扩张及胎头下降情况；评估胎膜是否破裂，确定破膜时间、羊水性状、羊水量。

(二)照护、支持

1. 疼痛护理

动态评估产妇对宫缩疼痛的耐受情况，及时与产妇沟通，根据产妇意愿协助产妇采取应对宫缩疼痛的方法措施，包括药物镇痛分娩和非药物镇痛方法，给予产妇按摩，教会产妇放松技巧。

2. 饮食指导

在没有高危因素的情况下，鼓励产妇在宫缩间歇期少量多次进食高热量、易消化、清淡食物，对有合并症的产妇进行个性化的饮食指导。

3. 活动与休息

先兆临产阶段，指导产妇注意充分休息，避免过于疲劳。临产后，鼓励产妇采取站、蹲、走等多种方式，促进产程进展。

4. 人文关怀

助产人员主动向产妇及其家属作自我介绍，真诚与产妇沟通交流，给予情感支持，陪伴分娩，营造温馨的待产环境，促进舒适的分娩过程。

(三)健康宣教

(1)教会产妇识别先兆临产及临产症状，帮助产妇树立自然分娩的信心，做好分娩的心理准备。

(2)向产妇发放《住院用物清单》，协助产妇做好用物准备。

(3)与产妇进行健康宣教，当发生以下情况时，应及时来院就诊，如规律宫缩、见红、阴道流液及阴道流血等其他不适。

客观题测验

主观题测验

第四节　第一产程管理

预习案例

> 某初产妇，27岁，因停经38$^+$周，无明显诱因下腹阵发性疼痛3$^+$小时于8：00入院。查体生命体征正常，腹隆，扪及规则宫缩，(35~40)秒/(5~6)min，力中，宫高34 cm，腹围98 cm，胎心音135次/min。消毒后阴查：阴道通畅，宫口开大1 cm，胎膜未破，先露头，S^{-3}，入院胎心监护无异常。
>
> 思考
>
> 1.上述案例产妇处于第几产程？这个产程的概念要点是什么？
>
> 2.10：00产妇自觉阴道有大量液体流出，此时应该如何处理？

第一产程(the first stage of labor)又称宫颈扩张期，是从临产开始到宫颈口完全扩张(10 cm)的过程。在第一产程中，初产妇宫颈口扩张速度较缓慢，需11~12小时，经产妇宫颈口扩张速度较快，需6~8小时。第一产程需强调的是临产时间，而临产时间的确定是比较困难的，如果确定临产时间过早，可导致对产程过早、过多的干预。以宫口开大6 cm作为标志，第一产程也分为潜伏期和活跃期。

一、相关概念

（一）潜伏期（latent phase）

从临产后规律宫缩开始到宫口开大6 cm称为潜伏期，潜伏期特点是宫口扩张和先露下降不明显，初产妇一般不超过20小时，经产妇不超过14小时。

（二）活跃期（active phase）

宫口扩张6 cm至宫口开全(10 cm)称为活跃期，此期特点是宫口扩张和先露下降较快，需1.5~2小时。

（三）潜伏期延长（prolonged latent phase）

潜伏期初产妇>20小时，经产妇>14小时，称为潜伏期延长。

（四）活跃期停滞（active-phase arrest）

当破膜且宫口扩张≥6 cm，如宫缩正常，宫口停止扩张≥4小时，宫缩欠佳，宫口停止扩张≥6小时，称为活跃期停滞。

（五）活跃期延缓（protracted active-phase dilation）

活跃期宫口扩张的下限为0.5 cm/h，缓慢有进展的活跃期，母儿情况良好者，可继续观察，酌情进行人工破膜或予缩宫素催产。

二、临床表现

第一产程主要表现为规律宫缩、宫口扩张、胎先露下降、胎膜破裂及产妇自觉症状。

(一)规律宫缩

第一产程开始时，出现规律且伴有疼痛的子宫收缩，俗称"阵痛"或"产痛"。在第一产程的不同时期，宫缩强度、持续时间和间隔时间不同。开始时，子宫收缩力弱，持续时间较短(20~30秒)，间歇时间较长(5~6分钟)。随着产程进展，宫缩强度增加，持续时间逐渐延长至50~60秒，间歇时间缩短至2~3分钟。当宫口开全时，宫缩持续时间可达1分钟以上，间歇仅1~2分钟。需要强调的是不能完全依赖胎心监护监测宫缩，至少需亲自评估两次宫缩。

(二)宫口扩张

宫口扩张(cervical dilatation)是临产后宫缩逐渐频繁且不断增强的结果，通过阴道检查可以确定宫口扩张的程度。其表现为宫颈管逐渐变软、变短直至消失，宫颈展平后逐渐扩张。宫口于潜伏期扩张速度较慢，进入活跃期后速度加快。当宫口开全(10 cm)时，子宫颈边缘消失，成为子宫下段的一部分与阴道共同形成桶状的软产道。当宫口扩张无进展，需积极查找可能存在的原因。

(三)胎先露下降

在宫口扩张的同时，胎先露也逐渐下降，通过阴道检查，以胎头颅骨最低点与骨盆坐骨棘平面的关系为标志进行评估，能够判断胎先露下降的程度，判断产程进展。胎先露能否顺利下降是决定胎儿能否经阴道分娩的重要观察指标。一般在宫口扩张4~5 cm时，胎头骨质部分最低点应达坐骨棘水平。

(四)胎膜破裂

胎膜破裂(rupture of membranes)简称破膜，俗称"破水"。胎儿先露部衔接后，羊水被分隔成前、后两部分，胎先露前面的羊水称前羊水，量不多，约100 mL，前羊水形成的囊称前羊膜囊(又称胎胞)，前羊膜囊在宫缩时楔入宫颈管内，有扩张宫颈的作用。随着宫缩逐渐增强，羊膜腔内压力逐渐增强，增加到一定程度时，胎膜自然破裂，前羊水流出。正常胎膜破裂多发生在第一产程后期接近开全时，也有部分产妇发生在临产前或第二产程。

(五)自觉症状

自觉症状主要表现为疼痛及紧张、恐惧等情绪引起的各种症状。由于产妇对疼痛的耐受及敏感性不同，在进入产程后可出现呻吟、哭泣、尖叫、沉默等表现，或出现恶心、呕吐等消化道症状。部分产妇也会由于疼痛逐渐加剧而出现呼吸、心率增快、血压升高、发抖、冒冷汗等症状，一般体温的变化不大。另外，临产入院后由于对环境的陌生感、分娩知识的缺乏、对自身和胎儿的担忧、缺乏陪伴分娩等，产妇也容易产生焦虑不安、紧张、恐惧等不良情绪，可出现频繁呼叫医护人员、反复询问、大声叫喊等故意引起旁人注意的行为。医护人员应多关注产妇心理状况，缓解产妇焦虑、恐惧等不良情绪，多接触产妇并给予安慰与支持，增强其分娩的信心，确保分娩的顺利进行。

三、评估及处理

产妇入院后，应详细了解产妇产前检查的所有相关资料，全面评估孕妇及胎儿的情况，监测生命体征，观察产程进展，及时发现并处理异常，同时，应尽可能多提供照顾与支持，提高正性分娩体验。

（一）入室评估及处理

全面的评估可让助产士有超前的处理意识，控制风险，保障安全。

1. 一般资料

包括了解产妇一般情况如年龄、身高、体重、营养状况等。

2. 孕期资料

孕期是否规律产检、产检过程有无特殊，有无合并症；末次月经、预产期、既往史、孕产史等。了解血常规、尿常规等实验室及 B 超等检查结果有无异常。仔细阅读产前检查所有相关资料，了解本次妊娠经过，有无腹痛、阴道流血等症状。对既往有不良孕产史者应了解清楚原因。既往有产后出血、肩难产、器械助产等经历者应给予重视。

3. 入室时情况

着重了解规律宫缩出现的时间、强度、频率，了解胎心音、胎方位、胎先露、宫颈扩张等情况，了解心理、社会状况、对分娩认知态度、分娩自信心等。

（二）产程评估及处理

1. 子宫收缩

包括了解子宫收缩强度、频率、持续时间、间歇时间，可通过腹部触诊及仪器检测进行观察。

（1）腹部触诊法：最简单传统的方法，也是最重要的方法。助产人员将手掌放于产妇腹壁上，宫缩时可感到宫体部隆起变硬、间歇期松弛变软。不过触诊法判读宫缩的强度受主观的影响，且无法得到真正宫腔压力的量化结果。

（2）仪器监护：仪器监护包括外监护和内监护。

①内监护：内监护适用于胎膜已破，宫口扩张 1 cm 以上者，但是价格昂贵且有引起感染的可能，临床上较少用。

②外监护：最常用的是外监护，将测量宫缩强度的压力探头放置于宫体近宫底部，并用胎监带固定于腹壁上，连续描记 40 分钟，可显示子宫收缩开始、高峰、结束的时间及相对强度。

10 分钟内有 3~5 次宫缩即为有效产力；若 10 分钟内有超过 5 次宫缩，则定义为子宫收缩过频；若子宫收缩高峰压力<15 mmHg，间隔>5 分钟，持续时间<45 秒，称为低张性子宫收缩；若子宫收缩失去极性、对称性，收缩高峰期压力不稳定，收缩间隔时间长短不一，宫腔静止压力增高>15 mmHg，称为高张性子宫收缩。宫缩过频过强容易导致胎儿血供减少、胎盘早剥；低张性子宫收缩无法克服产道阻力，易导致产程延长；高张性子宫收缩易导致产程停滞。

2. 宫口扩张及胎先露下降

宫口扩张及胎先露的下降速度及程度，是产程进展的重要标志，通常通过阴道检查进行评估(表6-2)。一般情况下潜伏期2~4小时检查一次，活跃期1~2小时检查一次，可根据宫缩及产妇实际情况缩短检查时间。宫缩时宫口扩张大小及胎先露下降程度往往会比非子宫收缩期大，应注意区别。

宫口扩张及胎先露的下降多采用产程图进行描记，2009年WHO已经不再推荐在产程管理中常规使用产程图，在2014年中华医学会妇产科学分会产科学组的新产程标准及专家共识颁布后，大多医院已经取消了产程图的绘制。

《新产程标准及处理的专家共识》(2014)，将宫口扩张6 cm为标志将第一产程分为潜伏期和活跃期。潜伏期宫口扩张较缓慢，初产妇不超过20小时，经产妇不超过14小时。单纯潜伏期延长不作为剖宫产指征，可给予药物镇静休息(如哌替啶100 mg肌肉注射)及催产。活跃期停滞可作为剖宫产指征。

活跃期宫口扩张速度显著加快，需1.5~2小时。

表6-2　初产妇与经产妇第一产程及第二产程平均时间和第95百分位时间

类别		初产妇		经产妇	
宫口扩张程度(cm)		平均时间(h)	第95百分位时间(h)	平均时间(h)	第95百分位时间(h)
第一产程	4~5	1.3	6.4	1.4	7.3
	5~6	0.8	3.2	0.8	3.4
	6~7	0.6	2.2	0.5	1.9
	7~8	0.5	1.6	0.4	1.3
	8~9	0.5	1.4	0.3	1.0
	9~10	0.5	1.8	0.3	0.9
第二产程	分娩镇痛	1.1	3.6	0.4	2.0
	未行分娩镇痛	0.6	2.8	0.2	1.3

胎先露于活跃期下降速度加快，平均每小时下降0.86 cm。宫口开大4~5 cm时，胎头应到达坐骨棘水平。

胎头下降的评估方法有以下两种。

(1)阴道检查以胎头颅骨最低点与骨盆坐骨棘平面的关系为标志进行评估，胎头颅骨最低点平坐骨棘时，以"0"表示；在坐骨棘平面上1 cm时，以"-1"表示；在坐骨棘平面下1 cm时，以"+1"表示，依次类推。

(2)国际五分法：在骨盆入口平面(真假骨盆分界)上方通过腹部触诊可触及胎头剩余部分，用国际五分法进行表示，可用于初步判断(图6-1)。

①双手掌在胎头两侧触及骨盆入口平面时，双手掌指尖在胎头下方可互相触碰，为胎头部分剩余5/5。当胎头未入盆时，临床称为"胎头浮"，此时胎头是可浮动的。

②双手掌指尖在胎头两侧有汇集但不可互相触碰，为胎头部分剩余4/5。

③双手掌在胎头两侧平行，为胎头部分剩余3/5。

④双手掌在胎头两侧外展，为胎头部分剩余 2/5。

⑤双手掌在胎头两侧外展且手腕可互相触碰，为胎头部分剩余 1/5。

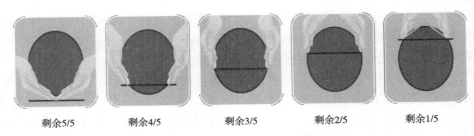

剩余5/5　　　剩余4/5　　　剩余3/5　　　剩余2/5　　　剩余1/5

图 6-1　国际五分法示意图

3. 胎膜破裂

胎膜未破时，阴道检查可触及有弹性的水囊，已破时，宫缩时或阴道检查推动胎先露可见羊水流出。一旦发现胎膜破裂，应立即监测胎心，并观察羊水颜色、性状和量，记录破膜时间。胎膜破裂者应定期观察羊水情况，做好卫生宣教，及时更换护理垫。若羊水有异味提示可疑宫内感染；若羊水持续较多流出，可能胎头未完全衔接，应注意有无脐带脱垂现象；若羊水混浊，应注意浑浊程度，密切观察胎儿宫内情况。胎膜破裂者注意体温的变化，破膜超过 12 小时未分娩者，应给予抗生素预防感染。另胎膜破裂需观察产妇生命体征及自觉症状，警惕羊水栓塞的发生。

4. 胎心

潜伏期应每 1~2 小时听一次胎心，活跃期应每 15~30 分钟听一次胎心，每次于宫缩间歇期听诊胎心并持续 1 分钟以上，正常胎心率在 110~160 次/分钟。每 2~4 小时进行一次胎心监护。胎心监护是产程中极为重要的观察指标，常反映胎儿在宫内的状态，出现异常时应及时给予相应措施，如体位改变、给氧、补液等，并及时报告医生进行再次评估处理。WHO 在《正常分娩实用守则》中指出，产程中经常胎心监护是必要的，但是不推荐持续的电子胎心监护或中心监护，因为这会限制产妇活动，影响产程进展，同时，减少医护人员与产妇的接触。

（三）生命体征评估及处理

临产后，应注意生命体征的监测并及时记录，正常情况每 4~6 小时测量一次。产程中心率和血压可随着宫缩增加，宫缩时，血压可升高 5~10 mmHg，间歇期恢复。若发现血压明显升高或者为高危人群，应酌情增加测量次数，并给予相应处理。产妇一般体温变化不大，胎膜破裂者，预防宫内感染的发生，应每 2~4 小时测量一次体温。

（四）体位管理

目前临床上提倡产妇在分娩时采取自由体位，即自由采取卧、走、坐、立、跪、趴、蹲等姿势，选择自感舒适并能缓解疼痛的体位，而不是静卧在床。当产妇处于不同的体位时，骨盆形状和胎儿位置都可能发生细微变化，但并不是哪一种体位对于任何情况或任何时候都合适。助产士应鼓励产妇不断尝试，选择较为舒适且有益的体位。当产程长时间无进展时，可尝试更换体位，不要总停留于一种体位。在指导产妇变换体位的同时要关注产妇的主诉和胎儿心率变化。

1. 仰卧位

该体位便于观察产程进展、胎心监护、接生及会阴保护。对于有急产倾向、子宫收缩较强和胎儿较小的产妇，为避免产程进展过快所致产道损伤，宜采用仰卧位分娩。但此体位，胎儿纵轴与产轴不在一条直线上，胎儿重力对宫颈的压迫作用减弱，可致宫颈扩张缓慢。同时，仰卧位时子宫压迫腹主动脉及下腔静脉，致循环血量及回心血量减少，影响胎盘血供，可引起胎儿宫内窘迫及仰卧位低血压综合征。

2. 侧卧位

采取侧卧位时，产妇背部垂直于床面，放松双臂和膝盖，两腿间及背部可以放置软枕，增加舒适感（图6-2）。此体位胎儿重力方向与产道平面垂直，减轻胎头对宫颈压迫，可减低急产速度。侧卧位时，腰骶部胀痛感可以减轻，使会阴得以松弛，也可减少会阴撕裂。另外，侧卧位可用于枕横位、枕后位等异常位置的纠正，需注意的是纠正枕后位时，产妇应面向胎背和胎枕侧躺，如胎儿左枕后位，则指导产妇采取左侧卧位。

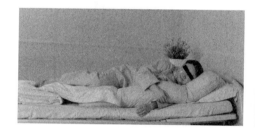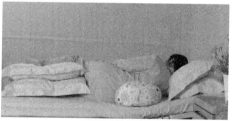

图 6-2 侧卧位

3. 侧俯卧位

产妇面向一边侧躺，下面的手放在身后，产妇前胸尽量贴近床面，下面的腿尽可能伸直，上面腿弯曲呈90°，并用一两个枕头或花生状分娩球垫起来，身体就像一个转轴，不完全地转向前方（图6-3）。侧俯卧位与侧卧位作用一致，不同的是利用侧俯卧位纠正枕后位时，产妇应面向胎枕对侧躺，如胎儿左枕后位，则指导产妇采取右侧侧俯卧位。

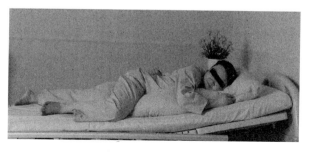

图 6-3 侧俯卧位

4. 半卧位

指导产妇采取坐位，背靠抬高的床头或其余支撑物，上身与后背支撑物夹角>45度（图6-4）。与仰卧位相比，半卧位能够更好地利用重力、增大骨盆入口平面、减轻子宫对下腔静脉的压迫等，但可能会影响骨盆出口的扩大。若伴有胎儿窘迫、胎儿枕后位或产妇有低血压等情况，应避免该体位。

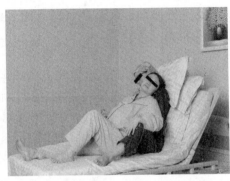
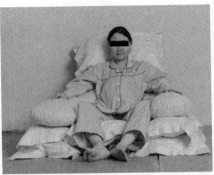
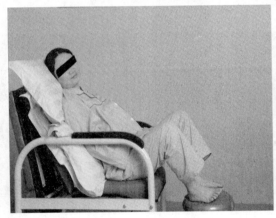
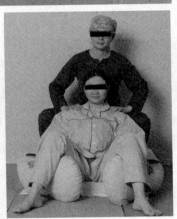

图 6-4　半卧位

5. 站位

产妇站立，上身前倾趴在支持物上（图6-5），产妇亦可同时左右摇摆骨盆。站立位时，对子宫骶尾部的压迫减轻了，骨盆的可塑性不再受到抑制，骨盆出口径线增加，胎头旋转空间增加，可促进枕后位胎儿旋转。同时，该体位对腹主动脉及下腔静脉的压迫减轻，胎盘供血增加。但该体位易致宫颈及阴道前壁水肿，不利于产程观察与接生。

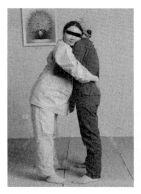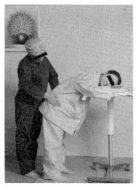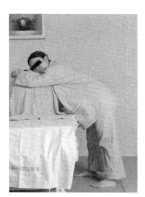

图 6-5　站位

6. 蹲位

　　蹲位或半蹲位符合产道生理，曲线与胎儿轴及地心引力一致，增加了胎儿向下、向外的重力，可加快胎儿娩出速度(图 6-6)。蹲位符合排便习惯，产妇更容易掌握用力技巧。蹲位分娩时，产妇会阴损伤可能较为严重，尤其是初产妇。此外，如果胎头位置较高、头盆倾势不均，蹲位可能会妨碍胎头的自然矫正。该体位多在第二产程中采取，在胎头未达到坐骨棘水平时，应避免蹲位。

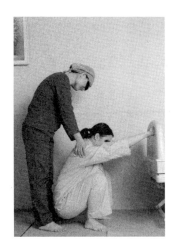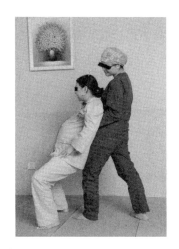

图 6-6　蹲位

7. 坐位

　　产妇上半身垂直坐于或前倾坐于床、椅子、坐便器或分娩球上(图 6-7)。该体位也可借助重力优势促使胎先露下降，促进枕后位胎儿旋转及易于进行腰骶部按摩，产妇也可以得到休息，促进舒适感。

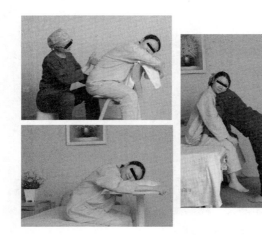
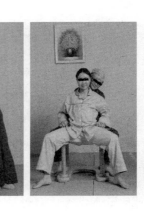

图 6-7　坐位

8. 跪位

产妇跪于床上或地板上，产妇戴护膝或膝下垫棉垫，上身前倾趴于床背、陪伴者、分娩球或其他支撑物上（图 6-8）。该体位适用于纠正枕后位等胎头位置异常的情况；当腰骶部疼痛时，此体位也便于进行腰骶部及背部按摩；同样也利于缓解产妇的痔疮、宫颈水肿等问题。

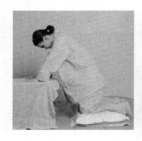
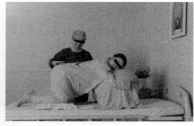
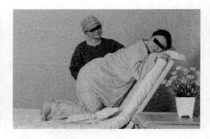

图 6-8　跪位

9. 手膝位

产妇双膝跪在床上或地板上身体前倾，产妇戴护膝或膝下垫棉垫，双手支撑起自己（图 6-9）。该体位有助于减轻骶尾部疼痛，缓解宫颈水肿、帮助宫颈前唇消失，纠正枕后位，也可以缓解产妇的痔疮问题。

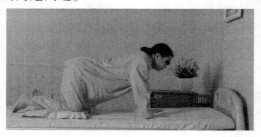

图 6-9　手膝位

10.膝胸卧位

产妇双膝和前臂着地，胸部紧贴床面或地板，双臀高于胸部，前臂支撑身体重量，当大腿与躯干夹角>90度称开放式膝胸卧位，夹角<90度称闭合式膝胸卧位(图6-10)。该体位可以避免脐带脱垂，也可以使骨盆产生一定的倾斜角度。潜伏期或胎头未固定时，保持该体位30~45分钟，有助于胎头重新以合适的位置入盆。此体位还可以减少子宫对骶尾部的压迫，缓解宫颈水肿或宫颈前唇持续存在。该体位需在医护人员或家属陪伴下进行，避免产妇过于疲劳。

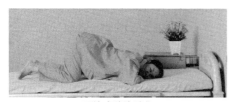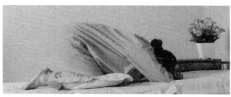

开放式膝胸卧位　　　　　　　　　　闭合式膝胸卧位

图 6-10　膝胸卧位

11.不对称式体位

产妇坐、站或跪时，一只脚抬高，同侧膝盖和臀部放松，两只脚不在同一水平面上(图6-11)。当抬高一侧大腿时，内收肌群收缩使坐骨产生横向运动，从而致骨盆的出口径线增加，有助于枕后位的胎儿旋转和下降。该体位最好在医护人员或家属陪伴下进行，以防产妇无法保持身体平衡或腿部无力支撑发生跌倒。

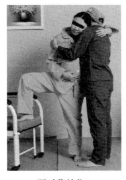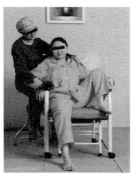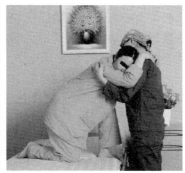

不对称站位　　　　　　　　不对称坐位　　　　　　　　不对称跪位

图 6-11　不对称式体位

(五)母体运动

除了鼓励产妇自由选择舒适体位，还可以鼓励产妇通过步行、慢舞等改变骨盆形状、倾斜度和骨盆内径大小，促使胎头以合适的位置入盆。运动有助于解决胎头位置异常，纠正不良胎方位，帮助产妇减轻分娩疼痛，增加分娩的控制感和舒适度，缓解精神压力。

1.摇摆骨盆或臀部

产妇位于手膝位,收缩腹肌并拱起背部,然后放松背部还原至正常位置(图6-12),也可以从一边到另一边摇摆臀部,或借助分娩球向前、向后或做划圆运动。围绕胎头的骨盆摆动有助于改变胎头位置,促使枕后位的胎儿旋转。

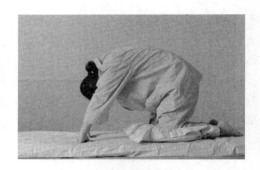

图 6-12　摇摆骨盆

2.弓箭步

产妇位于不对称直立位时,保持身体直立,将重心放在直立的腿上,然后弯曲另一条抬高的腿并前倾身体,重心随之转移到抬高的腿,同时保持身体直立(图6-13)。每一次宫缩节律性将身体向抬起的脚一侧摆动-复位-摆动,重复数次,询问产妇是否感到大腿内侧有拉伸感,如果没有,拉大两腿之间的距离。弓箭步能够改善骨盆形状,矫正胎方位异常。当胎方位为枕后位时,应朝向胎儿枕骨方向做弓箭步,如左枕后位时,应朝向产妇左侧做弓箭步。当胎方位正常时,可以指导产妇分别尝试两侧的弓箭步,并选择较为舒适的一侧。产妇进行弓箭步时,应有人陪伴左右,帮助其维持身体平衡。

3.步行或爬楼梯

爬楼梯时产妇有意识地向外打开双脚,步行的同时也在进行弓箭步。如果产妇感到爬楼梯负担过重,可以选择平地步行(图6-14)。

4.慢舞

产妇与陪伴者面对面站立,头依靠在陪伴者肩上或胸前,手绕住陪人脖子或勾住陪人口袋或腰带,陪人抱住或搂住产妇下腰,同时可进行抚摸按摩,产妇身体从一边到另一边慢慢摇摆。产妇摇摆时骨盆关节发生细微变化,促使胎儿旋转和下降。也可伴随着音乐有节奏地呼吸摇摆(图6-15)。

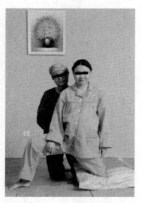

图 6-13　弓箭步

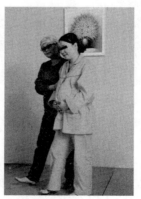

图 6-14　平地步行

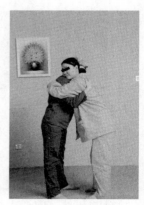

图 6-15　慢舞

（六）疼痛护理

询问产妇对疼痛的感受，观察其对疼痛的反应，了解疼痛部位、程度等，选择合适的疼痛评估方法进行评估。根据疼痛评估的结果及产妇具体情况选用合适的镇痛方法，非药物镇痛方法有自由体位、呼吸疗法、水疗、黄豆袋热敷、按摩、催眠、香薰、经皮神经电刺激等。疼痛过于强烈或产妇过度紧张者，可按医嘱给予适合的药物或麻醉镇痛。我们应做好分娩镇痛的管理，镇痛方法可采取一种也可同时采取多种，药物与非药物镇痛方法可相互结合运用，共同发挥镇痛作用，提升镇痛效果。

四、健康教育

指导产妇保持心情轻松愉悦，积极配合医护人员工作，做好分娩相关知识宣教，增强其对产程及分娩疼痛的认识，树立自然分娩的信心并做好迎接新生儿的准备。指导产妇产程中少量多次进食清淡富有营养的食物，摄入足够水分，保持体力。鼓励产妇每 2~4 小时排尿一次，以免膀胱充盈影响产程进展。保持环境整洁，做好卫生宣教，预防感染的发生。

客观题测验

第五节　第二产程管理

预习案例

某初产妇，28 岁，因停经 38⁺ 周，因临产由急诊收入产房。查体生命体征正常，腹隆，扪及规则宫缩，(40~50) 秒/(1~2)min，宫缩力强，胎心音 155 次/分。消毒后阴查：宫口开大 10 cm，胎膜已破，羊水清，先露头，S⁺³。

思考

1. 上述案例产妇处于第几产程？为什么？
2. 如何进行产程的观察及护理？

第二产程(the second stage of labor)又称胎儿娩出期，是从宫口开全(10 cm)到胎儿娩出的过程。初产妇通常需 1~2 小时，不应超过 3 小时，实施硬膜外麻醉镇痛者不应超过 4 小时；经产妇一般数分钟即可完成，也有长达 1 小时者，但不应超过 2 小时，实施硬膜外麻醉镇痛者不应超过 3 小时。第二产程中转剖宫产并发症较多，易导致母胎不良结局，因此不应只考虑时限长短，应重点关注胎心监护、宫缩、胎先露下降、有无头盆不称、产妇一般情况等，应在正确的时间做出正确的评估及处理。

一、相关概念

（一）第二产程分期

按胎先露是否下降到盆底，产妇是否出现自主性、不能自控屏气用力，可将第二产程分为两个时期。

1. 第二产程被动期(passive second stage of labor)

指宫口开全至产妇主动向下用力的一段时间。此时,胎先露可能还未达盆底,没有引发产妇屏气用力的反射。

2. 第二产程主动期(active second stage of labor)

指产妇开始主动向下用力至胎儿娩出的时间。这时,胎头已经下降至盆底,宫缩时压迫盆底肌肉引起生理性的屏气用力。基于新产程标准及椎管内分娩镇痛技术在临床的广泛应用,药物分娩镇痛后产妇往往出现开全后无便意感,如果过早鼓励产妇用力,会使体力过度消耗,进而阻碍产程进展,第二产程主动期可作为助产士指导产妇用力的时机。

(二)第二产程延长

第二产程延长指初产妇>3 小时(实施硬膜外麻醉镇痛者>4 小时),经产妇>2 小时(实施硬膜外麻醉镇痛者>3 小时),产程无进展,包括胎头下降和旋转。第二产程延长可导致胎儿宫内窘迫,且盆底组织长时间受压,有引起后遗泌尿生殖道瘘及子宫或盆腔脏器脱垂的可能。

(三)胎头下降延缓(protracted descent)

胎头下降延缓指第二产程胎头下降初产妇<1.0 cm/小时,经产妇<2.0 cm/小时。

(四)胎头下降停滞

胎头下降停滞指第二产程胎头下降停止>1 小时。

二、临床表现

第二产程主要表现子宫收缩频率及强度增加、阴道血性分泌物增加、产妇出现不自主屏气用力、会阴膨隆变薄继而出现胎头拨露、胎头着冠及胎儿娩出。

(一)宫缩频而强

宫口开全后,宫缩的频率及强度进一步加强,可持续 1 分钟及以上,间歇 1~2 分钟,此时胎膜多已自然破裂。在第二产程的阶段,如胎膜未破,可能会影响胎头下降,应予宫缩间歇期行人工破膜。

(二)阴道血性分泌物增加

随着宫口的扩张,子宫颈内口附着处的蜕膜与胎膜分离面积较前增大,阴道血性分泌物增多,此时应注意阴道流血的量。

(三)屏气用力

胎先露下降至盆底并压迫直肠时,产妇可出现反射性便意感,并不自主出现向下屏气用力的动作,以增加腹部压力,协同子宫收缩,促进胎先露下降。

(四)胎头拨露

随着产程进展,当胎头下降至骨盆出口时,会阴逐渐膨隆和变薄,肛门括约肌松弛且张开。胎头在宫缩时露出阴道口外,宫缩间歇期又回缩至阴道内,这种现象称为胎头拨露(head visible on vulval gapping)(图6-16)。

(五)胎头着冠

经过胎头拨露之后,随着产程进展,胎头露出的部分逐渐增多,当胎头双顶径越过骨盆出口，在宫缩间歇期胎头不能缩回阴道内，称为胎头着冠（crowning of head）（图6-17）。此时，会阴极度扩张变薄，可由非孕状态的3~4 cm被拉长变薄至2~4 mm，应注意保护会阴。

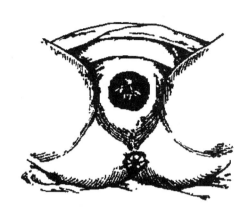

图 6-16　胎头拨露

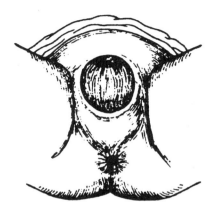

图 6-17　胎头着冠

（六）胎儿娩出

随着产程继续进展，出现胎头仰伸动作，胎头娩出，接着胎头复位及外旋转，随后前肩和后肩相继娩出，胎体也很快娩出，后羊水涌出，子宫逐渐缩小下降至脐部水平。

三、评估及处理

（一）产程评估及处理

1. 子宫收缩

第二产程子宫收缩强度及频率增加，可持续达1分钟以上，间歇1~2分钟。其有效性与第二产程时限密切相关，必要时可刺激乳头，予静脉滴注缩宫素加强宫缩。

2. 胎心

第二产程宫缩频而强，建议频繁听诊胎心，每次宫缩过后30秒或每5分钟监测一次，每次听诊至少30~60秒，在医院条件允许的情况下，高危产妇建议连续电子胎心监护。发现胎心异常，应立即进行阴道检查，综合评估母婴情况及产程进展情况，尽快结束分娩。

3. 阴道检查

无特殊每小时行阴道检查一次，评估羊水情况、胎方位、胎头下降、胎头变形情况及产瘤等情况。有异常则随时进行阴道检查。

（二）产妇屏气用力时机及方法

正确使用腹压是缩短第二产程的关键，应正确评估产妇用力的时机及指导产妇用力方法。过早或者不正确的用力，易消耗产妇体力引起疲劳，且会因疲劳引起子宫收缩乏力，从而影响产程进展。为了更好利用腹压，建议产妇在有向下屏气用力的感觉之后再屏气用力，即延迟屏气用力。在母婴良好情况下，初产妇在宫口开全5~30分钟内若无自主屏气感，可休息或改变体位，不需鼓励其屏气用力，最长可等待至 1 小时后，再采取措施指导产妇自主用力。目前，硬膜外麻醉镇痛分娩的产妇日益增多，产妇在宫口开全初期常常无反射性自主屏气感，过早指导产妇用力往往效果不佳，反而易导致产妇疲劳，影响产程进展。因此在产妇未出现较强便意感时尚可休息变换体位，无需过多干预。

1. 自发性用力

自发性用力是无计划的，在产前不需要进行训练，也不需要对产妇进行指导。强烈的用力欲望常迫使产妇在宫缩时向下有效地用力。宫缩开始时，产妇会以自我满意的任何方式呼吸，有反射性用力欲望时产妇向下用力，直至用力欲望逐渐消退。每次用力持续 5~7 秒钟，宫缩时产妇可屏气、呻吟或喊叫，也可在两次用力间歇快速呼吸数秒，这种呼吸有助于确保胎儿足够的血氧供应。

2. 引导下用力

有时因为害怕、疼痛或缺乏相关知识，产妇的自发性用力无效、用力方向不集中、用力"分散"或产程持续 30 分钟无进展时，引导下的用力会更富有成效。产妇通常紧闭双眼，看似害怕及不情愿向下用力。首先，应鼓励产妇尝试采取一种新的有助于产妇集中注意力的重力优势体位，如果无效的情况下，可指导产妇睁开双眼，向着骨盆出口方向集中目光和力量。这时，不需要进一步悉心指导，产妇的反应往往令人难忘，用力会非常有效。最后，可告诉产妇其疼痛时用力会感觉疼痛有所减轻。

3. 指导下用力

指导下用力是指严格指导产妇在何时、如何用力以及用力多久。产妇常被要求屏气用力 10 秒或更长时间，且两次用力间隙仅有一次短暂的吸气。有时这种技术被称为"紫色用力"，这是对数次宫缩产妇连续用力后其面部颜色的描述。目前并不建议这种用力方法。

（三）会阴切开评估及处理

1. 切开时机

会阴切开最适宜的时机，是在胎头拨露后、着冠前、会阴高度扩张变薄时，于宫缩开始会阴部张力增加时切开，估计切开后 1~2 次宫缩即能娩出胎儿为宜。适时的会阴切开可避免严重会阴裂伤，缩短第二产程时间，在早产时可预防胎儿颅内出血等。若过早切开，易导致创面出血多，切口暴露时间长、增加感染的风险；若过迟切开，可能会阴裂伤已经发生。

2. 切开评估

行会阴切开术应做好充分评估，严格掌握会阴切开的指征，WHO 建议将会阴切开率控制在 10% 左右。对会阴切开者应评估产妇全身情况如生命体征、产科情况、辅助检查结果等；评估产妇局部会阴情况，重点评估会阴长度及组织的弹性、外阴有无严重瘢痕损伤、炎症、水肿等皮肤异常情况；评估产妇骨盆底情况，重点评估骨盆底有无巴氏腺囊肿、肛管直肠周围脓肿、阴道直肠瘘等损伤及功能障碍性疾病；评估胎儿情况如孕周、胎儿大小、胎方位及头盆是否相称等情况。

3.适应证及禁忌证

适应证为会阴缺乏弹性,阴道口狭小(充分扩张仍不足以娩出胎头)或会阴部有水肿、脆性增加,估计分娩时严重会阴撕裂伤不可避免者;因母儿有病理情况急需结束分娩者;阴道助产手术时(视母胎情况和手术者经验决定);早产胎头明显受压者。禁忌证为死胎分娩;不能经阴道分娩者。上述适应证和禁忌证并非绝对指征,应在充分评估母儿情况基础上进行决策。

4.会阴切开类型

会阴切开常采用会阴后-侧切开术(postero-lateral episiotomy)和会阴正中切开术(median episiotomy)(图6-18)。会阴后-侧切开术为术者于宫缩时,以左/右示、中两指伸入阴道撑起左/右侧阴道壁,用剪刀自会阴后联合中线向左/右后45度剪开会阴,长4~5cm;会阴正中切开术为术者于宫缩时沿会阴后联合正中垂直剪开2cm。由于会阴正中切开术有切口延裂至肛门括约肌的风险,胎儿过大或接产技术不熟练者不宜采用。一般多采用的是左侧会阴切开术。

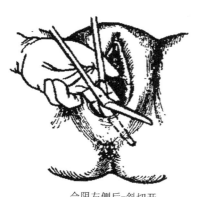
会阴左侧后-斜切开

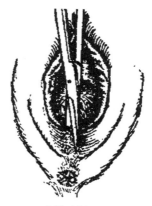
会阴正中切开

图6-18　会阴切开

(四)接产

1.接产准备

一般初产妇宫口开全,经产妇宫口扩张6cm以上且宫缩规律有力时,将产妇送上产床作接产准备。

2.外阴清洁和消毒

一般预计在分娩前10~30分钟做好外阴清洁和消毒,用温水或肥皂水清洁后,臀下垫消毒垫巾,按护理常规用消毒液消毒外阴2~3次,顺序依次为大小阴唇、阴阜、大腿内上1/3、会阴及肛门周围(图6-19),不必常规剃除阴毛。

3.助产者准备

初产妇胎头拨露3~4cm或经产妇宫口近开全后,会阴体膨隆紧张时,应准备接生。助产士按无菌操作实施外科洗手、穿手术衣、戴手套、打开产包,铺好消毒巾,合理摆放器械准备接产。

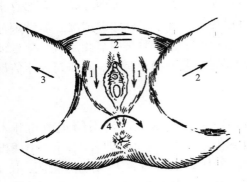

图 6-19 外阴部擦洗顺序

视频: 外阴清毒技术

4.接产体位

产妇分娩体位在不同国家和地区均有所不同, 每种体位均有其优点和缺点, 应根据产妇情况, 选择合适的分娩体位。

国内最常见的分娩体位仍为产妇头高脚低屈膝半卧位。接产时, 产妇排空膀胱后仰卧于产床上, 床头抬高约 50 度, 两腿屈曲分开露出外阴部, 宫缩时产妇两手握住产床两边扶手用力向上拉, 两腿外展, 双足用力向下蹬于产床的脚踏上。

目前大量学者提出应采用舒适的自由体位接产, 自由体位的产妇可根据自己的意愿自行选择卧、立、坐、跪、趴、蹲等姿势分娩, 如侧卧位、手膝位、坐位、蹲位等。自由体位分娩提高了产妇对身体的自我控制意识, 可使产妇身心放松、情绪稳定, 充分发挥主观能动性顺利分娩, 为发展产时个性化护理服务方面的研究奠定了基础。在母婴情况良好的情况下, 应鼓励产妇采取自由体位分娩, 但须关注产程中的安全管理。

5.接产要领

做好解释, 取得产妇配合。在分娩时适度保护会阴并协助胎头俯屈, 让胎头以最小径线(枕下前囟径)在宫缩间歇时控制胎头, 缓慢通过阴道口, 这是预防会阴撕裂的关键, 胎肩娩出时也要注意保护会阴。

6.接产步骤

(1)适度保护会阴, 控制胎头娩出速度: 接生者站在产妇右侧或正面, 在产前做好初步评估, 根据母婴实际情况决定是否实施会阴切开术, 并在接生时个性化指导产妇用力。传统的会阴保护方法是在会阴部盖上无菌巾, 接生者右肘支在产床上, 右手拇指与其余四指分开, 利用手掌大鱼际肌肉在宫缩会阴联合紧张时托住会阴, 并给予向上轻轻支持的力量, 同时, 左手轻压胎头枕部, 协助胎头俯屈。宫缩间歇时右手放松, 避免压迫过久引起会阴水肿。目前临床提倡的是单手或双手控制胎头速度保护会阴法, 不用手托会阴, 即胎头拨露 5 cm×4 cm, 会阴后联合开始紧张时, 用单手或双手控制胎头娩出速度, 于宫缩时用手均匀控制胎头娩出速度, 以每次宫缩胎头直径增大不超过 1 cm 为宜, 使会阴慢慢扩张, 宫缩间歇时放松。手控制胎头速度的同时，不要有协助胎头俯屈的动作，不干预胎头娩出角度和方向，胎头双顶径到达外口时，可稍作停留，避免用力，指导产妇张口哈气，让会阴充分扩张。双顶径娩出后不刻意协助胎头仰伸，避免引起小阴唇内侧及前庭裂伤，对于产力好的产妇让其宫缩间歇期用力，让胎头缓慢娩出。

（2）协助胎头娩出：当胎头枕部在耻骨弓下露出时，嘱产妇于宫缩时张口哈气，于宫缩间歇时稍向下屏气用力，左手协助胎头仰伸，使胎头缓慢娩出。

（3）正确娩出胎肩：有时胎头娩出后胎肩随之娩出，应适当予以控制，使其缓慢娩出。胎头娩出后，若胎儿口鼻有较多黏液和羊水，可用手协助自鼻根向下颏轻轻地挤出。胎头娩出后，耐心等待下一次宫缩（1~2分钟），待胎头自然复位后，在胎儿下降过程适度协助胎头外旋转，使胎儿双肩径和骨盆出口前后径一致。之后接产者左手将胎儿颈部向下轻压，使前肩自耻骨弓下娩出，继而托胎颈向上，使后肩从会阴前缘缓慢娩出。

（4）娩出胎体及下肢：双肩娩出后，双手协助胎体及下肢以侧位相继娩出，记录胎儿娩出时间，并于胎儿娩出后，置聚血盆于产妇臀下，以计算出血量。

（5）脐带绕颈的处理：当胎头娩出，发现脐带绕颈且较松时，可用手将脐带顺胎肩上推或沿胎头滑出。若脐带绕颈过紧，可用两把止血钳将其中一段夹住并从中间剪断（图6-20）。注意勿伤及胎儿皮肤，待脐带松解后再协助胎肩娩出。

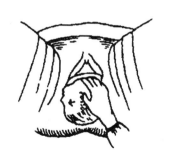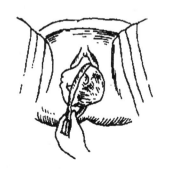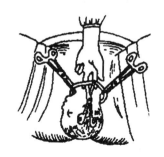

图6-20　脐带绕颈的处理

四、健康教育

第二产程时间虽短，但产妇的恐惧较第一产程加剧，助产士应陪伴在旁，及时告知产程进展情况，鼓励产妇，给予其安慰和支持，增强其信心，指导适当补充能量，引导产妇配合助产士的操作，安全顺利完成分娩。

客观题测验

第六节 第三产程管理

预习案例

某初产妇,26 岁,停经 38⁺周,因临产由急诊收入产房。入产房后 4 小时顺产一女婴,胎儿娩出 5 分钟后,阴道见少量流血,外露的脐带自行延长。

思考

1. 上述案例产妇胎盘是否已经剥离?依据是什么?
2. 此时应如何护理产妇?

第三产程(the third stage of labor)又称胎盘娩出期,是胎儿娩出到胎盘娩出的过程。需 5~15 分钟,不超过 30 分钟。正确处理新生儿、做好母婴早期接触、观察胎盘剥离征象、协助胎盘娩出及预防产后出血等是第三产程的主要内容。

一、相关概念

(一)第三产程延长

第三产程所用时间大于 30 分钟称为第三产程延长。

(二)胎盘滞留

胎儿娩出后 30 分钟,胎盘尚未娩出者,称为胎盘滞留,是产后出血的重要原因之一。如果胎盘全部未从子宫壁剥离,虽然胎盘滞留,在一段时间内可无出血。因此,正确处理胎盘滞留,对预防产后出血,降低产妇的死亡率有重要意义。

二、临床表现

第三产程主要表现为胎儿娩出后,在子宫收缩的作用下,胎盘剥离,接着出现阴道流血及胎盘娩出。

(一)子宫收缩

胎儿娩出后,子宫底下降至平脐水平,宫缩暂停,产妇感到轻松,心情比较平静而喜悦。几分钟后,子宫收缩重现,子宫呈球形,子宫底上升。

(二)胎盘娩出

胎儿娩出后,在宫缩的作用下,子宫腔容积明显缩小,胎盘不能相应缩小,与子宫壁发生错位而剥离。剥离面出血形成胎盘后血肿,随着子宫继续收缩,剥离面逐渐增大,直至完全剥离,剥离后胎盘相继娩出。

1. 胎盘剥离征象

(1)子宫收缩,宫体变硬呈球形,剥离后胎盘降至子宫下段,下段被扩张,宫体呈狭形被推向上,宫底升高达脐上。

（2）剥离后胎盘降至子宫下段,阴道口外露的一段脐带自行延长。

（3）阴道出现少量流血。

（4）手掌尺侧在产妇耻骨联合上方轻压子宫下段,宫体上升而外露的脐带不再回缩。

2.胎盘剥离及娩出方式

（1）胎儿面娩出式（Schultz mechanism,希氏法）：胎盘从中央开始剥离,而后周围剥离,胎盘后血液被胎膜包住,娩出时,胎盘胎儿面先露出阴道口。其特点是先娩出胎盘,后见少量阴道流血。临床上胎盘以希氏娩出居多。

（2）母体面娩出式（Duncan mechanism,邓氏法）：胎盘先从边缘开始剥离,再向中央剥离,血液沿剥离面流出,娩出时,胎盘母体面先露出阴道口。其特点是先有较多阴道流血,后见胎盘娩出。临床上此方式较少见。

（三）阴道流血

第三产程由于胎盘剥离引起阴道流血,正常分娩阴道流血一般不超过 300 mL。

三、评估及处理

（一）新生儿评估及处理

1.清理呼吸道

清理呼吸道是处理新生儿的首要任务。当新生儿咽部及鼻腔分泌物较多时,可用吸球吸引（图 6-21）,避免吸入性肺炎的发生。使用吸球时,应使新生儿侧卧或头偏一侧,并使球囊内形成负压后,再分别先后进入新生儿口腔及鼻内吸引,为了预防黏膜损伤,吸引时应缓慢移动,不应在某一位置固定长时间吸引。切忌吸球在新生儿口鼻内进行挤压,以免加重窒息的发生。当确定气道通畅新生儿仍未啼哭,可用手抚摸新生儿背部或轻拍足底,待新生儿啼哭后即可处理脐带。

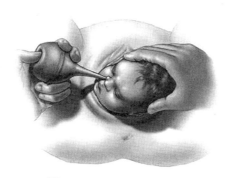

图 6-21　吸球清理呼吸道

2.新生儿 Apgar 评分

Apgar 评分用于判断新生儿有无窒息及窒息严重程度。由心率、呼吸、肌张力、喉反射及皮肤颜色 5 项体征组成。每项体征 0~2 分（表 6-1）,10 分为满分。8~10 分为正常新生儿；4~7 分为轻度窒息，需清理呼吸道、人工呼吸、吸氧、用药等处理；0~3 分为重度窒息，需紧急抢救，予喉镜下气管内插管并给氧。5 分钟 Apgar 评分反映复苏效果，与新生儿预后相关。缺氧较严重的新生儿，应在 5 分钟后再次评估。

表 6-1　新生儿 Apgar 评分法

体征	0分	1分	2分
心率(次/分)	0	<100	≥100
呼吸	0	浅慢，不规则	佳
肌张力	松弛	四肢稍屈曲	四肢屈曲，活动好
喉反射	无反射	有些动作	咳嗽，恶心
皮肤颜色	全身苍白	躯干红润，四肢青紫	全身红润

3. 脐带处理

首先用两把止血钳在距脐带根部 10~15 cm 处夹住脐带，两钳相距 2~3 cm，在其中间剪断，再用 75% 乙醇消毒脐带根部及其周围。目前多用脐圈、脐带夹等方法替代双重棉线结扎法，均于剪断脐带后在距脐根 0.5~1 cm 处用脐圈、脐带夹或丝线结扎，要求结扎牢靠以防脐带渗血，脐带残端暴露于空气中，等待其自然干燥脱落，处理脐带时注意

视频：新生儿断脐技术

新生儿保暖。正常分娩应在新生儿出生后至少 60 秒或等脐带停止搏动后再结扎脐带。如出现新生儿窒息等情况应立即断脐，并将新生儿移至辐射抢救台进行抢救复苏。

4. 一般护理

先与产妇共同确认新生儿性别，再做详细的体格检查，检查有无头皮损伤、颅内血肿、有无锁骨骨折、有无多指(趾)、肛门闭锁、生殖器异常、有无胎记、赘生物等，测量身长、头围、体重等，经详细体格检查后将新生儿足底印及母亲指印留于新生儿病历上，详细记录新生儿性别、体重、出生时间、母亲姓名、床号、住院号等，并给新生儿系上手腕带及脚腕带。协助新生儿早接触、早吸吮。

(二)正确娩出胎盘

胎儿娩出后等待胎盘的自然娩出，胎盘的正确处理可预防产后出血的发生。

胎儿娩出后经过几次宫缩胎盘才开始剥离，应确定胎盘完全剥离后才能协助娩出胎盘，避免在胎盘完全剥离前揉按、下压子宫底或用力牵拉脐带，以免引起胎盘剥离不全而出血、脐带断裂或子宫内翻的发生。在胎儿前肩娩出后可静脉滴注稀释于 250~500 mL 生理盐水中的缩宫素 10~20U，或在胎儿娩出后立即肌注缩宫素 10U，并控制性牵拉脐带，确认胎盘已完全剥离后，用左手握住宫底，拇指置于子宫前壁，其余 4 指放于子宫后壁并按压，同时右手轻拉脐带，当胎盘娩出至阴道口时，双手捧起胎盘，向一个方向旋转并缓慢向外牵拉，协助胎盘胎膜完全剥离并排出。

（三）检查胎盘胎膜

将胎盘铺平，用无菌纱布将血块拭去，先检查胎盘母体面形状、颜色、有无钙化、梗死及小叶缺损等。然后将脐带提起，检查胎膜是否完整、破裂口至胎盘边缘距离。再检查胎盘胎儿面，查看脐带长短、附着部位、有无脐带真假结、是否单脐动脉、有无脐带水肿等、检查胎儿面边缘有无血管断裂，及时发现副胎盘，最后测量胎盘直径、厚度及重量并记录以上检查情况。

（四）检查软产道

胎盘娩出后，应详细检查会阴、小阴唇内侧、尿道口周围、阴道及宫颈有无裂伤，若有裂伤应及时进行缝合，缝合时注意按照解剖位置逐层缝合。

（五）评估出血量及预防产后出血

正常分娩阴道流血一般不超过 300 mL。应用容积法、称重法、休克指数法等尽可能精准评估阴道出血量，注意观察产妇生命体征、宫缩情况及宫底高度。产后出血是孕产妇死亡的主要原因之一，积极正确的第三产程处理如预防性使用收缩剂、控制性牵拉脐带及预防性子宫按摩等可有效降低产后出血的发生。既往有产后出血史或者估计产妇有产后出血可能者，可在出胎后按医嘱予麦角新碱或安列克肌注以预防产后出血的发生。

（六）产后 2 小时护理

产后 2 小时也被人称为第四产程，由于产后出血多发生在产后 2 小时内，因此产妇需在产房观察 2 小时才返回病房。在此期间，应观察产妇一般情况如有无面色苍白、寒战、冒冷汗、烦躁不安等，以及有无口渴、头晕、心慌、乏力、尿频及肛门坠胀等自觉症状。注意生命体征的监测，子宫收缩情况、宫底高度，产后立即测量血压、脉搏，之后每半小时测量一次。注意膀胱充盈情况、会阴伤口等，警惕休克、血压升高及阴道血肿等并发症的发生。尽早进行母婴早接触、早吸吮、早开奶。

四、健康教育

做好母乳喂养宣教，告知母乳喂养的好处及重要性，强调早接触、早吸吮是母乳喂养成功的关键，指导并协助母婴早接触、早吸吮。指导产妇进食富含营养的温热易消化食物，摄入足够水分以利于体力恢复。及时告知新生儿情况，鼓励产妇说出内心感受，尤其是产妇因新生儿健康和性别等原因而引起的不良情绪时，多给予心理疏导与支持，防止因情绪不良引发的产后出血或血压升高等。

客观题测验

本章小结

　　　分娩发动是个极其复杂又需相互配合的过程，尽管目前分娩动因有许多未能解的疑惑，但随着研究的深入，分娩的动因将不断地被揭示。决定分娩的因素包括产力、产道、胎儿及精神心理因素，精神心理因素在分娩中越来越被重视，各因素虽说是单独存在，却又相互影响，顺利的分娩依赖于这些因素之间的相互适应和协调。分娩机转是一个连续的过程，下降是贯穿始终的动作，大部分动作都在产道内完成，从体外只能看到仰伸、外旋转及胎儿娩出三个动作。助产士只有熟练掌握分娩机转才能正确判断和处理分娩过程中所出现的异常问题。分娩全过程根据不同阶段的特点又分为第一产程、第二产程及第三产程 3 个时期，不同的时期有不同的临床表现、护理及观察要点，而正确地区分和判断临产前期与临产，是正常分娩最关键的第一步。

第七章

正常产褥

正常产褥PPT课件

学习目标

1. 识记：产褥期、恶露的概念。
2. 理解：产褥期妇女的临床表现、生理变化及调适。
3. 应用：运用所学知识为产褥期妇女提供相应的护理。

产褥期(puerperium)是指产妇全身各器官(除乳腺外)从胎盘娩出至恢复或接近正常未孕状态的一段时期，一般为6周。这段时期是产妇身体和心理恢复的关键时期，同时随着新生儿的出生，产妇及其家庭成员要经历心理、社会的调适过程。因此，了解产褥期护理的相关知识，对做好产褥期保健、保证母婴健康具有重要意义。

■ 第一节　产褥期妇女生理变化及心理调适

一、产褥期妇女的生理变化

(一)生殖系统的变化

1. 子宫

产褥期生殖系统变化最大的器官是子宫。妊娠子宫自胎盘娩出后逐渐恢复至未孕状态的过程，称子宫复旧。子宫复旧包括子宫体肌纤维缩复、子宫内膜再生、子宫颈复原和子宫血管的变化。

(1)子宫体肌纤维缩复：产褥期，子宫肌纤维并没有减少，而是肌细胞胞浆蛋白被分解排出，使肌细胞体积缩小，子宫体逐渐缩小。子宫体积变化：产后第一天，宫底平脐，以后每天下降 1~2 cm。产后一周缩小至妊娠 12 周大小，在耻骨联合上方可扪及宫底；产后 10 天，子宫降至骨盆腔内，腹部检查摸不到子宫底。产后 6 周，子宫恢复至正常非妊娠前大小。子宫重量变化：分娩结束后子宫重 1000 g，产后 1 周约 500 g，产后 2 周约 300 g，产后 6 周逐渐恢复到 50~70 g。

（2）子宫内膜再生：胎盘、胎膜娩出后，遗留在宫腔内的蜕膜坏死脱落随恶露排出，子宫内膜的基底层逐渐再生出新的功能层。胎盘附着处内膜完全修复约需 6 周，其余部位的子宫内膜修复约需 3 周。

（3）子宫下段的变化及子宫颈复原：分娩后子宫下段收缩逐渐恢复至非孕时的子宫峡部。胎盘娩出后，子宫颈外口如袖口状。产后 2~3 天，宫口仍能通过 2 指。产后 1 周子宫颈内口关闭，宫颈管复原；产后 4 周时子宫颈完全恢复至非孕时形态。由于分娩时子宫颈外口多在子宫颈 3 点及 9 点处发生轻度裂伤，初产妇子宫颈外口由产前的圆形（未产型），变为产后的"一"字形横裂（已产型）。

（4）子宫血管：胎盘娩出后，子宫体肌纤维的缩复使胎盘附着面缩小为原来的一半，开放的螺旋小动脉及静脉窦压缩变窄，数小时后形成血栓，出血逐渐停止，最终被机化吸收。若此期间内胎盘附着面修复不佳，血栓脱落可引起晚期产后出血。

2. 阴道

阴道在分娩后最初几日内，可出现水肿、松弛、平坦、弹性较差，黏膜皱襞减少甚至消失。产褥期阴道壁肌张力逐渐恢复，黏膜皱襞约在产后 3 周重新出现。但阴道于产褥期结束时不能完全恢复至未孕时的紧张度。

3. 外阴

分娩后外阴轻度水肿，于产后 2~3 日自行消退。会阴部血液循环丰富，若有轻度撕裂或会阴切开缝合后，均可在 3~5 日内愈合。处女膜在分娩时撕裂形成残缺不全的痕迹，称处女膜痕。

4. 盆底组织

盆底肌及其筋膜因分娩时过度伸展而弹性减弱，也可出现肌纤维部分断裂。如在产褥期坚持做产后康复健身操，盆底肌可逐渐恢复或接近正常未孕状态。如盆底组织损伤严重，加之过早参加重体力劳动或剧烈运动，或者分娩次数过多，分娩间隔时间短，盆底组织常难以完全恢复正常，可导致阴道壁膨出，甚至子宫脱垂等。

（二）乳房的变化

乳房的主要变化是泌乳。妊娠期雌激素、孕激素及胎盘生乳素水平均高，抑制了垂体生乳素的泌乳作用，乳腺发育但不泌乳。胎盘剥离排出后，产妇血中的雌、孕激素和胎盘生乳素水平急剧下降，解除了对垂体生乳素功能的抑制，乳汁开始分泌。以后乳汁的分泌主要依赖于哺乳时的吸吮刺激。

（三）血液及循环系统的变化

1. 血容量

循环血容量于产后 2~3 周恢复至未孕状态。在产后最初 3 日，尤其是 24 小时内，由于子宫缩复及胎盘循环的停止，大量血液从子宫流向体循环，同时大量的组织间液回吸收，使体循环血容量增加 15%~25%，心脏负担加重，心脏病产妇此时极易发生心力衰竭。

2.血液成分

产褥早期血液仍处于高凝状态，有利于胎盘剥离创面血栓形成，减少产后出血。白细胞总数于产褥早期增加，可达$(15\sim30)\times10^9/L$，一般于产后 $1\sim2$ 周恢复至正常水平。产后 $2\sim4$ 周血纤维蛋白原、凝血酶恢复正常。血红蛋白于产后 1 周回升。

（四）消化系统的变化

产妇胃液中胃酸分泌减少，胃肠肌张力及蠕动减弱，需 $1\sim2$ 周恢复。产妇因卧床时间长，活动减少，腹肌及盆底肌肉松弛，肠蠕动减弱，易产生肠胀气和便秘。

（五）泌尿系统的变化

妊娠期体内潴留大量水分，主要通过肾脏排出，故产后最初 1 周尿量增多。妊娠期发生的肾盂及输尿管生理性扩张，在产后 $2\sim8$ 周恢复正常。因分娩过程中膀胱受压，导致膀胱黏膜水肿、充血、肌张力降低，会阴伤口疼痛和不习惯床上排尿等原因，产妇易发生尿潴留。

（六）内分泌系统的变化

胎盘娩出后，雌激素和孕激素水平急剧下降，至产后 1 周已降至未孕水平；胎盘生乳素于产后 6 小时已测不出。哺乳产妇的催乳素于产后下降，但仍高于未孕水平，吸吮乳汁时明显增高；不哺乳者的催乳素于产后 2 周降至未孕水平。产褥期月经复潮与恢复排卵的时间受哺乳的影响，不哺乳产妇一般产后 $6\sim8$ 周月经复潮，10 周恢复排卵；哺乳产妇的月经复潮延迟，甚至在哺乳期月经一直不复潮，但月经不复潮者仍可能排卵，平均在产后 $4\sim6$ 个月恢复排卵，故哺乳产妇未见月经复潮仍有受孕的可能。

（七）腹壁的变化

腹部皮肤受妊娠子宫增大影响，部分弹力纤维断裂，腹直肌呈不同程度分离，使产后腹壁明显松弛，其紧张度在产后 $6\sim8$ 周恢复。初产妇腹部紫红色妊娠纹变为银白色，不消退。妊娠期出现的下腹正中线色素沉着，在产褥期逐渐消退。

二、产褥期妇女的心理调适

妊娠和分娩是妇女一生中的重大改变，产妇在产后要从妊娠和分娩的不适、疼痛中恢复，并接纳新的家庭成员，这一过程称为心理调适。此时产妇面临着家庭关系改变，经济需求增加，社会支持系统需求增强。因此，产妇心理处于不稳定状态，产褥期心理疏导和情感支持是十分重要的。

（一）产褥期妇女的心理变化

产后产妇，特别是初产妇会有不同的心理感受，如兴奋、满足、高兴、愉快、悲伤、忧郁和焦虑等。有些产妇因胎儿娩出后生理上的排空而感到心理空虚；因新生儿外貌及性别不理想而感到失望；因太多的母亲责任而感到恐惧；因丈夫注意力转移而感到失落等。

（二）产褥期妇女的心理调适

产褥期妇女的心理调适主要表现为两方面：确立家长与孩子的关系和承担母亲角色的责任。根据美国心理学家 Rubin 的研究结果，产褥期一般分为 3 个时期：

1. 依赖期

产后 1~3 天，产妇较疲倦，完全没有接受母亲角色，需要通过别人来满足自己大部分的需求，如喂奶、沐浴等，同时产妇多表现为用语言表达对孩子的关心。此期充分的休息、丰富的营养及与孩子间的接触可使产妇顺利进入第二期。因此丈夫及家人的关爱、帮助和医务人员的指导是非常重要的。

2. 依赖-独立期

产后 3~14 天，产妇表现出较为独立的行为，开始学习哺喂和护理自己的孩子，主动参与力所能及的活动，关注周围的人际关系。但此期也可能因为产妇感情脆弱，妊娠和分娩的痛苦经历，承担太多的母亲责任，丈夫注意力转移到新生儿，糖皮质激素和甲状腺素处于低水平等因素造成情绪压抑。此期医务人员要提供婴儿喂养和护理知识及技能，鼓励产妇表达自己的感受，提醒丈夫及家人更多关心产妇，指导和帮助产妇纠正压抑，使其顺利渡过依赖-独立期。

3. 独立期

产后 2 周至 1 个月，新家庭形成并正常运作，产妇适应母亲的角色，但也会承担更多的压力，如事业与家庭的矛盾，哺喂孩子、承担家务及维持夫妻关系各种角色的矛盾等。因此，产妇需积极进行调节，以完成适应过程。

第二节　产褥期临床表现和护理

预习案例

> 王女士，32 岁，G_1P_1，孕 39 周临产，于昨日下午 4 点行会阴侧切分娩一男婴，2020 年 10 月 3 日查房自述下腹部疼痛，会阴切口疼痛，乳房胀痛，但无乳汁分泌。查体：T：37.9℃，P：73 次/分，R：18 次/分，BP：120/80 mmHg；子宫收缩良好，宫底脐下一横指；阴道流出鲜红色血液，如月经量；会阴切口水肿；产妇自述不适，不能主动护理新生儿。
>
> **思考**
> 1. 该产妇目前的主要护理问题有哪些？
> 2. 如何对该产妇进行护理？

一、产褥期临床表现

1. 生命体征

产后产妇体温基本在正常范围内，有些产妇由于产程较长，过度疲劳，其体温可在产后 24 小时内稍升高，但一般不超过 38℃；产后 3~4 日可因乳房血管、淋巴管极度充盈，出现 37.8℃~39℃的泌乳热，一般持续 4~16 小时自行恢复。产后脉搏略缓慢，为

60~70 次/分。产后呼吸深慢，为 14~16 次/分。血压在产褥期平稳，无明显变化，妊娠高血压综合征的产妇血压于产后明显降低。

2. 子宫复旧

产后当天，子宫底平脐或脐下一横指，以后每天下降 1~2 cm，产后 1 周缩小至约妊娠 12 周大小，在耻骨联合上方可扪及；产后 10 天子宫降至骨盆腔内，在耻骨联合上方扪不到子宫底；产后 6 周，子宫恢复至正常非孕大小。产褥早期因子宫收缩引起下腹部阵发性剧烈疼痛，称产后宫缩痛。于产后 1~2 天出现，持续 2~3 天自然消失，哺乳时反射性缩宫素分泌增加可加重疼痛，多见于经产妇。

3. 恶露（lochia）

产后随子宫蜕膜的脱落，血液、坏死蜕膜等组织经阴道排出，称恶露。正常恶露有血腥味，无臭味，持续 4~6 周，总量 250~500 mL。根据其颜色及性状可分为：

（1）血性恶露（lochia rubra）：出现于产后最初 3~4 日，色鲜红，量多，含大量血液，有时有小血块，有少量胎膜及坏死蜕膜组织。

（2）浆液性恶露（lochia serosa）：出现于产后 4~14 日。因色淡红，含少量血液，较多浆液得名，内有较多的坏死蜕膜组织、宫颈黏液，且有细菌。

（3）白色恶露（lochia alba）：出现于产后 14 日以后，持续约 3 周。色较白，黏稠，含大量白细胞、坏死蜕膜组织、表皮细胞及细菌等。

4. 会阴

部分产妇可见会阴不同程度的水肿，甚至血肿，会阴切口处活动时有疼痛。

5. 排泄

①褥汗：产后一周内皮肤排泄功能旺盛，表现为大量出汗，尤其是睡眠和初醒时更明显；②排尿：分娩时膀胱受压、会阴伤口疼痛等原因易导致尿潴留；产后 2~3 日内，产妇通过排尿排出多余的水、钠，因此会多尿；③产褥期因活动减少容易发生便秘。

6. 乳房

产后哺乳延迟或没有及时排空乳房，导致乳腺管不通畅，表现为乳房胀痛；若乳房护理不良或哺乳方法不当，则会出现乳头皲裂。

7. 体重

由于胎儿及胎盘的娩出、羊水排出、产时失血、子宫复旧、恶露及汗液、尿液的大量排出，体重逐渐下降。

8. 精神心理方面

产后最初几日产妇感到疲乏，表现为精神不振，自理能力降低。产后 2~3 天内发生轻度或中度的情绪反应称为产后抑郁，表现为易哭、易激惹、喜怒无常等。

二、护理评估

（一）健康史

认真阅读产妇产前记录、分娩记录、用药史，尤其注意异常情况及处理经过，如产程延长、产时出血、软产道裂伤、新生儿窒息等。

（二）身心状况

1. 身体状况

（1）生命体征。①体温：多在正常范围，一般不超过38℃，若超过38℃应考虑感染的可能；②脉搏：60~70次/分，若过快应考虑发热、产后出血引起休克的早期症状；③呼吸：14~16次/分；④血压：和产前一致，妊娠期高血压综合征产妇产后血压恢复正常或明显降低。

（2）生殖系统。

子宫：产后每15~30分钟评估子宫收缩情况，产后24小时后每日同一时间评估产妇的子宫情况。评估前应嘱产妇排尿后平卧，双膝稍屈曲，腹部放松，解开会阴垫，注意遮挡及保暖。先按子宫使其收缩，再测耻骨联合上缘至子宫底的距离。正常子宫圆且硬，位于腹部中央。产后当天，子宫底平脐或脐下一横指，以后每天下降1~2 cm，产后1周缩小至约妊娠12周大小，在耻骨联合上方可扪及；产后10天子宫降至骨盆腔内，在耻骨联合上方扪不到子宫底。若子宫软应考虑是否有产后宫缩乏力；若子宫偏向一侧，应考虑是否有膀胱充盈；若子宫不能如期复原提示异常。

恶露：常在评估子宫状况时观察恶露的情况，每日应观察恶露的颜色、量及气味。正常恶露有血腥味，但无臭味，总量250~500 mL，持续4~6周干净。若阴道流血量多或血块大于1 cm，应怀疑子宫收缩乏力或胎盘残留；若阴道流血量不多，但子宫收缩不良，宫底上升者，提示宫腔内有积血。

外阴：评估外阴水肿程度，会阴部有缝线者应注意观察伤口周围有无渗血、红肿、硬结及分泌物等，及早发现伤口感染。

（3）排泄：评估产妇出汗多少及时间，有无虚脱症状；评估膀胱充盈状况，以免膀胱充盈影响子宫收缩，引起宫缩乏力而致产后出血；评估产后第一次排尿时间及尿量，预防尿潴留；产妇因分娩时大便已排空，产后1~2天多不排便，但应注意产后有无便秘状况。

（4）乳房：评估乳房有无胀痛，乳头有无平坦、内陷或皲裂；评估乳汁质量，产后7天所分泌的乳汁为初乳，因内含β-胡萝卜素，呈淡黄色、质稠；产后7~14天分泌的乳汁为过渡乳，产后14天以后分泌的乳汁为成熟乳，呈白色。

2. 心理状况

（1）评估产妇对分娩的感受：是舒适或痛苦，可影响母亲角色的适应。

（2）评估母亲的行为：是适应性的还是不适应性的，母亲若能满足孩子的需要并积极学习护理孩子的知识与技能，并表现出喜悦，是适应性行为；若不愿接触孩子，认为孩子给自己带来太多的痛苦和压力，不亲自哺喂和护理孩子，表现出不悦，不愿交流，食欲差，属于不适应性行为。

（3）评估母亲对孩子的看法：如认为孩子吃得好，睡得好，不哭不闹即为好孩子，自己也是好妈妈；孩子常哭闹、睡眠少、哺喂困难则是坏孩子，自己是不称职的妈妈等不能正确评价孩子的母亲将影响日后母子良好关系的建立。

（4）评估家庭氛围：良好的家庭氛围有助于家庭成员角色的获得，相反，各种冲突将不利于亲情关系的发展。

（5）评估影响心理调适的因素：产妇年龄、健康状况、社会支持系统、经济状况、性格特征、文化背景等因素均会影响产妇的心理适应。

（三）辅助检查

产后常规体检，必要时进行血、尿常规检查，药物敏感试验等。

三、治疗要点

促进产后生理功能恢复，预防产后出血、感染等并发症发生，促进母乳喂养。

四、护理措施

（一）一般护理

1. 环境

给产妇提供舒适、安静的休息环境，室内空气清新，室温24℃~26℃，湿度55%~60%，床单清洁、整齐、干净。产褥期应每天梳头刷牙，勤用热水擦身或淋浴，指导产妇及时更换会阴垫、衣服及床单等。

2. 生命体征

每天测体温、脉搏、呼吸及血压2次，若体温≥38℃，应加强观察，查找原因。

3. 饮食

产后1小时可让产妇进流食或易消化的半流食，之后可根据产妇状况进普食。产后的饮食应营养丰富，易于消化，少食多餐，多进蛋白质及汤类食物，适当补充维生素和铁剂。

4. 大小便

产后4小时鼓励产妇及时排尿，对产后6小时仍未排尿者，可采取鼓励产妇下床排尿、听流水声、热敷下腹部、针刺关元、气海、三阴交、阴陵泉等穴位、遵医嘱肌注新斯的明1mg等措施促其排尿，上述措施均无效时给予导尿。鼓励产妇早日下床活动及做产后操，多饮水，多吃蔬菜和含纤维素食物，以保持大便通畅。

视频：产后尿潴留导尿术

（二）子宫复旧护理

产后2小时内，即产妇易因子宫复旧不良而导致产后出血，故产后即刻、30分钟、1小时、2小时应各观察1次子宫收缩，并按摩子宫，记录宫底高度、恶露的性质和量。以后应每日同一时间观察子宫复旧情况，若发现异常应及时排空膀胱、按摩子宫，遵医嘱给予子宫收缩剂；若恶露有异味，提示有感染的可能，应监测血常规、注意体温变化，遵医嘱使用抗生素。

（三）会阴及会阴伤口护理

保持外阴清洁，每天会阴擦洗2次，大便后随时冲洗；会阴部有水肿者，可用50%硫酸镁湿热敷，每日2~3次，每次20分钟；有血肿者，较小的血肿24小时后可用红外线照射外阴，较大的血肿应配合医生切开处理；有硬结者，用大黄、芒硝外敷或用95%乙醇溶液湿热敷；会阴部侧切者，应每天观

视频：产后外阴抹洗技术

察伤口情况，并嘱产妇健侧卧位，一般侧切伤口3～5日拆线，如有伤口感染，应提前拆线引流，并定时换药。

(四) 母乳喂养指导

1. 母乳喂养的好处

(1)对婴儿的好处：①提供营养，促进发育：母乳中含有的营养物质有利于婴儿的消化吸收，且随着婴儿生长发育的需要，母乳的质和量也会发生相应改变；②提高免疫力、预防疾病：母乳中含有多种免疫活性物质(如巨噬细胞、淋巴细胞)和丰富的免疫球蛋白(如分泌性免疫球蛋白、乳铁蛋白、纤维结合蛋白、双歧因子等)，可预防婴儿腹泻、呼吸道和皮肤感染；③保护牙齿：呼吸时肌肉运动可促进面部肌肉正常发育，预防奶瓶喂养引起的龋齿；④母子互动，增加感情：母乳喂养增加了婴儿与母体的皮肤接触，有助于母婴间的情感联系，利于婴儿心理和智能的发育。

(2)对母亲的好处：①预防产后出血：吸吮刺激母体脑垂体产生缩宫素，促进子宫收缩，减少产后出血；②避孕：哺乳可推迟月经复潮及排卵，有利于计划生育；③减少女性患癌的危险性：据报道，女性一生中若哺乳时间超过16～25个月，则乳腺癌和卵巢癌的发生率降低；④母乳喂养经济、方便、安全、卫生：母乳温度和泌乳速度适宜，无需加热，不易污染，直接喂给，经济方便。

2. 母乳喂养的方法

(1)清洗乳房：乳房应经常擦洗，保持清洁、干燥。每次哺乳前，产妇均应洗净双手，用温开水洗净乳房、乳头，如乳头处有痂垢应先用油脂浸软后再用温水洗净，勿用肥皂及乙醇之类擦洗，以免引起局部皮肤干燥、皲裂。

(2)体位：哺乳时母亲和婴儿均取舒适的姿势，可根据情况采取侧卧位、搂抱式、抱球式等姿势。婴儿的身体贴近母亲，面向乳房，婴儿的头与身体在一条直线上，婴儿的口对着乳房。

侧卧位：适用于剖宫产术后的母亲，以免切口受到压迫；母亲较疲惫，希望在婴儿吃奶时休息或睡觉；乳房较大，利于婴儿含接(图7-1)。

搂抱式：是产妇常用的姿势。

抱球式：适合于剖宫产的母亲或乳房较大、乳头内陷以及乳头扁平的母亲。

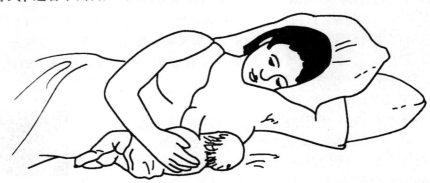

图7-1　母乳喂养姿势(侧卧位)

（3）哺喂方法：母亲将拇指与其余四指分开，分别放于乳房上、下方，呈"C"形托起整个乳房。先挤压乳晕周围组织，挤出少量乳汁以刺激婴儿吸吮，然后把乳头和大部分乳晕放入婴儿口中。用一只手托扶乳房，以防乳房堵住婴儿鼻孔。哺乳结束时，用示指轻轻向下挤压婴儿下颏，避免在口中形成负压情况下拉出乳头而引起局部疼痛或皮肤损伤。

（4）注意事项：①指导母亲哺乳时选择舒适的姿势，避免肌肉过度疲劳，出现背痛或其他不适；②每次哺乳时应先吸空一侧乳房，再吸另一侧乳房；③每次哺乳后，应将婴儿抱起轻轻拍背1~2分钟，排出胃内空气，以防吐奶。

课程思政

1990年5月10日卫生部决定，将每年的5月20日作为全国母乳喂养宣传日。这是国家卫生部为保护、促进和支持母乳喂养而设立的一项重要活动，也是献给所有哺乳母亲与她们孩子的节日。呼吁全社会都来关注和支持"母乳喂养"的观念，让母亲和宝宝建立更紧密的关系！世界卫生组织驻华代表处高级官员蒂克·哈森用一句话提醒中国家长："金水、银水不如妈妈的奶水。"

（五）乳房护理

1. 正常乳房护理

除保持乳房清洁外，每次哺乳前热敷或按摩乳房，刺激泌乳反射；哺乳期使用大小适中的棉质乳罩；哺乳时应让新生儿吸空乳房，产后半小时首次哺乳，之后应按需哺乳。

2. 平坦及凹陷乳头护理

若产妇的乳头扁平或向内回缩，造成哺乳困难，可指导产妇做以下练习：

（1）乳头伸展练习：将两拇指平行放在乳头两侧，由乳头向两侧外方慢慢地拉开，牵拉乳晕皮肤及皮下组织，使乳头向外突出。然后将两拇指分别放在乳头上、下两侧，将乳头向上下纵形拉开。如此重复，每次练习15分钟，每天2次。

（2）乳头牵拉练习：用一只手托住乳房，另一只手的拇指和食指、中指抓住乳头向外牵拉。每次10~20次，每天2次。

（3）配置乳头罩：从妊娠7个月起戴乳头罩，柔和的压力可使内陷的乳头外翻，乳头经中央小孔保持持续突起，起到稳定乳头周围组织的作用。

3. 乳房胀痛的护理

（1）尽早哺乳：产后半小时内开始哺乳，促进乳汁畅流。

（2）外敷乳房：哺乳前热敷乳房，可促使乳腺管畅通。两次哺乳间冷敷乳房，可减少局部充血、肿胀。用生面饼、芒硝或金黄散外敷乳房，可促使乳腺管畅通，减少疼痛。

（3）按摩乳房：哺乳前从乳房边缘向乳头中心按摩乳房促进乳腺管畅通，减少疼痛。

（4）配戴乳罩：产妇穿戴合适的具有支托性的乳罩，可减轻乳房充盈时的沉重感。

（5）口服用药：可口服维生素 B_6 或散结通乳的中药，常用柴胡（炒）、当归、王不留行、木通、漏芦各 15 g，水煎服，缓解疼痛。

4. 乳腺炎的护理

产妇乳房出现局部红、肿、热、痛或有痛性结节时，提示有乳腺炎。轻度乳腺炎时可继续哺乳，先湿热敷、按摩乳房，先吸吮患侧乳房以利乳腺管通畅，且应吸空乳汁；增加哺乳次数，适当延长哺乳时间。哺乳后充分休息，清淡饮食。体温升高者暂停哺乳。

5. 乳头皲裂的护理

轻者可继续哺乳，哺乳前先湿热敷乳房和乳头 3~5 分钟，按摩并挤出少量乳汁，使乳晕变软容易被婴儿含吮。先以损伤轻的一侧乳房哺乳，以减轻对另一侧乳房的吸吮力。哺乳时注意含接姿势正确。增加哺乳的次数，缩短每次哺乳的时间。哺乳后，挤出少许乳汁涂在乳头和乳晕上，短暂暴露使乳头干燥。疼痛严重者，用吸乳器吸出乳汁喂给新生儿或用乳头罩间接哺乳。

6. 催乳的护理

应鼓励产妇树立信心，保持良好情绪，指导正确的哺乳方法，按需哺乳，保持充足的睡眠，多进汤类食物。

7. 退乳的护理

产妇因疾病或其他原因不能哺乳者，应尽早退乳。限进汤类饮食，不排空乳房，停止哺乳、挤乳；必要时遵医嘱用药。

（六）心理护理

（1）了解产妇对新生儿及新家庭的想法，鼓励产妇倾吐心声，并及时给予安慰、鼓励；指导家属关注产妇情绪，积极预防产后抑郁的发生。

（2）主动提供自我护理及新生儿护理知识及技能，如：产妇的饮食与休息、褥汗、乳房胀痛、新生儿喂养和沐浴等方法，使其尽快适应母亲角色，顺利度过产褥期。

视频：新生儿沐浴技术

视频：新生儿卡介苗接种技术

视频：新生儿抚触技术

五、健康教育

1. 一般指导

合理饮食保证充足的营养。居室应清洁，定期通风；注意个人卫生和会阴部清洁；保持良好的心情，适应新的家庭生活方式。

2. 活动指导

经阴道分娩者产后 6~12 小时可下床活动，会阴侧切及剖宫产者可根据情况适当延迟，并逐渐参与婴儿照顾；产后第 2 天，可以开始做产褥期保健操（图 7-2），以促进腹壁、盆底肌肉张力的恢复；产后 2 周开始做膝胸位练习，预防或纠正子宫后倾。

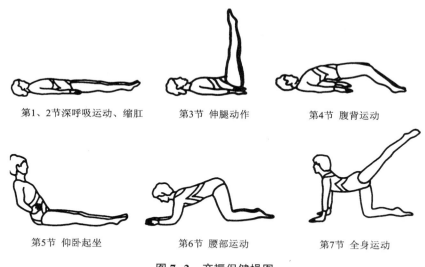

图 7-2　产褥保健操图

3. 计划生育指导

产后 6 周内不宜性生活，之后在生殖器已复原的情况下恢复性生活。月经复潮前有可能排卵，因此，产后 42 日就应采取避孕措施，哺乳者宜选用工具避孕，不哺乳者可选用药物避孕。

4. 产后访视及产后检查

（1）产后访视：社区医疗保健人员在产妇出院后 3 日内、产后 14 日、产后 28 日分别做 3 次产后访视，内容包括了解产妇饮食、睡眠及大小便情况；子宫复旧及恶露情况；乳房及哺乳情况伤口情况；婴儿喂养情况及生长发育情况等。发现异常及时给予指导。

（2）产后健康检查：告知产妇于产后 6 周时带孩子一同到医院进行复查。对产妇进行全身检查及妇科检查，以了解其的恢复情况。对婴儿进行全身检查，了解喂养及发育情况。

知识拓展

WHO 促进母乳喂养成功的措施。

1. 有书面的母乳喂养政策，并常规地传达到所有保健人员；

2. 对所有保健人员进行技术培训，使其实施这一政策；

3. 把母乳喂养的好处及处理方法告知每一位孕妇；

4. 帮助产妇在产后半小时开奶；

5. 指导母亲喂奶方法，以及在需要与婴儿分开的情况下如何保持泌乳；

6. 除母乳外，禁止给新生儿喂任何食物和饮料，除非有医学指征；

7. 实施母婴同室，让母亲与婴儿一天 24 小时待在一起；

8. 鼓励按需哺乳；

9. 不给母乳喂养的婴儿吸橡皮奶头或使用奶头做安慰物；

10. 促使母乳喂养支持组织的建立，并将出院的母亲转给这些组织。

本章小结

产褥期是指产妇全身各器官（除乳腺外）从胎盘娩出至恢复或接近正常未孕状态的一段时期，一般为 6 周。产褥期生殖器官变化最大的器官是子宫，子宫内膜修复的同时，残留的蜕膜组织经阴道流出形成恶露，包括血性恶露，浆液性恶露，白色恶露；循环系统产后 3 天内尤其是 24 小时内心脏负担最重，心脏病孕妇易发生心力衰竭；泌尿系统的主要变化是尿量增多，易发生尿潴留及尿路感染；乳房的变化是泌乳，婴儿吸吮是保持泌乳的关键；产褥期应对产妇进行全面正确的护理评估，找出常见的问题，实施针对性护理，使产妇安全度过产褥期。

客观题测验

主观题测验

第八章

妊娠并发疾病

妊娠并发疾病PPT课件

学习目标

1. 掌握：各种妊娠并发症的概念、临床表现、处理原则和助产要点；多胎妊娠分娩的助产要点。

2. 熟悉：各种妊娠并发症的鉴别诊断、并发症及对母儿的不良影响；多胎妊娠对母儿的影响及处理原则，终止妊娠的时机及方式的选择。

3. 了解：各种并发症的病理生理基础及其发病机制；多胎妊娠的定义、分类及诊断原则。

4. 运用：异位妊娠的观察护理措施；妊娠剧吐的护理措施；子痫发作时的抢救原则及用药方法；妊娠期肝内胆汁淤积症的产科处理原则及助产要点。

5. 理解：异位妊娠的临床护理；妊娠剧吐的临床表现及治疗原则；妊娠期高血压的用药原则及护理要点；妊娠期肝内胆汁淤积症的分度、临床表现及对母儿的影响。

6. 识记：异位妊娠治疗的新进展；妊娠剧吐治疗的新进展；妊娠期高血压的定义及妊娠期高血压对母婴的影响；妊娠期高血压的种类、临床表现及处理方法；妊娠期肝内胆汁淤积症的定义、病因及诊断原则。

第一节　妊娠期时限异常

一、早产

预习案例

> 王某，38 岁，G1P0，孕 30 周，下午散步后突然感觉下腹阵发性疼痛，在丈夫陪同下于 18：00 到医院急诊就诊。查生命体征正常，宫高 30 cm，腹围 80 cm，扪及规则宫缩，(35~40) 秒/(5~6) 分钟，宫缩力弱，胎心音 135 次/分。消毒后阴查：宫口未开，宫颈管长 1 cm，胎膜未破，无阴道流血流液，胎心监护显示胎心基线 140 bpm，宫缩 5~6 分钟一次。
>
> 思考
> 1. 上述案例孕妇诊断是什么？有哪些高危因素？
> 2. 该产妇分娩过程中，应注意哪些事项？

早产(pretermbirth)是指妊娠满 28 周至不足 37 周间分娩者。此时娩出的新生儿称早产儿，体重 1000~2499 g。根据原因不同，早产分为自发性早产和治疗性早产。国内早产占分娩总数的 5%~15%，约 15% 的早产儿死于新生儿期。近年来由于早产儿治疗和监护手段的进步，其生存率明显提高，伤残率下降。

(一)病因与高危人群

1.病因

(1)母体感染：如生殖道感染、绒毛膜羊膜炎。既往有宫颈手术史者，如宫颈锥形切除术后由于缺少宫颈黏液栓降低抵抗逆行感染能力，易发生胎膜早破引发早产。

(2)子宫畸形或子宫过度膨胀：如单角子宫容量受限或羊水过多及多胎妊娠等。

(3)宫颈内口松弛：宫颈内口松弛，前羊膜囊楔入，受压不均。

(4)妊娠合并症和并发症：母体因素不能继续妊娠者如并发重度子痫前期、子痫、产前出血、妊娠期肝内胆汁淤积症、严重心肺疾患、未得到控制的甲状腺疾患、糖尿病和急性传染病等。

(二)高危人群

(1)既往有晚期流产及(或)早产史者。

(2)孕妇年龄过小或过大者：孕妇≤17 岁或>35 岁。

(3)过度消瘦的孕妇：体重指数<19 kg/m²，或孕前体质量<50 kg，营养状况差，易发生早产。

(4)不良嗜好者：有烟酒嗜好或吸毒的孕妇，早产风险增加。

(5)阴道超声检查：孕中期阴道超声检查发现子宫颈长度<25 mm 的孕妇。

（6）有子宫颈手术史者：如宫颈锥切术、环形电极切除术，子宫发育异常者。

（7）妊娠间隔过短的孕妇：2 次妊娠间隔如控制在 18~23 个月，早产风险相对较低。

（8）多胎妊娠及辅助生殖技术助孕者。

（9）胎儿及羊水量异常者。

（10）有妊娠合并症或并发症者。

（三）临床表现及分类

1. 临床表现

孕妇可有晚期流产、早产及产伤史，此次妊娠满 28 周后到 37 周前出现较规则宫缩，间隔时间 5~6 分钟，持续时间达 30 秒以上，肛门检查或阴道检查发现宫颈管消失、宫口扩张。部分患者可伴有少量阴道流血或阴道流液。

（1）先兆早产：凡妊娠满 28 周且不足 37 周，出现规则宫缩，伴有宫颈管的进行性缩短（经阴道超声测量宫颈长度不足 20 mm），但宫颈口尚未扩张，为先兆早产。

（2）早产临产：凡妊娠满 28 周且不足 37 周，有规律性子宫收缩（指每 20 分钟≥4 次或每 60 分钟≥8 次），伴有子宫颈的进行性改变，宫颈缩短≥80%，宫颈口扩张，情况与足月妊娠临产相仿，为早产临产。

2. 分类

根据原因不同，早产分为自发性早产和治疗性早产。前者包括未足月分娩和未足月胎膜早破早产者；后者是因妊娠合并症或并发症，为母儿安全需要提前终止妊娠者。

（四）诊断与鉴别诊断

主要依据临床表现进行诊断，注意需根据临床资料再次核实孕周。诊断早产一般并不困难，但应与妊娠晚期出现的生理性子宫收缩相区别。生理性子宫收缩一般间隔时间长而且不规律，宫缩强度弱而且不会随着时间增加逐渐增加，孕妇无痛感，不会伴有宫颈管缩短和宫口扩张等改变。同时，根据临床表现判断为先兆早产或早产临产。

（五）对母儿的影响

1. 对母体的影响

增加手术产的概率，对孕妇的心理造成负担。

2. 对胎儿的影响

早产将导致围生儿发病率和死亡率增加。早产儿容易发生各种近期和远期并发症，近期并发症包括新生儿黄疸、感染、新生呼吸窘迫综合征、缺血缺氧性脑病、坏死性小肠结肠炎等，远期并发症如脑瘫、视网膜病变等。

早产儿的治疗和护理费用高昂，产妇及家庭都要付出巨大的经济和精神代价。

（六）预防

1. 一般预防

避免低龄（≤17 岁）或高龄（>35 岁）妊娠；第一次产检时应详细了解早产高危因素，以便进行针对性预防；定期产前检查，提倡均衡饮食，使体重增加控制在合理范围；避免吸烟饮酒；指导孕期卫生；积极治疗泌尿生殖系统感染；孕晚期节制性生活，以免胎膜早破。

2. 加强管理

加强高危妊娠管理，积极治疗妊娠合并症和并发症，预防胎膜早破和亚临床感染。

3. 针对性处理

宫颈内口松弛者，妊娠 12~16 周行宫颈内口环扎术。

4. 特殊类型孕酮的应用

预防早产的特殊类型孕酮有 3 种：微粒化孕酮胶囊、阴道孕酮凝胶、17α-羟己酸孕酮酯。

（1）对有晚期流产或早产史的无早产症状者，不论宫颈长短，均可推荐使用 17α-羟己酸孕酮酯。

（2）对有前次早产史，此次孕 24 周前宫颈缩短，CL<25 mm，可经阴道给予微粒化孕酮胶囊 200 mg/d 或孕酮凝胶 90 mg/d，至妊娠 34 周。

（3）对无早产史，但孕 24 周前阴道超声发现宫颈缩短，CL<20 mm，推荐使用微粒化孕酮胶囊 200 mg/d 阴道给药，或阴道孕酮凝胶 90 mg/d，至妊娠 36 周。

（七）处理原则

1. 先兆早产的处理

（1）侧卧位提高子宫胎盘血流量，降低子宫活性，使子宫肌松弛从而减少自发性宫缩。

（2）避免不必要的肛诊及阴道检查，如果宫缩频繁应行阴道检查以了解子宫颈容受及扩张情况。

（3）对于宫颈<20 mm 的产妇，应用宫缩抑制剂。

2. 早产临产的处理

（1）一般处理卧床休息，保持外阴清洁，避免不必要的肛诊和阴道检查。

（2）抑制宫缩。

①抑制宫缩的目的：暂时延迟分娩，特别在孕周较小的孕妇，如能抑制宫缩达 48 小时，可使皮质类固醇促胎肺成熟发挥最大的效能，且为宫内转运争取时间。

②应用条件：凡符合以下条件者，可应用宫缩抑制剂以延长妊娠数天，为肾上腺皮质激素促胎肺成熟争取时间；延长数周，使胎儿能继续在宫内发育生长，以降低新生儿死亡率及患病率：①早产临床诊断明确；②妊娠 28 周以上；③无继续妊娠的禁忌证；④胎儿能继续生长；⑤宫颈口扩张≤4 cm，产程尚处于潜伏期。

③禁忌证：死胎、严重胎儿畸形、重度子痫前期、子痫、绒毛膜羊膜炎等不使用宫缩抑制剂。

④药物的选择及作用机制。

钙拮抗药：使细胞质内钙含量降低，从而使子宫肌松弛。硝苯地平（心痛定）首次剂量 20 mg，然后维持剂量为 10~20 mg，每日 3~4 次口服，根据宫缩情况调整。服药中注意观察血压，防止血压过低。舌下含服作用较快，可减弱宫缩的振幅及肌张力，但可致外周血管扩张、房室传导减慢及随后的反射性心动过速，头痛、潮热以及降低子宫胎盘血流量，因此不推荐舌下含服。

吲哚美辛（消炎痛）：吲哚美辛为前列腺素抑制剂，可抑制前列腺素合成酶而抑制前列腺素的合成。主要用于妊娠 32 周前的早产。起始剂量为 50~100 mg 经阴道或直肠给药，也可口服，然后每 6 小时给予 25 mg，可维持 48 小时。妊娠 32 周之后禁用。禁忌证：孕妇血小板功能不良、出血性疾病、肝功能不良、胃溃疡、有对阿司匹林过敏的哮喘病史。

β$_2$ 受体激动药：药物直接作用于平滑肌细胞膜上的受体，与相应受体结合后激活腺苷环化酶而使平滑肌细胞中的环磷酸腺苷（cAMP）含量增加，抑制肌质网释放钙，细胞质内钙含量减少，使子宫肌松弛而抑制宫缩。同时也可兴奋 β 受体，因此有心血管系统方面的不良反应。盐酸利托君（商品名：安宝）常用剂量为每分钟静脉滴注 50~100 μg，逐渐加量，每 10 分钟增加 50 μg，至宫缩停止，最大剂量不超过 350 μg/min，共 48 小时。

阿托西班：为缩宫素受体拮抗剂。与子宫肌缩宫素受体起竞争性拮抗作用。作用迅速，输注开始 10 分钟内，宫缩即明显减少，子宫很快得到舒缓。初始剂量为 6.75 mg，静脉滴注 1 分钟，继之 18 mg/h 维持 3 小时，接着 6 mg/h 维持 45 小时。整个疗程中，总剂量不宜超过 330 mg。不良反应小，但价格较昂贵。治疗应在确诊早产临产后尽快开始，宫缩持续存在时，应考虑替换疗法。

（3）硫酸镁的应用：应用硫酸镁对妊娠 32 周前早产胎儿中枢神经系统有保护作用，不但能降低早产儿的脑瘫风险，而且能减轻脑瘫的严重程度。孕 32 周前的早产临产，宫口扩张后用药，负荷剂量 4.0 g 静滴，30 分钟滴完，然后以 1 g/h 维持至分娩。应用硫酸镁时间不超过 48 小时，24 小时总量不超过 25~30 g。硫酸镁使用过程中的注意事项详见本章第四节妊娠高血压疾病。

（4）促胎肺成熟：孕周 28~33^{+6} 周的早产胎儿应促胎肺成熟。用法：地塞米松 5 mg 或 6 mg 肌内注射，每 12 小时 1 次，连续 4 次；或倍他米松 12 mg，肌内注射，每天 1 次，连续 2 天；或羊膜腔内注射地塞米松 10 mg 1 次。不推荐反复、多疗程产前给药。临床已有宫内感染证据者禁忌使用糖皮质激素。

（5）抗生素：对胎膜早破的先兆早产孕妇建议常规应用抗生素预防感染；但对于胎膜完整无临床感染依据的早产，使用抗生素不能预防早产，除非分娩在即且下生殖道 B 族溶血性链球菌检测阳性，否则不推荐应用抗生素。

早产儿在新生儿时期易患严重疾病和发生死亡。如果缺乏恰当的治疗，早产儿终身致残风险增加，严重影响生活质量。早产并发症是导致新生儿死亡的最大单一因素，也是 5 岁以下儿童死亡的第二大原因。全球都在努力进一步降低儿童死亡率，敦促关于早产问题的紧迫行动。

WHO建议：改善早产结局的干预措施

3.早产分娩的处理

早产儿，尤其是 <32 孕周的极早产儿需要良好的新生儿救治条件，故应转到有早产儿救治能力的医院分娩；产程中加强胎心监护有助于识别胎儿窘迫，尽早处理；分娩镇痛以硬脊膜外阻滞麻醉镇痛相对安全；不提倡常规会阴侧切，也不支持无指征的产钳助产；对臀位特别是足先露者应根据当地早产儿治疗护理条件权衡剖宫产利弊，因地制宜选择分娩方式。早产儿出生后适当延长 30~120 秒或脐带停止

波动后断脐带，可减少新生儿输血的需要及 50% 的新生儿脑室内出血。

（八）助产要点

1. 评估和监测

（1）健康史：询问孕妇年龄生育情况，有无妊娠期并发症、合并症，有无外伤、精神创伤等致病因素存在，既往有无流产、早产或本次妊娠有无阴道流血史等，应详细询问并记录孕妇既往出现的症状及接受治疗的情况。

（2）身心状况：密切监测孕妇的生命体征、胎心率、胎动变化，有无感染的情况。观察子宫收缩、阴道流血、胎膜是否破裂，宫颈或宫口的情况。评估胎儿宫内安危和成熟度。由于早产多为意料之外，大部分孕妇没有做好精神和物质准备，应观察产妇有无恐惧、焦虑等不良心理变化。

（3）辅助检查：通过 B 超检查确定胎儿宫内情况，胎心监护仪监测宫缩及胎心情况。

2. 照顾与支持

（1）一般护理：指导孕妇侧卧位卧床休息，尽量减少活动，保证充足睡眠。不要刺激腹部，有早产先兆者应禁止性生活。

（2）饮食指导：鼓励食用高维生素、高蛋白、高热量和富含锌、DHA（属于 ω−3 不饱和脂肪酸）的食物，如鱼类。锌质元素能够保证胎儿每日生长发育的需要，并且减少发生早产的概率。鼓励摄入适量粗纤维成分食物，保持大便通畅，预防便秘，防止过度用力排便腹压增大造成早产。

（3）心理支持：①引导早产的孕妇及家属讲出其担忧的问题及心理感受，将所采取的治疗方案向其说明，以缓解其焦虑心理；②告知孕妇早产的准备，讲解早产及早产儿出生后护理治疗等相关知识，以减少不必要的担心。

3. 处理与配合

（1）用药处理：遵医嘱使用宫缩抑制药物，并观察药物不良反应。常用药物有利托君、硝苯地平、吲哚美辛等。利托君使用时可使孕妇心率加快、血钾下降、血糖增高、恶心呕吐、出汗、头痛等，应密切观察用药反应，必要时使用心电监护。硫酸镁用于孕 32 周前的孕妇有胎儿脑保护作用，用法及注意事项详见处理原则。

（2）预防感染：胎膜早破的孕妇必要时遵医嘱使用抗生素预防感染，具体见胎膜早破章节。保持会阴部清洁。

（3）产程处理：当早产已不可避免时，应做好分娩的准备，根据病情需要选择合适的分娩方式，若要经阴道分娩者，加强胎儿监护，如有胎儿窘迫行会阴切开术，缩短第二产程，减少分娩过程中对胎头的压迫，避免早产儿颅内出血的发生，提高早产儿存活率。

（4）做好早产儿抢救和护理：通知产科医生、新生儿科医生及早到位，准备好新生儿复苏及转运的设备器械，根据医嘱备好早产儿抢救用药。

4. 健康教育

（1）病因或诱因的消除：保持心情舒畅，避免紧张、焦虑和抑郁等不良情绪。加强对高危妊娠的管理，特别对有子宫畸形、子宫膨胀过度等能引起早产的因素的孕产妇，积极治疗妊娠合并症，预防胎膜早破。

（2）定期产前检查：重视妊娠期保健并积极参与产前保健指导活动，适当增加产检次数,对存在的问题应重点监护。

（3）就医指导:告知孕妇早产的征象,发现有宫缩、阴道流血、流液等异常情况及时就诊。

二、过期妊娠

预习案例

张某,35岁,农民,G_2P_1,哺乳期怀孕,孕42周,孕期未规律产前检查,门诊检查下午散步后突然感觉下腹阵发性疼痛,在丈夫陪同下于18:00到医院急诊就诊。查生命体征正常,宫高30 cm,腹围80 cm,扪及规则宫缩,(35～40)秒/(5～6)分钟,宫缩力弱,胎心音135次/min。消毒后阴查:宫口未开,宫颈管长1 cm,胎膜未破,无阴道流血流液,胎心监护显示胎心基线140次/min,宫缩5～6分钟一次。

思考

1.上述案例孕妇诊断是什么?有哪些高危因素?

2.该产妇分娩过程中,应注意哪些事项?

2.上述案例中体现的护理研究特点有哪些?

月经周期规则的妇女,妊娠达到或超过42周(≥294日)尚未分娩者,称为过期妊娠(post term pregnancy)。其发生率占妊娠总数的3%～15%。过期妊娠的胎儿围生期风险增加,胎儿窘迫、胎粪吸入综合征、胎儿过熟综合征、新生儿窒息、围产儿死亡、巨大儿以及难产等不良结局发生率增高,并随妊娠期延长而增加。其病因及发病机制不清,可能与胎儿下丘脑—垂体—肾上腺轴功能失调、雌孕激素比值失调、遗传因素相关,胎儿头盆不称或胎位异常导致胎先露对宫颈内口及子宫下段的刺激不强也与此相关。

（一）病理改变

1.胎盘

过期妊娠的胎盘病理有两种类型。一种是胎盘功能正常,除重量略有增加外,胎盘外观和镜检均与足月妊娠胎盘相似。另一种是胎盘功能减退。

2.羊水

正常妊娠38周后,羊水量随妊娠推延逐渐减少,妊娠42周后羊水迅速减少,约30%减少至300 mL以下;羊水粪染率明显增高,达到足月妊娠的2～3倍,若同时伴有羊水过少,羊水粪染率达71%。

3.胎儿

过期妊娠胎儿生长模式与胎盘功能有关,可以分成以下3种。

（1）正常生长及巨大儿:胎盘功能正常者,能维持胎儿继续生长,约25%成为巨大儿,其中5.4%胎儿出生体重>4500 g。

（2）胎儿过熟综合征(postmaturitysyndrome):过熟儿表现出过熟综合征的特征性外

貌,与胎盘功能减退、胎盘血流灌注不足、胎儿缺氧及营养缺乏等有关。典型的表现为:皮肤干燥、松弛、起皱、脱皮,脱皮尤其以手心和脚心明显;身体瘦长、胎脂消失、皮下脂肪减少,表现为消耗状;头发浓密,指/趾甲长;新生儿睁眼、异常警觉和焦虑,"小老人"容貌。因为羊水减少和胎粪排出,胎儿皮肤黄染,羊膜和脐带呈黄绿色。

(3)胎儿生长受限:小样儿可与过期妊娠并存,后者更增加胎儿的危险性,约1/3过期妊娠死产儿为生长受限小样儿。

(二)对母儿的影响

1. 对母体的影响

产程延长和难产率增高,使手术产率及母体产伤明显增加。

2. 对胎儿的影响

过期妊娠可导致胎儿过熟综合征、胎儿窘迫、胎粪吸入综合征、新生儿窒息及巨大儿等围产儿发病率及死亡率均明显增高。过期胎儿的围产期风险增加主要因为脐带压迫与羊水过少,初期表现为胎心率增快或变异减速,最终可引起分娩期胎儿窘迫。

(三)诊断

1. 核实孕周

准确核实孕周,确定胎盘功能是否正常是关键。

(1)病史:以末次月经第1日计算,平时月经规则周期为28~30日的孕妇停经≥42周尚未分娩,可诊断为过期妊娠。根据排卵日推算:月经不规则、哺乳期受孕或末次月经记不清楚的孕妇,可根据性交日期、排卵日期及辅助生殖技术(如人工授精、体外受精-胚胎移植术)的日期等推算预产期。

(2)临床表现:早孕反应开始出现时间、胎动开始出现时间以及早孕期妇科检查发现的子宫大小,均有助于推算孕周

(3)辅助检查:根据B型超声检查确定孕周,妊娠2周内,B型超声检查对确定孕周有重要意义。妊娠5~12周内以胎儿顶臀径推算孕周较准确,妊娠12~20周以胎儿双顶径、股骨长度、小脑横径推测孕周较好。另外还可以根据妊娠初期血尿hCG检测阳性的时间推算孕周。

2. 判断胎儿安危状况

(1)胎动情况:通过胎动自我监测,如胎动明显减少提示胎儿缺氧。

(2)电子胎心监护:如无应激实验(NST)为无反应型,需进一步做宫缩激惹实验(OCT),若多次反复出现胎心减速,提示胎盘功能减退,胎儿明显缺氧。

(3)B型超声检查:观察胎动、胎儿肌张力、胎儿呼吸运动及羊水量。另外,脐血流仪检查胎儿脐动脉血流S/D比值,有助于判断胎儿安危状况。

(4)羊膜镜检查:观察羊水颜色,若已破膜,可直接观察流出的羊水有无粪染。

(四)处理原则

妊娠40周以后胎盘功能逐渐下降,42周以后明显下降,因此,在妊娠41周以后,即应考虑终止妊娠,尽量避免过期妊娠。应根据胎儿安危状况、胎儿大小、宫颈成熟度综合分析,选择恰当的分娩方式。

1. 促进宫颈成熟(cervical ripening)

在宫颈不成熟情况下直接引产,阴道分娩失败率较高,反而增加剖宫产率。评价宫颈成熟度的主要方法是 Bishop 评分。一般认为,Bishop 评分≥6 分者,可直接引产;Bishop 评分<6 分,引产前先促宫颈成熟。目前,常用的促宫颈成熟的方法主要有前列腺素阴道制剂和宫颈扩张球囊。

(1)前列腺素 2(PGE2):可控释地诺前列酮栓,适用于宫颈 Bishop 评分<6 分,通过胶原束溶解和黏膜下含水量增加,促宫颈成熟,诱发分娩启动。应注意阴道内使用 PGE2 用药后 1 小时内 5%产妇可出现强直宫缩,一旦发生取出栓剂可减轻该种反应。此外青光眼、严重肝肾功能不全或哮喘孕妇应谨慎使用。

(2)前列腺素 1(PGE1):米索前列醇(Misoprostol),推荐阴道内剂量 25 μg,6 小时后仍无宫缩可重复使用,每日总量不超过 50 μg。放置米索前列醇 4 小时以上才可加用缩宫素。一旦宫缩过频,应立即取出残留药物。

(3)机械方法:包括宫颈扩张球囊、低位水囊、Foley 导管、海藻棒等,通过机械刺激宫颈管,促进宫颈局部内源性前列腺素合成与释放从而促进宫颈软化、成熟。但应注意潜在的感染、胎膜早破的可能,适用于阴道无感染及胎膜完整产妇。

2. 引产术(laborinduction)

宫颈已经成熟即可行引产术。常用静脉滴注缩宫素,诱发宫缩直至临产。胎头已衔接者,通常先人工破膜,1 小时后开始滴注缩宫素引产。人工破膜即可诱发内源性前列腺素的释放,增加引产效果,又可观察羊水性状。

3. 产程处理

进入产程后应鼓励产妇侧卧位、吸氧。产程中最好连续监测胎心,注意羊水性状,必要时取胎儿头皮血测 pH,及早发现胎儿窘迫,并及时处理。过期妊娠时,常伴有胎儿窘迫、羊水粪染,分娩时应做相应准备。胎儿娩出后立即在直接喉镜指引下行气管插管吸出气管内容物,以减少胎粪吸入综合征的发生。

4. 剖宫产术

过期妊娠胎盘功能减退,胎儿储备能力下降,因此可适当放宽剖宫产指征,特别是对于出现胎儿窘迫征象,存在头盆不称或高危因素的产妇。

(五)助产要点

1. 评估和监测

(1)健康史:询问孕妇一般情况和生育情况,注意有无月经周期过长,月经时间推后而致孕周尚未真正过期,询问早孕反应及胎动出现时间,有无过期妊娠的家族史。

(2)身心状况:密切观察产妇生命体征及宫缩,评估宫颈成熟情况。连续监测胎心率及胎动。因过期妊娠往往伴随胎盘功能减退,产程中应重点关注是否存在胎儿窘迫;过期妊娠的胎儿颅骨较硬,可塑性差,在产程中应密切关注产程进展。观察阴道流液的性状、颜色、气味等并记录。如为混有胎粪的羊水流出,警惕是否有胎儿窘迫。了解产妇的心理状态和社会支持情况。

(3)辅助检查:B 超检查评估胎儿宫内情况及胎儿成熟度,通过检查雌激素、雌三醇,判断胎盘功能。

2. 照顾与支持

(1)一般护理:加强休息,鼓励产妇侧卧位、吸氧以改善胎儿缺氧状态。指导临产的孕妇适当活动,如散步等。

(2)加强自我监测:分娩前嘱孕妇每日坚持自数胎动,必要时行胎儿电子监护。临产后连续监测胎心率、胎动及宫缩,注意羊水性状,及早发现胎儿窘迫,并协助医生及时处理。

(3)心理支持:向产妇及家属讲解病情,引导孕妇及家属讲出其担忧的问题及心理感受,将分娩过程及所采取的治疗方案向其说明,以缓解其焦虑心理。

3. 处理与配合

(1)引产前促宫颈成熟:若引产指征明确但宫颈条件不成熟(宫颈 Bishop 评分<6分),遵医嘱可选择促宫颈成熟的方法。

(2)缩宫素引产和加速产程:输液泵小剂量静脉滴注缩宫素最为安全,应从小剂量循序增量,专人观察宫缩强度、频率、持续监测胎心率并记录;警惕过敏反应;宫缩过强应及时停用缩宫素,必要时使用宫缩抑制剂;如连续使用2~3天仍无明显进展,应改用其他引产方法。

(3)人工破膜术:适用于宫颈条件成熟,头先露并已衔接的产妇。风险包括:脐带脱垂或受压、母儿感染、前置血管破裂和胎儿损伤。人工破膜术应在宫缩间歇期进行,以避免羊水急速流出引起脐带脱垂或胎盘早剥。破膜前后要监测胎心率,破膜后观察羊水性状、颜色、量及胎心率变化情况。

(4)分娩过程:根据胎儿情况,经阴道分娩可考虑会阴侧切术,以缩短第二产程,减少分娩过程中对胎儿的压迫,减少产伤。

4. 健康教育

(1)定期产前检查:尤其在 37 孕周以后每周至少做一次产前检查。如果预产期超过一周仍无分娩征兆,应积极去医院检查,由医生根据胎儿大小、羊水多少、胎盘功能、胎儿成熟度,结合 B 超等再次核实孕周。

(2)自测胎动:如果 12 小时内胎动数少于 10 次,说明胎儿有可能发生宫内窘迫,应立即求医。

(3)就医指导:妊娠 41 周,胎动明显减少,阴道流血或流液,有头痛等不适症状,应及时就医。

客观题测验

主观题测验

第二节　异位妊娠

异位妊娠是一种受精卵在子宫外异常着床的妊娠类型。当异位妊娠发生破裂时容易引起大出血，严重影响患者的生命安全。异位妊娠是妇产科最常见的急腹症，发生率逐年增高，其危害为异位妊娠流产或破裂后导致腹腔内大出血，未及时诊断救治可危及生命。近年来，异位妊娠的发病率逐年升高，早期诊断及时正确处理异位妊娠对挽救妇女生命及保留妇女的生育能力是非常重要的。

预习案例

患者，女，39岁，因"停经53天，下腹痛伴阴道流血13小时"收入院。末次月经：2018年12月12日，2019年2月3日患者无明显诱因出现下腹胀痛，伴肛门坠胀感，伴少许阴道流血，暗红色，无组织物排出，无头晕、眼花、无胸闷、心悸，无腹泻，无发热等不适，查尿妊娠试验阳性，查B超提示有附件区异常包块，大小约31×22 mm，盆腔积液。2月4日患者腹痛加重，神志清。查体：T 36.1℃，BP 87/52 mmHg，P 92次/min，下腹有压痛，右侧较明显。盆腔检查：阴道内有少许暗红色分泌物，宫口闭，宫颈抬举痛。配合医生做后穹隆穿刺抽出5mL不凝血。

思考
1. 上述病例初步诊断是什么，其诊断依据有哪些？
2. 上诉病例应该重点观察哪些内容？如何护理？

一、概念

正常妊娠时，受精卵一般着床于子宫内膜壁内，当受精卵在子宫体腔外着床发育时，称为异位妊娠。异位妊娠根据受精卵在子宫体腔外种植部位不同而分为：输卵管妊娠、卵巢妊娠、腹腔妊娠、宫颈妊娠及阔韧带妊娠等。而宫外孕仅指子宫以外的妊娠，宫颈妊娠不包括在内。一般临床上习惯将异位妊娠称为宫外孕（extrauterine pregnancy）。异位妊娠是妇产科常见的急腹症之一，其中输卵管妊娠最为常见，占异位妊娠的95%左右，根据其发生输卵管不同部位又可分为间质部、峡部、壶腹部和伞部妊娠。其中壶腹部妊娠约占78%，其次为峡部、伞部、间质部妊娠（图8-1）。

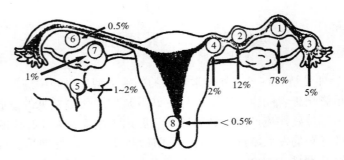

①输卵管壶腹部妊娠；②输卵管峡部妊娠；③输卵管伞部妊娠；
④输卵管间质部妊娠；⑤腹腔妊娠；⑥阔韧带妊娠；
⑦卵巢妊娠；⑧宫颈妊娠

图 8-1　异位妊娠的部位

二、主要病因

任何妨碍受精卵正常进入宫腔的因素均可造成输卵管妊娠。

(一) 输卵管炎症

包括输卵管黏膜炎和输卵管周围炎，这是引起输卵管妊娠的主要原因。慢性炎症可以使输卵管管腔黏膜粘连，管腔变窄；或纤毛缺损；或输卵管与周围粘连，输卵管扭曲，管腔狭窄，输卵管壁平滑肌蠕动减弱等，这些因素均妨碍了受精卵的顺利通过和运行。

(二) 输卵管发育不良或功能异常

输卵管过长、肌层发育差、黏膜纤毛缺乏等发育不良，均可成为输卵管妊娠的原因。输卵管蠕动、纤毛活动以及上皮细胞的分泌功能异常，也可影响受精卵的正常运行。此外，精神因素也可引起输卵管痉挛和蠕动异常，干扰受精卵的正常运送。

(三) 受精卵游走

卵子在一侧输卵管受精，受精卵经宫腔或腹腔进入对侧输卵管称受精卵游走。移行时间过长、受精卵发育增大，即可在对侧输卵管内着床形成输卵管妊娠。

(四) 辅助生殖技术

近年来辅助生育技术的应用广泛，使卵巢妊娠、宫颈妊娠、腹腔妊娠等少见的异位妊娠发生率增加，常见的输卵管妊娠的发生率也增加。

(五) 宫内节育器

随着宫内节育器的广泛应用，异位妊娠发生率增高，其原因可能是由于使用宫内节育器后的输卵管炎所致。

(六) 人工流产

妊娠次数越多，发生异位妊娠的可能性就越大。多次终止妊娠，可引发生殖器的炎症反应，术后感染可能性大，也增加了异位妊娠的发生率。

(七) 初次性行为年龄的降低

随着青春期提前、社会性观念的改变及青少年正确性知识的匮乏，初次性行为年龄呈现进一步降低的趋势。而紧随这种现象出现的是性伴混乱、反复流产易引起炎症发生。婚前性行为后的紧张焦虑可能会引起输卵管痉挛和蠕动异常,从而导致异位妊娠的发生。

三、病理

输卵管妊娠时,由于输卵管管腔狭窄,管壁薄,蜕膜形成差,受精卵植入后,不能适应孕卵的生长发育,因此当输卵管妊娠发展到一定程度,可出现以下结果:

(一)输卵管妊娠流产(tubal abortion)

常见于8~12周左右输卵管壶腹部妊娠或伞端妊娠,由于输卵管妊娠时管壁形成的蜕膜不完整,发育中的囊胚常突向管腔内生长,最终突破包膜,导致囊胚与管壁分离,若整个囊胚剥离落入管腔并经输卵管逆蠕动排入腹腔,即形成输卵管完全流产,出血一般不多。若囊胚剥离不完整,有一部分组织仍残留于管腔,则为输卵管不完全流产。此时,管壁肌层收缩力差,血管开放,持续反复出血,量较多,血液凝聚在子宫直肠陷凹,形成盆腔积血。若有大量血液流入腹腔,则出现腹腔刺激症状,同时引起休克。

(二)输卵管妊娠破裂(rupture of tubal pregnancy)

常见于6周左右输卵管峡部妊娠,当囊胚生长时绒毛侵蚀管壁的肌层及浆膜,以致穿破浆膜,形成输卵管妊娠破裂,由于输卵管肌层血管丰富,短期内易发生大量腹腔内出血使孕妇发生休克,亦可反复出血,形成盆腔及腹腔血肿。输卵管妊娠破裂绝大多数常为自发性,也可发生于性交或盆腔双合诊后。

(三)陈旧性宫外孕

有时发生输卵管妊娠流产或破裂后未及时治疗,或内出血已逐渐停止,病情稳定,胚胎死亡或被吸收。但长期反复出血形成的盆腔血肿可机化变硬,并与周围组织粘连,临床上称为"陈旧性宫外孕"。

(四)继发性腹腔妊娠

输卵管妊娠流产或破裂后,胚胎被排入腹腔,大部分死亡,不会再生长发育。但偶尔也有存活者,若存活胚胎的绒毛组织仍附着于原位或排至腹腔后重新种植而获得营养,可继续生长发育形成继发性腹腔妊娠。

(五)输卵管妊娠胚胎停止发育并吸收

这种情况常在临床上被忽略,主要靠检测hCG进行诊断,若血hCG水平很低,常被诊断为未知部位妊娠(pregnancy of unknown location,PUL)

四、临床表现

输卵管妊娠的临床表现与受精卵的着床部位、有无流产或破裂及出血量多少与出血时间长久等有关。在输卵管妊娠早期,若尚未发生流产或破裂,其表现与早孕或先兆流产相似。

1.停经

停经6~8周后依然有不规则的阴道出血。有20%~30%患者自诉无明显停经史,可能是将不规则阴道流血误认为末次月经,或由于月经仅过几日,不认为是停经。

2. 腹痛

是输卵管妊娠患者就诊的主要症状，占95%。在妊娠过程中，其疼痛表现程度不一。若妊娠未发生流产或尚未破裂前，常表现为一侧下腹部隐痛或酸胀感。若发生输卵管妊娠流产或破裂时，患者一侧下腹部突发撕裂样痛，并伴有恶心呕吐。若血液局限于病变区，则表现为下腹部疼痛，若血液积聚于直肠子宫凹陷处时，出现肛门坠胀感。随着血液由下腹部流向全腹，疼痛可由下腹部向全腹部扩散，血液刺激膈肌时，可引起肩胛部放射性疼痛。

3. 阴道流血

胚胎死亡后，常有不规则阴道流血，色泽暗红或深褐，量少，一般不超过月经量，少数患者阴道流血量较多，类似月经。流血可伴有蜕膜管形或蜕膜碎片排出。阴道流血系子宫蜕膜剥离所致。阴道流血一般常在病灶除去后方能停止。

4. 晕厥与休克

若出现腹腔内急性大出血及疼痛剧烈，轻者出现晕厥，重者出现失血性休克。出血速度及出血量与休克程度成正比，但与阴道流血量不成比例。

5. 腹部包块

当输卵管妊娠流产或破裂所形成的血肿时间较长者，因血液凝固与子宫、输卵管、卵巢、肠管或大网膜等发生粘连形成包块，包块较大或位置较高者，可于腹部扪得。

五、主要诊断

输卵管妊娠初期，临床表现往往不明显，若需确诊则要采用辅助检查。只有输卵管妊娠流产或破裂后，能直观诊断。同时伴有阴道流血淋漓不断，腹痛加剧，盆腔包块增大以及血红蛋白呈下降趋势等体征也有助于临床确诊。必要时可采用下列检查方法协助诊断。

1. HCG 测定

临床上常用酶联免疫试纸法测定尿 HCG 方法简便快捷，特别是动态测定血 β-HCG，提高了异位妊娠的早期诊断率，另外也可动态观察病情的变化。

2. 超声诊断

B 型超声显像对诊断异位妊娠有帮助。异位妊娠的声像特点：异位妊娠时，子宫虽增大但宫腔内空虚，宫旁出现异常低回声区，而且可以见到胚芽及原始心管搏动，即确诊异位妊娠。输卵管妊娠流产或破裂后，则宫旁回声区缺乏输卵管妊娠的声像特征。

3. 诊断性刮宫

主要目的在于发现宫内孕，尤其是滋养叶细胞发育较差，在 HCG 分泌较少及超声检查未发现明显孕囊的先兆流产或难免流产等异常妊娠，目前很少应用。

4. 后穹窿或腹腔穿刺

这是诊断有无盆腔内出血的技术，穿刺抽到不凝血液，异位妊娠的可能性很大，但5%~10%是黄体破裂。对早期未破裂型异位妊娠无盆腔出血或出血不多者意义不大，在发达国家此项检查倾向于淘汰。

5. 腹腔镜检查(LSC)

目前 LSC 不再是异位妊娠诊断的金标准，且有 3%~4% 的患者因妊娠囊过小而被漏诊，也可能因输卵管扩张和颜色改变而异位妊娠。目前很少将腹腔镜作为检查手段，更多作为治疗手段。

六、临床治疗

异位妊娠治疗一般分为药物治疗、手术治疗和期待疗法。

1. 手术治疗

是输卵管妊娠的传统治疗方法，根据实际情况病情以及是否仍有生育要求采取切除患侧输卵管根治性手术治疗，或保留输卵管行输卵管开窗病灶清除保守性手术治疗。近年来，腹腔镜技术在临床上的广泛应用，输卵管妊娠大多在腹腔镜下完成。为异位妊娠治疗开展新的手段，根据患者有无腹腔镜手术禁忌证及适应证又可以采用单孔腹腔镜及三孔或四孔腹腔镜。

2. 药物治疗

根据患者个体情况以及是否有生育要求可使用药物治疗手段。当前，世界上通用甲氨蝶呤、米非司酮(MIF)等药物作为治疗异位妊娠的药物。治疗期间应用 B 超和 β-HCG 严格监测，并严密观察患者的病情变化及药物的毒性反应，若病情无好转或发生急性腹痛，腹腔内出血，甚至休克等情况，应立即行手术治疗。

3. 期待疗法

在患者病情允许及患者及其家属要求下，医护人员可对异位妊娠患者使用期待疗法。异位妊娠患者由于种植胚胎的部位不佳，导致怀孕早期产妇因没有充足的激素和血供营养致使胚胎死亡，最后死亡机化的胚胎组织能被孕体吸收而消失。因此，有些情况患者不经治疗也能痊愈。

七、临床护理

(一)护理评估

1. 健康史

仔细询问月经史，以准确推断停经时间。不规则阴道流血误认为末次月经，或由于月经仅过几天，不认为是停经。对于曾行腹腔镜手术，置入 IUD、有盆腔炎性疾病等与发病相关的因素应予高度重视。

2. 身心状况

输卵管妊娠未发生流产或破裂前，症状及体征不明显。当患者腹腔内出血较多时呈贫血貌，严重者可出现面色苍白，四肢湿冷，脉快、弱、细，血压下降等休克症状。体温一般正常，出现休克时体温略低，腹腔内血液吸收时体温略升高，但不超过 38℃。下腹有明显压痛、反跳痛，尤以患侧为重，肌紧张不明显，出血较多时叩诊有移动性浊音。血凝后下腹可触及包块，反复出血并积累，包块会变硬变大。

由于输卵管妊娠流产或破裂后，腹腔内急性大量出血及剧烈腹痛，以及妊娠终止的现实都将使孕妇出现较为激烈的情绪反应，可表现出哭泣、自责、无助、抑郁。

3. 相关检查

(1)腹部检查：输卵管妊娠流产或破裂者，下腹部有明显压痛和反跳痛，尤以患侧为甚，轻度腹肌紧张；出血多时，叩诊有移动性浊音；如出血时间较长，形成血凝块，在下腹可触及软性肿块。

(2)盆腔检查：输卵管妊娠未发生流产或破裂者，除子宫略大较软外，仔细检查，可能触及胀大的输卵管并轻度压痛。输卵管妊娠流产或破裂者，阴道后穹隆饱满，有触痛。将宫颈轻轻上抬或左右摇动时引起剧烈疼痛，称为宫颈抬举痛或摇摆痛，是输卵管妊娠的主要体征之一。子宫稍大而软，腹腔内出血多时检查子宫呈漂浮感。

(3)阴道后穹隆穿刺：是一种简单可靠的诊断方法，适用于疑有腹腔内出血的患者。由于腹腔内血液易积聚于子宫直肠陷凹，使血量不多，也能经阴道后穹隆穿刺抽出。用长针头自阴道后穹隆刺入子宫直肠陷凹，抽出暗红色不凝血为阳性；如抽出血液较红，放置 10 分钟内凝固，表明误入血管。无内出血、内出血量少、血肿位置较高或子宫直肠陷凹有粘连时，可能抽不出血液，因而穿刺阴性不能排除输卵管妊娠存在。如有移动性浊音，可做腹腔穿刺。

(4)妊娠试验放射免疫法测血中 HCG：尤其是动态观察血 β-HCG 的变化对诊断异位妊娠极为重要。虽然此方法灵敏度高，测出异位妊娠的阳性率一般可达 80%~90%，但 β-HCG 阴性者仍不能完全排除异位妊娠。

(5)超声检查：B 型超声显像有助于诊断异位妊娠。阴道 B 型超声检查较腹部 B 型超声检查准确性高。诊断早期异位妊娠单凭 B 型超声显像有时可能误诊。若能结合临床表现及 B-HCG 测定等，对诊断的帮助很大。

(6)腹腔镜检查：适用于输卵管妊娠尚未流产或破裂的早期患者和诊断有困难的患者，腹腔内大量出血或伴有休克者，禁做腹腔镜检查。早期异位妊娠患者，腹腔镜可见一侧输卵管肿大，表面紫蓝色，腹腔内无出血或有少量出血。

(7)子宫内膜病理检查：目前此方法的应用明显减少，主要适用于阴道流血量较多的患者，目的在于排除同时合并宫内妊娠流产者。将宫腔排出物或刮出物做病理检查，切片中见到绒毛，可诊断为宫内妊娠，仅见蜕膜未见绒毛者有助于诊断异位妊娠。

(二)护理诊断

1. 舒适的改变

与疼痛、化疗副反应及阴道流血有关。

2. 有感染的危险

与阴道间歇性流血有关。

3. 焦虑

与担心手术有关。

4. 潜在并发症

失血性休克。

（三）预期目标

（1）患者自觉舒适增加，住院期间无阴道感染发生。

（2）患者能以正常心态接受此次妊娠失败的现实。

（3）患者休克症状得以及时发现并缓解。

（四）护理措施

1.接受保守治疗患者的护理

（1）生命体征监测：对患者进行生命体征检测，每日测量患者体温2次，测量血压、脉搏2~4次，密切观察患者生命体征及病情变化。

（2）药物不良反应的观察与护理：患者接受MTX后，可能会出现不良反应，口腔黏膜溃疡通常是毒性反应的最早期症状。最常见的不良反应包括溃疡性口腔炎、白细胞减少、恶心和腹部不适，其他有疲劳、寒战发热、头痛、头晕、闲倦、耳鸣、视力模糊、眼睛不适和对感染的抵抗力下降。对此，患者在用药前，应当进行血常规检查及肝功能检查，在给患者用药时，医疗工作者应准确抽取药物剂量，并进行两侧臀部替换肌内注射，防止局部坏死和硬结的发生。用药后，需要对患者进行复查，观察是否存在肝功能损害以及抑制骨髓的表现。同时，指导并协助患者口腔保持清洁。进食饮水后，使用生理盐水进行漱口，告知患者不能通过涂紫药水治疗口腔黏膜炎。

（3）基础及生活护理：医护人员按护理级别对患者病房进行巡视，经常开窗通风，保持适宜的室温及湿度。对于患者个人而言，应注意保持个人卫生，保证充足的睡眠。患者进行化疗时，医疗工作者应该严格执行无菌操作，保持周围环境清洁，每天两次进行会阴部消毒，并且按照医嘱使用抗生素，用药期间避免同房。

（4）饮食护理：患者进行保守治疗时，建议患者进食易消化、富含粗纤维的流质或半流质。在此期间应留意患者的大便情况，指导患者保持大便通畅，同时告诫患者忌食生冷和辛辣类食物，防止因腹压增高而引发呕吐，严重者可诱发孕囊破裂出血而发生危险。

（5）休息与活动指导：保守治疗期间严格卧床休息，避免剧烈运动或突然改变体位，避免一切增加腹压的活动如大笑，用力排便、咳嗽、灌肠等，出现腹痛，阴道出血情况立即报告医务人员，及时评估处理。

（6）心理护理：患者入院时因对环境不熟悉，对疾病知识缺乏，易产生焦虑、恐惧心理，未曾生育者，对以后能否生育也存在担忧。因此护士要关心和关爱患者，密切注意患者举止言行，了解患者心理状态，要根据患者具体情况，做好相关疾病知识宣教，消除思想顾虑，增强治疗信心。

2.手术患者的护理

（1）术前护理。

①心理护理：告诉患者及家属手术的必要性，同时护理人员应向患者及家属讲解剖腹探查或腹腔镜手术的治疗目的、手术过程以及注意事项，使患者对手术有所了解，缓解患者的紧张情绪，让患者配合各项治疗与护理。

②术前准备：完善相关化验检查。术前一晚备皮，清洗脐部，注意勿损伤皮肤。异位妊娠患者不能进行灌肠，以免输卵管妊娠破裂出血。交代患者术前8小时禁食、2小

时禁饮。必要时留置尿管。

（2）术后护理。

①体位：根据麻醉方式选择合适体位，保持呼吸道通畅。术后尽早拔除尿管，鼓励患者下床活动，促进、改善血液循环，防止静脉血栓的形成；早期活动，还有助于肠蠕动的恢复，预防肠粘连。

②监测生命体征：遵医嘱予低流量吸氧，一般流量为 2~3 L/min。持续心电监护直至生命平稳。密切观察生命体征及伤口敷料有无渗血渗液，以早期发现有无内出血。

③导尿管护理：保证输液及尿管的通畅，注意观察尿液的色、量。可于术后 1 天拔除导尿管，并鼓励患者自行排尿。

④饮食护理：术后 2 小时禁食水，4 小时后可给予易消化、不产气的流质饮食，鼓励少量多餐，忌甜牛奶、豆奶粉等含糖饮料，防止引起肠胀气。排气后改半流质饮食，以后逐步过渡到普通饮食。

⑤引流管的护理：保持引流管的通畅，尤其是腹腔引流管和留置导尿管的有效引流。妥善固定引流管，避免受压、扭曲、堵塞，每隔 1~2 小时挤压引流管 1 次。观察引流液的色、量，并记录。

⑥切口及阴道的护理：密切观察患者切口有无渗血，除引流管切口外，一般无需换药，如渗血量较多，应向医生报告，早期发现异常出血情况以便及时处理。每日更换切口处创可贴，保持清洁、干燥，污染时及时更换，防止感染。患者术后少量阴道流血属正常现象，护理人员要注意患者外阴的清洁护理。必要时使用会阴垫，遵医嘱给予止血药。

⑦术后并发症的护理：患者术后出现恶心、呕吐等胃肠道症状可能是由于 CO_2 对膈肌刺激引起，或与麻醉药物应用有关。护理人员应消除患者紧张情绪，可给予止吐药进行对症处理。患者出现腹壁血肿可于术后 2-3 天进行理疗，以加快血肿的吸收。腹胀、胸背、肩部疼痛是由于 CO_2 残留刺激膈肌导致，患者此时可取膝胸卧位，并吸氧，使 CO_2 气体聚集于盆腔，以减少其对膈肌的刺激，从而缓解疼痛。

3. 出院指导

输卵管妊娠的预后在于防止输卵管的损伤和感染，因此护士应做好妇女的健康指导工作，教育患者保持良好的卫生习惯，防止发生盆腔感染。发生盆腔炎后须立即彻底治疗，以免延误病情。另外，由于输卵管妊娠者中约有 10% 的再发生率和 50%~60% 的不孕率，因此护士需告诫患者，下次妊娠时要及时就医，并且不宜轻易终止妊娠。避免精神过度紧张，禁止性生活及盆浴 1 个月，术后避孕半年，出院后第一次月经过后 3~7 天及时返院行输卵管通液术。腹腔镜手术患者在腹部伤口愈合后方可淋浴。出院后定期复查，不适随诊。

（五）失血性休克应急流程

休克应急流程

本节思考题

> 一位异位妊娠破裂患者由急诊平车推送入院，作为接诊护士如何处理？

客观题测验

主观题测验

第三节 妊娠剧吐

妊娠剧吐是指妊娠后出现持续恶心，呕吐频繁，不能进食，严重者出现失水、酸中毒、电解质紊乱的症候群，是妊娠妇女所特有的一种疾病，发病率为 0.3%～1.0%。

预习案例

> 患者，女，19 岁，初孕妇，因停经 47 天，恶心呕吐伴乏力 3 天入院。入院查体：T：36.5℃，P：81 次/min，R：18 次/min，BP：100/60 mmHg，神志清楚，精神差，诉恶心呕吐剧烈，不能进食，进食水即吐，无腹痛。辅助检查：随机血糖 5.3 mmol/L，电解质：钾 3.66 mmol/L，钠 135 mmol/L，氯 101 mmol/L，钙 2.34 mmol/L，血凝 TT 19 s，PT 13.5 s，APTT 39.4 s，FIB236.8 g/L，肝肾功能正常，尿常规：酮体 2+，入院后予以保胎、补液、对症支持治疗，禁食水，记 24 小时尿量，第一天 13 小时尿量 1350 mL，第二天 24 小时尿量 3500 mL，第三天 24 小时尿量 2320 mL，诉轻微恶心呕吐，进半流质饮食未见呕吐，复查尿常规酮体（-），第 10 天痊愈出院。
>
> 思考
>
> 1. 上述病例初步诊断是什么，其诊断依据是什么？
> 2. 上述疾病的临床表现有哪些？
> 3. 上述病例应该重点观察什么？

一、概念

妊娠早期（约停经 6 周左右），孕妇常出现不同程度的恶心，或伴有呕吐，尤其于早晨起床更为明显。食欲与习惯也会随之改变，如疲乏、嗜睡、恶心呕吐、食欲下降等，称为早孕反应（morning sickness/nausea and vomiting of pregnancy），一般约妊娠 10 周左右自行消失，部分孕妇出现排除其他疾病引发的严重的恶心呕吐，体重较妊娠前减轻>5%，体液、电解质失衡及新陈代谢障碍，需住院输液治疗者，称为妊娠剧吐（hyperemesis gravidarum，HG）。发生率为 0.3%~1.0%。

二、主要病因

目前对于妊娠剧吐的确切病因尚不清楚，与许多因素有关，如孕期的激素水平、上消化道运动异常、社会-心理因素、肝功能异常、自主神经系统功能紊乱、营养不良和幽门螺旋杆菌感染等。

（一）激素水平

妊娠剧吐在多胎、滋养细胞疾病的妇女中发病率明显升高，提示促绒毛膜性腺激素、雌激素和 17-羟孕酮、妊娠期甲状腺激素作用可引起该病的发生。

（二）上消化道运动异常

孕期雌激素水平升高导致平滑肌松弛、贲门括约肌功能下降，食管、胃和小肠运动受损，出现恶心、呕吐和烧心感。胃排空延迟可明显加重恶心、呕吐症状。

（三）自主神经系统功能紊乱与营养不良

自主神经系统功能紊乱与孕期生理变化有关，包括血容量、体温、心率、血管阻力的改变。目前认为微量元素的缺乏可能是妊娠剧吐的原因之一。许多研究证实，剧吐孕妇体内维生素 B_6 缺乏。由于妊娠期蛋白质代谢改变，磷酸吡哆胺辅酶的需要量增加，导致孕妇体内缺乏维生素 B_6。

（四）心理因素

心理和精神因素与妊娠剧吐密切相关，在精神压力大、情绪紧张、对妊娠恐惧或厌烦、情绪不稳定、生活不安定、社会地位低下和经济条件差的孕妇中该病发病率高。因此心理因素是妊娠剧吐的重要原因。

（五）其他因素

妊娠晚期或多胎妊娠发生妊娠剧吐的风险增加，其他如有晕车病史，偏头痛，家族史（遗传学）或妊娠剧吐史患者发生妊娠剧吐的可能性增加。

三、临床表现

停经 40 日左右出现早孕反应，逐渐加重直至频繁呕吐不能进食，呕吐物中有胆汁或咖啡样物质。严重呕吐引起失水及电解质紊乱，动用体内脂肪，其中间产物丙酮聚积，引起代谢性酸中毒。体重较妊娠前减轻≥5%，面色苍白，皮肤干燥，脉搏细数，尿量减少，严重时血压下降，引起肾前性急性肾衰竭。一些孕妇会出现短暂的肝功能异常。近年研究发现妊娠剧吐患者常存在促甲状腺素的抑制状态，如无甲状腺本身疾病证据，不诊断甲状腺功能亢进。

四、诊断及并发症

（一）妊娠剧吐的诊断

妊娠剧吐为排除性诊断，应仔细询问病史，排除可能引起呕吐的其他疾病，如胃肠道感染（伴腹泻）、胆囊炎、胆道蛔虫、胰腺炎（伴腹痛，血浆淀粉酶水平升高达正常值 5~10 倍）、尿路感染（伴排尿困难或腰部疼痛）、病毒性肝炎（血清肝炎标准物阳性，肝酶水平显著升高)等。

(二)妊娠剧吐的并发症

1. Wernicke 综合征

妊娠剧吐可致维生素 B_1 缺乏,临床表现为眼球震颤、视力障碍、共济失调、急性期言语增多,以后逐渐精神迟钝、嗜睡,个别发生木僵或昏迷。若不及时治疗,死亡率达 50%。

2. 甲状腺功能亢进

60%~70%的妊娠剧吐孕妇会出现暂时性的甲状腺功能亢进,一般不用药物治疗,至孕 20 周左右甲状腺功能可以恢复到正常水平。

五、治疗

持续性妊娠呕吐合并酮症的孕妇应住院接受治疗,静脉补液、补充维生素、进行纠正脱水及电解质紊乱、合理使用止吐药物、防治并发症。

1. 纠正脱水及电解质紊乱

(1)每日静脉补液量 1000 mL 左右,补充维生素 B_6、维生素 B_1、维生素 C,连续输液至少 3 日,维持每日尿量 ≥1000 mL。孕妇常不能进食,可按照葡萄糖 50 g、胰岛素 10U、10%氯化钾 1.0 g 配成极化液输注补充能量。应注意先补充维生素 B_1 后再输注极化液,以防止发生 Wernicke 脑病。

(2)补钾 3~4 g/d,严重低钾血症时可补钾至 6~8 g/d。原则上每 500 mL 尿量补钾 1 g 较为安全,同时监测血清钾水平和心电图。

2. 止吐治疗

(1)维生素 B_6。

(2)甲氧氯普胺:妊娠早期应用甲氧氯普胺并未增加胎儿畸形、自然流产的发生风险,新生儿出生体重与正常对照组相比无显著差异。

(3)昂丹司琼(恩丹西酮):仍缺乏足够证据证实昂丹司琼对胎儿的安全性,虽然其绝对风险低,但使用时仍需权衡利弊。

(4)异丙嗪:异丙嗪的止吐疗效与甲氧氯普胺基本相似。

(5)糖皮质激素:甲泼尼龙可缓解妊娠剧吐的症状,但鉴于妊娠早期应用与胎儿唇裂相关,应避免在孕 10 周前作为一线用药,且仅作为顽固性妊娠剧吐患者的最后止吐方案。

经治疗后多数病情好转可继续妊娠,若出现下列情况危及孕妇生命时,需考虑终止妊娠:①持续黄疸;②持续蛋白尿;③体温升高,持续在 38℃ 以上;④心动过速(≥120 次/min);⑤伴发 Wernicke 综合征等。

六、妊娠剧吐的临床护理

(一)护理评估

1. 健康史

频繁呕吐不能进食及体重明显下降是孕吐孕妇的主要症状。护士应该询问患者有无其他可能引起呕吐的疾病如肝炎、胃肠炎等,同时计算患者孕前孕后的体重指数,还有治疗用药情况及家属对该疾病的相关知识知晓程度,告知家属应做好患者的相关心理支持。目前对妊娠期恶心、呕吐的评判标准不一,孕早期恶心、呕吐可以使用生活质量影响的量表评分(PUQE,表8-1)来评估妊娠恶心呕吐的严重程度。

表8-1 生活质量影响量表评分(PUQE)

1.一天当中,您感觉胃部不适或作呕的时间有多久?				
从未	1小时或更少	2~3小时	4~6小时	多于6小时
(1)	(2)	(3)	(4)	(5)
2.一天当中,您会呕吐几次?				
7次或更多	5~6次	3~4次	1~2次	从未
(5)	(4)	(3)	(2)	(1)
3.一天当中,您会干呕(没有内容物)几次?				
从未	1~2次	3~4次	5~6次	7次或更多
(1)	(2)	(3)	(4)	(5)
总分(1、2、3相加):轻度,≤6;中度,7~12;重度,≥13				

2. 身心状况

妊娠剧吐常见于心理未成熟、依赖性强、癔病、沮丧、焦虑的孕妇。剧吐是孕妇抵制妊娠的一种保护性反应,是心理斗争的结果。妊娠剧吐的消失和复发往往与孕妇脱离和重新回到家庭环境有关,并可通过暗示等方式使症状得以缓解。

3. 相关检查

(1)尿液检查:测定尿量、尿比重、酮体,注意有无蛋白尿及管型尿。

(2)血液检查:测定红细胞数、血红蛋白含量、血细胞比容、全血及血浆黏度,了解有无血液浓缩。动脉血气分析测定血液 pH、二氧化碳结合力等,了解酸碱平衡情况。还应检测血钾、血钠、血氯含量、凝血功能、肝、肾及甲状腺功能。

(3)B 型超声检查:确诊正常妊娠,排除葡萄胎。

(4)心电图:帮助发现有无低钾或高钾及心肌情况。

(5)必要时行眼底检查及神经系统检查。

(二)护理诊断

1.营养失调-低于机体需要量 与严重呕吐和长期入量不足有关。

2.活动无耐力 与严重呕吐和长期入量不足有关。

3.体液不足 与频繁呕吐,体液丢失较多有关。

4.焦虑 与病情反复及担心胎儿与自身健康有关。

(三)预期目标

(1)患者自觉舒适增加。

(2)患者能接受规定饮食。

(四)护理措施

1. 密切观察病情

妊娠剧吐严重者需每 4 小时测量生命体征一次,以便及时发现血液浓缩、酸中毒等病变，若呼吸深长，且有烂苹果气味，要立即报告医生进行血气分析或测血液二氧化碳结合力。观察患者尿量，必要时记录患者 24 小时出入量，注意出入量平衡。

2. 呕吐护理

护士应陪伴在患者身边，轻拍患者背部，以助其呕吐，呕吐结束后及时用温开水漱口，加强口腔护理，并及时更换被污染的衣服、被褥。嘱患者卧床休息。

3. 饮食护理

鼓励孕妇少量多餐，以免经常饱腹，多进一些清淡可口，易于消化、营养丰富的饮食。另外，避免接触诱发呕吐的食物。

4. 输液护理

呕吐严重者，暂时禁食，需要从静脉补充营养，安排好输液顺序及速度，观察输液过程中患者的反应及穿刺部位，协助饮水、进食与排泄。

5. 家属照护

大部分家属在护理患者时，由于目睹孕妇频繁呕吐，情绪不能控制，表现为异常紧张。护士应理解家属的心情。并应单独与家属交流，告诉他，他的情绪将会影响到孕妇，会使孕妇更加紧张自己，加重病情，所以应该给孕妇创造一个轻松愉快的环境，才有利于康复。

6. 心理护理

妊娠剧吐孕妇常表现为焦虑、紧张、恐惧、依赖、求助的心理状态。因此护士应经常深入病房，观察患者细微的变化，倾听其主诉，对其提出的问题及时解答，并主动耐心讲解妊娠生理和病理知识，消除其思想顾虑。

7. 环境管理

保持病室整洁、安静，空气新鲜，每天通风 2 次，每次 15~30 分钟。消除可能引起呕吐的因素，如避免精神刺激，及时倾倒呕吐物和排泄物、保持病室无异味。

8. 出院指导

告诉孕妇回家后要保持心情愉快，注意休息，睡眠充足，保证妊娠期营养，根据体重变化增加热量和蛋白质摄入，食物多样化，粗细粮搭配，并告诉家属对患者要给予心理上的支持和照顾。

（五）结果评价

（1）患者情绪稳定，能积极配合医护措施。

（2）患者能维持生理需要量的摄入。

（3）患者循环稳定，无出现严重并发症。

本节思考题

1. 妊娠剧吐的定义是什么？
2. 妊娠剧吐的诊断依据是什么？
3. 妊娠剧吐的临床表现是什么？
4. 妊娠剧吐的护理以及健康宣教如何落实？

客观题测验

主观题测验

第四节　妊娠期高血压疾病

预习案例

　　某初产妇，35 岁，因停经 35 周，发现血压升高 3 天，伴头晕、头痛、视物模糊半天入院，入院时突发抽搐 1 次，查血压 185/120 mmHg，尿蛋白（+++），全身皮肤浮肿，胎方位 LOA，胎心率 110 次/min，估计胎儿体重 2300 g，有不规则宫缩。

　　思考

　　1. 上述案例患者出现何种情况？如何进行紧急抢救护理？

　　2. 上述案例应如何选择分娩时机及分娩方式？

　　妊娠期高血压疾病（hypertensive disorders in pregnancy）是妊娠期特有的疾病，包括妊娠期高血压、子痫前期、子痫、慢性高血压并发子痫前期以及妊娠合并慢性高血压。其中妊娠期高血压、子痫前期和子痫以往统称为妊娠高血压综合征。多数病例在妊娠期出现一过性高血压、蛋白尿症状，分娩后随即消失。该病严重影响母儿健康，是孕产妇及围生儿病死率的主要原因之一。

一、病因

　　妊娠期高血压疾病的发病原因至今尚未明确，但在临床工作中确实发现有些与妊娠期高血压疾病的发病密切相关的易发因素。其易发因素及主要病因学说如下：

（一）易发因素

（1）初产妇。

（2）年龄≤18 岁或年龄≥35 岁的孕产妇。

（3）受刺激致使中枢神经系统功能紊乱者或精神过度紧张。

（4）寒冷季节或温差过大，特别是气温升高时。

（5）营养不良，如贫血、低蛋白血症。

（6）体重指数［体重（kg）／身高（m²）］>24 的体形矮胖者。

（7）如羊水过多、双胎妊娠、糖尿病的巨大儿等致子宫张力过高者。

（8）有慢性病史的孕妇，如慢性高血压、慢性肾炎、糖尿病等。

（9）有高血压家族史，尤其是孕妇的母亲有重度妊娠期高血压病史者。

（二）病因学说

1. 免疫学说

妊娠期高血压疾病病因是胎盘某些抗原物质免疫反应的变态反应，与移植免疫的观点很相似。但与免疫的复杂关系有待进一步证实。

2. 子宫-胎盘缺血缺氧学说

临床发现妊娠期高血压疾病易发生于初产妇、多胎妊娠、羊水过多者。本学说认为是由于子宫张力增高，影响子宫血液供应，造成子宫-胎盘缺血缺氧所致。此外，全身血液循环不能适应子宫-胎盘需要的情况，如孕妇有严重贫血、慢性高血压、糖尿病等亦易伴发本病。

3. 血管内皮功能障碍

研究发现妊娠期高血压疾病者，细胞毒性物质和炎性介质如氧自由基、过氧化脂质、血栓素 A2 等含量增高，而前列环素、维生素 E、血管内皮素等减少，诱发血小板凝聚，并对血管紧张因子敏感，血管收缩致使血压升高，并且导致一系列病理变化。此外，气候寒冷、精神紧张也是本病的主要诱因。

4. 营养缺乏及其他因素

据流行病学调查，妊娠期高血压疾病的发生可能与钙缺乏有关。妊娠易引起母体缺钙，导致妊娠期高血压疾病发生，而孕期补钙可使妊娠期高血压疾病的发生率下降，但其发生机制尚不完全清楚。另外，以白蛋白缺乏为主的低蛋白血症、锌、硒等的缺乏与子痫前期的发生发展有关。此外，其他因素如胰岛素抵抗遗传等因素与妊娠期高血压疾病发生的关系亦有所报道。

二、病理生理

本病的基本病理生理变化是全身小动脉痉挛。由于小动脉痉挛，造成管腔狭窄，周围阻力增大，内皮细胞损伤，通透性增加，体液和蛋白质渗漏，表现为血压上升、蛋白尿、水肿和血液浓缩等。全身各组织器官因缺血、缺氧而受到不同程度损害，严重时脑、心、肝、肾及胎盘等的病理生理变化可导致抽搐、昏迷、脑水肿、脑出血、心肾衰竭、肺水肿、肝细胞坏死及被膜下出血，胎盘绒毛退行性变、出血和梗死，胎盘早期剥离以及凝血功能障碍而导致 DIC 等。

三、临床表现及分类

妊娠期高血压疾病有以下分类：

1. 妊娠期高血压

妊娠 20 周后出现高血压，收缩压≥140 mmHg 和（或）舒张压≥90 mmHg，并于产后12 周内恢复正常；尿蛋白（-）；产后方可确诊。

2. 子痫前期

妊娠 20 周后出现收缩压≥140 mmHg 和(或)舒张压≥90 mmHg,

伴有尿蛋白≥0.3 g/24 h, 或随机尿蛋白(+), 或虽无蛋白尿, 但合并下列任何一项者:

(1)血小板减少(血小板<100×10⁹/L);

(2)肝功能损害(血清转氨酶水平为正常值 2 倍以上);

(3)肾功能损害(血肌酐水平大于 1.1 mg/dL 或为正常值 2 倍以上);

(4)肺水肿;

(5)新发生的中枢神经系统异常或视觉障碍。

3. 子痫

在子痫前期的基础上出现抽搐发作, 或伴昏迷, 称为子痫。子痫多发生于妊娠晚期或临产前, 称产前子痫; 少数发生于分娩过程中, 称产时子痫; 个别发生在产后 24 小时内, 称产后子痫。

子痫典型发作过程:先表现为眼球固定, 瞳孔散大, 头扭向一侧, 牙关紧闭, 继而口角及面部肌肉颤动, 数秒后全身及四肢肌肉强直(背侧强于腹侧), 双手紧握, 双臂伸直, 发生强烈的抽动。抽搐时呼吸暂停, 面色青紫。持续 1 分钟左右, 抽搐强度减弱, 全身肌肉松弛, 随即深长吸气而恢复呼吸。抽搐期间患者神志丧失。病情转轻时, 抽搐次数减少, 抽搐后很快苏醒, 但有时抽搐频繁且持续时间较长, 患者可陷入深昏迷状态。抽搐过程中易发生唇舌咬伤、摔伤甚至骨折等多种创伤, 昏迷时呕吐可造成窒息或吸入性肺炎。

4. 慢性高血压并发子痫前期

慢性高血压孕妇于妊娠前无蛋白尿, 若孕 20 周后出现尿蛋白≥0.3 g/24 h; 或妊娠 20 周后突然出现尿蛋白明显增加、血压进一步升高, 或出现血小板减少(<100×10⁹/L)。

5. 妊娠合并慢性高血压

妊娠 20 周前血压≥140/90 mmHg, 但妊娠期无明显加重; 或妊娠 20 周后首次诊断高血压并持续到产后 12 周以后。

四、处理原则

妊娠期高血压疾病的基本处理原则是镇静、解痉、降压、利尿, 适时终止妊娠以达到预防子痫发生, 降低孕产妇及围生儿病死率及严重后遗症的目的。

1. 轻症

可门诊治疗, 加强孕期检查, 密切观察病情变化, 注意休息、保证充足睡眠, 采取左侧卧位, 调整饮食、保证充足的蛋白质和热量, 防止发展为重症。

2. 子痫前期

应住院治疗, 积极对症处理, 防治发生各种并发症及子痫。适时终止妊娠。

常用的药物有:

(1)解痉药物:首选硫酸镁。硫酸镁也是预防重度子痫前期子痫发作的关键药物, 适用于先兆子痫和子痫。

(2)镇静药物:镇静剂有镇静和抗惊厥作用, 常用地西泮和冬眠合剂, 在对硫酸镁有使用禁忌或疗效不明显的情况下使用。因药物可通过胎盘对胎儿的神经系统产生抑制作用，故分娩期应慎用。

妊娠期高血压疾病诊治控压新观点

（3）降压药物：不作为常规，仅用于严重高血压，如收缩压≥160 mmHg 和（或）舒张压≥110 mmHg 时必须使用降压药，以及妊娠前已使用降血压药者。选用的药物应不影响心搏出量、肾血流量和子宫胎盘灌注量，建议目标血压不低于 130/80 mmHg。常用药物有拉贝诺尔、硝苯地平、甲基多巴等。

（4）扩容药物：一般不主张扩容治疗，可用于低蛋白血症、贫血的患者。扩容治疗时应严格掌握其适应证和禁忌证，严密观察患者的生命体征及尿量，防止肺水肿和心力衰竭的发生。常用的扩容剂有：成分血、人血白蛋白、平衡液和低分子右旋糖酐。

（5）利尿药物：不主张常规使用，仅用于全身性水肿、脑水肿、肺水肿、急性心力衰竭、肾功能不全等。用药时应严密监测药物的毒副反应及患者的水和电解质平衡情况。常用药物有呋塞米、甘露醇。

（6）适时终止妊娠：是妊娠期高血压疾病唯一有效的治疗手段。其指征包括：①重度子痫前期孕妇经积极治疗 24~48 小时无明显好转者；②重度子痫前期孕妇的孕龄<34 周，但胎盘功能减退，胎儿估计已成熟者；③重度子痫前期孕妇的孕龄≥34 周，经治疗好转者；④子痫控制后 2 小时可考虑终止妊娠。终止妊娠的方式，可根据实际情况选择阴道分娩或剖宫产。

3.子痫患者的处理

子痫是子痫前期-子痫最为严重的阶段，直接关系到母婴安危，应积极处理。处理原则为：控制抽搐、降低颅压、控制血压、纠正缺氧和酸中毒，在控制抽搐后即可考虑终止妊娠。

五、护理评估

1.健康史及家族史

详细询问患者孕前以及妊娠 20 周之前有无高血压、蛋白尿、水肿及抽搐等征象；家族成员中有无高血压病史；既往病史中有无原发性高血压、糖尿病以及慢性肾炎等。此次妊娠出现异常征象的时间以及治疗经过，尤其应注意有无头晕头痛、视物模糊、上腹不适等症状。

2.身体状况

典型的患者表现为妊娠 20 周后，出现高血压、水肿及蛋白尿。不同患者根据病情会有不同的临床表现。护士除评估患者一般健康状况外，还需重点评估患者的血压、水肿、尿蛋白、自觉症状以及有无抽搐、昏迷等情况。在评估时应注意：

（1）首次测量血压有升高者，需休息 1 小时后复测，同时需要与其基础血压进行比较。

（2）进行 24 小时尿蛋白定量检查。蛋白尿的定量反映肾小管细胞缺氧及功能受损的程度，总量≥0.3 g 者为异常。

（3）评估患者水肿情况。妊娠后期贫血、低蛋白血症及子宫压迫导致血液回流受阻等均可引起水肿，因此，水肿的轻重程度不一定能正确反映病情的严重程度，水肿不明显者，亦有可能迅速发展为子痫，所以应引起重视。

孕产妇水肿分级

（4）孕妇出现头晕头痛、视物模糊、恶心、呕吐、胸闷等自觉症状时，常提示病情的进一步发展，应引起高度重视。

（5）抽搐与昏迷是妊娠期高血压疾病最严重的表现，护士应注意患者发作时的状态、频率、持续时间、间隔时间以及神志情况，注意患者有无唇舌咬伤、摔伤、骨折、窒息或吸入性肺炎等。

3. 心理-社会状况评估

孕妇的性格特点、对疾病的认识、病情的轻重及社会支持系统的情况。孕妇会对胎儿预后过于担忧和恐惧，因此孕妇需要家属的支持及心理的疏导。

4. 辅助检查

（1）尿常规检查：尿常规、24 小时尿蛋白定量。

（2）血液检查：血常规、凝血五项、血生化等。

（3）肝、肾功能测定：谷丙转氨酶、血尿素氮、肌酐及尿酸等综合判断肝肾功能。

（4）眼底检查：对治疗有重要指导意义。

（5）其他检查：心电图、心脏彩超、胎儿成熟度等检查。

六、常见护理诊断/问题

1. 有受伤或窒息的危险　与子痫抽搐、意识丧失有关。

2. 体液过多　与增大子宫压迫下腔静脉使血液回流受阻或营养不良性低蛋白血症有关。

3. 胎儿受伤的危险　与全身小动脉痉挛使胎盘血流量减少导致胎儿宫内缺氧有关。

4. 焦虑　与担心高血压对自身及胎儿安危的影响有关。

5. 舒适的改变　与血压升高引起头痛及双下肢水肿有关。

6. 潜在并发症：胎盘早剥、脑血管意外、急性肾衰竭、急性心力衰竭。

七、护理目标

（1）患者不发生跌倒坠床，患者血压得以控制，无抽搐发生或抽搐时无窒息、无受伤。

（2）患者水肿消退，体液平衡。

（3）胎儿未发生缺氧。

（4）患者焦虑缓解，能主动表达情绪。

（5）患者血压控制良好，维持稳定，舒适感增加。

（6）患者未发生胎盘早剥、脑血管意外、急性肾衰竭及急性心力衰竭。

八、护理措施

1.预防指导

（1）加强孕早期健康教育，使孕妇以及家属能知晓相关知识以及对母儿的危害，从而促使孕妇能够自觉在孕早期进行产前检查，坚持定期检查，以及时发现异常，得到及时的治疗。

（2）保证休息，以左侧卧位为宜，可以解除妊娠子宫右旋对下腔静脉的压力。

（3）指导孕妇合理调整饮食结构，进食低盐、低脂、适量蛋白质、高维生素、高纤维素食物，全身浮肿的孕妇应限制食盐的摄入量。

（4）心理护理：由于孕妇对自身的病情缺乏了解，因此容易产生焦虑、恐惧等不良情绪，应针对患者的心理需求和心理特点，及时开导患者，排解患者的不良情绪，为患者讲解妊娠期高血压疾病的发病机制、治疗方法、治疗效果、治疗过程中应注意事项等，满足患者的心理需求，使患者了解自身状况。不但能减轻患者的心理压力，同时还能增加患者对医护人员的信任感，提高治疗、护理依从性。同时，还要与患者家属进行沟通，使患者家属配合护理工作，鼓励患者树立治疗康复信心。

2.硫酸镁的用药护理

硫酸镁是目前治疗子痫前期和子痫的首选药物。

（1）用法用量：可采用静脉给药及肌内注射两种途径。

静脉给药用法：硫酸镁 4~6 g 作为负荷量，加入 25% 葡萄糖溶液 20 mL 静脉注射，15~20 分钟内推完；或加入 5% 葡萄糖 100 mL，15~20 分钟内快速静滴完毕，之后硫酸镁以 1~2 g/h 静脉维持。

肌内注射用法：25%硫酸镁溶液 20 mL 加 2%利多卡因 2mL，臀部深部肌内注射，可在睡眠前停用静脉用药时使用一次。

《妊娠期高血压疾病诊治指南（2015）》
硫酸镁应用注意点

（2）毒性反应及用药注意事项：正常孕妇血清镁离子浓度为 0.75~1 mmol/L，有效治疗浓度为 1.8~3 mmol/L，血清镁超过 3.5 mmol/L 即可发生镁离子中毒。硫酸镁过量会抑制呼吸及心肌收缩，危及生命。中毒表现为：膝反射消失，后随着镁的浓度增加，出现全身肌张力减退及呼吸抑制，尿量减少，严重者心跳骤停。所以在护理使用硫酸镁的患者时，应注意：①膝反射必须存在；②呼吸 ≥16 次/min；③尿量 ≥17 mL/h 或≥400 mL/24 h。

（3）硫酸镁解毒法：立即停用硫酸镁，缓慢静推（5~10 分钟）10% 葡萄糖酸钙 10 mL。

3.子痫的护理

子痫直接关系到母儿的安危，因此子痫患者的护理极为重要。

（1）协助医生控制抽搐：使用硫酸镁解痉、地西泮镇静。

（2）专人护理，避免受伤：保持患者呼吸道通畅，吸氧，用开口器和压舌板，防止口舌咬伤，头低侧卧位，防止黏液吸入呼吸道或舌头阻塞呼吸道。禁食，禁口服药。防止坠地受伤。

（3）密切监护：密切监测患者血压、呼吸、脉搏、体温、尿量，准确记录出入量。追踪各种化验结果，及早发现严重并发症。

（4）减少声光刺激，以免诱发抽搐：安置患者于单间暗室，保持安静，避免声光刺激。治疗及护理操作集中进行，动作轻柔。

4. 产时护理

（1）第一产程须密切注意患者的血压、脉搏、呼吸、自觉症状及胎心、宫缩情况，必要时给予镇静剂和氧气吸入。临产后做好抢救新生儿的一切准备。

（2）第二产程应避免产妇向下屏气用力，根据具体情况尽早会阴侧切，胎头吸引或者产钳助娩结束分娩，以缩短第二产程。

（3）第三产程在胎儿娩出后立即使用宫缩素，及时娩出胎盘，按摩子宫，防止产后出血。第三产程胎盘娩出后继续严密观察子宫收缩情况，阴道出血量，监测血压变化，平稳后2小时送回病房。

5. 产后护理

产后24小时至5日内，尤其是产后24小时内仍有发生子痫的危险，故不可放松警惕，密切监测产妇的生命体征变化，观察子宫的收缩情况、宫底高度、阴道流血情况，若有异常及时报告医生，必要时吸氧、心电监护，指导产妇进行正确按摩子宫的方法，以减轻疼痛、减少出血。注意观察产妇小便情况，以免膀胱充盈影响子宫收缩而导致大出血。

客观题测验

主观题测验

第五节　妊娠期肝内胆汁淤积症

妊娠期肝内胆汁淤积症是妊娠中、晚期特有的并发症，本病具有复发性，本次分娩后可迅速消失，再次妊娠或口服雌激素避孕药时常会复发。以皮肤瘙痒和胆汁酸升高为主要特征，该病对妊娠最大的危害是发生难以预测的胎儿突然死亡，该风险与病情程度相关。

预习案例

某孕妇 31 岁，G_2P_1 孕 35 周，因血清总胆汁酸（TBA）22.3 μmol/L，偶有四肢皮肤瘙痒收入院，查皮肤、巩膜无黄染，否认肝炎史。

治疗经过：入院后予口服熊去氧胆酸 300 mg，一日 3 次。孕 36 周时孕妇出现恶心、呕吐伴全身乏力，查肝功能：丙氨酸转氨酶（ALT）902U/L，门冬氨酸转氨酶（AST）60U/L，血清总胆汁酸（TBA）75 μmol/L，急诊行剖宫产术，娩出一活男婴，体重 2650 g，Apgar 评分 1 分钟 10 分，5 分钟 10 分，10 分钟 10 分。术中出血 1000 mL，予缩宫、补液对症治疗，术后宫缩好，阴道流血少。术后第二天，产妇恶心、呕吐及皮肤瘙痒症状消失，复查血总胆汁酸 35 μmol/L，丙氨酸转氨酶（ALT）506U/L，继续予护肝治疗，于术后第 7 天复查血胆汁酸及肝功能正常并予出院。

思考
1. 上述案例中妊娠期肝内胆汁淤积症有什么典型症状？
2. 妊娠期肝内胆汁淤积症如何分度？

一、定义

妊娠期肝内胆汁淤积症（intrahepatic cholestasis of pregnancy，ICP）为妊娠中晚期特发性疾病，特点为皮肤瘙痒、血清总胆汁酸升高，会导致早产、死胎及新生儿窒息。ICP 发病率 0.8%~12%，病因不明，发病有明显的地域和种族差异。

二、病因

目前尚不清楚，可能与女性激素、环境及遗传等因素有关。

1. 女性激素

ICP 多发于妊娠晚期、多胎妊娠、卵巢过度刺激病史及既往使用口服避孕药者，以上情况皆为高雌激素水平状态。雌激素水平增高可能与雌激素代谢异常及肝脏对雌激素敏感性增高有关，雌激素可使 Na^+-K^+-ATP 酶活性下降，导致胆汁酸代谢障碍；或使肝细胞膜中胆固醇与磷脂比例上升，胆汁流出受阻；或作用于肝细胞表面的雌激素受体，改变肝细胞蛋白质合成，导致胆汁回流增加。

2. 环境因素

流行病学研究发现，ICP 发病率具有季节性，冬季比夏季发病率高，原因可能与妊娠期妇女在夏季时血硒水平会升高有关。

3. 遗传因素

在世界各地 ICP 发病率明显不同；且如果家族中有 ICP 病史的妇女其发生率会明显增高；曾有 ICP 病史，再次妊娠其 ICP 发生率可达到 40%~70%。由此可见，ICP 发病率具有地域性、家族聚集性和复发性，这些现象表明 ICP 可能与遗传因素有一定关系。

三、临床表现

1. 瘙痒

是 ICP 的首发症状，70% 以上的患者在妊娠晚期会出现无皮肤损伤的瘙痒，也有部分病例在孕中期出现。瘙痒常呈持续性，程度各不相同，往往白天程度轻，到夜间会加剧，严重者可影响睡眠。瘙痒一般始于手掌和脚掌，后逐渐延及四肢、躯干及面部，瘙痒症状常先于实验室异常检查结果出现，多数在分娩后 24~48 小时缓解，部分延迟到 48 小时以上。

2. 黄疸

10%~15% 的患者在瘙痒 2~4 周后出现轻度黄疸，一般不会随着孕周的增加而加重，于分娩后 1~2 周内消退。ICP 孕妇发生黄疸者出现羊水粪染、新生儿窒息和围产儿死亡率明显增加。

3. 皮肤抓痕

ICP 不存在原发皮损，但因皮肤瘙痒反复抓挠可呈现条状抓痕，皮肤组织活检无异常发现。有学者认为 ICP 的皮肤表现应归属于一种妊娠期皮肤病，但尚未得到公认。

4. 其他表现

少数人会出现上腹部不适、恶心、呕吐、食欲不振、腹痛等消化道症状，极少数人会出现维生素 K 相关凝血因子缺乏，这个可能增加产后出血的风险。

四、对母儿的影响

1. 对孕妇的影响

ICP 患者如出现维生素 K 相关凝血因子缺乏时，可导致产后出血。

2. 对胎儿及新生儿的影响

可发生胎儿窘迫、早产、羊水胎粪污染等。胆汁酸的毒性作用可使胎儿发生急性缺氧及突然死亡，所以突发的胎死宫内、围产儿死亡率明显升高。

五、诊断与鉴别诊断

(一)临床表现

可根据患者的典型症状进行诊断，如孕晚期出现皮肤瘙痒，分娩后 24~48 小时瘙痒症状迅速消失，少数人有黄疸等症状。

(二)辅助检查

1. 血清胆汁酸检查

诊断 ICP 的最主要实验室证据是血清总胆汁酸(total bilea cid, TBA)测定，当检测空腹血清 TBA ≥ 10 μmol/L 及出现皮肤瘙痒可以考虑 ICP 诊断，当血清 TBA ≥ 40 μmol/L 提示病情严重，所以 TBA 是衡量病情轻重及治疗是否有效的重要指标。

2.肝功能测定

大多数患者血清丙氨酸转氨酶（ALT）、门冬氨酸转氨酶（AST）会出现轻至中度升高，为正常水平的 2~10 倍；部分患者可伴有 γ 谷氨酰转移酶（GGT）及血清胆红素水平升高，以直接胆红素为主。肝功能多在分娩后 4~6 周恢复正常。

3.病毒学检查

诊断 ICP 应排除肝炎病毒、EB 病毒及巨细胞病毒感染等。

4.肝胆超声

ICP 患者肝脏虽然没有特异性改变，但为了排除有无肝脏及胆囊的基础疾病，建议检查肝胆超声。

（三）鉴别诊断

ICP 的诊断需排除以下与其有相同症状的疾病：

（1）一些瘙痒性疾病：如过敏反应、皮肤病、尿毒症性瘙痒。

（2）可引起肝功能异常的疾病：如病毒性肝炎、急性脂肪肝、肝胆石症、子痫前期和 HELLP 综合征。

（3）可引起呕吐的疾病：如妊娠剧吐。

六、ICP 分度

ICP 的分度有助于临床管理和监护，常用的指标包括瘙痒程度和起病时间、血清总胆汁酸、肝酶、胆红素水平，比较一致的观点认为，总胆汁酸水平与围产结局密切相关。

（1）轻度：①10 μmol/L≤血清总胆汁酸<40 μmol/L；②临床症状以皮肤瘙痒为主，无明显其他症状。

（2）重度：①血清总胆汁酸≥40 μmol/L；②临床症状：严重瘙痒；③伴有其他情况，如多胎妊娠、妊娠期高血压疾病、复发性 ICP、曾因 ICP 致围产儿死亡者；④早发型 ICP：国际上尚无基于发病时间的 ICP 分度，但早期发病者其围产儿结局更差，也应该归入重度 ICP 中。

七、处理原则

治疗的目标是缓解瘙痒症状，降低血胆汁酸水平，改善肝功能，延长孕周，改善妊娠结局。

1.一般处理

指导患者进食低脂、易于消化食物；适当休息，睡眠质量差者夜间可给予镇静药物；左侧卧位为主，以增加胎盘血流量，注意胎动情况；每 1~2 周复查 1 次肝功能及胆汁酸水平直至分娩，对程度特别严重者可缩短检测间隔时间。

2.胎儿监护

ICP 孕妇的胎儿缺乏特异性监测指标，建议通过胎动、胎心监护及超声检查等密切监测胎儿宫内情况。胎动是评估胎儿宫内情况最简便的方法，如胎动减少、消失或胎动频繁等是胎儿宫内缺氧的危险信号，应立即就诊；孕 32 周起可检查 NST 及脐动脉血流分析，每周检查 1 次，重度者每周 2 次。产科超声用于在胎心监护出现不确定情况时的生物物理评分。

3. 药物治疗

降胆汁酸治疗可以减轻患者临床症状、降低胆汁淤积的相关生化指标和改善围生儿的预后。常用药物有：

(1)熊去氧胆酸(urso deoxy cholic acid, UDCA)：推荐作为 ICP 治疗的一线用药。常用剂量为每日 1 g 或 15 mg/(kg·d)。在缓解皮肤瘙痒、降低血清学指标、延长孕周、改善母儿预后方面具有优势，但停药后可出现反跳情况。治疗期间根据病情每 1~2 周检查一次生化指标的改变。

(2)s-腺苷蛋氨酸(S-adenosyl methionine, SAMe)：建议作为 ICP 临床二线用药或联合治疗，可口服或静脉用药，用量为每日 1 g，该药可以改善妊娠结局，如降低剖宫产率、延长孕周等，停药后存在反跳。

4. 辅助治疗

(1)促胎肺成熟：有早产风险的患者可使用地塞米松促胎肺成熟。

(2)缓解瘙痒症状：使用炉甘石液、薄荷类药物、抗组胺药物可缓解瘙痒症状。

(3)护肝治疗：肝酶水平升高者可加用护肝药物，改善肝功能。

(4)预防产后出血：产前使用维生素 K 可减少产后出血风险，当出现明显的脂肪痢或凝血酶原时间延长时，可口服或肌内注射维生素 K，每日 5~10 mg。

5. 产科处理

因为 ICP 孕妇会发生无临床征兆的胎死宫内，所以为保证 ICP 患者有良好的围产结局，应综合考虑孕周、病情严重程度及治疗效果等，选择最佳的分娩时机和方式。

(1)终止妊娠的时机：轻度 ICP 患者在孕 38~39 周左右应终止妊娠；重度 ICP 患者在孕 34~37 周之间应终止妊娠，具体孕周还需综合评估患者的治疗效果、胎儿宫内状况及有无其他合并症等。

(2)病情严重程度：对于发病早、病程长、症状严重的重度 ICP，不宜期待过久。产前总胆汁酸水平≥40 μmol/L 者是预测围产结局不良的良好指标。

(3)终止妊娠的方式：①阴道分娩：轻度 ICP、无剖宫产指征、孕周<40 周者。若产程中怀疑胎儿窘迫应适当放宽剖宫产指征。②剖宫产：重度 ICP；既往有 ICP 病史及相关的新生儿窒息或死胎死产史；高度怀疑胎儿窘迫；合并多胎、重度子痫前期等。

八、助产要点

(一)评估

1. 健康史

询问孕妇年龄、籍贯、孕产史、既往史、家族史，有无患引起瘙痒、黄疸及肝功能异常的疾病，评估孕妇心理状况，患者及家属对疾病认知情况。

2. 身心状况

评估发病时间、程度、症状，密切观察产妇的瘙痒、黄疸症状，及时复查胆汁酸及肝功能水平的变化。密切监测胎动及胎心情况，评估胎儿宫内状况，及时处理异常情况，必要时尽快终止妊娠。

3. 辅助检查

评估孕妇血清胆汁酸、肝功能、NST、B 超检查结果。

（二）一般护理

1. 皮肤护理

保持病房适宜的温湿度，保持床褥清洁干燥，指导患者使用宽松纯棉的内衣，不要使用碱性肥皂水或温度过高的热水清洁皮肤，保持皮肤清洁。皮肤瘙痒用炉甘石洗剂涂擦。皮肤瘙痒症状严重者可遵医嘱给予止痒、镇静等对症治疗，改善瘙痒症状。

2. 饮食指导

指导患者多进食高蛋白、高维生素、低脂肪、易消化的清淡食物，避免进食刺激性食物，可多吃牛奶、蔬菜、瓜果、豆类等。

3. 心理护理

ICP 患者因为担心妊娠结局及药物治疗是否会影响胎儿，患者会产生焦虑、紧张甚至恐惧的心理。医护人员应加强与患者及家属的健康教育，使其了解 ICP 相关的疾病知识及治疗方案，减轻患者及家属的心理负担，指导其多听音乐或看书，分散注意力，增强信心，积极配合治疗。

（三）专科护理

1. 加强胎儿监护

患者入院后，指导其注意休息，左侧卧位为佳；给予低流量吸氧30分钟，每日2次；教会患者胎动计数的方法，定时监测胎心音及行电子胎心监护，一旦发现异常情况，及时处理，适时终止妊娠，防止发生不良结局。

2. 治疗护理

按医嘱按时准确给予降胆汁酸药物、促胎肺成熟药物，产前给予维生素 K，同时观察药物的疗效及不良反应。

3. 分娩期护理

对于符合阴道分娩条件的 ICP 患者，分娩前制订分娩计划；进入产程后应密切监测母儿情况，观察产程进展，避免产程过长，产程中一旦出现胎儿窘迫征象，应及时处理，做好剖宫产及充分的新生儿抢救准备。

4. 产褥期护理

ICP 患者产褥期要警惕产后出血的发生，因为 ICP 患者肝内胆汁淤积，导致维生素 K 吸收减少，使肝脏合成凝血因子减少而导致产后出血。分娩前可预防性使用维生素 K，胎儿娩出后及时应用缩宫素，促进子宫收缩，减少产后出血。

5. 新生儿护理

由于 ICP 患者娩出的新生儿发生新生儿窒息、早产机率高，所以新生儿出生后要严密观察其生命体征变化，做好各项新生儿保暖措施，随时做好新生儿抢救的准备。

（四）健康教育

1. 出院指导

ICP 患者终止妊娠后，要观察瘙痒及黄疸症状，嘱其定期监测胆汁酸及肝功能，若黄疸2周未消退，肝功能4~6周未恢复正常，应到内科进一步诊治。

2.再孕指导

指导正确避孕方法，不可使用含雌、孕激素的避孕药，以免诱发肝内胆汁淤积，告知患者再次妊娠 ICP 复发率可高达 50%～70%，再次怀孕时必须要定期产检，孕期严密监测有无 ICP 症状，动态监测胎儿宫内情况。

客观题测验

主观题测验

第六节　死胎

预习案例

患者，女，25 岁。主诉：停经 29^{+1} 周，发现胎死宫内 1 天。入院诊断：1. 孕 2 产 1 孕 29^{+1} 周，LOA 单胎引产；2. 宫内死胎。2017 年因"胎儿心脏畸形"孕 21 周时引产一次，本次自然受孕，现孕 29^{+1} 周 B 超提示宫内死胎，无腹胀腹痛，无阴道流血、流液。入院完善相关检查后，当天即予羊膜腔穿刺术，注入利凡诺引产。入院 2 天后，顺利娩出一男死婴，体重 1.1 kg，羊水清，约 10 mL，脐带扭转 30 圈，胎盘、胎膜娩出不完整，宫颈无裂伤，会阴完整，产后 2 小时出血 150 mL。

思考

1. 死胎有哪些临床表现？

2. 上述案例中产妇护理要点有哪些？

妊娠期发生胎儿死亡后，由于怀有死胎的心理压力，一般在发现死胎后即开始引产术，且随着时间的推移，孕妇发生凝血功能障碍的几率也随之增大。

一、概述

（一）定义

妊娠 20 周后胎儿在子宫内的死亡，称为死胎（stillbirth or fetal death）。包括胎儿在分娩过程中死亡的死产，也是死胎的一种。

（二）病因

1.胎盘及脐带因素

如过期妊娠、前置胎盘、血管前置、胎盘早剥、急性绒毛膜羊膜炎、脐带脱垂、脐带帆状附着、脐带真结、脐带绕颈缠体等，导致胎儿缺氧。

2. 胎儿因素

如胎儿生长受限、双胎输血综合征、胎儿严重畸形、严重遗传性疾病、母儿血型不合导致的溶血、宫内感染等。

3. 孕妇因素

严重的妊娠并发症如妊娠期肝内胆汁淤积症、妊娠期糖尿病、妊娠期高血压疾病、各种原因引起的休克等，合并症如心血管疾病、抗磷脂抗体综合征等。子宫因素，如子宫张力过大或子宫收缩力过强、子宫破裂、子宫畸形等致局部缺血，胎儿缺氧，均可导致死胎。生育年龄过小或过大亦可使死胎风险增加。

（三）临床表现及诊断

（1）症状：孕妇自觉胎动消失，子宫停止增长。

（2）体征：检查时听不到胎心，子宫小于相应孕周。

（3）诊断：超声检查时无胎心搏动可确诊胎儿死亡。

（四）处理原则

死胎可能会引起孕妇的凝血功能障碍，一经确诊，应积极处理，尽早引产，寻找病因。在不危及孕妇安全的情况下，尽量经阴道分娩。做好产后咨询和心理支持。

二、助产要点

（一）**评估与监测**

1. 健康史

询问孕妇年龄、既往史、本次妊娠情况，了解有无先兆流产等异常，是否患有糖尿病、高血压等其他疾病。

2. 身心状况

评估胎动消失的具体时间、孕妇 BMI 指数、体重增长情况、子宫高度等，了解子宫大小是否与孕周相符；评估孕妇及其家属的心理状况，防止伤心过度。

3. 辅助检查

B 超检查确诊无胎动、胎心。检查凝血功能，若纤维蛋白原小于 1.5 g/L，血小板小于 100×10^9/L，伴凝血功能障碍时，需积极进行纠正，并在分娩期对症处理以避免严重产后出血的发生。

（二）**照顾与支持**

1. 一般护理

注意休息、加强营养，观察孕妇有无出血征象，发现牙龈出血、注射部位出血时，应及时报告医生并按医嘱予相应处理。

2. 心理支持

孕妇可出现情绪波动、精神紧张、痛苦、恐惧、焦虑、失落感、负疚感等不良情绪。应主动与孕妇交谈，告知死胎的原因，按计划进行哀伤辅导，引导其接受并走出心理阴影。

(三)处理与护理

1. 引产处理

引产方法有多种,如羊膜腔注射依沙吖啶引产、米索前列醇配合米非司酮、缩宫素静滴引产、水囊引产等。根据孕周、是否疤痕子宫、妊娠合并症及并发症等制定有针对性的引产方案,尽量经阴道分娩,减轻对母体的损伤。

2. 产时处理

产程中指导产妇宫口开全后自发性用力,出胎时注意适度保护会阴,指导产妇配合,防止产道损伤。胎儿娩出后,要仔细检查胎儿的体表有无畸形或异常,有无脐带扭转、打结绕身,脐动脉是否两条。仔细检查娩出后的胎盘及胎膜是否完整,胎盘有无血管瘤等。遵医嘱给予缩宫素肌注,防止产后出血,预防羊水栓塞的发生。对于肉眼无法辨别死因的死胎,可说服产妇及家属进一步进行检查,如尸检、染色体检查等,对其复发风险进行评估,以指导产妇再次妊娠时采取措施避免相似情况的发生。

3. 产后护理

分娩结束后常规在产房观察1~2小时后回病房,此时护理人员应有高度的责任心观察和护理产妇。产后让产妇充分休息,恢复体力。

(1)心理护理:经历了引产和分娩的阵痛后,产妇的情绪十分不稳定,对家人的关爱往往会带有愧疚感和挫败感,护理人员应根据产妇情绪反应,尽量安排单间病房,或安排入住同病种的病房,避免与正常的孕妇同住,耐心地做好产妇的思想工作,告诉其应理性的面对现实,调理好身体。

(2)感染的预防与控制:由于胎死宫内,经过引产等操作后,可能出现感染,若发生产褥感染将会影响再次妊娠。应遵医嘱合理使用抗生素预防感染,每4小时测量体温1次并进行记录,若体温异常,应及时报告医生。注意会阴伤口的护理和恶露的性质、量、气味等,对会阴伤口水肿明显者,在会阴擦洗的同时予50%硫酸镁湿热敷,以消除水肿,减轻疼痛。

(3)乳房护理:产后应指导产妇及时使用回乳药物,以促进回乳,减少其乳房胀痛的痛苦,以防乳汁淤积和乳腺炎的发生。

(4)再孕指导:经产后短暂的休养,产妇情绪得以缓解,渴望再次妊娠,希望拥有健康的下一代。护理人员应向其传授相关信息,讲解科学妊娠的知识和加强产前检查的重要性,鼓励其以良好的心理状态,相信自我,休养身体,选择合适的时机再孕。

(5)产后指导:产后42天来医院检查子宫复旧、会阴伤口愈合情况。计划再孕者,应定期检查。

(四)健康教育

(1)病因或诱因的消除:①避免接触放射性、化学性毒物。②孕早期尽量少去公共场所,增强身体对疾病的抵抗力,预防病毒感染,避免呼吸道感染。

(2)指导进行优生优育检查。

客观题测验

第七节　多胎妊娠

多胎妊娠是指一次妊娠子宫腔内同时有两个或两个以上胎儿,其发生率与种族、年龄及遗传等因素有关。早孕反应往往较重,持续时间较长;子宫体积明显大于单胎妊娠;妊娠晚期,因过度增大的子宫,会出现一系列的压迫症状。妊娠期和分娩期并发症的发生率较单胎妊娠高。

预习案例

某孕妇,34 岁,2018 年 3 月 4 日因"孕 2 产 0 孕 36 周双活胎(双绒毛膜双胎)"入院待产。入院查体血压 120/80 mmHg,宫高 42 cm,腹围 107 cm,胎方位 LOA/RscA,头/肩先露,胎心率 140/145 次/min、规则。否认高血压、冠心病、糖尿病、肾病等慢性病史,否认结核、肝炎等传染病史,否认外伤史、输血史,否认食物过敏史,有家族双胎史。完善各项检查后,于 2018 年 3 月 11 日在腰硬联合麻醉下行剖宫产术,娩出一大男婴,体重 2550 g,Apgar 评分 1 分钟 10 分,5 分钟 10 分,10 分钟 10 分;一小女婴,体重 2455 g,Apgar 评分 1 分钟 10 分,5 分钟 10 分,10 分钟 10 分。术中出血 550 mL,给予缩宫素、卡前列素氨丁三醇等促进子宫收缩后阴道流血渐减少。术后 5 天产妇子宫收缩和复旧良好,腹部伤口愈合良好出院。

思考

1. 上述案例中该孕妇终止妊娠的时机和方式正确吗?
2. 如何判断双胎妊娠的绒毛膜性?

一、定义

一次妊娠子宫腔内同时有两个或两个以上胎儿,称为多胎妊娠(multiple pregnancy),以双胎妊娠(twin pregnancy)多见。多胎妊娠属于高危妊娠范畴,应加强妊娠期、分娩期管理,绒毛膜性对多胎围生儿预后至关重要,应在妊娠早期明确多胎妊娠的绒毛膜性。本节主要阐述双胎妊娠。

二、分类及特点

1. 双卵双胎(dizygotic twin)

两个卵子分别受精形成两个受精卵,约占双胎妊娠的 70%。两个受精卵分别着床,形成两个独立的胎盘及胎膜,也可融合成一个胎盘,但各自有独立的血液循环;两胎儿间有两层绒毛膜及羊膜。两个胎儿的遗传基因不完全相同,如血型、性别可相同或不同,外貌、性格、指纹等多种表型不同。同期复孕(superfecundation)是两个卵子在短时间内不同时间受精而形成的双卵双胎,精子也可来自不同的男性。

2. 单卵双胎(monozygotic twin)

由一个受精卵分裂形成的双胎妊娠,约占双胎妊娠的30%。两个胎儿有完全相同的基因,所以也有相同的性别、血型、容貌。单卵双胎由于受精卵发生分裂的时间不同又分为如下4种类型:

(1)双绒毛膜双羊膜囊(dichorionic diamnionic,DCDA):受精卵分裂发生在受精后3日内(桑葚胚期),约占单卵双胎的30%。有两个独立的胚胎、两个羊膜囊,胎盘为两个或一个。

(2)单绒毛膜双羊膜囊(monochorionic diamnionic,MCDA):受精卵分裂发生在受精后4~8天内(囊胚期),在单卵双胎中约占68%。只有一个胎盘,两个羊膜囊之间有两层羊膜分隔。

(3)单绒毛膜单羊膜囊(monochorionic monoamnionic,MCMA):受精卵分裂发生在受精后9~13天羊膜腔形成后,约占单卵双胎的1%~2%。两个胎儿共用一个胎盘、一个羊膜腔,之间无分隔,容易发生脐带缠绕打结,围产儿死亡率高。

(4)联体双胎(conjoined twins):受精卵在受精13天后发生分裂,形成不同程度、不同形式的联体双胎,预后不良,发生率为单卵双胎的1/1500。

三、诊断

1. 病史

双卵双胎妊娠多有家族史。部分患者曾用促排卵药物或行体外受精胚胎移植。

2. 临床表现

(1)早孕:恶心、呕吐等早孕反应常较重,持续时间较长。

(2)妊娠中期:腹部增大明显,体重迅速增加,较早出现下肢水肿、静脉曲张等压迫症状。

(3)妊娠晚期:常出现呼吸困难、胃部饱满、行动不便等症状。

3. 体征

子宫大于停经周数。在妊娠中、晚期可在腹部触及多个肢体及两个或多个胎头。两个胎心可在不同部位闻及,且两个胎心率相差10次或以上。双胎妊娠的胎位多为纵产式,常见是两个头位或一头一臀。

4. 超声检查

是诊断及监护双胎的重要方法。妊娠6周后,宫腔内可见两个孕囊、两个原始心管搏动。可筛查胎儿是否存在结构畸形,确定两个胎儿的胎位。

5. 超声判断双胎绒毛膜性

(1)妊娠6~10周,可根据宫腔内孕囊个数判断,若有两个孕囊,为双绒毛膜双胎;若只见一个孕囊,则很可能是单绒毛膜双胎。

(2)妊娠11~13周,如果胎膜与胎盘插入点呈"双胎峰",提示双绒毛膜双羊膜囊双胎；如呈"T"字征，则提示为单绒毛膜双胎。

（3）妊娠早期之后，判断绒毛膜性难度增加，可通过胎儿性别、两个羊膜囊间隔厚度、胎盘数量综合判断。

四、对母儿的影响

1. 母胎并发症

（1）妊娠期高血压疾病：发生率是单胎妊娠的 3～4 倍，是双胎甚至多胎妊娠的主要并发症之一，常发病早、病情重，容易发展为子痫及出现心肺并发症。

（2）贫血：发病率是单胎妊娠的 2.4 倍，主要原因是铁和叶酸缺乏所致。

（3）妊娠期肝内胆汁淤积症：发病率是单胎妊娠的 2 倍，因有两个以上的胎盘，雌激素水平比单胎明显增高，发病率更高，早产、胎儿窘迫、死胎、围生儿死亡等发生率增高。

（4）流产及早产：流产发生率是单胎的 2～3 倍，早产发生率是单胎的 7～10 倍，可能与胚胎畸形、胎盘发育异常、胎盘血液循环障碍、宫腔容积相对狭窄、宫腔压力过高等因素有关。

（5）胎膜早破：发生率约 14%，可能与宫腔内压力增高有关。

（6）羊水过多：发生率约 12%，在双胎妊娠中，由于单绒毛膜双胎容易发生胎儿畸形及双胎输血综合征，所以在妊娠中期往往会发生急性羊水过多。

（7）胎盘早剥：为双胎妊娠产前出血的主要原因。导致胎盘早剥的主要原因是其中一个胎儿娩出后，宫腔容积骤然缩小；另一原因可能与妊娠期高血压疾病发生率增加有关。

（8）宫缩乏力：常发生原发性宫缩乏力，导致产程延长，是子宫肌纤维过度伸展所致。

（9）产后出血：由于子宫过度膨胀导致产后宫缩乏力及胎盘附着面积增大等原因，经阴道分娩的双胎妊娠平均产后出血量≥500 mL。

（10）脐带异常：脐带脱垂是双胎妊娠常见并发症，是胎儿急性缺氧死亡的主要原因，多数发生在双胎胎位异常或胎先露尚未衔接就出现胎膜早破时，以及第一胎儿娩出后，第二胎儿娩出前。单羊膜囊双胎更易发生脐带缠绕、扭转导致胎儿死亡。

（11）胎儿畸形：单卵双胎妊娠胎儿畸形的发生率是单胎妊娠或双卵双胎妊娠的 2～3 倍。最常见的畸形为心脏畸形、神经管缺陷、消化道畸形、面部发育异常等。有些畸形如联体双胎、无心畸形等为单卵双胎所特有。

（12）胎头碰撞和胎头交锁：前者两个胎儿均为头先露，同时入盆导致胎头碰撞难产。后者多发生在第一胎儿是臀先露、第二胎儿是头先露者，分娩时第一胎儿头部尚未娩出，而第二胎儿头部已入盆，可能发生胎头交锁导致难产。

2. 单绒毛膜双胎特有的并发症

（1）双胎输血综合征（twin to twin transfusion，TTTS）：是单绒毛膜双胎的特异性的严重并发症，主要与单绒毛膜性双胎共用 1 个胎盘，在胎盘层面有大量的血管吻合有关。TTTS 诊断的必需条件是两个胎儿出现羊水过多-过少序列征，单绒毛膜性双胎超声检查中，一胎儿出现羊水过多（孕 20 周前羊水最大深度>8 cm，孕 20 周后羊水最大深度>10 cm），同时另一胎儿出现羊水过少（羊水最大深度<2 cm）。双胎输血综合征发病率占单绒毛膜双胎并发症的 10%～15%，孕 24 周前未经治疗的 TTTS，其胎儿病死率可达 90%～100%，存活胎儿中发生神经系统后遗症的比例高达 17%～33%。

（2）选择性的胎儿生长受限（selective IUGR，sIUGR）：是单绒毛膜性双胎较常见的并发症，在单绒毛膜性双胎中的发生率为 10%～15%。在单绒毛膜性双胎中，如果任一胎儿体质量小于第 10 百分位，95% 以上同时会伴有两胎儿体质量的不一致（相差>25%），两个胎儿间的体质量差异较大。

（3）一胎无心畸胎：又称动脉反向灌注序列（twin reversed arterial perfusion sequence，TRAPS）：TRAPS 在单绒毛膜性双胎妊娠中的发生率为 1%，是单绒毛膜性双胎的独特并发症。

（4）双胎贫血血红细胞增多序列征（twin ancmia-polyecythemia sequence，TAPS）：单绒毛膜双羊膜囊双胎的一种慢性的胎-胎输血，占单绒毛膜双胎的 3%～5%，TAPS 最新的产前诊断标准为受血儿大脑中动脉最大收缩期流速峰值<1.0 中位数倍数，供血儿大脑中动脉最大收缩期流速峰值>1.5 中位数倍数。产后的诊断标准为两胎儿血红蛋白差异>80 g/L，并且符合以下任一条件：供血儿与受血儿的网织红细胞比值>1.7 或胎盘灌注发现仅有直径<1 mm 的血管吻合支。

（5）单绒毛膜单羊膜囊双胎：由于两胎儿共用一个羊膜腔，两胎儿之间无膜分隔，容易发生脐带缠绕和打结，发生宫内意外可能性较大，为极高危的双胎妊娠。

五、处理原则

1. 妊娠期监护

（1）产前检查：双胎妊娠应纳入高危妊娠保健和管理。在妊娠中期每月至少进行产前检查 1 次，在妊娠晚期根据具体情况可适当增加产前检查次数。

（2）监护胎儿生长发育情况：发现胎儿异常，应及早处理。双绒毛膜性双胎，应每 4 周进行超声检查 1 次；对单绒毛膜性双胎，应每 2 周超声监测胎儿生长发育情况，及早发现单绒双胎特殊并发症等，应由有经验的超声医师进行检查，评估内容包括双胎的生长发育、羊水分布和胎儿脐动脉血流等，并酌情检测胎儿大脑中动脉血流和静脉导管血流。

（3）预防早产：是双胎产前监护的重点，双胎孕妇应减少活动量，适当增加每日卧床休息时间，产兆若出现在 34 周以前，应给予宫缩抑制剂。如出现宫缩或阴道流液，应及时住院治疗。

（4）补充营养：多进食含高蛋白质、丰富维生素以及必需脂肪酸的食物，同时要注意补充铁剂、叶酸及钙，预防妊娠期高血压疾病及贫血。

2. 终止妊娠的时机

对于无合并症及并发症的双绒毛膜双胎可期待至孕 38 周时终止妊娠，不要超过 39 周。无合并症及并发症的单绒毛膜双羊膜囊双胎在严密监测下可以至妊娠 35～37 周终止妊娠。单绒毛膜单羊膜囊双胎可至妊娠 32～34 周终止妊娠，也可根据母胎情况适当延迟分娩孕周。对于复杂性双胎，如 TTTS、sIUGR 及 TAPS 等，则需要根据母胎具体情况制订个体化的分娩方案。

3. 终止妊娠的方式

双胎妊娠的分娩方式应根据绒毛膜性、胎方位、孕产史、妊娠期合并症及并发症、子宫颈成熟度及胎儿宫内情况等综合判断，应与孕妇及家属充分沟通，使其了解双胎阴道分娩过程中可能发生的风险及处理、剖宫产的近期及远期风险，共同制订个体化的分娩方案。

（1）阴道分娩试产：第一胎儿为头位，且无合并症的双绒毛膜双胎和单绒毛膜双羊膜囊双胎的孕妇，在知情同意的前提下，可以选择阴道试产。

（2）剖宫产：单绒毛膜单羊膜囊双胎建议行剖宫产终止妊娠。其他情况如胎先露异常、胎儿窘迫短时间内不能阴道分娩者、宫缩乏力导致产程延长经处理效果不佳者、严重并发症如重度子痫前期、脐带脱垂或胎盘早剥等，均需剖宫产终止妊娠。

六、助产要点

（一）护理评估

1. 健康史

询问孕妇的健康史、孕产史、家族史，孕前是否使用促排卵药物，本次妊娠经过及产前检查的情况等。

2. 身心状况

评估孕妇有无各种妊娠并发症，如妊娠期高血压疾病、前置胎盘、羊水过多、贫血等，定期测量体重、血压、宫高、腹围、胎心，了解子宫大小是否与孕周相符，密切监测胎儿在宫内的生长发育情况。了解孕妇及家属对相关知识的认知情况及孕妇的心理状况。

3. 辅助检查

全孕期超声检查，尽早确定双胎妊娠及其类型，通过监测双胎发育状况可以及时发现胎儿异常及并发症。

（二）一般护理

1. 休息与活动指导

双胎孕妇腰背部酸痛的症状可能比单胎孕妇明显，应指导其注意休息，避免进行重体力劳动或者长时间保持相同的姿势，使用局部热敷可以缓解症状。妊娠晚期指导孕妇注意胎动情况，避免过度劳累，出现早产先兆应及时就诊。

2. 营养指导

妊娠期要注意均衡营养，尤其要注意补充足够的铁、钙、叶酸等，满足两个胎儿生长发育的需要。由于双胎妊娠的孕妇胃区更容易受到膨大的子宫压迫，导致胃纳差、食欲减退等，因此应指导孕妇进食易消化饮食、少量多餐。

3. 心理护理

整个孕期应与孕妇及家属充分交流、沟通，了解其心理状况，帮助孕妇完成角色转换，同时告知双胎妊娠虽然属于高危妊娠，但不必过分担心，保持心情愉快、积极配合治疗很重要。

（三）分娩期护理

1. 加强监护

产程中要同时严密监测双胎胎心，有异常及早处理，适当放宽剖宫产指征，避免第二个胎儿发生新生儿窒息，减少发生母儿并发症。

2. 做好抢救准备

做好新生儿窒息复苏及紧急剖宫产的准备，分娩前建立静脉通道，常规备血，分娩时必须要有经验丰富的产科医生、新生儿科医生及助产士在场。

3. 产程中的处理

（1）保证产妇有良好的体力，指导其补充足够的热量及水分，保证充足睡眠。分娩过程中注意体位的管理，避免仰卧位低血压综合征的发生。

（2）密切关注产程进展，如胎头已经衔接，可适当活动，促进产程进展；如产程中发生宫缩乏力，可给予低浓度缩宫素静脉滴注，但必须严密观察，当出现产程停滞、胎儿窘迫等情况，应立即剖宫产结束分娩。

（3）宫口开全后，应再次确认双胎的胎方位，为减轻胎头受压，必要时行会阴后-侧切开。第一胎儿娩出后应立即断脐，防止第二胎儿失血。助手要在腹部固定第二胎儿使其保持纵产式，因第一胎儿娩出后，宫腔容积、胎盘附着面骤然减小，容易发生脐带脱垂、胎盘早剥，这时应密切观察胎心、宫缩及阴道流血情况，如有异常，则应迅速娩出第二胎儿。

（4）第一胎儿娩出后如无出现异常，则可继续等待，第二个胎儿通常在20分钟左右娩出，若等待15分钟仍无有效宫缩，必要时可行人工破膜促进子宫收缩。如果在分娩过程中发生胎盘早剥、脐带脱垂或胎儿窘迫时均应立即采取阴道助产尽快娩出第二胎儿，如果第二胎儿出现胎位不正不能纠正或其他产科指征，应尽快剖宫产结束分娩。无论阴道分娩还是剖宫产，都要积极防治产后出血。

（5）第三产程应在产妇腹部放砂袋进行压迫，避免发生产后回心血量突然增加而引起心衰。胎盘娩出后，要仔细检查胎盘、胎膜是否完整，并根据胎盘、胎膜的组成情况最后判断双胎的绒毛膜性。第三产程重点要预防发生产后出血，有条件者可使用强有力的宫缩剂，如卡前列素氨丁三醇。

（四）产后护理

（1）密切监测血压及子宫复旧情况，及时督促产妇解小便，进行母乳喂养知识宣教及技巧指导。

（2）指导产妇及家属做好新生儿或早产儿护理，采取必要的保暖措施。

（五）健康宣教

1. 休息与运动指导

孕期要注意休息，加强营养，避免剧烈运动及过度劳累，孕晚期禁止性生活。规范进行产前检查，加强胎心、胎动情况的监测，出现异常应立即就诊。

2. 母乳喂养指导及早产儿护理

双胎母乳喂养一般存在问题较多，应重点评估指导，必要时提供相应的专业指导与支持。同时要指导产妇及家属进行早产儿护理。

3.就诊指导

如孕期出现胎动异常、腹胀、阴道流血等异常情况应及时就诊；按计划的终止妊娠时间入院；产后如出现发热、阴道流血（多于月经量）等情况时及时就诊。

本章小结

妊娠并发症属于高危妊娠的范畴，本章主要阐述了早产、过期妊娠、异位妊娠、妊娠剧吐、妊娠期高血压、妊娠期胆汁淤积综合症、死胎及多胎妊娠，从定义、病因、临床表现、处理原则及助产要点等方面叙述疾病的相关知识，让我们掌握常见的妊娠并发症的管理，保证孕产期及母婴安全。

客观题测验

主观题测验

第九章

胎盘与胎膜异常

胎盘与胎膜异常PPT课件

学习目标

1. 识记：前置胎盘、胎盘早剥、胎膜早破的概念、分类、临床表现及助产要点。

2. 理解：前置胎盘、胎盘早剥、胎膜早破的处理原则、病因及病理。

3. 运用：运用所学知识对胎盘与胎膜异常孕妇进行处理。

作为胎儿附属物的胎盘与胎膜，在胎儿生长发育过程中起重要作用，尤其胎盘是胎儿与母体对话的窗口，若发生异常，对母儿危害较大。

■ 第一节 前置胎盘

预习案例

李女士，32 岁，G_3P_2，孕 29 周，无诱因阴道出血 4 小时急诊入院。出血量多于月经量，色鲜红，伴有血块，无腹痛，否认出血性疾病及外伤史。检查：一般情况好，无明显痛苦面容，血压 122/80 mmHg，无宫缩，胎位：枕左前位，胎心率 143 次/min。宫底脐上 3 横指，腹软无压痛，外阴见血污。

思考

1. 该孕妇应诊断为什么疾病？

2. 为明确诊断应进一步做什么检查？

3. 明确诊断后，应如何处理？

妊娠 28 周以后,胎盘位置低于胎先露部,附着在子宫下段、下缘达到或覆盖宫颈内口称为前置胎盘(placenta previa)。前置胎盘是妊娠晚期严重并发症,也是妊娠晚期阴道出血最常见的原因,处理不当可危及母儿生命安全。

一、病因与发病机制

病因目前尚不清楚,高龄产妇(>35 岁)经产妇、多胎产妇及吸烟或吸毒妇女为高危人群。其病因可能与以下因素有关:

1. 胎盘异常

双胎及多胎胎盘面积过大,有副胎盘等。

2. 子宫内膜病变或损伤

如剖宫产、子宫手术、多次流产刮宫史、产褥感染、盆腔炎等。

3. 受精卵滋养层发育迟缓

滋养层尚未发育到可以着床的阶段时,受精卵已达子宫腔,继续下移,着床于子宫下段进而发育成前置胎盘。

4. 辅助生殖技术

使用的促排卵药物,改变了体内性激素水平,由于受精卵的体外培养和人工植入,造成子宫内膜与胚胎发育不同步,人工植入时可诱发宫缩,导致其着床于子宫下段。

二、临床表现与分类

妊娠晚期或临产时,发生无诱因、无痛性反复阴道出血是前置胎盘的主要症状,偶有发生于妊娠 20 周左右者。阴道出血时间的早晚、反复发作的次数、出血量的多少与前置胎盘的类型有关。按胎盘边缘与子宫颈内口的关系,前置胎盘可分为 3 种类型(图 9-1)。

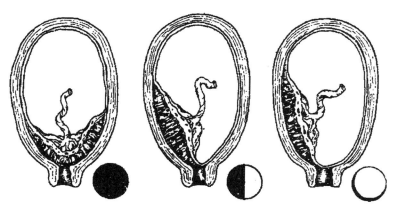

图 9-1 前置胎盘的分型

1. 完全性前置胎盘(complete placenta previa)

或称中央性前置胎盘(centralplacentaprevia),胎盘组织完全覆盖宫颈内口。初次出血早，约在妊娠 28 周，反复出血次数频繁，量较多。

2. 部分性前置胎盘 (partial placenta previa)

胎盘组织覆盖部分宫颈内口。出血情况介于完全性前置胎盘和边缘性前置胎盘之间。

3. 边缘性前置胎盘 (marginal placenta previa)

胎盘附着于子宫下段，下缘达到宫颈内口，但未超越宫颈内口。初次出血发生较晚，多于妊娠 37~40 周或临产后，量较少。

患者可出现贫血，贫血程度与出血量成正比，出血严重者可发生休克，还可导致胎儿缺氧、宫内窘迫，甚至死亡。前置胎盘常合并胎位异常、胎先露下降受阻；分娩时易出现产后大出血；产后易发生产褥感染。

既往有剖宫产史或子宫肌瘤剔除术史，此次妊娠为前置胎盘，胎盘附着于原手术瘢痕部位者，发生胎盘粘连、植入和致命性大出血的风险高，称之为凶险性前置胎盘 (pernicious placenta previa)。

三、对母儿的影响

1. 产后出血

行剖宫产时，当子宫切口无法避开附着于前壁的胎盘，导致出血明显增多。胎儿娩出后，子宫下段肌组织菲薄，收缩力差，附着于此处的胎盘不易完全剥离，一旦剥离，因开放的血窦不易关闭，常发生产后出血，量多且不易控制。

2. 植入性胎盘

子宫下段蜕膜发育不良，胎盘绒毛穿透底蜕膜，侵入子宫肌层，使胎盘剥离不全而发生产后出血。

3. 产褥感染

细菌经阴道上行侵入靠近宫颈外口的胎盘剥离面，同时多数产妇因反复失血而致贫血，免疫力下降，容易发生产褥期感染。

4. 围生儿预后不良

出血量多可致胎儿窘迫，甚至缺氧死亡。治疗性早产率增加，低出生体重发生率和新生儿死亡率高。

四、预防

宣传推广避孕，避免多次刮宫或宫腔感染。加强产前检查及宣教，无论妊娠期出血量多少均须及时就医，以做到早期诊断，正确处理。

五、处理原则

前置胎盘的治疗原则是抑制宫缩、止血、纠正贫血和预防感染。根据阴道出血量、有无休克、妊娠周数、产次、胎位、胎儿是否存活、是否临产及前置胎盘类型等综合情况做出对因、对症治疗。

（一）期待疗法

目的是在保障母儿安全的前提下，尽量延长妊娠时间，提高胎儿存活性。适用于妊娠<36周、胎儿存活、一般情况良好、阴道流血量少、无需紧急分娩的孕妇。建议在有母儿抢救能力的医疗机构进行治疗，一旦有阴道流血，强调住院治疗的必要性，且加强对母儿状况的监测及治疗。

1. 一般处理

阴道流血期间减少活动量，注意休息，禁止肛门检查和不必要的阴道检查。密切观察阴道流血量，监护胎儿宫内状况；维持正常血容量，必要时输血。常规备血，做好急诊手术的准备。

2. 纠正贫血

目标使血红蛋白≥110 g/L，血细胞比容>0.30，以增加母体储备。

3. 止血

对于有早产风险的患者，可酌情给予宫缩抑制剂，防止因宫缩引起的进一步出血。

4. 糖皮质激素

孕35周前有早产风险时，应促胎肺成熟。

（二）终止妊娠

1. 指征

①出血量大甚至休克，为挽救孕妇生命，应立即终止妊娠；②出现胎儿窘迫等产科指征时，胎儿已可存活，可行急诊手术；③临产后诊断的前置胎盘，出血较多，估计短时间内不能分娩者，也应终止妊娠；④无临床症状的前置胎盘根据类型决定分娩时机。合并胎盘植入者可于妊娠36周及以上择期终止妊娠；完全性前置胎盘可于妊娠37周及以上择期终止妊娠；边缘性前置胎盘可于38周及以上择期终止妊娠；部分性前置胎盘应根据胎盘遮盖宫颈内口情况适时终止妊娠。

2. 终止妊娠方式

（1）剖宫产：是前置胎盘终止妊娠主要方式。适用于完全性前置胎盘，部分性和边缘性前置胎盘出血量较多，先露高浮，胎龄达妊娠36周以上，短时间内不能结束分娩，有胎心、胎位异常。术前应积极纠正休克，输液、输血补充血容量，术中注意选择子宫切口位置，尽量避开胎盘，可参考产前B型超声胎盘定位。做好处理产后出血和抢救新生儿的准备。

（2）阴道分娩：阴道分娩是利用胎先露部压迫胎盘达到止血目的，此法仅适用于边缘性前置胎盘、低置胎盘、枕先露、阴道流血少，估计在短时间内能结束分娩者，在有条件的机构，备足血源的前提下，可在严密监测下行阴道试产。

六、助产要点

（一）助产前评估

1. 健康史

询问孕妇年龄生育情况，有无剖宫产史、人工流产史及子宫内膜炎等前置胎盘的易发因素。

2. 身心状况

注意阴道流血情况，评估出血量。监测产妇生命体征，尤其是大出血时，及时发现病情变化。监测胎心率、胎动变化。评估孕妇是否有焦虑等不良情绪。

3. 辅助检查

通过 B 超检查确定前置胎盘类型，明确诊断，配合医生治疗。动态评估血常规和出凝血时间，了解孕妇是否有贫血、感染等异常情况。怀疑合并胎盘植入者，有条件的医院可选择磁共振检查。

(二) 助产前护理

1. 一般护理

嘱产妇绝对卧床休息，以左侧卧位为佳。定时、间断吸氧。保持会阴清洁，每天会阴护理 3 次，禁止阴道检查和灌肠。

2. 密切观察

严密观察产妇的生命体征和阴道出血量，注意有无早期休克和感染征象。观察子宫收缩情况，定时听诊胎心音，及时发现胎儿宫内窘迫。

3. 心理护理

做好产妇及家属的心理护理，介绍前置胎盘的有关知识，耐心解答产妇的问题，消除产妇紧张焦虑的情绪。鼓励家属给产妇关心和支持。嘱产妇注意安全，防止因头晕、跌倒引发不必要的损伤。

(三) 助产配合

1. 期待疗法期间的配合

(1) 避免刺激：孕期禁止做阴道检查、肛门检查和灌肠；少做腹部检查，必要时应操作轻柔；禁止性生活，以防刺激引起再次大出血。

(2) 遵医嘱用药，包括宫缩抑制剂、促进胎肺成熟药物、抗生素等，及时送检标本，协助安排 B 超等辅助检查。①宫缩抑制剂：延长孕周，预防早产，应注意其对心血管的不良反应；②地塞米松：促胎儿肺成熟；③铁剂、叶酸及维生素 C 等纠正贫血，必要时输血；④抗生素：预防感染。

2. 终止妊娠的配合

①建立静脉通道，配血，吸氧，保暖；遵医嘱进行输液、输血，补充血容量。②需行剖宫产术者，做好术前准备，并准备好母儿的抢救用品。③阴道分娩者，协助行人工破膜，使先露下降压迫胎盘止血，并可遵医嘱静脉滴注缩宫素以加强宫缩；严密观察宫缩、胎心、阴道流血情况和产程进展情况；胎儿娩出后及早遵医嘱使用宫缩剂预防产后出血；分娩后注意检查宫颈有无裂伤，如有裂伤及时缝合。④做好新生儿复苏的抢救准备，严格按照高危儿护理。

3. 预防产后出血和感染

胎儿娩出后及早使用宫缩剂，防止产后大出血的发生。常规给予抗生素预防感染，保持外阴清洁。

（四）健康指导

1.随访和就医

告知孕妇在妊娠期间若发生阴道流血，应及时就医。指导产妇出院后注意休息，加强营养，纠正贫血，增强抵抗力。告知产妇产后子宫复旧及恶露的变化情况，如发现异常，及时就诊。

2.营养指导

指导产后膳食，鼓励进食营养丰富易消化吸收的食物，产后短期内避免食用温热、活血的食物，如红糖、桂圆等。

3.病因或诱因的消除

指导育龄妇女做好计划生育，推广避孕，防止多产，避免多次刮宫、引产引起宫内感染，减少子宫内膜损伤或子宫内膜炎，减少前置胎盘的发生机会。指导围孕期妇女避免吸烟、酗酒等不良行为。

第二节　胎盘早剥

预习案例

张某，29 岁，G_2P_0，妊娠 35^{+1} 周，合并妊娠期高血压疾病。今日凌晨突然阴道流血，量少，伴有下腹紧缩感，约 10 分钟有一阵腹痛，遂急诊入院。

思考

1. 该孕妇出现了什么问题？

2. 为明确诊断应进一步做什么检查？

3. 明确诊断后，应如何处理？

妊娠20周后正常位置的胎盘在胎儿娩出前，部分或全部从子宫壁剥离，称为胎盘早剥（placental abruption）。发病率约为1%，胎盘早剥是妊娠晚期的严重并发症，具有起病急、发展快的特点。若处理不及时可危及母儿生命。

一、病因

确切的发病因素尚不清楚。考虑与下述因素有关。

1.血管病变

孕妇患严重妊娠期高血压疾病、慢性高血压、慢性肾脏疾病或全身血管病变时，胎盘早剥的发生率增高。

2.机械性因素

外伤尤其是腹部直接受到撞击或挤压、摔伤。脐带过短(<30 cm)或脐带因绕颈或绕体后相对过短、分娩过程中胎儿下降牵拉脐带造成胎盘剥离、羊膜穿刺时刺破前壁胎盘附着处、血管破裂出血等均可引起胎盘早剥。

3.宫腔内压力骤减

双胎妊娠分娩时,第一个胎儿娩出过快;羊水过多时,人工破膜后羊水流出过快,均可使宫腔内压力骤减,子宫骤然收缩,发生胎盘早剥。

4.其他因素

一些高危因素如高龄孕妇、吸烟、可卡因滥用、代谢异常、有血栓形成倾向及子宫肌瘤(尤其是胎盘附着部位肌瘤)等均与胎盘早剥发生有关。有胎盘早剥史的孕妇再次发生胎盘早剥的危险性比无胎盘早剥史者高10倍。

二、病理及病理生理变化

主要为底蜕膜出血、形成血肿,使该处胎盘自子宫壁剥离。如剥离面积小,血液易凝固而出血停止,临床可无症状或症状轻微。如继续出血,胎盘剥离面也随之扩大,形成较大胎盘后血肿,血液可冲开胎盘边缘及胎膜经宫颈管流出,称为显性剥离(revealed abruption)。如胎盘边缘或胎膜与子宫壁未剥离,或胎头进入骨盆入口压迫胎盘下缘,使血液积聚于胎盘与子宫壁之间而不能外流,故无阴道流血表现,称为隐性剥离(concealed abruption)。

当隐性剥离内出血急剧增多时,胎盘后血液积聚于胎盘与子宫壁之间,压力不断增加,血液浸入子宫肌层,引起肌纤维分离、断裂乃至变性。血液浸入浆膜层时,子宫表面呈现紫蓝色瘀斑,以胎盘附着处明显,称为子宫胎盘卒中(utero placental apoplexy)。

三、临床表现

患者的症状和体征与病理类型、剥离时间及出血量有关。根据病情严重程度,将胎盘早剥分为3度。

Ⅰ度:多见于分娩期,以外出血为主。胎盘剥离面积小,可无腹痛或腹痛轻微,贫血体征不明显。子宫软,大小与妊娠周数相符,胎位清楚,胎心正常。产后检查见胎盘母体面有凝血块及压迹即可确诊。

Ⅱ度:多见于有血管病变的孕妇,以隐性出血为主。胎盘剥离面占胎盘面积1/3左右,常有突然发生的持续性腹痛、腰酸或腰背痛,疼痛的程度与胎盘后积血多少成正比。无阴道流血或流血量不多,贫血程度与阴道流血量不相符。子宫大于妊娠周数,宫底因胎盘后血肿增大而升高。胎盘附着处压痛明显(胎盘位于后壁则不明显),宫缩有间歇,胎位可扪及,胎儿存活。

Ⅲ度:胎盘剥离面超过胎盘面积1/2,临床表现较Ⅱ度加重。可出现恶心、呕吐、面色苍白、四肢湿冷、脉搏细数、血压下降等休克症状。子宫硬如板状,宫缩间歇时宫体不能松弛,胎位触诊不清,胎心异常或消失。

四、并发症

1.胎儿宫内死亡

如胎盘早剥面积大，出血多，胎儿可因缺血缺氧而死亡。

2.弥散性血管内凝血(DIC)

胎盘早剥是妊娠期发生凝血功能障碍最常见的原因，约1/3伴有死胎发生。临床表现为皮肤、黏膜及注射部位出血，阴道流血不凝或凝血块较软，甚至发生血尿、咯血和呕血。一旦发生DIC，病死率较高，应积极预防。

3.失血性休克

无论显性或隐性剥离，出血量多时可致休克。发生子宫胎盘卒中时，子宫肌层收缩受影响可致严重产后出血，凝血功能障碍也是导致出血的原因，若并发DIC，产后出血难以纠正，引起休克，多脏器功能衰竭，脑垂体及肾上腺皮质坏死，导致希恩综合征(Sheehan syndrome)的发生。

4.急性肾衰竭

胎盘早剥大量出血使肾脏灌注严重受损，导致肾皮质或肾小管缺血坏死。且胎盘早剥多伴发妊娠期高血压疾病、慢性高血压、慢性肾脏疾病等，肾内小动脉痉挛，肾小球前小动脉极度狭窄，肾脏缺血，进而出现急性肾衰竭。

5.羊水栓塞

胎盘早剥时羊水可经剥离面开放的子宫血管进入母血液循环，触发羊水栓塞。

五、对母儿的影响

胎盘早剥对母儿影响极大。剖宫产率、贫血、产后出血率、DIC发生率均升高。由于胎盘早剥出血引起胎儿急性缺氧，新生儿窒息率、早产率、胎儿宫内死亡率明显升高，围生儿死亡率约为11.9%，是无胎盘早剥者的25倍。更为严重的是，胎盘早剥新生儿还可遗留显著神经系统发育缺陷等后遗症。

六、预防

健全孕产妇三级保健制度，对妊娠期高血压疾病、慢性高血压、肾脏疾病孕妇，应加强妊娠期管理并积极治疗；指导产妇养成良好的生活习惯；预防宫内感染；避免腹部外伤；对高危患者不主张行外倒转术；行外倒转术纠正胎位时，动作应轻柔；羊膜腔穿刺应在超声引导下进行，以免误穿胎盘等。妊娠晚期或分娩期，应鼓励孕妇作适量的活动，避免长时间仰卧；应在宫缩间歇期进行人工破膜，减缓羊水流出的速度。

七、处理原则

胎盘早剥的治疗原则为纠正休克，控制DIC，及时终止妊娠，减少并发症。迅速补充血容量是纠正失血性休克的关键，及时根据病情采取剖宫产或经阴道分娩终止妊娠。

(一)纠正休克

对处于休克状态的危重患者，应立即予以面罩吸氧，积极开放静脉通路，快速补充血容量。以输注红细胞和血浆为主，既可以补充血容量又能补充凝血因子，使血细胞比容达 0.30 或稍高，尿量>30 mL/h。

（二）终止妊娠

胎盘一旦早期剥离，在胎儿娩出前，胎盘剥离可能继续加重，发生难以控制的出血，持续时间越长，病情越严重，出现并发症的机会也越大，因此一旦确诊重型胎盘早剥，必须及时终止妊娠。

1. 剖宫产

剖宫产能快速终止妊娠，抢救母儿生命。适用于：①Ⅱ度胎盘早剥，尤其是初产妇，不能在短时间内结束分娩者；②Ⅲ度胎盘早剥，孕妇病情恶化，胎死宫内者；③Ⅰ度胎盘早期剥离，出现胎儿窘迫征象，须抢救胎儿者；④破膜后产程无进展者。

剖宫产取出胎儿与胎盘后，应立即给予强宫缩剂宫体注射并按摩子宫。若发现子宫胎盘卒中，经上述处理并给予热盐水纱垫湿热敷子宫，多数子宫收缩转佳。若出现难以控制的大量出血，应快速补足血容量，同时行子宫动脉上行支结扎或髂内动脉结扎或子宫切除术。

2. 阴道分娩

Ⅰ度患者，一般情况较好，病情较轻以显性出血为主，宫颈口已开大，估计短时间内能结束分娩者，可选择经阴道分娩。提倡早期破膜，减轻子宫腔压力，必要时静脉滴注缩宫素缩短产程，加快分娩。分娩过程中密切观察患者的血压、脉搏、宫底高度、宫缩与出血情况，监测胎心变化，做好剖宫产准备。一旦发现病情加重或出现胎儿窘迫征象，改行剖宫产结束分娩。

（三）并发症处理

1. 产后出血

胎盘早剥患者易发生严重的产后出血，胎儿娩出后立即给予子宫收缩药，如缩宫素、前列腺素制剂等，并持续按摩子宫。若仍有不能控制的出血，应即考虑行子宫切除。若大量出血且无血凝块，应考虑凝血功能障碍，立即行必要的化验，同时按凝血功能障碍处理。

2. 凝血功能障碍

在迅速终止妊娠，去除病因的基础上，阻断促凝物质继续进入母血循环，从而阻止 DIC 发展。

（1）补充凝血因子：及时、足量输血是补充血容量及凝血因子的有效措施。如无法得到新鲜血时，可选新鲜冷冻血浆应急，1L 的新鲜冷冻血浆含纤维蛋白原 3 g，且可提高凝血因子 Ⅴ、Ⅷ 因子至最低有效水平。测血纤维蛋白原低于 2 g/L，应输纤维蛋白原，每 4 g 纤维蛋白原可提高血纤维蛋白原 1 g/L，常用量为 3~6 g。当血小板少于 $50×10^9$/L 时，可考虑输新鲜血小板浓缩液。

（2）纤溶抑制剂：若妊娠已终止，而 DIC 由高凝阶段转入纤溶亢进阶段，出血不止，可应用抗纤溶药物。常用药物有氨基己酸、氨甲环酸、氨甲苯酸、抑肽酶等。

3. 急性肾衰竭

出现少尿<17 mL/h 或无尿，可给予呋塞米注射液 20~40 mg 静脉注射，必要时可重

复用药。短期内尿量不增加，肾功能检查异常，提示肾衰竭者，可考虑行透析治疗。

八、助产要点

（一）助产前评估

1. 健康史

询问孕妇一般情况和孕产情况，有无外伤史，有无妊娠期高血压疾病、胎盘早剥、外伤史等病史。

2. 身心状况

监测胎心、胎动情况。严密观察产妇生命体征，特别注意有无休克征象。注意宫底高度、子宫压痛、子宫壁的紧张度、阴道流血量、颜色。如出现腹痛剧烈，子宫硬如板状，宫缩无间歇，宫底上升，腹围增大，胎心音胎位不清，提示隐性出血，病情严重，应配合医生紧急处理。观察有无皮下、黏膜或注射针孔出血、鼻出血、牙龈出血、咯血、呕血或阴道流血不凝等出血倾向。观察有无少尿或无尿症状，是否存在急性肾衰竭。

3. 辅助检查

B 超检查胎盘是否增厚及有无胎盘后血肿，了解胎心情况。同时了解生化、凝血检查结果。

（二）助产前护理

1. 一般处理

卧床休息，取侧卧位，给予间断或连续性吸氧，从而改善胎盘血氧供应情况。

2. 提供心理支持

告知患者胎盘早剥的相关知识，如病因、治疗和预后等，以及目前的情况对母儿的影响。鼓励患者说出自己内心的感受和担忧，并提供心理支持。在分娩期间多用鼓励性语言，给患者提供动力和信心。

（三）助产配合

1. 生命支持

监测生命体征，注意有无失血性休克。迅速建立静脉通路，备血。

2. 协助终止妊娠

经阴道分娩的轻症患者，应先行人工破膜，缓慢流出羊水，缩小子宫容积，并用腹带包扎，压迫局部使胎盘不再继续剥离。产程中继续监测产妇生命体征、宫底高度、子宫局部压痛、阴道出血和胎心变化。估计在短时间内不能经阴道结束分娩者，或产程无进展、有胎儿宫内窘迫者，应迅速施行剖宫产术，并做好产妇及新生儿的抢救工作。发生子宫胎盘卒中并经治疗无效者，做好子宫全切的手术准备工作。

3. 预防产后并发症

做好产后大出血的抢救准备，开通静脉通路，分娩后及时使用子宫收缩剂，配合按摩子宫，防止出血。防止凝血功能障碍的发生，分娩后注意有无全身出血倾向，有无出血不凝的现象。对出血较多的产妇产后应关注尿量，防止发生肾功能损害。

4. 产褥期管理

指导患者加强营养，纠正贫血，多吃富含蛋白质、维生素、矿物质及丰富膳食纤维的食物，多食水果和蔬菜。更换消毒会阴垫，保持会阴清洁，防止感染。根据产妇身体状况给予母乳喂养指导。死产者及时给予退乳措施。

(四)健康指导

1. 病因或诱因的消除

积极防治妊娠期高血压疾病、慢性肾脏疾病等疾病，加强营养，纠正贫血，增强抵抗力，避免长时间仰卧位。

2. 就医指导

孕妇突然发生的持续性腹痛和(或)腰酸、腰痛，阴道流血，严重时可出现恶心、呕吐，以致面色苍白、出汗、脉弱及血压下降等休克征象，应及时就医。

课程思政

人文助产，改善胎盘早剥

　　胎盘早剥属于妊娠晚期时发生的严重合并症，处理不当对妊娠结局会产生较大影响，常规护理干预中多比较关注患者病情变化情况，为患者实施各项检查。但是患者个人的心理状态、治疗依从性等，也会影响其治疗效果。将以人为本的理念融入其中，能够为患者提供更加专业的护理指导，降低患者的不良问题发生率，改善妊娠结局。

第三节　胎膜早破

预习案例

　　王某，28 岁，G_1P_0，孕 39 周，今天凌晨 3 点突然感觉有一股液体自阴道流出。无腹痛。王女士在丈夫陪同下到医院就诊。经妇科检查可见宫颈口有液体流出，测试液体 pH 大于 7，干燥后见羊齿植物叶状结晶。

思考

1. 该患者最可能的医疗诊断？如何进行诊断？
2. 针对以上诊断应如何进行处理？
3. 应如何进行医护合作？

　　临产前胎膜自然破裂称为胎膜早破(premature rupture of-membranes，PROM)。妊娠达到及超过 37 周发生者称足月胎膜早破；未达到 37 周发生者称未足月胎膜早破(preterm premature rupture of membranes，PPROM)。足月单胎 PROM 发生率为 8%；单胎妊娠 PPROM 发生率为 2%~4%，双胎妊娠 PPROM 发生率为 7%~20%。孕周越小，围生儿预后越差。胎膜早破可引起早产、脐带脱垂及母儿感染等并发症。

一、病因

导致胎膜早破的因素很多。常见因素如下：

1. 生殖道感染

是胎膜早破的主要原因。生殖道病原微生物上行感染引起胎膜炎，胎膜局部张力下降而引发破裂。

2. 羊膜腔压力升高

常见于双胎、羊水过多及妊娠晚期性交。

3. 胎膜受力不均

头盆不称、胎位异常使胎先露部不能衔接，前羊水囊所承受压力不均，导致胎膜破裂。

4. 创伤

羊膜腔穿刺不当、性生活刺激、撞击腹部等均可能引起胎膜早破。

5. 营养因素

孕妇缺乏维生素 C、微量元素锌和铜，可使胎膜抗压能力下降，易引起胎膜早破。

6. 细胞因子

白细胞介素-6(IL-6)、白细胞介素-8(IL-8)、肿瘤坏死因子(TNF-α)升高，可激活溶酶体酶，破坏羊膜组织，导致胎膜早破。

二、临床表现

典型症状是孕妇突感有较多液体从阴道流出，有时可混有胎脂及胎粪，继而少量间断性排出，无腹痛等其他产兆。检查时将胎先露部上推，可见阴道流液量增加。

三、对母儿的影响

1. 对母体的影响

(1)感染：宫内感染的风险随破膜时间延长和羊水量减少程度而增加。

(2)胎盘早剥：胎膜早破后宫腔压力改变，容易发生胎盘早剥。

(3)剖宫产率增加：羊水减少致使脐带受压、宫缩不协调和胎儿窘迫，需要终止妊娠时引产不易成功，导致剖宫产率增加。

2. 对围生儿的影响

(1)早产：PPROM 是早产的主要原因之一，早产儿的预后与胎膜早破的发生及分娩的孕周密切相关。

(2)感染：并发绒毛膜羊膜炎时，易引起新生儿吸入性肺炎、颅内感染及败血症等。

(3)脐带脱垂和受压：羊水过多及胎先露未衔接者胎膜破裂时脐带脱垂的风险增高；继发羊水减少，脐带受压，可致胎儿窘迫。

(4)胎肺发育不良及胎儿受压：破膜时孕周越小，胎肺发育不良风险越高。羊水过少程度重、时间长，可出现胎儿受压表现，胎儿骨髓发育异常如铲形手、弓形腿及胎体粘连等。

四、预防

加强围生期卫生宣教与指导，积极预防和治疗生殖道感染。避免突然腹压增加。补充足量的维生素、钙、铜及锌等营养素。宫颈功能不全者，可于妊娠 12~14 周行宫颈环扎术。

五、处理原则

根据孕周及有无其他产科并发症等情况，处理上有期待疗法和尽快终止妊娠两种治疗方案。

（一）期待疗法

破膜在 28~35 周、胎膜早破不伴感染、羊水平段 ≥3 cm、孕妇迫切要求保胎者，可施行期待疗法。

（1）卧床休息：对于胎头未衔接者，应绝对卧床，抬高床尾。

（2）一般要求：保持外阴清洁，避免不必要的阴道检查，检查子宫有无压痛。

（3）严密观察：观察产妇的体温、脉搏、心率、宫缩情况及阴道流液情况，包括液体的颜色、性状、量、气味。观察胎儿心率。

（4）实验室检查：如阴道菌群培养、白细胞计数和分类等。

（5）适时用药：破膜 12 小时，应给予抗生素预防感染；妊娠 35 周前，应给予地塞米松或倍他米松，以促进胎肺成熟；有宫缩者，给予宫缩抑制剂。

（二）终止妊娠

妊娠 35 周以后或使用期待疗法期间出现感染迹象者，均应立即终止妊娠。

1. 经阴道分娩

妊娠 35 周后，胎肺成熟且无其他禁忌证者，可观察 12~18 小时，若仍未临产则做好引产或剖宫产术准备。

2. 剖宫产

胎头高浮、胎位异常、有明显羊膜腔感染、胎儿窘迫等，应在抗感染同时行剖宫产术终止妊娠，并做好新生儿复苏准备。

六、助产要点

（一）助产前评估

1. 健康史

询问孕妇一般情况和孕育情况，有无创伤、宫颈内口松弛病史，确定孕周；检查有无下生殖道感染、多胎妊娠、羊水过多、头盆不称、胎位异常等。

2. 身心状况

监测产妇的生命体征情况、胎动、胎心率变化，评估胎儿宫内发育和安危情况。观察阴道流液的性状、颜色、气味等并记录如为混有胎粪的羊水流出，警惕是胎儿缺氧的表现。密切观察宫缩、宫口开大、胎先露下降等产程进展情况。了解孕妇心理状态和社会支持情况。

3.辅助检查

（1）窥阴器检查：见液体自宫颈口内流出或后穹隆有液池形成。

（2）超声检查：发现羊水量较破膜前减少。

（3）阴道液 pH 测定：正常妊娠阴道液 pH 为 4.5~6.0，羊水 pH 为 7.0~7.5，阴道液 pH≥6.5，提示胎膜早破，但血液、尿液、宫颈黏液、精液及细菌污染可出现假阳性。

（4）阴道液涂片检查：阴道后穹隆积液涂片见到羊齿植物状结晶。

（5）宫颈阴道液生化检查：①胰岛素样生长因子结合蛋白-1 检测；②可溶性细胞间站附分子-1 检测；③胎盘 α 微球蛋白-1 测定。以上生化指标检测诊断 PROM 均具有较高的敏感性及特异性，且不受精液、尿液、血液或阴道感染的影响。

（6）羊膜镜检查：可直视胎先露部，如看不到前羊膜囊，即可诊断。

（二）助产前护理

（1）记录破膜时间，及时监听胎心。观察羊水的色、质、量并记录。

（2）无宫缩时每小时听取胎心，若胎心出现异常时，及时报告医生，并用胎心电子监护仪连续监护。

（3）每天测量产妇体温 2 次，如体温>37.5℃，每 4 小时测 1 次，并报告医生，及时遵医嘱留取血常规标本送检。

（4）保持会阴清洁，勤换消毒会阴垫，每日会阴护理 2 次。对破膜>12 小时者应预防性使用抗生素。

（5）对胎先露未入盆或胎位异常者，应抬高孕妇臀部，绝对卧床休息，以防脐带脱垂。

（三）助产配合

1.为分娩做准备

对于未足月胎膜早破者，当早产已不可避免时，应做好分娩的准备。根据病情需要选择合适的分娩方式，无论何种方式分娩，均应避免胎头娩出过快。

2.用药指导

①对于未足月胎膜早破者，遵医嘱给予抑制宫缩药物，如利托君、硝苯地平、吲哚美辛等。利托君使用时可使孕妇心率加快、血钾下降、血糖增高、恶心呕吐、出汗、头痛等，应密切观察用药反应，必要时使用胎儿心电监护。②必要时遵医嘱给予硫酸镁行胎儿脑保护。③对于引产者，可根据医嘱静脉滴注缩宫素以诱发宫缩。

（四）健康指导

1.加强产前检查

发现异常胎位者，应及时纠正。不能纠正或有头盆不称者，在接近临产时，应卧床休息，减少活动，减少不必要的阴道检查。

2.孕期保健

加强孕期卫生宣教，积极预防和治疗下生殖道感染。妊娠晚期避免性生活，避免重体力劳动和活动。增加孕期营养，避免维生素及微量元素的缺乏。

3. 治疗与就医指导

一旦发生突然性阴道流液，应及时就诊，阴道流液量大时，应取臀高卧位，及时送医。

本章小结

胎盘与胎膜异常属于高危妊娠范畴，若发现和处理不及时、不恰当，会导致不良的妊娠和分娩结局，从而导致剖宫产率和围生儿死亡率增加。助产人员应重视和加强孕妇围生期保健工作，积极预防、及时发现和协助处理。

前置胎盘典型症状是妊娠晚期或临产后发生无诱因、无痛性反复阴道流血。诊断首选阴道超声检查，怀疑合并胎盘植入时可行磁共振检查。处理原则为抑制宫缩，止血、纠正贫血和预防感染，尽可能延长孕周，根据前置胎盘类型决定分娩时机和方式。

胎盘早剥典型临床表现为妊娠 20 周后阴道流血、腹痛，可伴有子宫张力增高和子宫压痛，严重时出现失血性休克、弥散性血管内凝血，若处理不及时可危及母儿生命。应根据病史、临床表现、实验室检查结合超声检查诊断。治疗原则为早期诊断，积极纠正休克与防治并发症，及时终止妊娠。

足月胎膜早破应及时终止妊娠。未足月胎膜早破应根据孕周、母胎状况、当地新生儿救治水平及孕妇和家属的意愿进行综合决策。期待治疗包括一般处理、促胎肺成熟、预防感染、抑制宫缩和胎儿神经系统的保护等。

客观题测验

主观题测验

第十章
脐带与羊水量异常

脐带与羊水量异常PPT课件

脐带和羊水是胎儿的附属物，影响着胎儿的物质交换、生长发育和宫内活动，与胎儿的安全息息相关。临床上脐带异常、羊水异常有一定的发生比例，并且羊水过多、羊水过少属于高危妊娠的范畴。因此，掌握脐带异常、羊水异常的分类和临床表现是做好孕期健康教育和进行孕期、产前、产时母胎监护的基础。

第一节　脐带异常

预习案例

孕妇王 XX，29 岁，G_1P_0，孕 29 周，因胎动消失急诊入院，入院后查体多普勒超声听诊未闻及胎心音，急诊床旁 B 超提示宫内死胎。产妇及家属要求行引产术终止妊娠，胎儿娩出后发现脐带扭转且近胎儿脐轮部脐带极细，无血流通过。

思考

1. 上述案例中发生了哪种脐带异常？
2. 除了案例中的脐带异常还有哪些脐带异常有可能会影响脐带血流的供应？

脐带是连接胎儿和胎盘的条索状组织，一端连接于胎儿腹壁脐轮处，另一端附着于胎盘胎儿面，胎儿借助于脐带悬浮于羊水中。足月妊娠的脐带长 30~100 cm，脐带直径 0.8~2.0 cm。脐带内有一条脐静脉，两条脐动脉，脐带血管周围有含水量丰富的华通胶。脐带是母体与胎儿气体、营养、代谢产物等交换的重要通道，是胎儿附属物的重要组成部分。脐带受压使血流受阻碍时可导致胎儿缺氧甚至死亡。

脐带异常分为脐带长度异常、附着位置异常、结构异常、形态异常、脐带先露和脐带脱垂。

一、脐带长度异常

1. 脐带过长

脐带过长（excessively long umbilical cord）指脐带长度长于 100 cm。脐带过长容易造成脐带缠绕、脐带脱垂、脐带打结等。

2. 脐带过短

脐带过短（excessively short umbilical cord）是指脐带长度短于 30 cm。脐带过短时，在分娩过程中脐带过度牵拉易影响脐血流的供应，造成胎心率的改变甚至胎儿窘迫，也会影响胎先露的下降，造成产程延缓或停滞，严重者甚至胎盘早剥或子宫内翻。

二、脐带缠绕

脐带缠绕（umbilical cord winding）是临床上常见的脐带异常，脐带可以缠绕胎儿颈部、四肢或躯干，其中又以脐带绕颈（nuchal cord）发生率最高，一般脐带绕颈 1~2 周最为常见。脐带缠绕的临床表现与脐带缠绕的松紧度和脐带的相对长度有关。当脐带缠绕较松或脐带相对长度足够时胎儿无特殊的临床表现。当缠绕过紧时则会影响脐血流供应，多出现胎心异常、胎动异常，甚至胎儿死亡；产程中如果脐带缠绕造成脐带相对过短、过度牵拉或缠绕过紧会影响胎先露衔接甚至造成产程延长、产程停滞；也可能在宫缩的作用下，胎先露下降，因脐带缠绕过紧而出现胎儿宫内窘迫、新生儿窒息甚至围生儿死亡。孕期超声检查可见缠绕处胎儿皮肤出现压迹，缠绕过紧会出现脐血流异常。当 B 超提示胎儿颈部"U"形压迹时往往是脐带绕颈一周，胎儿颈部"W"形压迹则多提示胎儿脐带绕颈两周（图 10-1）。

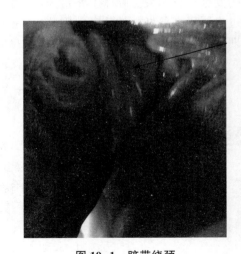

图 10-1　脐带绕颈

（注：该产妇孕期未行规范产检，分娩前无近期 B 超检查结果，胎头娩出后见脐带绕颈三周）

三、脐带附着异常

（一）球拍状胎盘（marginal insertion）

球拍状胎盘是指脐带附着于胎盘边缘，一般是在胎盘娩出后发现，这种情况对母胎安全无明显的不良影响。

（二）脐带帆状附着（velamentous insertion）

脐带帆状附着是指脐带附着于胎膜上，脐带血管通过羊膜和绒毛膜之间进入胎盘者。帆状附着的血管位置较高时，在分娩过程中牵拉脐带或娩出胎盘牵拉脐带会造成脐带附着处血管破裂，增加产时出血的风险。

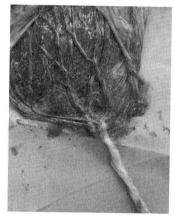

图 10-2　脐带帆状附着 1

（注：脐带附着于胎膜上，且脐血管是通过羊膜和绒毛膜之间进入胎盘）

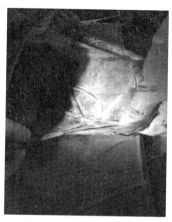

图 10-3　脐带帆状附着 2

（注：脐带附着于胎膜上，且脐血管是通过羊膜和绒毛膜之间进入胎盘）

（三）前置血管（vasaprevia）

前置血管是指脐带血管越过胎膜位于子宫下段或绕过子宫颈口低于胎儿的先露部。此种情况有时可在 B 超下发现，在阴道检查时触及该前置的血管会引起胎心音的变化。胎膜早破或人工破膜时血管发生破裂会造成胎儿失血，严重时导致胎儿死亡。

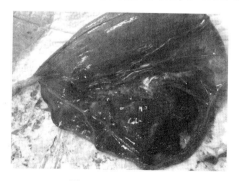

图 10-4　血管前置

（四）胎盘绒毛膜血管瘤

胎盘绒毛膜血管瘤是一种原发性良性非滋养细胞性肿瘤。在 B 型超声下，该肿瘤多表现为边界清楚的圆形或类圆形结节，多位于脐带入口附近，靠近胎盘绒毛膜表面。包块内部可显示有丰富的血流信号。

四、脐带结构异常

单脐动脉（single umbilical artery）指脐带血管仅有一条脐动脉和一条脐静脉，孕期超声检查可发现，分娩后可发现脐带断端血管正常"品"字形消失变为"吕"字形。如孕期明确诊断为单脐动脉应进一步明确是否同时存在结构异常，必要时行胎儿染色体检查及遗传咨询。如胎儿仅为单脐动脉无其他结构异常，大都预后良好。

五、脐带形态异常

（一）脐带扭转

脐带扭转（cord coiling）指脐带呈螺旋状，生理性扭转一般是 10 周左右。当脐动脉与脐静脉之间距离小于 2 cm 时，脐带很可能会发生过度扭转，这时则会影响血流供应，甚至造成血管闭塞或血栓形成，特别是发生在胎儿端脐带根部时。如脐带扭转造成直径极细呈条索状坏死则会造成胎死宫内。

（二）脐带水肿

脐带水肿（umbilical cord pseudocyst）是华通胶发育不良造成，从外观看脐带直径增粗，呈水肿状，可以发生于局部某段或整条脐带。可能与宫内感染等因素相关，对母儿的安全无明显不良影响，一般在分娩后发现，会增加脐带结扎的难度。如遇到此种情况常规气门芯无法结扎脐带，常需用脐带夹或丝线结扎脐带断端。

（三）脐带打结

脐带打结（truek not）也称脐带真结，在临床并不常见。如脐带真结未拉紧则无症状，但拉紧后胎儿的脐带血液循环受阻碍则会造成胎儿宫内发育迟缓或急性胎儿宫内窘迫甚至胎死宫内。脐带真结在产前一般无法发现，多在分娩后发现。临床上有时还可见到脐带假结，脐带血管可见迂曲外观，似"结"。脐带假结并无临床意义。

六、脐带先露

脐带先露（funic presentation）是指当胎膜未破时脐带位于胎儿先露部位的前方。

七、脐带脱垂

脐带脱垂（prolapse of umbilical cord）是指当胎膜破裂时，脐带脱出于宫颈外口，降至阴道甚至外阴部，也称显性脐带脱垂。临床上也可见，当胎膜未破裂时，脐带位于胎儿先露部的一侧，但并没有超过先露部，称为隐性脐带脱垂。脐带脱垂是产科危急症之一，当脐带受压影响脐血流供应时可导致胎儿窘迫甚至胎死宫内。

课程思政

"健康所系,性命相托。"助产士是孕产妇亲密的伙伴,更是守护母婴安康的"哨兵"。在分娩过程中可能会因脐带异常这一因素造成分娩过程中胎儿安全风险增加,当出现胎心异常时,孕产妇的心理压力增大,也会增加难产和胎儿窘迫的风险。作为助产士,敏锐的观察力、专业的判断力和沉着的处事能力是产程中"化险为夷"的法宝。当在你的悉心守护和帮助下,一个个新生命平安降临,爱与希望在一代又一代人中传递和延续,这就是助产士职业价值的最大体现。

客观题测验

主观题测验

第二节 羊水量异常

预习案例

> 李女士,30 岁,G_1P_0,孕 24 周,近日自觉腹部急剧增大,常常胸闷气急。触诊皮肤张力大,胎位不清,皮下静脉清晰可见,胎心音遥远,听诊不清晰。
>
> **思考**
>
> 1. 该孕妇可能的助产要点是?其处理原则是?
> 2. 对母儿有哪些危害?

孕妇处于妊娠正常状态时,羊水量处于一种动态平衡的状态。若羊水的产生和吸收出现异常,则会导致羊水量的异常,分为羊水过多和羊水过少两种情况。羊水量的异常常提示母胎合并症及胎儿某些先天性畸形,也对围生儿的安全有直接威胁。

一、羊水过多

妊娠期间羊水量超过 2000 mL,称为羊水过多(polyhydramnios)。发生率为 0.5% ~ 1%。羊水过多分为急性羊水过多和慢性羊水过多。急性羊水过多是指羊水量在数日内急剧增多;慢性羊水过多是指羊水在数周内缓慢增多。

（一）病因

羊水过多的病因与发病机制较为复杂，约 1/3 羊水过多患者病因不明，称为特发性羊水过多（idiopathic polyhydramnios）。大部分羊水过多可能与胎儿及其附属物疾病、妊娠合并症、多胎妊娠等有关。

1. 胎儿疾病

是引起羊水过多的最主要原因，其中以胎儿畸形最为常见。明显的羊水过多常伴有胎儿畸形，尤其以神经系统和消化道系统畸形最为常见。胎儿神经系统畸形多见于无脑儿、脊柱裂等神经管缺陷，因脑脊膜暴露、抗利尿激素缺乏以及中枢吞咽功能异常等原因导致羊水产生增多和吸收减少。消化道畸形多见于食管及十二指肠闭锁，因胎儿无法完成吞咽动作导致羊水积聚。腹壁缺陷、膈疝、心脏畸形等胎儿结构异常状况也可引起羊水过多。此外，羊水过多的原因还有胎儿肿瘤、代谢性疾病、染色体或遗传基因异常等。

2. 妊娠合并症

常见于妊娠期糖尿病与母儿 Rh 血型不合。在患有妊娠期糖尿病的产妇中，有 13%~36% 合并羊水过多，这主要是由于胎儿血糖增高导致高渗性利尿并使胎盘胎膜渗出增加所致。当母儿 Rh 血型不合时，常常出现胎儿免疫性水肿、胎盘绒毛膜水肿等状况，导致体液交换不良，引起羊水过多。此外妊高症、重度贫血也可引起羊水过多。

3. 多胎妊娠

双胎妊娠合并羊水过多的概率是单胎妊娠的 10 倍，多见于单绒毛膜性双胎。单绒毛膜性双胎可并发双胎输血综合征，受血儿血容量增加，尿量增加，可导致羊水过多。

4. 胎儿附属物疾病

胎盘绒毛血管瘤直径>1 cm 时，可导致羊水过多。此外，巨大胎盘、胎盘帆状附着也是引起羊水过多的因素。

（二）临床表现

1. 急性羊水过多

较少见，多发生在妊娠 20~24 周。数日内羊水迅速增多，子宫增大明显，大于妊娠月份，并产生一系列压迫症状。孕妇自觉腹部胀痛、行动不便、呼吸困难，严重者出现发绀、不能平卧。腹壁皮肤紧绷变薄，皮下静脉清晰可见。下腔静脉受子宫压迫，静脉回流受阻，下肢及外阴可见水肿或静脉曲张。触诊胎位不清，听诊可出现胎心遥远。

2. 慢性羊水过多

较多见，多发生于妊娠晚期。羊水于数周内缓慢增加，压迫症状相对缓和，孕妇常无明显不适或仅有胸闷、气急等轻微症状，多能适应。产检时可发现宫高腹围大于同期孕周，腹壁张力偏大。

（三）辅助检查

1. B 型超声检查

B 超是诊断羊水过多的重要方法，不仅可以诊断羊水过多，还可及时发现胎儿有无发育异常或结构畸形。常用的指标有：①羊水最大暗区垂直深度（羊水池，amniotic fluid volume，AFV）：提示胎儿与子宫壁之间的距离。≥8 cm 时可诊断为羊水过多，其中 AFV 在 8~11 cm 时为轻度羊水过多，在 12~15 cm 时为中度羊水过多，>15 cm 时为重度羊水过多。②羊水指数（amniotic fluid index，AFI）：为目前最常用的指标。此种检测方法以孕妇脐部为中心，将子宫分为 4 个象限，取 4 个象限的最大羊水暗区垂直深度之和。AFI ≥25 cm 时可诊断为羊水过多，其中 AFI 在 25~35 cm 时为轻度羊水过多，在 36~45 cm 时为中度羊水过多，>45 cm 为重度羊水过多。

B 超检查除了需检查以上指标外，还需筛查胎儿有无发育异常或结构畸形等状况，尤其是神经管缺陷和消化系统畸形。

2. 胎儿疾病筛查

必要时需要应用各种产前诊断手段。在排除胎儿染色体异常时，可行羊水细胞培养或采集胎儿脐血细胞培养；羊水生化检查有助于诊断胎儿神经、消化系统畸形；PCR 技术可检测胎儿是否感染细小病毒 B19、梅毒、弓形虫等；还可通过测定羊水中胎儿血型，预测胎儿有无溶血性疾病。

3. 其他检查

对于妊娠期糖尿病、母儿 Rh 血型不合等状况引起的羊水过多，需进行疾病相关检查，寻找病因。

（四）对母儿的影响

1. 对母体的影响

羊水过多时子宫张力增高，易导致孕妇妊娠期高血压疾病。也可导致胎膜早破，使早产率增高。当过高的张力引起突然破膜时，宫内压力骤降，可引起胎盘早剥这一凶险状况。过大的子宫压力使子宫肌纤维过度伸展，可致产后子宫收缩不良，增加产后出血概率。此外，羊水过多导致的胎位异常，可增加剖宫产率。

2. 对胎儿的影响

可引起早产、胎位异常、胎儿窘迫等状况。破膜时易出现脐带脱垂。

（五）处理

取决于胎儿孕周、是否畸形以及羊水增多的程度和孕妇自觉症状的严重程度。

1. 羊水过多合并胎儿畸形

应及时终止妊娠，方法有如下几种。

（1）人工破膜引产：行高位破膜，用穿刺针头刺破胎膜 1~2 个小孔，使羊水缓慢流出，若不慎破口过大，羊水大量涌出，需以手堵住宫口、抬高臀部，减缓羊水流速，以避免宫腔压力骤减，导致胎盘早剥等凶险性并发症。破膜放水时应监测孕妇血压、心率及阴道流血状况。对于症状较严重的孕妇，放水后，腹部需加压沙袋以防休克。若破水后12 小时孕妇仍无规律宫缩，可静脉滴注缩宫素以诱发宫缩。

（2）依沙吖啶引产：对于症状较轻的慢性羊水过多，孕妇自觉症状尚好，可经腹羊膜囊穿刺，放出 1000 mL 左右的羊水，后注入依沙吖啶引产。

2. 羊水过多合并正常胎儿

羊水过多不是剖宫产指征，可根据胎儿孕周及羊水过多的程度采取不同的处理方法。自觉症状轻者可取左侧卧位，注意休息，严密监测羊水指数及胎儿生长状况，每周复查 B 超。对于足月胎儿，必要时可及时终止妊娠。若胎龄较小，需严密监护，尽量延长孕周，必要时住院观察。

（1）原发病的治疗：应积极寻找病因，治疗妊娠期糖尿病、妊高症、母儿血型不合等原发性疾病。

（2）前列腺素合成酶抑制剂（吲哚美辛）：妊娠晚期羊水主要有胎儿尿液形成，吲哚美辛有抗利尿作用。用药期间应严格监测羊水量，每周做 1 次 B 超。吲哚美辛可引起胎儿动脉导管闭合，不能长期使用，妊娠>34 周时也不可使用。

（3）经腹羊膜腔穿刺放水：适用于自觉症状较重者。治疗时在 B 超监测下，避开胎盘部位，使用 15~18 号腰椎穿刺针穿刺，放水速度每小时约 500 mL，不宜过快，单次放水量不超过 1500 mL。操作时需严格遵守无菌原则，密切监测孕妇生命体征及胎心变化，可酌情使用镇静剂，预防早产。术后可使用放出的羊水做卵磷脂/鞘磷脂（L/S）比值、羊水泡沫试验等以确定胎肺成熟程度。必要时 3~4 周后可再次放水。

对于羊水量反复增长，孕妇自觉症状严重，妊娠≥34 周且胎肺成熟者，可终止妊娠；若胎肺未成熟，可注入羊膜腔地塞米松 10 mg 以促进胎肺成熟，24~48 小时后再考虑引产。

对于羊水过多的产妇，分娩期应警惕脐带脱垂和胎盘早剥等并发症发生。如若破水后宫缩乏力，需及时使用缩宫素加强宫缩。胎儿分娩后，可采用常规措施积极预防产后出血。

（六）助产要点

1. 评估和监测

（1）健康史：询问孕妇一般状况、孕产史、手术史、家族史，有无胎儿畸形史等；翻阅孕妇历次产检资料及病例资料，评估孕妇是否高危、有无孕期合并症。

（2）身心状况：定期产检，严格各项产科检查，注意宫高、腹围及体重的波动变化。了解孕妇有无腹部胀痛、呼吸困难、腹壁皮肤变薄等羊水过多的症状。

（3）辅助检查：定期行 B 超检查，评估羊水量及胎儿发育状况。

2. 照顾与支持

（1）休息与体位：①对于呼吸困难、腹部胀痛的孕妇取半卧位为宜，可使用特制托腹带；②在活动上给予孕妇帮助与照顾，嘱孕妇注意休息，减轻孕妇不适；③抬高下肢，减轻下肢水肿。

（2）饮食指导：指导孕妇低盐饮食，同时注意多吃果蔬及高纤维食品，以防用力排便时导致胎膜破裂。

（3）心理支持：①向孕妇及家属详细讲解羊水过多的相关知识及注意事项，答疑解惑；②给予孕妇家属心理支持，鼓励多陪伴孕妇；③指导孕妇采用听音乐、看书等放松方法，减缓焦虑，保持心绪平静。

3. 处理与配合

（1）加强病情观察：严密观察孕妇生命体征、各项产科检查指标及羊水量变化，重视孕妇主诉，若出现异常状况或宫缩频繁，及时通知医生，配合处理。

（2）羊膜腔穿刺术的配合：①向孕妇及家属解释穿刺术的目的及流程，做好术前准备；②严格无菌操作，正确配合医生；③术中严密观察孕妇生命体征、胎心、宫缩及阴道流血情况，若有胎盘早剥征象，积极配合医生处理；④遵医嘱使用宫缩抑制剂预防早产、抗生素预防感染。

（3）终止妊娠的配合：①使用穿刺针高位人工破膜，控制羊水流速，预防胎盘早剥和脐带脱垂；②破膜时助手需从腹部固定胎儿为纵产式；③严密监测孕妇生命体征、胎心率及阴道流血状况，还需观察记录羊水的量、色、性状；④胎儿娩出后，产妇腹部需加压沙袋。仔细检查胎儿外观有无畸形、胎儿附属物有无异常，并详细记录。

4. 健康教育

（1）寻找病因：积极寻找病因，有针对性进行治疗。因胎儿畸形引产者需避孕 3～6 个月，并在下次受孕前进行遗传咨询和产前诊断。

（2）加强孕期保健：指导孕妇注意休息，低盐饮食，增加优质蛋白摄入以加强营养。确诊的孕妇应按高危妊娠监护，并定期随访，每 1～2 周进行 B 超检查 1 次，监测羊水及胎儿发育情况。

（3）就医指导：指导孕妇自我监测，如出现体重剧增、腹部胀痛、呼吸困难等压迫症状或自数胎动异常时，需及时就医。

二、羊水过少

妊娠晚期羊水量少于 300 mL 者，称为羊水过少（oligohydramnios）。发生率为 0.4～4.0%。羊水过少会严重影响围生儿的预后。

（一）病因

羊水过少的原因及发病机制较为复杂，主要与羊水产生减少或羊水外漏增加有关，部分羊水过少原因不明，常见原因有以下几点：

1. 胎儿畸形

以泌尿系统畸形引起的胎儿少尿或无尿为主，如：Meckel-Gruber 综合征、胎儿肾缺如（Potter 综合征）、输尿管或尿道梗阻、膀胱外翻等。其他病因还包括染色体异常、脐膨出、膈疝、小头畸形等。

2. 胎盘功能减退

胎盘功能减退可引起胎儿慢性缺氧，胎儿血液重新分配使肾血流量降低，胎儿出现尿少导致羊水过少。胎盘功能减退常见于：过期妊娠、胎儿生长受限和胎盘退行性变。

3. 羊膜病变

部分羊水过少原因不明，与羊膜通透性改变、炎症以及宫内感染有关。胎膜破裂引起羊水外漏，外漏速度超过羊水生成时，也可出现羊水过少。

4. 母体因素

母体病变可使胎盘的血流灌注相对不足而导致羊水过少。常见的有，妊高症可引起胎盘血流减少；孕妇脱水或血容量不足时也可引起血浆渗透压升高，使胎儿尿液减少；前列腺素合成酶抑制剂、血管紧张素转换酶抑制药等药物也有抗利尿作用。

（二）临床表现

羊水过少的症状多不典型。主要表现为宫高腹围小于同期孕周，有子宫紧裹胎儿感；胎动时孕妇可有腹痛感，子宫敏感，轻微刺激既易引发宫缩；胎盘功能减退时常有胎动减少；阴道检查时，前羊膜囊不明显，破膜时羊水流出极少；临产后阵痛明显，宫缩多不协调；宫缩时，由于脐带易受压迫，易出现胎心异常。

(三)辅助检查

1.B型超声检查

B超是最重要的辅助检查方法。妊娠晚期，羊水最大暗区垂直深度(AFV)≤2 cm 为羊水过少，≤1 cm 为严重羊水过少。羊水指数(AFI)≤5 cm 可诊断为羊水过少，≤8 cm 为羊水偏少。同时，B超检查还可及时发现胎儿生长受限及胎儿畸形。

2.电子胎心监护

羊水过少时胎盘储备功能低，无应激试验可呈无反应型。分娩时，胎心变异减速和晚期减速常常提示因羊水过少导致的宫缩时脐带受压加重。

3.胎儿染色体检查

需排除胎儿染色体异常时，可行羊水或脐血穿刺进行相关产前诊断或遗传学检查。羊水过少时，穿刺取样困难，需注意行风险告知。

(四)对母儿的影响

1.对胎儿的影响

羊水过少时，围生儿病死率明显增高。重度羊水过少可使围生儿死亡率增高47倍，主要死因是是胎儿缺氧和畸形。妊娠早期羊水过少可导致胎膜、胎儿黏连，造成胎儿畸形，严重者出现肢体短缺；妊娠中、晚期出现羊水过少，子宫外压力可直接压迫胎儿，出现斜颈、曲背、手足畸形等胎儿肌肉骨骼畸形。

2.对母体的影响

引产率和剖宫产率增加。

(五)处理

根据胎儿孕周、有无畸形以及羊水量多少来选择不同的处理方案。

1.羊水过少合并胎儿畸形

尽早终止妊娠。可用B超引导下经腹羊膜腔穿刺注入依沙吖啶引产。

2.羊水过少合并正常胎儿

(1)病因治疗：积极寻找、去除病因。

(2)一般治疗：增加补液以改善胎盘功能，必要时使用抗生素抗感染。严密监测胎心情况，嘱孕妇自数胎动。定期、按时行B超检查。

(3)终止妊娠：对于足月妊娠或胎儿已经可以宫外存活的孕妇，应及时终止妊娠。出现胎儿宫内窘迫、羊水污染等状况时，估计短时间内不能分娩者，应选用剖宫产术尽快终止妊娠。对于胎儿宫内状况良好、羊水清亮的产妇，可以阴道试产，同时需持续胎心监护、严密监测产程进展状况。

(4)增加羊水期待治疗：适用于未足月或胎肺未成熟的胎儿。通过羊膜腔灌注液体增加羊水量，延长妊娠期。同时需使用宫缩抑制剂预防早产。

(六)助产要点

1.评估和监测

(1)健康史：询问孕妇一般状况、孕产史、手术史、家族史、有无胎儿畸形史等；翻阅孕妇历次产检资料及病例资料，评估孕妇是否高危、有无孕期合并症。

(2)身心状况：定期产检，严格进行各项产科检查，注意宫高、腹围及体重的波动变化。产时严密监测胎心及产程进展状况。了解孕妇有无阴道流液、胎动时腹痛明显等羊水过少的症状。

(3)辅助检查：定期行 B 超检查，评估羊水量及胎儿发育状况。产时严密进行电子胎心监护。

2. 照顾与支持

(1)一般护理：侧卧位休息，减少不良刺激，保证睡眠，适度运动。

(2)饮食指导：增加优质蛋白摄入，加强营养，适当增加饮水量。

(3)孕期监测：教会孕妇自数胎动的方法，胎动异常时及时就医。产程中严密进行电子胎心监护，予吸氧治疗，出现异常及时通知医生并配合处理。

(4)心理支持：向孕妇及家属讲解羊水过少的可能原因和注意事项，鼓励孕妇及家属参与治疗。对于妊娠结局不良的产妇，鼓励其进行情感宣泄，倾听其诉说，给予感情支持。

3. 处理与配合

(1)遵医嘱给予相应的治疗措施，观察治疗效果，出现异常情况及时汇报医生。

(2)对于阴道分娩者，需严密监测胎心、羊水情况及产程进展情况，必要时应尽早人工破膜，以观察羊水颜色及性状，出现异常情况及时汇报医生。

(3)对于胎儿窘迫短时间内不能结束分娩者，应遵医嘱尽快行术前准备，同时做好新生儿窒息复苏准备。胎儿娩出后应进行全面的体格检查，排除畸形。

(4)对于采取期待疗法的孕妇，配合羊膜腔灌注治疗时，应严格进行无菌操作。术后严密观察孕妇有无宫缩、阴道流液、发热及腹痛等症状。

4. 健康教育

(1)寻找病因：指导孕妇积极配合病因查找及病因治疗。加强对育龄妇女优生优育的宣传指导。与产妇一起制定再次妊娠计划，指导产妇再次妊娠时行孕前遗传咨询和产前筛查。

(2)加强孕期保健：指导孕妇按时进行系统产检。教会孕妇自数胎动的方法。

(3)就医指导：指导孕妇出现胎动异常、腹痛、阴道流血或流液时及时就诊。

课程思政

在助产工作中发扬精益求精的职业精神

对于整个妇幼保健团队来说，羊水量异常的孕产妇诊疗关键在于观察，对羊水量、胎心音、产程以及生命体征的监测极其重要。治疗的关键在于及时发现，快速处理。助产士在工作中需要做到精益求精，严防死守，并积极健康宣教，教会孕妇自我监测，把因羊水量异常造成的不良结局降到最低，保证母婴安全。

本章小结

脐带和羊水均为胎儿重要的附属物。当脐带与羊水量异常时，胎儿与母体之间的气体交换、营养物质供应、信息交换以及代谢产物的排除受到影响，可导致胎儿窘迫，严重时危及母儿生命。需要在临床尽早发现，及时处理。

客观题测验

主观题测验

第十一章

妊娠合并症妇女的护理

妊娠合并症妇女的护理PPT课件

学习目标

　　1. 识记：妊娠合并内科疾病孕产妇的临床表现、预防及护理要点，特别是早期心力衰竭的判断。
　　2. 理解：妊娠合并心脏病、糖尿病、病毒性肝炎、贫血与妊娠、分娩的相互关系。
　　3. 运用：能运用护理程序为妊娠合并内科疾病孕产妇提供孕期、产时、产后护理计划与自我保健指导。

　　孕妇在妊娠期间可发生各种内外科疾病，孕妇在妊娠前已有的各种内外科疾病也可在妊娠期间加重。妊娠与内外科疾病相互影响，若处理不当，可对母儿造成严重危害。

第一节　妊娠合并心脏病

预习案例

　　某孕妇，30 岁，患有先天性心脏病，现孕 12 周，心功能Ⅰ～Ⅱ级，胎儿发育良好，暂无异常情况，该孕妇前往医院咨询其妊娠相关事宜。
　　思考
　　1. 该孕妇是否可继续妊娠？
　　2. 作为助产士，你会为该孕妇采取哪些护理措施和健康教育？

妊娠合并心脏病是一种严重的妊娠合并症，发病率为 1%~4%，是孕产妇死亡的主要原因之一，在我国孕产妇死因顺位中高居第二位，属高危妊娠。因妊娠、分娩可加重妊娠合并心脏病孕产妇的心脏负担而诱发心力衰竭，因此，只有加强保健，才能降低孕产妇死亡率。

一、妊娠、分娩、产褥期心脏血管方面的变化

（一）妊娠期

妊娠期母体循环系统发生了一系列适应性变化，主要表现在总血容量增加，一般于妊娠第 6 周开始增加，至妊娠 32~34 周达高峰。由于妊娠期血容量增加引起心排血量增加和心率加快，心排血量平均较孕前增加 30%~50%。妊娠中晚期需增加心率以适应血容量增多，平均每分钟增加约 10~15 次；心脏病孕妇的血容量与血流动力学变化增加了心力衰竭的风险。妊娠晚期子宫增大，膈肌上升使心脏向上向左移位，出入心脏的大血管扭曲，机械性地增加了心脏负担，更易使妊娠合并心脏病的孕产妇发生心力衰竭。

（二）分娩期

分娩期为孕产妇血液动力学变化最显著的时期。

（1）第一产程，子宫收缩导致血液挤入体循环，增加周围循环阻力 5~10 mmHg。每次宫缩时有 250~500 mL 血液被挤入体循环，使回心血量增加，血压增高、脉压增大、中心静脉压升高，心脏负担加重。

（2）第二产程时，除子宫收缩外，腹肌、膈肌及盆底肌肉的收缩，使周围循环阻力及肺循环阻力均增加，腹压使内脏血液涌向心脏。此时，心脏前后负荷显著加重。

（3）第三产程，胎儿娩出后，腹腔内压力骤减，大量血液流向内脏，回心血量减少；胎盘娩出后，胎盘循环停止，回心血量骤增，造成血流动力学急剧变化。此时，妊娠合并心脏病的孕产妇极易发生心力衰竭。

（三）产褥期

产后 3 日内仍是心脏负担较重的时期。除子宫缩复使一部分血液进入体循环以外，孕期组织间潴留的液体也开始回到体循环，此时的血容量暂时性增加，仍要警惕心力衰竭的发生。

综上所述，由此可见：妊娠 32~34 周、分娩期（第一产程末、第二产程）及产褥期的最初 3 日内，心脏负担最重，是患有心脏病孕产妇最危险的时期，需警惕心力衰竭。

二、妊娠合并心脏病对妊娠、分娩的影响

妊娠合并心脏病主要分为结构异常性心脏病、功能异常性心脏病和妊娠期特有心脏病三类。妊娠合并先天性心脏病已跃居首位，占 35%~50%。由于诊断水平的提高及医疗条件的改善，风湿性瓣膜性心脏病发病率逐年下降。此外。妊娠期特有心脏病如妊娠期高血压疾病性心脏病、围生期心肌病、心肌炎、各种心律失常、贫血性心脏病等在妊娠合并心脏病中也占有一定的比例。

妊娠合并心脏病的种类

(一)结构异常性心脏病

妊娠合并结构异常性心脏病常见的有先天性心脏病、瓣膜性心脏病和心肌炎。

1. 先天性心脏病

先天性心脏病(congenital heart defects)包括右向左分流型先天性心脏病、左向右分流型先天性心脏病、无分流型先天性心脏病三类。

(1)右向左分流型先天性心脏病有法洛四联症(congenital tetralogy of Fallot)及艾森曼格综合征(Eisenmenger syndrome)等。此类孕产妇对妊娠期血容量增加和血流动力学改变的耐受力很差,一旦妊娠,母体和胎儿死亡率可高达30%~50%,因此不宜妊娠。若已妊娠也应尽早终止。

(2)左向右分流型先天性心脏病包括有房间隔缺损(atrial septal defect)、室间隔缺损(ventricular septal defect)、动脉导管未闭(patent ductus defect)。需根据缺损的大小和病情的严重程度综合判断。

(3)无分流型先天性心脏病有肺动脉瓣狭窄(congenital pulmonary valve stenosis)、主动脉缩窄(congenital coarctation of theaorta)、马方综合征(Marfan syndrome)等,少见,严重时可危及生命,应尽量劝其终止妊娠。

2. 风湿性心脏病

风湿性心脏病(rheumatic heart disease)以单纯性二尖瓣狭窄最多见,占比2/3~3/4。中、重度的二尖瓣狭窄孕产妇,肺水肿和心力衰竭的发生率增高,母胎死亡率增加,尤其在分娩时和产后产妇死亡率更高。主动脉瓣狭窄常伴主动脉瓣关闭不全及二尖瓣病变。症状轻者孕妇常能安全度过妊娠、分娩及产褥期。症状重者容易发生充血性心力衰竭,甚至猝死。

3. 心肌炎

心肌炎(myocarditis)临床表现取决于心肌病变的广泛程度与部位,急性心肌炎病情控制良好者,可在密切监护下妊娠。轻者可完全没有症状,重者甚至出现心源性休克及猝死。

(二)功能异常性心脏病

主要包括各种无心血管结构异常的心律失常。主要病理生理基础为心电和传导异常、起搏点异常。根据心律失常的类型、严重程度及其对心功能的影响,决定是否妊娠和选择终止妊娠时机与方式,并请专科医师协助诊断和治疗。

(三)妊娠期特有的心脏病

1. 妊娠期高血压疾病性心脏病

是由于冠状动脉痉挛、心肌缺血受累、周围小动脉阻力增加、水、钠潴留及血黏度增加等因素,加重了心脏负担而诱发急性心力衰竭。经过积极治疗,常能度过妊娠及分娩,产后病因消除,病情会逐渐缓解,多不遗留器质性心脏病变。

2. 围生期心肌病(peripartum cadiomyopathy)

指既往无心血管疾病史的孕妇,在妊娠晚期至产后6个月内发生的扩张性心肌病,表现为心肌收缩功能障碍和充血性心力衰竭。确切病因不清,可能与病毒感染、免疫、冠状血管病变、肥胖、营养不良及遗传等因素有关。临床表现不尽相同,主要表现为呼吸困难、咯血、心悸、胸痛、咳嗽、肝肿大、浮肿等心力衰竭症状。胸部 X 线片见心脏普遍增大、肺淤血。心电图示左室肥大、ST 段及 T 波异常改变，可伴有各种心律失常。超声心动图显示心腔扩大，以左室、左房大为主，室壁运动普遍减弱，射血分数减少。一部分孕产妇可因发生心力衰竭、肺梗死或心律失常而死亡。初次妊娠发生心力衰竭经早期治疗后，1/3~1/2 孕产妇可以完全康复，再次妊娠可能复发。

围生期心肌病诊断标准

（四）妊娠合并心脏病对孕产妇和胎儿的影响

妊娠合并心脏病不影响孕产妇受孕。但当不宜妊娠的心脏病孕产妇一旦妊娠或妊娠后，发生心力衰竭时，可因缺氧引起子宫收缩，导致流产、早产、胎儿宫内发育迟缓和胎儿窘迫，甚至胎死宫内。围生儿死亡率是正常妊娠的 2~3 倍。某些治疗心脏病的药物通过胎盘对胎儿也存在毒性作用。多数先天性心脏病为多基因遗传，其后代发生先天性心脏病的概率增加 5 倍。

三、处理原则

心脏病孕产妇的主要死因是心力衰竭。规范孕期保健或干预可早期发现或减少心力衰竭的发生。

（一）非妊娠期

做好宣教工作，根据心脏病的种类，病变程度，心功能级别等具体情况，决定能否妊娠。

（二）妊娠期

对不宜妊娠者，应在妊娠 12 周前行治疗性人工流产。继续妊娠者，加强产前检查和孕期保健，预防心力衰竭和防止感染是关键，按高危妊娠处理。若已有心力衰竭，应在心衰控制后再终止妊娠。妊娠风险较高但心功能 I 级的心脏病孕妇，在严密监护下，可妊娠至 32~36 周，必要时提前终止妊娠。

（三）分娩期

主要是选择适宜的分娩方式。心功能 I ~ II 级者，若胎儿不大，胎位正常，宫颈条件良好，在严密监护下可经阴道分娩，分娩时给予阴道助产，并防止产后出血；心功能 III 级的初产妇和心功能 II 级、宫颈条件不佳或另有产科指征者，均应择期行剖宫产分娩。

（四）产褥期

预防感染，并继续观察病情变化。

四、护理评估

（一）健康史

（1）孕妇就诊时应详细、全面了解其产科病史和既往病史。包括有无孕产史、心脏病史及与心脏病有关的疾病史、相关检查、心功能状态及诊疗经过等。了解孕妇对妊娠的适应情况，如日常活动、睡眠与休息、营养、排泄与药物的使用等，动态观察心功能状态及妊娠经过。

（2）判定有无诱发心力衰竭的潜在因素，妊娠期有无呼吸道感染、贫血、其他妊娠合并症等；判定有无分娩期及产褥期对血流动力学改变的应急情况等，对孕产妇的主诉及临床表现给予正确评估。

（二）身体状况

1. 妊娠期心脏病的诊断

由于正常妊娠的生理性变化，可以表现一些类似心脏病的症状和体征，如活动后心悸、气短、乏力、踝部水肿等。体检时发现心尖搏动向左移位、心浊音界轻度扩大，可闻及心脏杂音。诊断时应注意以下有意义的依据：

（1）孕前有心脏病和风湿热的病史。

（2）孕前出现经常性胸闷、胸痛、劳力性呼吸困难、夜间端坐呼吸、咯血等心功能异常的症状。

（3）有发绀、杵状指、持续性颈静脉怒张。心脏听诊有舒张期杂音或粗糙的全收缩期杂音、心包摩擦音、舒张期奔马律、扪及交替脉等。

（4）X 线片检查显示显著的心界扩大及心脏结构异常。

（5）心电图提示有心律失常或心肌损害，如心房颤动、心房扑动、三度房室传导阻滞、ST 段及 T 波异常改变等。

（6）超声心动图示心肌肥厚、瓣膜运动异常、心内结构畸形。

2. 判定心功能状态

（1）美国纽约心脏病协会（NYHA）依据孕产妇生活能力状况，将心脏病患者的心功能分为 4 级：

Ⅰ级：一般体力活动不受限制（无症状）。

Ⅱ级：一般体力活动轻度受限制（运动后感心悸、气短、轻度胸闷、乏力），休息时无症状。

Ⅲ级：一般体力活动显著受限制，休息时无不适，轻微日常工作即感不适、心悸、呼吸困难或既往有心力衰竭史者。

纽约心脏协会分级

Ⅳ级：一般体力活动严重受限制，不能进行任何体力活动，休息时仍有心悸、呼吸困难等心力衰竭表现。

这种心功能分级的优点是简便易行，不依赖任何器械检查。其不足之处是主观症状和客观检查并非完全一致。

（2）1994 年美国心脏病协会（AHA）对 NYHA1928 年的心脏病心功能分级进行补充与修订，依据 ECG、运动负荷试验、X 线、超声心动图、放射学显像等客观检查结果进行补充和修订，采用并行的两种分级方案，即第一种是上述孕产妇主观功能容量（functional capacity），第二种是根据客观检查手段（心电图、负荷试验、X 线、超声心动图等）来评估心脏病严重程度。

A 级：无心血管疾病的客观证据。

B 级：客观检查表明属于轻度心血管病孕产妇。

C 级：客观检查表明属于中度心血管病孕产妇。

D 级：客观检查表明属于重度心血管病孕产妇。

其中轻、中、重没有做出明确界定，由医师根据检查结果进行判断。将两种分级并列，如心功能Ⅱ级 C、Ⅰ级 B 等。

3. 心脏病孕产妇对妊娠耐受力的判断

根据心脏病种类、病变程度、是否需手术矫治、心功能级别，进行妊娠风险评估，并综合判断心脏耐受妊娠的能力。

(1) 可以妊娠：心脏病变较轻，心功能Ⅰ~Ⅱ级，既往无心力衰竭史，亦无其他并发症者，妊娠风险低级别者，可以妊娠。但应告知妊娠和分娩可能加重心脏病或出现严重心脏并发症，甚至危及生命。同时进行动态妊娠期风险评估，并从妊娠早期开始定期检查。妊娠后经密切监护、适当治疗多能耐受妊娠和分娩。

(2) 不宜妊娠：心脏病变复杂或较重、心功能Ⅲ级或Ⅳ级以上、有极高孕产妇死亡和严重母儿并发症风险者，不宜妊娠。既往有心力衰竭史、有肺动脉高压、发绀型先心病、严重心律失常、活动风湿热、心脏病并发细菌性心内膜炎者，极易发生心力衰竭，不宜妊娠。若已妊娠，应在妊娠早期进行治疗性人工流产。

4. 评估与心脏病有关的症状和体征

如呼吸状况、心率快慢、有无活动受限、发绀、心脏增大征、肝大、水肿等，尤其注意评估有无早期心力衰竭的表现，对存在诱发心力衰竭因素的孕产妇，要及时识别心力衰竭指征。

(1) 妊娠期：评估胎儿宫内健康状况、胎动计数、孕妇宫高、腹围及体重的增长是否与孕周相符。评估孕产妇的睡眠、活动、休息、饮食、出入量等情况。

(2) 分娩期：评估宫缩及产程进展情况。

(3) 产褥期：评估母体康复及身心适应状况，尤其注意评估与产后出血和产褥感染相关的症状和体征，如生命体征、宫缩、恶露的量、色及性质、母乳喂养及出入量等，注意及时识别心力衰竭先兆。

5. 常见并发症

(1) 心力衰竭：是妊娠合并心脏病常见的严重并发症，也是妊娠合并心脏病孕产妇死亡的主要原因。由于妊娠期及分娩期血流动力学的巨大变化，心力衰竭最容易发生在妊娠 32~34 周、分娩期及产褥早期。以急性肺水肿为主要表现的急性左心衰竭多见，常为突然发病，病情加重时可出现血压下降、脉搏细弱、神志模糊，甚至昏迷、休克、窒息而死亡。

(2) 感染性心内膜炎：是指由细菌、真菌和其他微生物(如病毒、立克次体、衣原体、螺旋体等)直接感染而产生的心瓣膜或心壁内膜炎症。最常见的症状是发热、心脏杂音、栓塞表现。若不及时控制，可诱发心力衰竭。

(三) 心理-社会资料

妊娠合并心脏病孕妇，随着妊娠的进展，心脏负担逐渐加重，由于缺乏相关知识，孕产妇及家属的心理负担较重，甚至产生恐惧心理而不配合治疗；如果妊娠分娩过程发生异常或意外，孕产妇可能会出现心理疾病，因此及时评估孕产妇的心理反应及其社会知识系统是很重要的。

（四）辅助检查

1. 心电图检查

提示各种严重的心律失常和心肌损害，如心房颤动、三度房室传导阻滞、ST 段改变、T 波异常等。

2. X 线片检查

显示有心界扩大包括心房或心室扩大。

3. 超声心动图

更精确地反映心脏大小的变化，心脏瓣膜结构及功能情况。

4. 胎儿电子监护仪

预测胎儿宫内储备能力，评估胎儿健康状况。

五、常见护理诊断/问题

1. 潜在并发症：充血性心力衰竭、感染。
2. 活动无耐力：与妊娠增加心脏负荷，心排血量下降有关。
3. 焦虑：与担心自己无法承担分娩压力有关。

六、护理目标

（1）维持孕产妇及胎儿良好的健康状态。
（2）孕产妇卧床期间生活需要得到满足。
（3）情绪稳定，母婴平安。

七、护理措施

（一）非妊娠期

对于有心脏病的育龄妇女，一定要求做到孕前咨询和评估，综合判断耐受妊娠的能力，以明确心脏病的类型、病情程度、心功能状态，并确定能否妊娠。对不宜妊娠者，应指导其采取正确的避孕措施。

（二）妊娠期

1. 不宜妊娠者

对不宜妊娠者，孕早期建议行治疗性人工流产，最好实施麻醉镇痛。对有结构异常性心脏病者应给予抗生素预防感染。孕中期终止妊娠的时机和方法应根据医疗条件、疾病严重程度、疾病种类及心脏并发症等综合考虑。

2. 允许妊娠者

对允许继续妊娠者与医师共同严密监护，动态检查血常规、凝血功能、电解质、BNP、心电图和心脏超声等，加强孕期保健和产前检查。

（1）定期产前检查：在妊娠 20 周以前，应每 2 周行产前检查 1 次；20 周以后，尤其是 32 周以后，发生心力衰竭的机会增加，产前检查应每周 1 次，发现早期心力衰竭征象应立即住院治疗。二尖瓣狭窄孕妇，即使未出现症状，亦应于预产期前 2 周住院待产。先天性心脏病发绀型孕妇应于预产期前 3 周住院待产。

（2）识别早期心力衰竭的征象：妊娠合并心脏病孕妇，若出现下述症状与体征，应考虑为早期心力衰竭：

①轻微活动后即出现胸闷、心悸、气短。

②休息时心率每分钟超过 110 次，呼吸每分钟超过 20 次。

③夜间常因胸闷而需端坐呼吸，或需到窗口呼吸新鲜空气。

④肺底部出现少量持续性湿啰音，咳嗽后不消失。

3. 预防心力衰竭

是改善母儿预后的关键所在。要从以下几个方面入手。

（1）体力支持：保证充分休息，应采取左侧卧位或半坐卧位。避免过度劳累及情绪激动。每天至少保证有 8～10 小时睡眠，适当左侧卧位。根据心脏功能情况，减轻工作量甚至停止工作，限制活动。

（2）营养支持：宜少量多餐，摄入高热量、高蛋白质、高维生素、低脂肪及富含钙、铁、锌等微量元素的饮食，多食蔬菜、水果，保持排便通畅，防止便秘，适当限制食盐量，每日食盐量不超过 4～5 g。妊娠 20 周后预防性应用铁剂防止贫血，维持血红蛋白在 110 g/L 以上。合理控制体重增长，体重每周增长不超过 0.5 kg，正常体重指数者孕期体重增加不应超过 12 kg。

（3）心理支持：耐心听取孕妇倾诉，详细解答疑问；教育孕妇及其亲属日常保健的知识和治疗，鼓励家属给予孕妇关爱及支持，避免因精神压力过大造成心力衰竭的发生。

（4）正确评估母体和胎儿情况，积极预防和治疗各种引起心力衰竭的诱因，动态观察心脏功能，减轻心脏负荷，适时终止妊娠。

（5）健康教育：指导孕妇及家属掌握妊娠合并心脏病的相关知识，包括如何自我照顾，限制活动度，诱发心力衰竭的因素及预防；识别早期心力衰竭的常见症状和体征，尤其是遵医嘱服药的重要性。及时提供信息，促进家庭成员适应妊娠造成的压力，协助并提高孕妇自我照顾能力、完善家庭支持系统。使其了解孕妇目前的身心状况，妊娠的进展情况，监测胎动的方法及产时、产后的护理方法，以减轻孕妇及家人的焦虑心理，安全渡过妊娠期。

4. 急性心力衰竭的紧急处理

（1）取半坐卧位或端坐位，双腿下垂，减少回心血量，减轻心脏负担。

（2）根据动脉血气分析结果进行高流量面罩或加压供氧，严重者无创呼吸机持续加压（continuous positive airway pressure，CPAP），增加肺泡内压，加强气体交换、组织液向肺泡内渗透。

心脏病妇女妊娠风险
分级及分层管理标准

（3）开放静脉通道，对妊娠晚期心衰严重者，实行专人护理，行心电监护及胎儿电子监护。开放静脉通道，遵医嘱使用洋地黄类药物、快速利尿药、镇静剂等，注意观察用药时的毒性反应。在控制心力衰竭的同时，紧急行剖宫产术取出胎儿，以挽救母儿的生命。

（三）分娩期

1. 严密观察产程进展，防止心力衰竭发生

（1）第一产程，适当卧床休息，半卧位或左侧卧位以减轻心脏负担，防止仰卧位低血压综合征。保持环境宁静舒适，减少外界刺激。随时评估孕妇自觉症状，动态监测心功能的变化，早期识别心力衰竭的症状及体征。密切观察产程进展，监测子宫收缩，胎头下降及胎儿宫内情况；密切注意生命体征，每15分钟测血压、脉搏、呼吸、心率各1次；必要时记录24小时出入量。遵医嘱给予高流量（6~8 L/min）面罩吸氧或加压供氧，遵医嘱药物治疗并加强用药监测，观察洋地黄类药物使用后的反应。

（2）缩短第二产程，减少产妇体力消耗。鼓励产妇在宫缩间歇期尽量充分体息。指导并鼓励产妇以呼吸及放松技巧减轻不适感，必要时给予分娩镇痛。宫缩时避免屏气加腹压，同时应做好抢救新生儿的各种准备工作，宫口开全后需行产钳术或胎头吸引术缩短产程。

（3）预防产后出血和感染。胎儿娩出后，腹部应立即放置沙袋，持续24小时，以防腹压骤降诱发心力衰竭。为防止产后出血过多，可静脉或肌内注射缩宫素10~20 U，禁用麦角新碱，以防静脉压升高。产后出血过多者，遵医嘱进行输液、输血，使用输液泵控制滴速（每分钟不超过40滴）和补液量，以免增加心脏额外负担，并随时评估心脏功能。一切操作严格遵循无菌操作规程，并遵医嘱给予抗生素预防感染。分娩前遵医嘱及时停用抗凝药，孕期口服抗凝药（如华法林）者终止妊娠前3~5天应停用口服抗凝药，改为低分子肝素或普通肝素皮下注射调整INR至10左右择期分娩。如孕期使用低分子肝素者，分娩前至少停药12~24小时。使用普通肝素者，分娩前需停药4~6小时。使用阿司匹林者分娩前应停药4~7天以上。若孕妇病情危急，紧急分娩时未能停用普通肝素或低分子肝素抗凝治疗者，如果有出血倾向，谨慎使用鱼精蛋白抗体；如果口服华法林，使用维生素K拮抗。

2. 给予生理及情感支持，降低产妇及家属焦虑

产程中温馨陪伴或家属陪伴，随时与产妇交流，安慰及鼓励产妇，随时解答产妇问题。及时向产妇及家属介绍产妇产程进展情况，让她/他们知晓病情和处理方案，使之主动配合，消除紧张情绪，使之情绪稳定，积极配合医护工作。

（四）产褥期

（1）监测并协助恢复孕前的心功能状态。产后3日内尤其24小时内仍是发生心力衰竭的危险时期，应制订循序渐进式的自我照顾计划。充分休息，指导合理饮食，协助生活护理适当渐进式增加日常活动，必要时遵医嘱给予镇静剂，在心脏功能允许的情况下，鼓励其早期下床适度活动，以减少血栓的形成。护士应详细评估其身心状况及家庭功能，并与家人共同制订康复计划，采取渐进式、逐渐恢复其自理能力为目的的护理措施。

（2）结构异常性心脏病者术后继续使用抗生素预防感染5~10天，产后72小时应给予有效的镇痛。使用抗凝药物者需加强新生儿监护，注意监测新生儿凝血功能及颅内出血。

（3）心功能Ⅰ~Ⅱ级的产妇适当哺乳，避免劳累。心功能Ⅲ级或以上者不宜哺乳，

及时使用华法林抗凝治疗者建议人工喂养。

（4）不宜再妊娠的患者需做绝育术者，如心功能良好应于产后1周手术。如有心力衰竭待心力衰竭控制后行绝育手术。未做绝育手术者要严格避孕，避免再次非意愿妊娠。

（5）促进亲子关系建立，避免产后抑郁发生。若心功能状态尚可，应鼓励产妇适度地参加照顾新生儿的活动，若可以母乳喂养，应详细予以指导，以增加母子互动。如果新生儿有缺陷或死亡，应允许产妇表述其情感，并给予理解和安慰，减少产后抑郁症的发生。

八、健康指导

（1）产后根据病情，制订详细出院计划，包括社区家庭访视相关内容，定期复查，确保产妇和新生儿得到良好的照顾。

（2）注意休息、保暖，避免劳累及上呼吸道感染，保持心功能状态稳定。

（3）根据产妇的心功能状态，指导其家属做好新生儿的护理。

（4）指导计划生育，对不宜再妊娠、心功能良好者应于产后1周做绝育手术。如有心力衰竭，待控制后行绝育手术。不宜妊娠者需严格避孕，指导合理有效的避孕方式。

九、护理评价

（1）孕产妇知晓心脏病对身心的影响，掌握自我保健措施。

（2）孕产妇平稳度过妊娠期、分娩期及产褥早期，维护最佳的心功能状态。

（3）孕产妇能列举预防心力衰竭和感染的措施，分娩过程顺利，母婴健康。

第二节 妊娠期糖尿病

预习案例

某孕妇，28岁，G_1P_0，孕32周，单活胎。因"发现血糖升高2天"入院，测空腹血糖为7.8 mmol/L，初步诊断：妊娠期糖尿病。其余产科检查均正常。

思考

1. 为明确诊断，该孕妇最需要做的检查有哪些？

2. 为保证该孕妇完成口服糖耐量试验，护士应给予哪些指导与建议？

糖尿病（diabetes mellitus）是一种由多种病因引起的以慢性高血糖水平为特征的全身性代谢性疾病。妊娠期间糖尿病有两种情况，一种为孕前糖尿病（pregestational diabetes mellitus，PGDM）的基础上合并妊娠，又称糖尿病合并妊娠。PGDM者不足10%。另一种为妊娠前糖代谢正常或有潜在糖耐量减退，妊娠期才出现的糖尿病，称为妊娠期糖尿病（gestational diabetes mellitus，GDM）。GDM 在我国发生率为 1%~5%，近年有明显增高趋势。GDM 孕产妇的糖代谢异常，大多于产后能恢复正常，但日后患 2 型糖尿病机会增加，必须引起重视。

一、妊娠、分娩对糖尿病的影响

妊娠可使原有糖尿病的孕产妇病情加重，使隐性糖尿病显性化，使既往无糖尿病的孕妇发生 GDM。

（一）妊娠期

正常妊娠时，孕妇本身代谢增强，加之胎儿从母体摄取葡萄糖增加，使葡萄糖需要量较非孕时增加；妊娠早期，空腹血糖较低，部分孕产妇可能会出现低血糖。随妊娠进展，拮抗胰岛素样物质增加，胰岛素用量需不断增加。

（二）分娩期

分娩过程中子宫收缩时大量消耗糖原，加之产妇进食减少，若未及时调整胰岛素的使用剂量，易发生低血糖。

（三）产褥期

由于胎盘排出以及全身内分泌激素逐渐恢复到非妊娠期水平，使机体对胰岛素的需要量相应减少，如产后不及时调整胰岛素的用量，部分孕产妇可能出现血糖过低或过高，严重者甚至导致低血糖性昏迷及酮症酸中毒等，应注意观察。

二、糖尿病对妊娠、分娩的影响

妊娠合并糖尿病对母儿的影响取决于糖尿病病情及血糖控制水平。病情较重或血糖控制不良者，对母儿的影响极大，母儿的近、远期并发症发病率较高。

（一）对孕妇的影响

（1）由于妊娠期复杂的代谢变化，加之高血糖及胰岛素相对或绝对不足，代谢紊乱进一步发展到脂肪分解加速，血清酮体急剧升高，发展为代谢性酸中毒，易引发酮症酸中毒。因此糖尿病孕产妇代谢、内分泌功能紊乱，卵巢功能障碍，受孕率低于正常妇女。

（2）高血糖可使胚胎发育异常甚至胚胎死亡，流产率达 15%~30%。

（3）因胎儿高血糖、高渗性利尿致胎尿排出增多有关，糖尿病孕产妇导致羊水过多，较非糖尿病孕妇高 10 倍以上。

（4）因巨大胎儿发生率明显增高，常导致胎儿性难产、软产道损伤，故手术产率、产伤及产后出血发生率明显增高。

（5）因存在严重胰岛素抵抗状态及高胰岛素血症，发生妊娠期高血压疾病的可能性较非糖尿病孕妇高 2~4 倍；当糖尿病伴有微血管病变尤其合并肾脏病变时，妊娠期高血压及子痫前期发病率可高达 50% 以上。因此，妊娠期并发症的发生率增加。

（6）糖尿病孕产妇的白细胞有多种功能缺陷，其趋化性、吞噬作用、杀菌作用均明显下降。因此，糖尿病妇女泌尿生殖系统感染机会增加。

（二）对胎儿的影响

（1）胎儿畸形发生率为6%~8%。发生机制不详，可能与早孕时的高血糖或治疗糖尿病药物使用有关，也是围生儿死亡的重要原因。

（2）流产率和早产率增高。妊娠早期血糖高可使胚胎发育异常，最终导致胚胎死亡而流产。合并羊水过多易发生早产，并发妊娠期高血压疾病、胎儿窘迫时，常需提前终止妊娠，早产发生率为10%~25%。

（3）妊娠早期高血糖有抑制胚胎发育的作用，导致胚胎发育落后。糖尿病合并微血管病变者，胎盘血管常出现异常，影响胎儿发育，故胎儿生长受限（FGR）发生率约21%。

（4）因为胎儿长期处于母体高血糖所致的高胰岛素血症环境中，蛋白、脂肪合成和抑制脂解作用，导致躯体过度发育，巨大胎儿发生率高达25%~42%。

（5）由于妊娠中晚期易发生的糖尿病酮症酸中毒，易致胎儿窘迫和胎死宫内。

（三）对新生儿的影响

高血糖刺激胎儿胰岛素分泌增加，形成高胰岛素血症，使胎儿肺表面活性物质产生及分泌减少，导致胎儿肺成熟延迟，新生儿呼吸窘迫综合征（NRDS）发生率增加。新生儿脱离母体高血糖环境后，高胰岛素血症仍存在，若不及时补充糖，易发生低血糖，严重时危及新生儿生命。

三、处理原则

糖尿病妇女妊娠前应判断糖尿病的程度，确定妊娠的可能性。凡有严重心血管病史、肾功能减退或眼底有增生性视网膜病变不宜妊娠者，应采取避孕措施，如已妊娠者应及早人工终止。对器质性病变较轻或病情控制较好者，可以继续妊娠，需在内科、产科密切监护下，尽可能将孕妇血糖控制在正常或接近正常范围内，并选择正确的分娩方式，必要时适时终止妊娠，以防止并发症的发生。

四、护理评估

（一）健康史

评估孕妇糖尿病史及糖尿病家族史，有无反复发生外阴阴道假丝酵母菌病、不明原因反复流产、死胎、巨大儿或分娩足月新生儿呼吸窘迫综合征史、胎儿畸形、新生儿死亡等不良孕产史等；本次妊娠的经过情况、临床表现及其出现的时间等。

（二）身体状况

1. 症状与体征

评估孕妇有无糖代谢紊乱症候群，即三多一少症状（多饮，多食，多尿，体重下降），重症者症状明显。妊娠期评估糖尿病孕妇有无低血糖、高血糖、妊娠期高血压疾病、酮症酸中毒、羊水过多、胎膜早破和感染等产科并发症。确定胎儿宫内发育情况，注意有无巨大儿或胎儿生长受限等。分娩期重点评估孕妇有无低血糖及酮症酸中毒症状，如心悸、出汗、面色苍白、饥饿感或出现恶心、呕吐、视力模糊、呼吸快且有烂苹果味等。产褥期因体内激素的迅速变化，主要评估产妇有无高血糖或低血糖症状，控制输入液体的含糖量，监测尿糖；评估产妇有无出现与感染有关的征象；如出现新生儿意外等情况，评估产妇及家属的情绪反应。

2.评估糖尿病病情及预后

按 White 分类法，即根据孕产妇病情严重性与糖尿病的发病年龄、病程长短及有无血管病变进行分期，有助于判定病情的严重程度及预后：

A 级：妊娠期诊断的糖尿病。

A1 级：经控制饮食，空腹血糖<5.3 mmol/L，餐后 2 小时血糖<6.7 mmol/L。

A2 级：经控制饮食，空腹血糖≥5.3 mmol/L，餐后 2 小时血糖>6.7 mmol/L。

B 级：显性糖尿病，20 岁以后发病，病程<10 年。

C 级：发病年龄 10~19 岁，或病程达 10~19 年。

D 级：10 岁前发病，或病程≥20 年，或合并单纯性视网膜病。

F 级：糖尿病性肾病。

R 级：眼底有增生性视网膜病变或玻璃体积血。

H 级：冠状动脉粥样硬化性心脏病。

T 级：有肾移植史。

（三）心理-社会评估

重点评估孕产妇及家属对疾病的认识程度，对有关妊娠合并糖尿病知识的掌握情况，是否积极配合检查和治疗，有无焦虑情绪，社会及家庭支持系统是否有利。

（四）辅助检查

1.首次产检检测妊娠前糖尿病

妊娠前未进行过血糖检查的孕妇，尤其存在糖尿病高危因素者，如肥胖（尤其重度肥胖）、一级亲属患 2 型糖尿病、GDM 史或大于胎龄儿分娩史、多囊卵巢综合征孕产妇及妊娠早期空腹尿糖反复阳性，首次产前检查时应明确是否存在妊娠前糖尿病，达到以下任何一项标准应诊断为 PGDM。

（1）空腹血糖（fasting plasma glucose，FPG） 血糖是诊断糖尿病的主要依据，又是监测糖尿病病情和控制情况的重要指标。空腹血糖≥7.0 mmol/L（126 mg/dL）即可确诊为糖尿病。诊断不明者可行葡萄糖耐量试验。

（2）75 g 口服葡萄糖耐量试验（oral glucose tolerance test，OGTT）测服糖后 2 小时的血糖值≥11.1 mmol/L（200 mg/dL）。若其中有任何一点超过正常值，即可诊断为妊娠期糖尿病。孕早期不推荐将其列为常规检查项目。

（3）伴有典型的高血糖或高血糖危象症状，同时任意血糖≥11.1 mmol/L（200 mg/dL）。

（4）糖化血红蛋白（glycosy lated hemoglobin，HbAlc）≥6.5%，但不推荐妊娠期常规用 HbAlc 进行糖尿病筛查。

2.妊娠期糖尿病（GDM）的诊断

（1）推荐医疗机构对所有尚未被诊断为 PGDM 或 GDM 的孕妇，在妊娠 24~28 周及 28 周后首次就诊时行 75 gOGTT 检测。

75 gOGTT 诊断标准：空腹及服糖后 1 小时、2 小时的血糖值低于 5.1 mmol/L、10.0 mmol/L、8.5 mmol/L。任何一点血糖值达到或超过上述标准即诊断为 GDM。

（2）孕妇具有 GDM 高危因素者，建议妊娠 24~28 周首先检查 FPG。FPG≥

5.1 mmol/L，可以直接诊断为 GDM，不必行 75 gOGTT 检查。4.4 mmol/L ≤ FPG < 5.1 mmol/L 者，应尽早做 75 gOGTT，FPG<4.4 mmol/L 可暂不行 75 gOGTT 检查。

3. 胎儿监测

（1）胎儿超声心动图检查：注意监测胎儿中枢神经系统和心脏的发育，尤其注意监测胎儿腹围和羊水量的变化。

（2）无应激试验（NST）：需要应用胰岛素或口服降糖药物者，应自妊娠 32 周起，定期行 NST 检查，36 周后每周 2 次，了解胎儿宫内储备能力，可疑胎儿生长受限时尤其应严密监测。

（3）胎盘功能测定：连续动态测定孕妇尿雌三醇及血中 HPL 值，及时判定胎盘功能。

4. 其他检查

包括肝肾功能检查、24 小时尿蛋白定量、尿酮体及眼底等相关检查。

五、常见护理诊断/问题

（1）有血糖不稳定的危险：低于或高于机体需要量　与血糖代谢异常有关。

（2）知识缺乏：缺乏血糖监测、妊娠合并糖尿病自我管理等的相关知识。

（3）有母儿受伤的危险：与血糖控制不良导致胎盘功能低下、巨大儿、畸形儿有关。

六、预期目标

（1）孕产妇及家人能列举监测及控制血糖方法，并列举有关的具体措施。

（2）孕妇能够保持良好的自我照顾能力，以维持母儿健康。

（3）母婴平安。

七、护理措施

（一）孕前期

为确保母婴安全，减少胎儿畸形及并发症的发生，显性糖尿病妇女在妊娠前应加强产前咨询和详细评估，由内分泌科医生和产科医生共同研究，确定糖尿病的病情程度。如怀孕时病情已达到 White 分类法 D、F、R 级，最好动员孕产妇终止妊娠，因为造成胎儿智力低下、畸形、胎死宫内的危险性较大，并可能导致母体糖尿病并发症的出现或加重；对器质性病变者，最好先将血糖严格控制在正常或接近正常的范围内再怀孕。

（二）妊娠期

受孕时和整个妊娠期糖尿病病情得到良好控制并达到满意效果，对母婴的安全至关重要。应建立产前咨询，妊娠合并糖尿病的治疗，应由产科医生、内分泌医生及营养师等在内的成员密切配合，共同承担；同时充分调动孕妇和家属的积极性，主动参与和配合治疗。在妊娠过程中，将糖尿病孕妇作为高危妊娠进行监护，需严格控制血糖在正常或接近正常的范围内，并适时终止妊娠，从而预防并减少孕产妇及围生儿的并发症，确保母婴的健康与安全。

1. 定期产前检查

加强对糖尿病孕妇及其胎儿的监护。A 级糖尿病孕妇产前检查次数与非糖尿病孕妇一样，即 28 周前每月 1 次，28~36 周每月 2 次，36 周以后每周 1 次。B 级以上的糖尿病孕妇则 28 周前 2 周 1 次，28 周以后每周 1 次，如有特殊情况，还要增加检查的次数，必要时住院检查和治疗。

（1）孕妇监护：因妊娠合并糖尿病血糖水平与孕妇及围生儿并发症的发生密切相关，除常规的产前检查内容外，应对孕妇进行糖尿病相关检查，降低并发症的发生。①血糖监测：包括自我血糖监测（selfmonitored blood glucose，SMBG）、连续动态血糖监测（continuous glucose monitoring，CGM）和糖化血红蛋白（HbAlc）监测。SMBG 能反映实时血糖水平，其结果有助于评估糖尿病孕产妇糖代谢紊乱的程度，为孕产妇制订个性化生活方式干预和优化药物干预方案提供依据，提高治疗的有效性和安全性。临床上常用血糖值和糖化血红蛋白作为监测指标，空腹血糖<7.0 mmol/L，餐后 2 小时血糖<10 mmol/L，每月查 1 次糖化血红蛋白 HbAlc<6%。②肾功能监测及眼底检查：每次产前检查做尿常规监测尿酮体和尿蛋白。每 1~2 个月测定肾功能及眼底检查，预防并发症的发生。

（2）胎儿监护：①定期行 B 超检查，确定有无胎儿畸形，监测胎头双顶径、羊水量、胎盘成熟度等。胎儿超声心动图是产前诊断胎儿是否存在心脏结构异常的重要方法。②自我胎动计数：妊娠 28 周以后，为预防胎死宫内，指导孕妇掌握自我监护胎动的方法，若 12 小时胎动数<10 次，或胎动次数减少超过原胎动计数 50%而不能恢复，则表示胎儿宫内缺氧。③无激惹试验（non stress test，NST）：自妊娠 32 周开始，每周 1 次 NST 检查，36 周后每周 2 次，了解胎儿宫内储备能力。④胎盘功能监测：连续动态测定孕妇尿 E3 及血中 HPL 值可及时判定胎盘功能。若孕妇尿中雌三醇值小于 10 mg/24 小时，提示胎盘功能不良；或测孕妇血中胎盘催乳素水平，如妊娠 35 周后小于 6 g/mL，提示胎盘功能减退。

2. 营养支持

饮食控制是糖尿病治疗的基础。由于妊娠的特殊需要，孕妇必须摄入足够的热量和蛋白质，既保证胎儿发育所需的营养，又避免餐后高血糖或饥饿酮症的发生而危害胎儿。控制总热量为每天每公斤体重 146.3~158.8 kJ（35~38 kcal）为宜，蛋白质 1.5~2 g/kg.d，碳水化合物占总热量的 50%~60%，蛋白质占总热量的 15%~20%，脂肪占总热量的 20%~30%。还应少食多餐，并给予维生素、叶酸 0.5 mg、铁剂 1.5 mg 和钙剂 1.0~1.2 g，适当限制食盐的摄入，能做到少量多餐；并应补充维生素、钙及铁剂，适当限制食盐的摄入量。如饮食控制得当，孕妇体重正常增长，血糖在正常范围且无饥饿感为理想，否则需增加药物治疗。

3. 运动支持

通过适当运动降低血糖、提高对胰岛素的敏感性、体重增加控制在正常范围内。建议采取中、低强度的运动项目。运动方式可有：极轻度运动（如散步）轻度运动（如中速步行），持续 20~40 分钟，每日至少 1 次，在餐后 1 小时进行。一般散步 30 分钟，可消耗热量约 376.2 kJ（90 kcal）；中速步行 30 分钟，可消耗热量约 647 kJ（150 kcal）。运动后 2~4 小时内补充适量的碳水化合物以防延迟性低血糖的发生。通过饮食和适度运动，使孕妇体重增加控制在 10~12 kg 范围内。先兆流产者或者合并其他严重并发症者不宜采取运动疗法。

4. 心理护理

维护孕妇自尊,积极开展心理疏导。妊娠期与孕妇及家属讨论如何面对糖尿病对母儿健康的威胁,鼓励他们说出内心的感受与担心之事,帮助其以积极向上的方式应对压力,如遵医嘱复诊、检测血糖值,严格进行饮食、运动、胰岛素的综合治疗等。

(三) 分娩期

严密监测血糖、尿糖和尿酮体,为使血糖不低于 5.6 mmol/L,可按每 4 g 糖加 1U 胰岛素比例给予静脉输液,提供热量,预防低血糖。

1. 适时终止妊娠

GDM 孕妇,若血糖控制达标,无母儿并发症,在严密监测下可待及预产期,仍未临产者,引产终止妊娠。PGDM 及胰岛素治疗的 GDM 孕妇,若血糖控制良好且无母儿并发症,在严密监测下,妊娠 39 周后可终止妊娠;血糖控制不满意或出现母儿并发症,应及时收入院观察,根据病情决定终止妊娠时机。

2. 选择合适的分娩时间和分娩方式

(1) 分娩时间的选择:应根据孕妇全身情况、血糖控制情况、并发症等及胎儿大小、成熟度、胎盘功能的情况综合考虑。力求使胎儿达到最大成熟度,同时又避免胎死宫内,有病理情况的均应择期剖宫产术。

(2) 分娩方式的选择:如有巨大儿、胎位异常、胎盘功能不良、糖尿病病情严重及其他产科指征者,应采取剖宫产结束分娩。若决定阴道分娩者,应制订分娩计划,产程中密切监测孕妇血糖、宫缩、胎心变化,避免产程过长。

(3) 分娩时护理:严密监测血糖、尿糖和尿酮体。血糖 5.6~7.8 mmol/L,静滴胰岛素每小时 10U;血糖 7.8~10.0 mmol/L,静滴胰岛素每小时 15U;血糖>10.0 mmol/L,静滴胰岛素每小时 20U,提供热量,预防低血糖。准备阴道分娩者,鼓励产妇左侧卧位,改善胎盘血液供应。密切监护胎儿状况,产程不宜过长,否则增加酮症酸中毒、胎儿缺氧和感染危险。糖尿病孕妇在分娩过程中,仍需维持身心舒适,给予支持以减缓分娩压力。

3. 分娩期注意事项

(1) 终止妊娠前,应遵医嘱肌注地塞米松 5 mg,每天 2 次,连用 2 天,以促进肺泡表面活性物质的产生,减少新生儿呼吸窘迫综合征(NRDS)的发生。

(2) 分娩时如血糖波动大,遵医嘱用 4 g 葡萄糖加 1U 胰岛素的比例进行输液,监测血糖、尿酮体。注意勿使血糖低于 5.6 mmol/L,以免发生低血糖。

(四) 产褥期监护

1. 加强产妇监护

(1) 产后由于胎盘的娩出,抗胰岛素激素迅速下降。因此,分娩后 24 小时内胰岛素宜减至原用量的 1/2,48 小时减少到原用量的 2/3,以防发生低血糖。

(2) 产后需重新评估糖尿病的情况。妊娠期无需胰岛素治疗的 GDM 产妇产后可恢复正常饮食,但应避免高糖及高脂饮食,同时应注意水电解质平衡,预防产后出血。

（3）预防产褥期感染，产后遵医嘱可用广谱抗生素预防感染，除保持腹部和会阴部伤口清洁外，还应注意皮肤清洁。

（4）一般情况下，鼓励母乳喂养，做到尽早吸吮和按需哺乳。

（5）指导长期避孕。

2. 新生儿的处理

（1）无论体重大小均按高危儿处理，注意保暖和吸氧等。

（2）新生儿出生时取脐血检测血糖，并在 30 分钟后定时滴服 25% 葡萄糖液防止低血糖，同时注意预防低血钙、高胆红素血症及 NRDS 发生。

（3）多数新生儿在出生后 6 小时内血糖值可恢复正常。糖尿病产妇，即使接受胰岛素治疗，哺乳也不会对新生儿产生不良反应，可以母乳喂养。

（五）健康指导

1. 知识宣教

介绍有关糖尿病的一般知识，指导积极预防糖尿病的危险因素。

2. 饮食指导

严格遵医嘱要求进食，定时定量，保持适当营养。

3. 运动指导

运动方式选择极轻度运动（如散步）和轻度运动（如中速步行），持续 20~40 分钟，每天至少 1 次，于餐后 1 小时进行，应注意运动的程度和时间，不可过度。

4. 用药指导

向孕妇讲解胰岛素注射的种类、剂量、轮换注射部位及药物作用的高峰时间，从而配合调整饮食摄入量，以减少低血糖的发生，如有异常及时就诊。

5. 指导自我监护

妊娠 28 周后，教会孕妇和家属进行自我监护，学会自测尿糖、判断结果并记录；自数胎动，一旦有异常及时就诊。妊娠 35 周应住院严密监护，制定分娩方案；注意清洁卫生，预防感染；保持生活规律、情绪稳定。

6. 指导复查

指导产妇定期接受产科和内科复查，尤其 GDM 孕产妇应重新确诊，如产后正常也需每 3 年复查血糖 1 次。

7. 避孕指导

产后应长期避孕，最好采用宫内节育器或低浓度合成口服避孕药。

八、护理评价

（1）妊娠、分娩经过顺利，母婴健康，无并发症发生。

（2）孕妇饮食控制方法得当。

（3）孕妇能掌握有关妊娠合并糖尿病的自我保健知识和技能。

第三节　妊娠合并病毒性肝炎

预习案例

> 某孕妇，27 岁，孕 15 周，因"恶心、呕吐，乏力，食欲不振 1 周"入院。入院后检查：体温 37.5℃，脉搏 86 次/min，呼吸 20 次/min，血压 122/70 mmHg，神情淡漠。体查结果显示，肝大，肝区压痛。实验室检查结果：HBsAg(+)，HBeAg(+)，抗 HBc 抗体(+)，谷丙转氨酶(ALT)685U/L，谷草转氨酶(AST)355U/L，血氨 95pmol/L。
>
> 思考
>
> 1. 妊娠合并病毒性肝炎有哪几种类型？其母婴传播情况如何？
>
> 2. 对妊娠合并病毒性肝炎患者在妊娠、分娩以及产褥期如何处理？

病毒性肝炎(viral hepatitis)是由肝炎病毒引起的危害人类健康的传染性疾病，国内外报道其发病率为 0.8%~17.8%，我国是乙型肝炎的高发国家，妊娠合并重型肝炎仍然是我国孕产妇死亡的主要原因之一，仅次于妊娠合并心脏病。目前致病病毒包括甲型肝炎病毒(hepatitis A virus，HAV)、乙型肝炎病毒(hepatitis B virus，HBV)、丙型肝炎病毒(hepatitis C virus，HCV)、丁型肝炎病毒(hepatitis D virus，HDV)、戊型肝炎病毒(hepatitis E virus，HEV)、庚型(HGV)及输血传播型(TTV)肝炎病毒 7 个类型；除乙型肝炎病毒为 DNA 病毒外，其余均为 RNA 病毒。尽早识别、合理产科处理是救治成功的关键。

一、妊娠期、分娩期肝脏的生理变化

妊娠期、产褥期肝脏结构、功能均发生变化。妊娠期基础代谢率高，营养物质消耗增多，肝内糖原储备降低，对低糖耐受降低，增加肝脏的负担，使病毒性肝炎加重。大量雌激素在肝内灭活，妨碍肝脏对脂肪的转运和胆汁的排泄，血脂升高；胎儿的代谢产物也需在母体肝内解毒，从而加重肝脏负担。妊娠并发症、分娩时体力消耗、缺氧、酸性代谢产物增多、产后出血、手术和麻醉等均可加重肝脏损害。妊娠早期食欲降低，体内营养物质相对不足，如蛋白质相对缺乏，使肝脏抗病能力下降。上述因素并不增加肝脏对肝炎病毒的易感性，但由于妊娠期、产褥期的生理变化，可加重病情。妊娠期间的并发症也易引起肝损害，并易与病毒性肝炎混淆，增加诊治的复杂性和难度。

二、病毒性肝炎对母儿的影响

(一)对母体的影响

妊娠早期可使孕妇妊娠反应加重。妊娠中、晚期易并发妊娠高血压疾病,可能与肝脏对醛固酮的灭活能力下降有关。分娩时孕产妇肝功能受损,凝血因子合成功能减退,易导致产后出血,若为重症肝炎常并发 DIC,则威胁母儿生命。

(二)对围生儿的影响

妊娠早期患肝炎,胎儿畸形发生率较正常孕妇约高 2 倍。由于肝炎病毒可经胎盘感染胎儿,故易造成流产、早产、死胎、死产和新生儿死亡,围生儿死亡率明显增高。

(三)肝炎病毒的垂直传播

1. 甲型肝炎病毒(HAV)

甲型肝炎病毒主要通过粪—口途径传播,不会经胎盘或其他途径传给胎儿,仅在分娩期前后产妇患 HAV 病毒血症时对胎儿有威胁。

2. 乙型肝炎病毒(HBV)

HBV 可通过母婴垂直传播、产时及产后传播三种途径传播。其方式有病毒通过胎盘进入胎儿体内传播、分娩时通过软产道接触母血或羊水传播、产后接触母亲的唾液或乳汁传播。母婴垂直传播近年来虽然有所降低,但仍是我国慢性乙型肝炎病毒感染的主要原因,新生儿或婴幼儿感染 HBV 后,超过80%将成为慢性 HBV 感染者。即使乙肝疫苗、乙肝高效价免疫球蛋白联合免疫方案可以显著降低乙肝的母婴传播,但仍有 10%~15%的婴儿免疫失败。

3. 丙型病毒性肝炎(HCV)

其流行病学与乙型肝炎相类似,存在母婴间传播,孕妇感染后易导致慢性肝炎,最终发展为肝硬化和肝癌。妊娠晚期患丙型肝炎,母婴传播发生率增加,但许多宫内感染的新生儿在生后 1 年内会自然转阴。

4. 丁型肝炎病毒(HDV)

是一种必须依赖 HBV 重叠感染引起的肝炎,传播途径与 HBV 相同,经体液、血行或注射途径传播,因此母婴传播较少见,易发展为重症肝炎。

5. 戊型肝炎病毒(HEV)

为 RNA 病毒,目前已有母婴间传播的报道,传播途径及临床表现与甲型病毒性肝炎相似,易急性发作,且多为重症,妊娠晚期感染母亲死亡率高达 15%~25%。

6. 庚型肝炎病毒和输血传播(乙型)肝炎病毒

乙型肝炎病毒主要经血传播;庚型肝炎病毒可发生母婴传播。慢性乙型、丙型肝炎孕产妇容易发生庚型肝炎病毒传播。

三、妊娠对病毒性肝炎的影响

妊娠期的生理变化及代谢特点使肝脏抗病能力降低及肝脏负担增加,使肝炎病情加重。重症肝炎和肝性脑病的发生率较非妊娠期明显增高。

四、处理原则

(一)一般处理

妊娠期病毒性肝炎与非妊娠期的病毒性肝炎处理原则相同，主要采用护肝、对症、支持疗法。有黄疸者立即住院，按重症肝炎处理。

(二)产科处理

1. 妊娠期

妊娠早期患急性肝炎，应积极治疗，待病情好转行人工流产。妊娠中、晚期，以保肝治疗为主，并注意防治妊娠期高血压疾病，如病情无好转，可考虑终止妊娠。肝炎活动期应避孕，待肝炎治愈后至少避孕半年，最好两年后再计划妊娠。

2. 分娩期

备新鲜血，严密观察产程进展，宫口开全后行阴道助产，以缩短第二产程，且预防产道损伤和胎盘残留。胎肩娩出后立即静注缩宫素以减少产后出血。对重症肝炎，经积极控制病情24小时后，严密监测出入量、肝功能、凝血功能病情稳定后及时终止妊娠。

3. 产褥期

应用对肝脏损害较小的广谱抗生素控制感染，是防止肝炎病情恶化的关键。严密观察病情及肝功能变化，予以对症治疗，防止发展为慢性肝炎。

五、护理评估

(一)健康史

1. 现病史

本次妊娠经过，症状出现的时间，检查治疗的经过。

2. 既往史

是否有与病毒性肝炎孕产妇密切接触史，或有输血、注射血制品史；是否有使用引起肝脏损伤的药物史、长期酗酒史；免疫接种史等。

3. 发病诱因

饮食不当、劳累、感染、药物影响等。

(二)身体状况

1. 症状

临床上甲型病毒性肝炎的潜伏期为2~7周，起病急，病程短，恢复快。乙型病毒性肝炎潜伏期为6~20个月，病程长，恢复慢，易发展成慢性。出现不能用妊娠反应解释的消化道症状，如食欲减退、恶心、呕吐、腹胀、肝区疼痛等；有畏寒、发热、黄疸、皮肤一过性瘙痒等；重症肝炎有肝性脑病的表现，如嗜睡、烦躁不安、神志不清甚至昏迷。

2. 体征

孕产妇皮肤、巩膜黄染、肝脏肿大、有触痛、肝区有叩击痛，部分孕产妇脾脏肿大、可触及。重症者可有肝脏进行性缩小、腹水。

(三)心理-社会资料

大多数孕妇缺乏病毒性肝炎的相关知识，评估本病对母儿的危害及传播途径，实施隔离措施的孕妇会产生孤独、自卑心理。个别家属顾虑被传染，不敢多接触，对孕妇缺少关心和鼓励；多数家属担心母儿安全。

（四）辅助检查

除血常规、尿常规外还包括肝功能及血清病原学检测、纤维蛋白原及凝血酶原等凝血机制的检查，如果合并妊娠高血压疾病者应检查眼底情况，根据病情需要进行心、肾、胎儿胎盘功能的检查和监护。

1.肝功能检查

血清中丙氨酸氨基转移酶（ALT）、门冬氨酸氨基转移酶（AST）上升，数值常大于正常 10 倍以上，持续时间较长，血清总胆红素>171 µmol/L（10 mg/dL）、尿胆红素阳性对病毒性肝炎有诊断意义。

2.血清病原学检测及意义

（1）甲型病毒性肝炎：有肝炎的临床症状及体征，如 ALT、AST 增高，同时血清中抗HAV-IgM 阳性，即可诊断为甲型肝炎。

（2）乙型病毒性肝炎：可作 HBV 相关抗原抗体检测，见表 11-1。

表 11-1　乙型肝炎血清标志物及其临床意义

项目	临床意义
HBsAg	HBV 感染的特异性标志，见于乙型肝炎患者或无症状携带者
HBsAb	曾经感染过 HBV 或接种疫苗，已产生免疫力
HBeAg	血中有 HBV 复制，其滴度反映传染性强度
HBeAb	血中 HBV 复制趋于停止，传染性减低
抗 HBe-IgM	HBV 复制阶段，出现于肝炎早期
抗 HBe-IgG	主要见于肝炎恢复期或慢性感染

（3）丙型病毒性肝炎：血清中检测出 HCV 抗体即可确诊。

（4）丁型肝炎病毒：HDV 是一种缺陷的嗜肝 RNA 病毒，需依赖 HBV 的存在而复制和表达，伴随 HBV 引起肝炎。需同时检测血清中 HDV 抗体和乙型肝炎血清学标志物。

（5）戊型肝炎病毒：由于 HEV 抗原检测困难，而抗体出现较晚，在疾病急性期有时难以诊断，即使抗体阴性也不能排除诊断，需反复检测。

3.影像学检查

主要是超声检查，必要时可行磁共振检查，可以观察肝脾大小，有无出现肝硬化、腹腔积液、肝脏脂肪变性等表现。

4.妊娠合并重型肝炎的诊断要点

出现以下情况时考虑重型肝炎。

①消化道症状严重。②血清总胆红素值>171 µmol/L（10 mg/dL），或黄疸迅速加深，每日上升>17.1 µmol/L。③凝血功能障碍，凝血酶原时间百分活度（prothrombin time activity percentage，PTA）的正常值为 80%~100%，PTA<40%是诊断重型肝炎的重要标志之

一。PTA 是判断病情严重程度和预后的主要指标，较转氨酶和胆红素具有更重要的临床意义。④肝脏缩小，出现肝臭气味，肝功能明显异常。⑤肝性脑病。⑥肝肾综合征。

六、常见护理诊断/问题

（1）营养失调：低于机体需要量　与厌食、恶心、呕吐、营养摄入不足等有关。

（2）知识缺乏：与不了解病毒性肝炎感染途径、传播方式及防治措施有关。

（3）潜在并发症：产后出血、感染。

七、预期目标

（1）妊娠期间母儿能维持最佳状态，无并发症发生。

（2）孕产妇能描述妊娠合并病毒性肝炎的自我保健及隔离措施。

（3）孕妇能列举肝功能受损导致产后出血和感染的表现及预防措施。

八、护理措施

（一）妊娠期

（1）定期产前检查，注重母儿监护。产前检查时如发现孕妇皮肤、巩膜黄染加深、尿色黄、皮肤瘙痒等，需按要求及时辅助检查；如发现血压高、贫血等，均应及早治疗，以免病情恶化。

（2）向孕妇及家属讲解肝炎与母婴的相互影响，消毒隔离可以避免传染他人的重要意义，取得孕妇和家属的理解和配合，消除孕妇因患传染病而产生的顾虑及自卑心理。

（3）为避免交叉感染，应严格执行消毒隔离制度。为肝炎孕产妇备专用的检查设备，检查完毕后，需用消毒液浸泡检查者双手 5 分钟，对各种治疗及预防注射均应实行一人一针一管。

（二）分娩期

1. 心理支持

减轻孕妇的心理负担，将孕妇安置在隔离的待产室及产房，主动关心孕妇，及时解决其生活需要；消除孕妇因隔离而引起的孤独、自卑心理。

2. 适时终止妊娠

根据多学科监护的情况，综合肝功能、凝血功能、胎儿生长发育情况、妊娠期并发症等情况决定分娩时机及方式。慢性 HBV 感染、非活动性 HBAg 携带者分娩时机与正常妊娠相一致，无并发症者孕 41 周未分娩则引产。慢性乙型肝炎、隐性慢性乙型肝炎、乙型肝炎肝硬化者经治疗效果欠佳、肝功能、凝血功能无好转需及时终止妊娠。治疗效果好，肝功能、凝血功能无异常，无并发症者可妊娠至近足月，配备好血制品，适时终止妊娠。非重症肝炎的分娩方式以产科指征为主，经阴道分娩者并不增加胎儿感染肝炎病毒的概率，无产科手术指征者主张阴道分娩。重症肝炎充分准备后行剖宫产。

3. 经阴道分娩者

临产后配血、备纤维蛋白原等血制品，开通静脉通道，密切监测产程进展的同时，注意检查孕妇有无出血倾向，鼓励进食，遵医嘱静脉滴注各种护肝药物等。分娩过程定期监测凝血功能，注意产妇血压、神志、尿量情况，严格遵守无菌操作规程，应用对肝损害较小的广谱抗生素防治感染，胎儿娩出后仔细检查软产道有无损伤，积极预防产后出血。

4.做好消毒隔离措施

活动性肝炎孕妇住院时应床边隔离，标志明显，检查或护理孕产妇后要及时洗手，污染的棉球、棉签、纱布要烧毁，应在隔离产房分娩，专人观察助产，使用一次性用品，使用后打包焚烧。

5.妊娠合并重症肝炎者

（1）防治肝性脑病：需住院治疗，不具备救治条件的医院，及时转运救治，遵医嘱给予各种保肝药物。严格限制蛋白质的摄入，增加碳水化合物，保持大便通畅，遵医嘱给药抑制大肠埃希菌，以减少游离氨及其他毒素的产生及吸收。严密观察孕产妇有无性格改变、行为异常等肝性脑病前驱症状。

（2）预防 DIC 和肝肾综合征：严密监测生命体征，严格限制入液量，准确记录 24 小时出入量，应用肝素预防产后出血，产前 4 小时及产后 12 小时内不宜使用肝素治疗。

（3）适时终止妊娠：重症肝炎应经积极治疗后选择人力充足的时机终止妊娠。如在治疗过程中出现产科急诊情况如胎盘早剥、分娩期、胎儿窘迫等则需备有充足的血制品，术前建立好静脉通道，留置导尿管，监测尿量变化并及时终止妊娠和做好急救准备。术后遵医嘱使用抗生素防治感染。

（三）产褥期

（1）保证孕妇的休息、营养，继续保肝，按医嘱选用对肝损害小的抗生素控制感染。

（2）观察子宫复旧及阴道流血情况，预防产后出血。

（3）单纯 HbsAg 阳性母亲分娩的新生儿经主、被动联合免疫后，可以接受母乳喂养。凡母血清 HBeAg 阳性、乳汁中抗 HBeAb-IgM 阳性者均不宜哺乳，应人工喂养，并及早回奶，避免用对肝有损害的雌激素制剂。

（4）新生儿应采取接种乙肝疫苗和注射乙肝免疫球蛋白（HBIG）的联合免疫方法。

（5）提供心理支持：护士应理解和接受产妇的心理反应，鼓励其说出心中的疑虑。

（四）健康教育

（1）讲解疾病的相关知识取得家属的理解和支持，并评估孕妇母亲角色获得，给予心理支持。对不宜哺乳者指导其选用对肝无损害的避孕措施。加强孕期保健，讲解肝炎与妊娠的相互影响及预后，消除孕妇因患传染病而产生的及自卑心理。注意个人及饮食卫生，避免交叉感染。

（2）孕妇应加强营养，摄入高蛋白、高维生素、足够碳水化合物的食物，增强机体抵抗力，避免长期高热量、高脂肪饮食，禁烟酒。

（3）患急性肝炎的育龄妇女应避孕，在医师指导下待肝炎痊愈后至少半年，最好 2 年后妊娠。

（4）据不同类型肝炎的传播方式，指导孕产妇及家属做好预防隔离，孕产妇用过的物品可用对肝炎病毒敏感的消毒液擦拭或浸泡。

（5）HBV 母婴传播阻断：①HBSAg 阳性母亲所分娩足月新生儿，应在出生后 12 小时内（尽早）注射 HBIG，剂量≥100IU，同时在不同部位接种 10 g 重酵母乙肝疫苗，接种时间越早越好，接种部位为新生儿臀前部外侧肌肉内或上臂三角肌。接种第 1 针疫苗后，在 1 个月和 6 个月时注射第 2 及第 3 针疫苗（0、1、6 方案）。②HBsAg 呈阴性孕妇的早产儿，若生命体征稳定，出生体质量≥2000 g，可按 0、1、6 方案接种乙肝疫苗，最好在 1~2 岁再加强 1 针接种；若生命体征不稳定，则应首先处理其他疾病，待稳定后再按上述方案接种。若早产儿体质量<2000 g，须待体质量达到 2000 g 后接种第 1 针（如出院前体质量未达到 2000 g 则在出院前接种第 1 针）乙肝疫苗；1 个月后再重新按 0、1、6 方案接种。③HBsAg 阳性孕妇分娩的早产儿，出生后无论身体状况如何，在 12 小时内必须肌内注射 HBIG，间隔 3~4 周后需再注射 1 次。新生儿生命体征稳定者，应尽快接种第 1 针疫苗；生命体征不稳定者，则应待稳定后尽早接种第 1 针疫苗；1~2 个月后或体重到 2000 g 后再重新按照 0、1、6 方案对新生儿进行疫苗接种。④对 HBsAg 阳性孕妇分娩的新生儿，第 3 针疫苗接种后 1 个月（7 个月龄时）至 12 个月龄时随访，新生儿无抗体产生或抗体量太少，需加疫苗接种。对 HB 感染阻断成功的判断标准为血清抗体量>100 mIU/mL。

6. 出院指导

（1）为产妇提供保肝治疗指导，加强休息和营养。

（2）向不宜哺乳的产妇及家属提供人工喂养知识和技巧，使产妇和家属理解并配合。

（3）指导产妇选择相应的避孕措施，以免再度怀孕影响身体健康，加重病情。

（4）教会产妇及家属减少新生儿感染的措施，宣教新生儿预防接种的重要意义。新生儿出生后接种乙肝免疫球蛋白（HBIG），即刻获得被动免疫，或应用乙肝疫苗，使新生儿获得主动免疫。嘱按时接种乙肝疫苗。

（5）保持乐观情绪，规律生活，劳逸结合，做到定期复查。

九、护理评价

（1）产妇及家属获得有关病毒性肝炎的相关知识，积极地面对现实。

（2）妊娠及分娩经过顺利，母婴健康状况良好。

（3）孕产妇能进行妊娠合并病毒性肝炎的自我保健。

第四节　妊娠合并缺铁性贫血

预习案例

初产妇，孕 34 周，感头昏、乏力、食欲不振 2 周，检查：胎心胎位正常，红细胞 $2.4×10^{12}$/L，血红蛋白 70 g/L，血细胞比容 0.25。

思考

1. 该孕妇所患哪类贫血？贫血程度如何？

2. 护理要点有哪些？还需做哪些检查？如何指导？

贫血（anemia）是较常见的妊娠合并症。由于妊娠期血容量增加及胎儿生长发育需要，血液呈稀释状态，对铁的需要量增加，尤其在妊娠中晚期，孕妇对铁摄取不足或吸收不良，均可引起贫血。如孕妇外周血血红蛋白<110 g/L，红细胞计数<3.5×10^{12}/L 或血细胞比容<0.33，即可诊断妊娠期贫血。血红蛋白<70 g/L 为重度贫血。WHO 最近资料表明，50%以上孕妇合并贫血，在妊娠期各种类型贫血中，缺铁性贫血（iron deficiency anemia, IDA）最常见，占妊娠期贫血的95%。贫血在妊娠各期对母儿均可造成一定危害，严重贫血易造成围生儿及孕产妇的死亡，应予以高度重视。

一、妊娠期缺铁性贫血的发生机制

妊娠妇女由于血容量增加需铁 650~750 mg，胎儿生长发育需铁 250~350 mg，仅妊娠期约需铁 1000 mg 左右。因此，每日需从食物中摄取至少 4 mg 铁。妊娠晚期铁的最大吸收率虽已达 40%，但仍不能满足需求，如不及时给予补充铁剂，则易造成贫血。

二、缺铁性贫血与妊娠的相互影响

（一）对孕妇的影响

妊娠可使原有贫血病情加重，而贫血则使孕妇妊娠风险增加。轻度贫血影响不大，重度贫血可因心肌缺氧导致贫血性心脏病、妊娠期高血压疾病性心脏病、产后出血、失血性休克、产褥感染等并发症的发生，导致孕妇风险增加。

（二）对胎儿影响

孕妇骨髓和胎儿是铁的主要受体组织，在竞争摄取孕妇血清铁的过程中，胎儿组织占优势，而铁通过胎盘又是单向运输，不能由胎儿向孕妇方向逆转转运。因此，一般情况下，胎儿缺铁程度不会太严重。但当孕妇患重度贫血（血红蛋白<69 g/L）时，经过胎盘供氧和营养物质不足可导致胎儿生长发育受限、胎儿窘迫、死胎或早产等，使围生儿死亡率增高。

三、妊娠期贫血的诊断标准

由于妊娠期血液系统的生理变化，妊娠期贫血的诊断标准不同于非妊娠妇女。世界卫生组织的标准为：孕妇外周血血红蛋白<110 g/L 及血细胞比容<0.33 为妊娠期贫血。根据血红蛋白水平分为轻度贫血（100~109 g/L）、中度贫血（70~99 g/L）、重度贫血（40~69 g/L）和极重度贫血（<40 g/L）。

四、处理原则

解除病因，治疗并发症，补充铁剂。

1. 补充铁剂

血红蛋白值 70 g/L 以上，口服铁剂如多糖铁复合物、硫酸亚铁 0.3 g，每日 3 次。如缺铁严重或不能口服铁剂或不良反应严重者，给予铁剂注射如右旋糖酐铁等。

2. 输血

血红蛋白值<70~100 g/L、接近预产期或短期内需行剖宫产者，可输血以迅速纠正

贫血，但不可输血过多过快，以免引起急性心力衰竭。

3. 预防产时并发症

产后应用宫缩剂防止产后出血，并给予广谱抗生素预防感染。

五、护理评估

(一)健康史

评估即往有无月经过多等慢性失血性病史，有无因不良饮食习惯或胃肠道功能紊乱导致的营养不良病史。

(二)身体状况

1. 症状

孕妇面色苍白，轻者无明显症状，重者可有头晕、耳鸣、头痛、乏力、心悸、气短、食欲不振、腹胀腹泻等表现。

2. 体征

皮肤黏膜苍白、毛发干燥无光泽易脱落、指(趾)甲扁平、脆薄易裂或反甲(指甲呈勺状)，并可伴发口腔炎、舌炎等，部分孕妇出现脾脏轻度肿大。

(三)心理-社会资料

重点评估孕产妇的焦虑情绪、社会支持系统的情况，孕产妇及家属对有关妊娠合并缺铁性贫血知识的掌握情况等。

(四)辅助检查

1. 血常规

外周血涂片呈小细胞低色素性贫血。血红蛋白<110 g/L，红细胞比容<0.33 或红细胞计数<$3.5×10^{12}$/L，红细胞平均体积(MCV)<80fl，红细胞平均血红蛋白浓度(MCHC)<32%，而白细胞及血小板计数均在正常范围。

2. 血清铁测定

能灵敏反映缺铁状况，正常成年妇女血清铁为 7~27 μmol/L。若孕妇血清铁<6.5 μmol/L，即可诊断为缺铁性贫血。

3. 铁代谢检查

血清铁蛋白是评估铁缺乏最有效和最容易获得的指标。根据储存铁水平，IDA 可分为 3 期：①铁减少期：体内储存铁下降，血清铁蛋白<20 μg/L，转铁蛋白饱和度及血红蛋白正常；②缺铁性红细胞生成期：红细胞摄入铁降低，血清铁蛋白<20 μg/L，转铁蛋白饱和度<15%，血红蛋白正常；③IDA 期：红细胞内血红蛋白明显减少，血清铁蛋白<20 μg/L，转铁蛋白饱和度<15%，血红蛋白<110 g/L。

4. 骨髓象

红细胞造血呈轻度或中度增生活跃，以中、晚幼红细胞增生为主，骨髓铁染色可见细胞内外铁均减少，尤以细胞外铁减少明显。

六、常见护理诊断/问题

(1)有感染的危险：与贫血导致机体抵抗力低下有关。

（2）有胎儿受伤的危险：与贫血引起的早产症状有关。

（3）知识缺乏：缺乏妊娠合并贫血的保健知识及服用铁剂的重要性的知识。

七、护理目标

（1）产后母婴健康，无并发症发生。

（2）妊娠期间母婴能维持最佳身心状态，胎儿宫内发育不受影响。

（3）孕妇能描述妊娠合并缺铁性贫血的自我保健措施。

八、护理措施

（一）预防措施

（1）妊娠前应积极预防贫血，查找贫血的原因，坚持对因与对症联合治疗。遵医嘱定期复查，了解治疗效果。

（2）加强计划生育指导，优生优育。

（3）养成良好的饮食习惯，注意孕期营养，多吃含铁丰富的食物，妊娠4个月起应补充铁剂，同时补给维生素C等，促进铁的吸收。

（4）适当休息，减轻机体对氧的消耗，同时应注意安全，避免因头晕、乏力而发生晕倒。

（二）心理护理

通过建立良好的用餐环境，帮助孕妇改变偏食、厌食的不良习惯。对孕妇在治疗配合上的进步给予表扬，增强其对治疗的信心。

（三）病情观察

1. 妊娠期

（1）定期产前检查：初次产前检查时常规检查血红蛋白、红细胞总数，及时发现病情及诊治。定期复查，了解贫血程度。注意观察重度贫血者的心率、呼吸、血压及体重等，警惕贫血性心脏病所致急性心力衰竭。注意观察胎儿生长发育及胎心变化，以防宫内生长迟缓、胎儿宫内窘迫、死胎等。

（2）营养指导：妊娠前应积极治疗慢性失血性疾病，调整饮食结构，多吃维生素丰富的食物，服用铁剂时避免与牛奶及奶制品等抑制铁吸收的食物同时服用。

（3）指导正确服用铁剂：铁剂需饭后服用，以减少胃肠刺激，且需同时摄取维生素C或酸性果汁以促进铁吸收。服用后粪便可能会变黑色，为用药所致，如有便秘，可合并使用软化剂，不可擅自停药，以免影响胎儿健康。如口服疗效差、不能耐受或病情较重时，可遵医嘱深部肌内注射铁剂。

（4）正确给予注射型铁剂：抽药时注意勿使药物漏入组织；减少按揉注射部位；鼓励孕产妇注射后，多走动以利吸收。

2. 分娩期

（1）有产科手术指征需择期手术者，孕前血红蛋白需维持至少在8 g/L。

（2）储存铁减少的孕妇分娩时，延迟60~120秒钳夹脐带，以降低婴儿期和儿童期铁减少相关后遗症的风险。早产儿延迟30~120秒钳夹脐带，以降低输血和颅内出血的风险。

（3）密切观察子宫收缩情况、出血量，产程进展，为产妇提供心理护理。

（4）防止产程延长、产妇疲劳，行阴道助产以缩短第二产程。

（5）胎肩娩出后肌注缩宫素 20 U 或麦角新碱 0.4 mg，以防产后出血。如产后出血量多应及早输血。

（6）接生过程中应严格执行无菌操作，产后给广谱抗生素预防感染。

3. 产褥期

（1）按医嘱应用抗生素预防和控制感染。

（2）观察子宫复旧及恶露情况，预防产后出血，按医嘱补充铁剂，纠正贫血。

（3）重度贫血者向产妇及家属讲解不能母乳喂养的原因，使其理解和配合，并教会其人工喂养常识及方法。

（四）健康教育

（1）积极治疗原发病，纠正孕期贫血。孕期合理营养，多吃新鲜蔬菜、水果和动物蛋白以增加铁、叶酸和维生素的摄入。

（2）宣教疾病护理相关知识，如铁锅炒菜有利于铁吸收，服铁剂时禁饮浓茶，抗酸药物影响铁剂效果应避免服用。向患者讲解贫血对母婴的危害，提供避孕方式指导，以免再次妊娠影响身体健康。提供家庭支持，增加休息和营养，避免疲劳。

（3）指导孕妇明确诊断再生障碍性贫血时，必须住院治疗。如孕妇出现头晕、胸闷、阴道流血、胎动减少等异常症状和体征，应及时就医。

九、护理评价

（1）孕产妇能够积极地应对缺铁性贫血对身心的影响，掌握自我保健措施。

（2）妊娠分娩经过顺利，无并发症发生，母婴健康。

本章小结

　　妊娠合并心脏病是孕产妇死亡的重要原因之一。其主要死亡原因是心力衰竭与感染。本章重点介绍了妊娠、分娩对心脏病的影响，心力衰竭的诊断、处理原则及护理措施。学生应学会对心脏病孕妇进行宣教、指导，掌握能否妊娠的指征，心脏病孕妇及产妇的护理措施。

　　妊娠合并糖尿病的孕妇妊娠并发症发生率增高，围生儿死亡率增加，妊娠期需定期接受高危门诊的产前检查，及时做糖筛查和糖耐量检查以尽早确诊。通过饮食控制或药物治疗，积极控制糖尿病进展，严密观察母儿情况，适时终止妊娠。产褥期需预防感染和产后出血。新生儿均按早产儿护理。

　　妊娠合并急性病毒性肝炎以乙型肝炎最常见。孕产妇易并发妊娠高血压疾病，易导致产后出血；由于母婴传播，易造成流产、早产、死胎、死产和新生儿死亡，胎儿畸形发生率高，围生儿死亡率明显增高。肝炎患者应在疾病痊愈后半年，最好 2 年后妊娠。妊娠期护理的重点是加强监护，加强健康教育，配合医生进行保肝治疗；分娩时尽量采取阴道试产，做好消毒隔离，避免交叉感染，预防产后出血及感染。新生儿应及时行主动免疫和被动免疫接种。

　　缺铁性贫血对胎儿的影响：孕妇骨髓和胎儿是铁的主要受体组织，在竞争摄取孕妇血清铁的过程中，胎儿组织占优势，而铁通过胎盘又是单向运输，不能由胎儿向孕妇方向逆转转运。因此，一般情况下，胎儿缺铁程度不会太严重。但当孕妇患重症贫血时，会因胎盘供氧和营养不足，引起胎儿发育迟缓、胎儿窘迫、早产或死胎。特别是心肌缺氧导致贫血性心脏病，胎盘缺氧易发生妊娠期高血压疾病或妊娠期高血压疾病性心脏病，失血性休克等；由于贫血降低产妇抵抗力，易并发产褥感染，注意防治。

客观题测验

主观题测验

第十二章

高危妊娠监测与护理

高危妊娠监测与护理PPT课件

学习目标

1. 识记：高危妊娠的常见危险因素；胎儿窘迫的处理及新生儿窒息的流程。
2. 理解：高危妊娠评估与管理规范；高危妊娠的护理评估；胎儿窘迫及新生儿窒息的判断；胎儿窘迫及新生儿窒息的定义和病因。
3. 运用：高危妊娠的识别与监护措施。
4. 熟悉：高危妊娠的治疗原则和护理评估。
5. 掌握：高危妊娠的护理目标和护理措施。
6. 了解：高危妊娠的结果评价。

高危妊娠是产科的监测重点。妇女怀孕后应进行规范的产前检查，一旦筛查出具有高危因素，依据孕产妇妊娠风险5色评估与管理规范，将标识为"橙（较高风险）、红（高风险）、紫（传染病）"三种颜色的孕妇列为高危妊娠专案管理，根据患者的具体情况制订出科学合理的预防方案，尽可能避免或减少高危情况的发生，或者降低其严重程度。同时，全程动态观察评估，积极干预处理，对于病情严重，不适宜继续妊娠者应尽早做好告知并及时终止妊娠，可继续妊娠者应加强监测与护理，需要转诊者，及时与上级医院联系，做到安全转诊。

孕产妇5色风险评估
与管理工作规范

第一节　高危妊娠监测

预习案例

任某，42 岁，G_2P_1 孕 31 周，6 年前行子宫肌瘤剔除手术，否认其他病史。入院检查：体重 59 公斤，身高 155 厘米，血压 157/93 mmHg。

思考

1. 该孕妇是否属于高危妊娠？有哪些高危因素？

2. 孕期需做哪些监护？

3. 医护如何合作管理？

一、定义

在妊娠期和分娩期，由于某种致病因素和并发症，对孕妇、胎儿、新生儿可能构成危险，增加孕产妇和围生儿的发病率、死亡率的都统称为高危妊娠（high‑risk pregnancy）。具有高危因素的孕妇为高危孕妇，具有高危因素的围生儿为高危儿。早期发现并规范管理高危妊娠，可有效改善妊娠结局。

二、常见高危妊娠因素

高危妊娠因素有很多，主要包括母体方面因素和胎儿因素、社会经济因素等。具有下列情况之一者属于高危妊娠。

（一）低社会经济状况

如收入低下、居住条件差等，增加了不良妊娠结局的风险，包括早产、低出生体重和死产。

（二）母体方面

（1）不良孕产史：如流产史、难产史、死胎死产史及产后出血史等。

（2）孕妇年龄、体重、身高：年龄<16 岁或≥35 岁，分别为青少年妊娠或高龄妊娠，多数青少年孕妇为非计划或非意愿妊娠，孕期往往缺乏足够照护，较易发生营养不良、感染以及其他性传播疾病。与早产、畸形胎儿、围生儿死亡率相关。高龄妊娠是多数妊娠并发症的独立危险因素，包括妊娠期高血压疾病、妊娠期糖尿病、自然流产、产前出血（如前置胎盘、胎盘早剥）、早产、低出生体重儿、死胎、新生儿死亡等。体重<40 kg、>80 kg，身高<1.45 米，均可能影响胎儿发育及自然分娩。

（3）妊娠前基础疾病或合并内科疾病，如心脏病、病毒感染、神经和精神疾病、慢性高血压、糖尿病、心肺系统疾病、肝肾疾病、血液病、免疫系统疾病等。

（4）母亲超重及孕期体重增长过多，与妊娠期高血压疾病、脑卒中、妊娠期糖尿病、巨大儿、静脉血管栓塞症、血栓性静脉炎、产后出血等疾病息息相关,增加了难产、剖宫产、手术切口愈合不良、感染、出生缺陷率、胎儿窒息、新生儿低血糖、围生儿死亡率等,与子代儿童期肥胖、糖尿病、高血压、冠心病的发生发展都密切相关。另一方面,母亲营养素的缺乏,如孕前及早孕期叶酸摄入不足,与胎儿的发育畸形相关。此外,孕期体重增长过多,产后恢复正常体型的困难加大。

(5)吸烟、饮酒、妊娠早期病毒感染及用药史等,与低出生体重和胎儿畸形、婴儿死亡率有关。

(6)孕期出血,如前置胎盘、胎盘早剥。

(7)胎盘及脐带异常、胎位异常。

(三)胎儿因素

具有下列情况之一的围生儿,称为高危儿。

(1)小于胎龄儿或大于胎龄儿:早产,胎龄满28周至不足37周;过期产,胎龄≥42周。

(2)低出生体重<2500 g或高出生体重≥4000 g。

(3)生产过程中出现下列情况:胎盘早剥,臀先露,枕横位,脐带绕颈、打结、细小,产时感染;新生儿期出现发热和抽搐,或者发热持续2天以上。

(4)新生儿窒息。

(5)剖宫产。

(6)多胎儿。

(7)新生儿期出现持续低血糖:新生儿不进食时间大于或等于12小时。

(8)高危产妇所生的新生儿。

(9)新生儿的兄弟姐妹有严重新生儿病史、或新生儿期死亡、胎儿死亡史者。

三、高危妊娠监测

高危妊娠监护内容根据孕周不同而有所侧重。

早期:建立保健手册,优生咨询与产前诊断,筛查妊娠并发症或合并症,对高危因素进行详细登记,确定高危程度,决定是否人工流产或继续妊娠。

中期:评估胎儿生长发育、有无畸形、有无遗传性疾病、是否终止妊娠。

晚期:监测胎盘、脐带和羊水,确定分娩时机和方法,减少围生儿危险。

(一)孕妇监测

(1)评估孕妇的精神状态,观察步态,检查胸部有无畸形,排查脊柱和骨盆的异常。

(2)测量身高、体重,身高<145 cm者容易发生头盆不称,评估营养发育,并在首次产检计算妊娠前体质指数(BMI)。孕期检查中严格监测体重增长情况,加强体重管理,拟定适宜的体重增加范围、饮食及营养、运动程度。对于基础BMI≥25 kg/m² 或孕期体重增加过度的孕妇,均应视为高危孕妇。其孕期增重应按照不同的BMI制订个体化体重管理目标,使体重增长不超过推荐范围,又确保胎儿正常生长发育。

(3)测量生命体征:评估有无血压、心率、呼吸异常。若血压升高,鉴别为慢性高血压合并妊娠或妊娠期高血压疾病,则纳入高危妊娠管理;观察有无头痛、头晕、眼花、胸闷、心悸、皮肤瘙痒、恶心、呕吐等症状，监测 24 小时出入量及尿蛋白情况，提醒孕妇关注自觉症状和监测血压变化，强调准确的血压测量是正确识别和治疗妊娠期高血压疾病的关键。警惕子痫、肺水肿等紧急情况的发生。

（4）心肺功能检查：对于合并心肺系统疾病的孕妇，需行心电图、心脏彩超、心肌酶谱检查，必要时行胸片等检查，评估心肺功能。确诊患有心血管疾病的女性最好在孕前或孕中尽早接受心脏病专家的评估，以便准确诊断和评估怀孕对潜在心血管疾病的影响。应评估心脏病类型、主动脉高压等情况，监测心率、心律、心脏杂音及心功能。必要时请心脏病专家会诊，通过病情评估，可以继续妊娠者纳入高危妊娠的管理。

（5）血液学检查：对于高危孕妇，均应行全面的血液学检查，包括：①贫血的筛查（缺铁性贫血或地中海贫血）；②血小板减少性疾病筛查：妊娠合并特发性血小板减少性紫癜，HELLP 综合征等；③其他血液系统疾病：白血病等；④肝肾功能检查；⑤筛查 GDM 及糖尿病合并妊娠；⑥筛查甲状腺功能，排除甲减或甲亢；⑦感染性疾病：肝炎、梅毒、HIV（艾滋病）等；⑧孕妇血型抗体的筛查（Rh 阴性者查抗 RhD 抗体效价）。

（6）血糖监测：高危孕妇确定妊娠后应检测空腹血糖水平，对妊娠早期空腹血糖水平正常的孕妇，孕 24 周后尽早行口服葡萄糖耐量试验，及早诊断和管理妊娠期糖尿病。

（7）宫颈病变检查：需对孕期出现过阴道流血的孕妇进行妇科检查，以排查宫颈息肉、宫颈癌等宫颈良性与恶性病变。

（8）早产预测：对于反复孕中期流产及早产等不良孕史的高危孕妇，可分别在怀孕早期和中期行阴道 B 超测量宫颈长度和形状，必要时检测胎儿纤维连接蛋白（fetal Fibronectin，fFN），此检查阳性预测率不高，阴性预测值更有意义。

（二）胎儿方面的监测

高危妊娠对围生儿的影响主要表现为胎儿宫内慢性或急性缺氧，因此整个孕期均需对高危妊娠的胎儿加强监测，虽然迄今没有一种监测方法足以有效识别慢性缺氧的胎儿，尚未有统一的实践标准对高危儿进行监测和处理，但普遍共识是可通过胎儿生长发育、胎儿宫内安危、胎盘功能及胎儿成熟度监测等综合评估胎儿宫内情况，特别强调孕妇自数胎动监测。强调产科需与新生儿科、产前诊断中心、超声科、小儿外科等学科加强会诊合作，共同进行高危妊娠胎儿的严密监护。

1. 胎儿生长发育

（1）测量宫高，听诊胎心，当胎心<110 次/min 或>160 次/min，提示胎儿缺氧，指导孕妇自我监测胎动，胎动计数每 2 小时<10 次或下降超过 50%者，或胎动计数明显增加后出现胎动消失，均提示胎儿有宫内窘迫，要进一步检查，以明确诊断。

（2）B 超检查：孕期一般安排 4~5 次 B 超检查，如病情需要再酌情增加检查次数。

第一次 B 超选择在孕 6~8 周，这一次 B 超至关重要，主要是检查胎心、核定胎龄，明确宫内或宫外妊娠，胚胎数量［双胎妊娠要确定绒毛膜性（单绒或双绒）］，剖宫产术后再次妊娠者应注意受精卵着床位置，确保胎儿正常发育。

第二次 B 超选择在孕 11~13^{+6} 周，主要是测量胎儿颈项透明层厚度（NT），结合母血生化指标（PAPPA，fhCG）进行一站式唐氏综合征筛查。

第三次 B 超选择在 18~24 周，这个阶段，胎儿各器官已经发育得很好，通过四维彩超，筛查胎儿动脉血流速度波形、胎位、胎盘位置、胎盘成熟度等是否有异常，若有胎儿结构畸形但可继续妊娠者，则纳入高危妊娠管理。

第四次 B 超选择在 30~32 周，主要是检查胎位、脐带、羊水和胎盘情况，监测胎儿生长发育，必要时增加胎儿血流超声多普勒检测，判断胎儿宫内安危情况。

第五次 B 超一般安排在临产前，重点检查胎位、羊水和胎盘，是决定分娩方式的重要参考依据。

2. 胎儿宫内安危监测

（1）胎儿生物物理评分（BPS）：是利用电子胎心监护和 B 超联合监测，评估是否有胎儿宫内缺氧和酸中毒。临床上常用 Manning 评分法进行物理评分，该评分包括以下几项：呼吸样运动（fetal breath movement，FBM）、胎动（FM）、胎儿肌张力（fetal tension FT）、羊水量（AFV）、胎心监护无应激试验（NST），每项 2 分，满分为 10 分，临床上≥8 分为正常，5~7 分提示可疑胎儿窘迫，≤4 分为异常。该实验一般观察 30 分钟。

Manning评分法

（2）电子胎心监护：包括产前无应激试验（NST）、宫缩应激试验（CST）、缩宫素激惹试验（OCT）、孕妇穿戴远程胎心监护设备等，通过不同的胎监图形及早评估胎儿宫内状况，要判断胎儿是否存在宫内缺氧，还需结合临床资料。

3. 胎儿成熟度检查

测定胎儿成熟度（fetal maturity）方法很多，一般临床采用测量宫高、腹围，按公式计算胎儿体重，估计羊水来推测胎龄。以及 B 型超声测量，此外，还可经腹壁羊膜腔穿刺抽取羊水，进行下列项目检测。目前临床已较少应用这种有创性检查。

（1）羊水卵磷脂/鞘磷脂（lecithin/sphingomyelin，L/S）比值：L/S≥2，提示胎儿肺成熟。能测出羊水磷脂酰甘油，提示胎儿肺成熟，此值更可靠。

（2）羊水泡沫试验（foam stability test）或震荡试验：是一种快速而简便测定羊水中表面活性物质的试验。检查方法一般采用双管法，通过两支试管有无泡沫环产生，以判读胎肺成熟度。

4. 胎盘功能检查

通过胎盘功能检查可以间接了解胎儿在宫内的健康状况。该检查受多种因素干扰，目前临床应用较少，已被超声多普勒、羊水测量等取代。

（1）监测胎动：胎盘功能低下时，胎动较前期有所减少。

（2）孕妇尿雌三醇测定：24 小时尿雌三醇>15 mg 为正常值，10~15 mg 为警戒值，<10 mg 为危险值。有条件者还可测血清游离雌三醇值，正常足月妊娠时临界值为 40nmol/L，低于此值提示胎盘功能低下。

（3）孕妇血清人胎盘生乳素（hPL）：足月妊娠 hPL 值为 4 mg/L，若该值于足月妊娠时<4 mg/L，或突然降低 50%，提示胎盘功能低下。

（4）脐动脉血流 S/D 值：在孕妇妊娠晚期，脐动脉收缩末期峰值是 S，舒张末期峰值是 D，S 与 D 的比值反映胎盘血流动力改变，若该比值<3 为正常，≥3 为异常，应立即处理。

5.胎儿缺氧程度检查

（1）胎儿头皮 pH 测定：一般采集胎儿头皮毛细血管血样进行检测，正常 pH 为 7.25～7.35，pH7.21～7.24 提示可疑酸中毒，建议再次复测，≤7.20 提示酸中毒。

（2）胎儿血氧饱和度（FSO₂）测定：用于观察胎儿氧合状态和酸碱平衡，是判断胎儿窘迫、新生儿酸中毒的重要依据。若数值<30%，需立即进行处理。

6.甲胎蛋白测定（AFP）

该值异常增高提示胎儿有开放性神经管缺损或者上消化道闭锁等。

（三）分娩期监测

分娩期是高危妊娠风险高发时期，需要对可能行剖宫产的高危因素，以及与评估胎儿宫内情况有关的高危因素进行监测。主要包括以下几项：

（1）关注高危孕妇的精神状态，进食和睡眠情况，监测生命体征，特别是血压变化，确保孕妇顺利度过分娩期。

（2）监测胎心，产时持续胎监（CTG）。观察羊水性状，尽早发现胎儿宫内窘迫。

（3）观察宫缩、宫口扩张及胎头下降情况，及时判断有无宫缩乏力及产程异常。

（4）加强既往有剖宫产史的瘢痕子宫妊娠阴道试产的风险监控，24 小时产科医生、麻醉医生、新生儿科医生在岗，产房具有剖宫产手术室，产程中持续行胎心监护，确保紧急剖宫产及新生儿抢救的人力和物力。如果不具备外科、麻醉和护理的支持，必须将患者转运至其他有能力的救治中心才能考虑开展剖宫产史瘢痕子宫妊娠阴道试产（TOLAC）。

（四）产褥期监测

高危产妇在产后应继续重点关注，必要时送高危病房或重症医学科进行监护，新生儿按高危儿处理，必要时转诊至新生儿科。产后哺乳视产妇情况而定。

客观题测验

主观题测验

第二节　高危妊娠妇女的护理

高危妊娠（high risk pregnancy）主要是指女性在妊娠期间受母体、胎儿、社会经济水平等因素影响对孕产妇及胎儿健康造成较高的危险性，可能会导致难产等其他不良妊娠结局。

一、治疗原则

(一) 基础处理

1. 指导孕妇取左侧卧位

左侧卧位可有效减轻子宫对腹部大血管的压迫，改善子宫胎盘、肾脏等脏器的血液循环，且有利于促进雌三醇的合成与排出。

2. 增加营养

孕妇的营养状态对于胎儿的生长发育具有至关重要的作用。因此对于胎儿生长受限或者是伴有胎盘功能减退的孕妇应嘱其进行高热量、高蛋白饮食，并补充适量铁、钙、维生素等营养成分。

(二) 病因处理

1. 遗传性疾病

早发现、早处理、早预防。对于高龄、有遗传性疾病史、曾分娩过先天性畸形儿的孕妇应在孕 16 周进行羊水穿刺检查，一旦发现异常及早与孕妇和家属讨论终止妊娠。

2. 妊娠期高血压疾病

加强产检，积极控制血压，预防子痫前期发生。

3. 妊娠合并糖尿病

做好血糖监测，控制孕妇的饮食，遵医嘱准确予以胰岛素治疗，预防胎儿血糖波动、酸中毒，甚至死胎。

4. 妊娠合并肾病

一旦在孕早期发现孕妇有肾衰竭症状、体征时应及时终止妊娠。若肾病发生在孕晚期，且评估胎儿存活的，应及时终止妊娠，避免胎死宫内。

5. 妊娠合并心脏病

加强产前检查，预防心力衰竭和感染。

(三) 产科处理

1. 提高胎儿对缺氧的耐受力

给予孕产妇 2 g 维生素 C+10% 葡萄糖溶液 500 mL 混合，静脉滴注，每天 1 次，1 个疗程为 5~7 天。

2. 低流量间歇吸氧

对胎盘功能减退的孕妇给予每天 2 次吸氧，每次 30 分钟。

3. 预防早产

指导孕产妇调节情绪，必要时遵医嘱用硫酸镁等宫缩抑制剂。

4. 选择适当的时机终止妊娠

如未足月可于终止妊娠前用肾上腺皮质激素促进胎儿肺成熟。

5. 产程处理

第一产程予吸氧、严密观察产程进展和胎心变化，尽量少用麻醉、镇静药物，避免加重胎儿缺氧，并做好新生儿抢救准备；第二产程配合医生采取助产术尽量缩短产程；第三产程遵医嘱应用宫缩剂和抗生素，预防产后出血和感染。

6. 产褥期

对产妇和高危儿产后继续加强监护和用药治疗。

二、护理评估

(一)身体状况

1. 评估病史

(1)妊娠前：评估孕妇年龄、生育史、疾病史，了解妊娠前是否有过病毒性感染、接触大量放射线、化学性毒物或服用过对胎儿有影响的药物；是否有遗传病家族史；营养状态；母婴血型合与否；是否有多年不育经治疗受孕的情况；是否曾患过影响骨骼发育的疾病，如佝偻病、结核病等。

(2)妊娠期：评估本次妊娠经过，如早期有无阴道出血、病毒感染、是否服过对胎儿有影响的药物或接触放射性物质，有无妊娠并发症、妊娠合并症、可能发生分娩异常、盆腔肿瘤或手术史等。

2. 症状与体征

询问孕妇孕期是否有不适症状并问及具体症状，评估孕妇的身高、步态、体重，测量宫底高度、血压，了解胎位有无异常，骨盆有无狭窄，外阴部有无静脉曲张，分娩时评估有无胎膜早破、羊水量及性状、胎动计数等。

(二)心理状况

护理人员应熟悉高危妊娠孕妇的心理变化。在临床上，一旦确诊为高危妊娠，早期孕妇担心流产及胎儿畸形；孕 28 周以后则担心早产、胎死宫内或死产；因前次妊娠失败，孕妇感到无助、恐惧；还因不可避免的流产、死产、死胎、胎儿畸形等而产生悲哀和失落。应注意评估孕妇及其家属对高危妊娠的反应，对此次妊娠的认识程度。

(三)实验室及其他辅助检查

1. 实验室检查

血、尿液常规；肝功能、肾功能；凝血功能等。

2. B 超检查

若测得胎头双顶径达 8.5 cm 以上，则 91% 的胎儿体重超过 2500 g。

3. 胎心音听诊

正常胎心率为 110~160 次/min，平均 140 次/min。心率>160 次/min 为心动过速，>180 次/min 则胎儿病情危重。心率<110 次/min 为心动过缓，<100 次/min 则胎儿缺氧明显，需紧急抢救。

4. 电子胎心监护

出现晚期减速表明胎儿缺氧。

5. 孕妇血清检查

如胎盘生乳素(HPL)游离雌三醇异常，说明胎盘功能下降。

6. 其他

阴道脱落细胞检查、胎儿心电图、甲胎蛋白(AFP)测定、羊膜镜检查均可反映胎儿安危。

三、常见护理诊断/问题

(1)焦虑/恐惧：与担心自身及胎儿健康等因素有关。

(2)个人应对无效：与自身及胎儿预后不测有关。

(3)自尊紊乱：与分娩的愿望及对孩子的期望得不到满足有关。

(4)知识缺乏：缺乏高危妊娠的相关知识。

(5)潜在并发症：胎儿发育迟缓、胎儿窘迫等。

四、护理目标

(1)孕妇可掌握减轻恐惧、焦虑等情绪的技能，并能够积极配合医护行为。

(2)孕妇及胎儿能安全度过妊娠期和分娩期，母婴健康。

(3)孕妇能正确认识自己及胎儿的危险，维持良好的自尊。

(4)孕妇能陈述高危妊娠的相关知识。

(5)妊娠期及分娩期内，胎儿未出现发育迟缓、胎儿窘迫，或虽出现了胎儿发育迟缓、胎儿窘迫但得到及时处理。

五、护理措施

(一)孕期护理

1.一般护理

(1)加强营养：胎儿营养几乎完全来源于母体，因此，加强孕妇营养指导是保证胎儿发育健康的关键。与孕妇共同讨论食谱以及食物的烹调方法，尊重其饮食嗜好。一般情况下予以高蛋白、高能量的饮食，并适当补充铁、钙、氨基酸、维生素等营养成分。对胎盘功能减退、胎儿发育迟缓的孕妇更应注意加强营养，但对妊娠合并糖尿病者则要控制饮食。

(2)注意休息：保持室内通风，空气清新。休息时一般取左侧卧位，可避免增大的子宫对腹部椎前大血管的压迫，以改善子宫、胎盘血液循环。

(3)适当锻炼：很多妊娠并发症的出现很大程度上是由于多数孕妇重视治疗、轻视预防。平时除了加强营养外，应该经常锻炼，保持愉快放松的心情，有助于预防各类并发症的发生。

(4)外阴护理：指导孕妇养成健康的卫生习惯，勤换衣裤，保持外阴部的清洁、干燥，必要时使用消毒会阴垫，防止逆行感染。

2.心理护理

护理人员积极主动与孕妇和家属进行有效的沟通，告知妊娠、分娩、高危妊娠等基础知识，并解答其问题，以使孕妇和家属获得基本所需的信息，清楚认识自身健康状况。同时，强调孕妇对高危妊娠应理智对待，要重视但无需过于忧虑和紧张。指导孕妇采用正确的应对方式，如鼓励诉说忧虑、保持愉快的心境，疏导孕妇的焦虑和恐惧情绪。鼓励和指导家人的参与和支持，提供有利于孕妇倾诉和休息的环境。

3.疾病护理

(1)病情观察：高危妊娠对孕妇及胎儿的危害是很大的，需要系统地监护，使孕妇及胎儿的危害减少到最低程度。对高危孕妇做好病情观察和记录。观察一般情况如孕妇的心率、脉搏、血压、活动耐受力，有无阴道出血、高血压、水肿、心力衰竭、腹痛、胎儿缺氧等症状和体征，做到及时发现、及时报告、及时处理，并记录处理经过。产时严密观察胎心率及羊水的色、量，做好母儿监护及监护配合。

（2）胎心监护观察：妊娠晚期胎心监护描记用以了解胎儿在宫内的情况，胎心监护的敏感性较高，但胎心监护受母体心率、体温、体位、胎方位、宫缩等因素影响，故其特异性差，假阳性率高。因此在实际临床中，若胎心监护良好，说明胎儿情况良好；但若胎心监护异常时，需根据产妇情况分析。胎心监护分为Ⅰ级（正常）、Ⅱ级（可疑）、Ⅲ级（异常）。Ⅰ级（正常）胎监需要同时满足以下条件：①基线：110~160 次/min；②基线变异：中度；③晚期或变异减速：无；④早期减速：有或无；⑤加速：有或无。Ⅱ级（可疑）胎监：胎心监护除外Ⅰ和Ⅲ级标准，如①基线：胎心过缓但不伴变异缺失；胎心过速。②基线变异：微小变异；变异缺失不伴反复出现的晚期减速；显著变异。③加速：刺激胎儿后仍缺失。④周期性减速：反复出现的变异减速伴微小变异或中度变异；延长减速（>2 分钟但<10 分钟）；反复出现的晚期减速伴基线中度变异；非特异性的变异减速。Ⅲ级（异常）胎监：满足以下条件之一：①胎心基线无变异且伴以下任一项：复发性晚期减速；复发性变异减速；FHR 过缓。②正弦波型。

4. 检查及治疗配合

护理人员认真执行医嘱并配合处理。例如：①为妊娠合并糖尿病孕妇做好血糖、糖化血红蛋白、尿酮体等测定，正确留置血、尿标本等；②对妊娠合并心脏病者按医嘱正确予以洋地黄类药物，做好用药观察；③间歇吸氧；宫内发育迟缓者给予药物治疗；④前置胎盘患者做好输血、输液准备；⑤如需人工破膜、阴道检查、剖宫产术应做好用物准备及配合工作。

5. 健康指导

（1）早期筛选、重点监护：认真做好围生期保健，及时发现高危人群，对高危的孕产妇，应进行有关高危妊娠知识的宣讲和教育，提高孕产妇自我保健意识和技能，给予针对性的健康指导。同时，告知孕妇按时进行产前检查的意义，指导孕妇自我监测技能：自我监测胎动、自我识别胎动异常、掌握产检时间，及早发现和处理遗传性疾病，做到早预防、早发现、早治疗，及时有效地控制高危因素的发展，防止可能导致胎儿及孕妇死亡的各种危险情况出现。

（2）适当锻炼：多数孕妇往往重视治疗、轻视预防。平时除了加强营养外，应该加强体能，坚持每周最少锻炼 2 次，保持愉快放松的心态，有助于预防各类并发症，降低各类高危因素。

（二）产时护理

1. 提高胎儿对缺氧的耐受力

遵医嘱给予孕产妇 2 g 维生素 C+10% 葡萄糖溶液 500 mL 混合，静滴，每天 1 次，以 5~7 天为 1 个疗程，休息 3 日后可再重复，这有助于增加胎儿肝糖原储备或补偿其消耗，增强对缺氧的代偿能力。

2. 给予间歇吸氧

特别对胎盘功能减退的孕妇，每天两次，每次 30 分钟。

3. 预防早产

孕妇一旦出现先兆早产征象，如下腹阵痛、阴道少量流血，应卧床休息，遵医嘱给予保胎治疗。

4. 选择终止妊娠时机

根据孕周和胎儿成熟度检查选择引产或剖宫产适时终止妊娠。对需终止妊娠而胎儿成熟度较差者，可于终止妊娠前用肾上腺皮质激素促进胎儿肺成熟，以预防新生儿呼吸窘迫综合征。

5. 减少围生儿受伤的护理

给孕妇吸氧，提高胎儿血氧供给量，同时让孕妇取左侧卧位，增加子宫胎盘血供。严密观察产程，注意胎心音速率强弱的变化，分娩潜伏期 1~2 小时测 1 次，活跃期 15~30 分钟测 1 次，第二产程每次宫缩后听 1 次胎心或连续胎心监护，同时应注意宫缩强度及羊水性质。若有胎儿窘迫的症状和体征时尽早结束分娩，并备好新生儿复苏抢救器械及药物，宫口开全后缩短第二产程，采用会阴侧切、胎头吸引术等助产，在胎头娩出后不要急于娩出胎肩，先以左手自鼻根向下挤压，挤出鼻内的黏液和羊水，不要过早地使新生儿啼哭、呼吸，以避免异物吸入呼吸道而发生新生儿窒息，必要时进行新生儿复苏抢救，对宫口未开全，在短时间内不能结束分娩者应行剖宫产结束分娩。

6. 羊水胎粪污染引起胎儿窘迫时的护理

①在产程中Ⅰ度羊水污染时，应密切观察产程进展，同时给予间断氧气吸入，可经阴道试产。②Ⅱ度污染时密切观察产程，胎心基线正常，在高流量吸氧下，可在短时间内经阴道分娩并密切观察产程进展和羊水变化。③Ⅲ度羊水污染者，应及早结束分娩，即使娩出的新生儿 Apgar 评分可能≥7 分也应警惕，因新生儿窒息机率也很大。Ⅲ度羊水污染吸氧时应用面罩吸入 100% 的纯氧，主要是增加胎儿脐静脉血氧饱和度，增加胎儿对宫内缺氧的耐受性，若脐静脉血氧饱和度<30% 时，胎儿则出现缺氧。

7. 加强高危儿的护理

①血糖：维持高危儿血糖稳定，2.2~7.0 mmol/L。②体温：保持高危儿体温（肤温）稳定在 36.5℃~37.3℃。③辅助呼吸：保持高危儿呼吸道通畅。④血压：维持高危儿血压稳定。⑤实验室检查：确保高危儿各项实验室指标处于正常范围。⑥情感支持：确定高危儿生命体征稳定后，由医生向新生儿的法定监护人解释清楚当前新生儿的病情、转运途中可能出现的意外状况，稳定家属的情绪，并需取得法定监护人的签字，让其主动配合。

（三）产后护理

1. 预防产后出血

(1) 产后 2 小时内，产妇仍需留在产房接受监护。

(2) 督促产妇及时排空膀胱，以免影响宫缩致产后出血。

(3) 尽早哺乳，可刺激子宫收缩，减少阴道出血量。

(4) 评估产妇产后的生理状况，对可能发生产后出血的高危产妇，注意保持静脉通道通畅，充分做好输血和急救的准备，并为产妇做好保暖。

（5）孕妇一旦出现宫缩乏力性产后出血，及早遵医嘱予以宫缩剂、按摩子宫、宫腔内填塞纱布条或结扎血管等方法达到止血的目的。

2. 加强心理护理和健康教育

产后产妇体质虚弱，生活自理能力有所下降，医护人员应主动给予产妇关爱与关心，使其增加安全感，教会产妇一些放松的方法，鼓励产妇说出内心的感受，针对产妇的具体情况，有效地增加体力，逐步增加活动量，以促进身体的康复。

六、结果评价

（1）孕妇是否掌握减轻恐惧的技能，是否积极配合医护行为。

（2）孕妇及胎儿能否安全度过妊娠期、分娩期以及产褥期。

（3）孕妇能否正确认识自己及孩子的危险，维持良好的自尊。

（4）妊娠期及分娩期内，胎儿未出现发育迟缓、胎儿窘迫。

（5）孕妇是否能够陈述高危妊娠的相关知识等。

客观题测验

主观题测验

第三节　胎儿窘迫及新生儿窒息的护理

预习案例

产妇王某，22 岁，因"停经 39^{+6} 周，下腹阵痛 3 小时"于 2018 年 12 月 2 日 10：00 于产房入院。入院阴道检查宫口开 6 cm，胎先露＝0，已衔接，胎膜未破，胎方位 LOA，胎心音 140 次/min；于 14：45 宫口开全，胎心音 90~100 次/min，胎先露+3，予左侧卧位、高流量吸氧、人工破膜，羊水 Ⅲ 度混浊，于 15：00 吸引产一男婴，心率 90 次/min，皮肤青紫，肌张力弱，新生儿无活力立即予气管插管下清理呼吸道，予复苏囊正压通气 30 秒后心率恢复至 126 次/min，面色红润，呼吸平顺，四肢稍屈曲。体重 3.2 kg，Apgar 评分 1 分钟 7 分，进一步复苏抢救后，5 分钟评分 9 分，10 分钟 9 分。

思考

1. 上述案例中胎儿窘迫的处理有哪些措施？

2. 上述案例中新生儿复苏的抢救措施有哪些？

胎儿窘迫(fetal distress)是造成新生儿窒息的主要原因，母体与胎儿之间的血液循环气体交换过程受阻，若缺氧未得到及时纠正，则容易造成围产儿死亡或远期致残。

一、胎儿窘迫的护理

(一)胎儿窘迫的定义

胎儿窘迫是指胎儿在宫内因急性或慢性缺氧的危害健康和生命的综合症状。急性胎儿窘迫常发生在分娩期，慢性胎儿窘迫则多发生在妊娠晚期。胎儿窘迫的发生率为2.7%~38.5%。

(二)病因与病理生理

母体血液含氧量不足、母体与胎儿间血氧运输障碍或交换障碍、胎儿自身因素是引起胎儿窘迫的主要病因。

1. 病因

(1)母体因素：血红细胞携氧不足，如合并先天性心脏病、肺部感染、重度贫血等；微小动脉供血不足，如妊娠期高血压疾病、糖尿病、过期妊娠等；急性失血，如胎盘早剥、失血性休克等；子宫胎盘血运受阻，如缩宫素使用不当导致的宫缩过强及不协调性宫缩乏力等。

(2)胎盘因素：如妊娠期高血压疾病、糖尿病、慢性肾炎、妊娠期肝内胆汁淤积症、胎盘早剥、过期妊娠等由妊娠合并症或并发症引起的胎盘异常。

(3)脐带因素：脐带扭转、脱垂、真结、绕颈、血肿、过长或过短等。

(4)胎儿因素：胎儿严重的心血管疾病、胎儿畸形、呼吸系统疾病、胎儿宫内感染等。

(5)其他：母儿血型不合、早产儿等。

2. 病理生理

因缺血缺氧而引起的一系列变化是胎儿窘迫的基本病理生理变化。子宫胎盘给胎儿供给氧气和营养，排出二氧化碳和胎儿代谢物。宫内缺氧时，胎儿发挥一定的自身代偿能力。当子宫胎盘单位功能失代偿时，胎儿血氧水平下降，胎儿全身血流重新分配，分流到重要器官。如缺氧持续，无氧糖酵解增加，引起代谢性酸中毒。乳酸堆积对胎儿的重要器官造成进行性损伤，如不及时干预，可能造成永久性损伤，甚至引起缺血缺氧性脑病、胎死宫内。缺氧使胎儿肠蠕动亢进，肛门括约肌松弛，排出胎粪，羊水吸入，出生后可致新生儿吸入性肺炎。

(三)临床表现及诊断

1. 急性胎儿窘迫

主要发生在分娩期，多因宫缩过强过频、脐带绕颈、脐带打结、产程延长、产妇处于低血压或休克状态、胎盘早剥、前置胎盘出血等引起，临床表现为：

(1)产时胎心率异常：主要表现为胎心率加快或减慢。缺氧早期，胎儿处于代偿状态，无宫缩时，胎心率加快，大于160次/min；胎儿失代偿时，胎心率减慢，小于110次/min；胎儿严重缺氧时，胎心基线无变异且反复变异减速或晚期减速，或胎心率小于110次/min，即胎心监护结果判读为Ⅲ类电子胎心监护图形。

（2）羊水胎粪污染：羊水污染分为 3 度：羊水 I 度为浅绿色、稀薄；羊水 II 度为黄绿色、混浊；羊水 III 度为棕黄色、黏稠。出现羊水胎粪污染时，需结合电子胎心监护结果综合评定胎儿缺氧情况。

（3）胎动异常：缺氧初期，胎动频繁，继而减少、减弱，进而消失。

（4）酸中毒：经胎儿头皮血或出生后脐动脉血行血气分析，$pH < 7.20$（正常值 $pH 7.25 \sim 7.35$），$PO_2 < 10\ mmHg$（正常值 $15 \sim 30\ mmHg$），$PCO_2 > 60\ mmHg$（正常值 $35 \sim 55\ mmHg$），诊断为胎儿酸中毒。但此方法对新生儿缺血缺氧性脑病的阳性预测值低，为 3%，临床应用较少。

2.慢性胎儿窘迫

主要发生在妊娠晚期，多延续至临产并加重，多由妊娠期高血压疾病、妊娠期糖尿病、慢性肾炎等所致。

（1）胎动减少或消失：胎儿缺氧的重要表现为胎动减少，应警惕。胎动计数小于 10 次/2 小时或减少 50%，提示可能发生胎儿缺氧。

（2）电子胎心监护异常：NST 异常提示胎儿有缺氧可能。

（3）胎儿生物物理评分：评分 5~6 分提示有胎儿缺氧可能，≤4 分提示胎儿缺氧。

（4）脐动脉多普勒血流异常：S/D 比值升高，提示胎盘灌注不足，常因胎儿生长受限引起；如出现脐动脉舒张末期血流缺失或倒置和静脉导管反向"a"波，提示有胎死宫内的危险。

（四）处理

处理原则为早期诊断，及时改善胎儿缺氧状态；同时提高诊断准确性，减少不必要的早产及剖宫产，如无法改善，根据情况尽快终止妊娠，做好新生儿抢救准备。

1.急性胎儿窘迫

积极寻找原因并立即采取措施改善胎儿缺氧状态。

（1）一般处理：改变产妇体位，给予吸氧；使用缩宫素者，立即停止缩宫素，必要时使用宫缩抑制剂；查找病因，排除胎盘早剥、脐带脱垂、子宫破裂等原因；如采取措施后无法改善，应尽快终止妊娠，对于可疑胎儿窘迫，应综合考虑持续胎心监护、临床情况，必要时采用宫内复苏来改善胎儿缺氧情况。

（2）病因治疗：给予特布他林或其他 β 受体激动药抑制因缩宫素使用不当导致的宫缩过强过频或不协调性子宫收缩过强。可经腹羊膜腔输液改善羊水过少导致的脐带受压现象。

（3）尽快终止妊娠：根据产程进展情况，决定分娩方式，做好新生儿抢救的准备。若宫口未开全或预计短期内无法经阴道分娩者，出现 III 类电子胎心监护图形，应立即行剖宫产；若宫口开全，胎先露达坐骨棘平面以下，应尽快借助阴道助产术结束分娩。

2.慢性胎儿窘迫

根据窘迫的严重程度、胎儿成熟度和孕周综合判断，决定处理方案。

（1）一般处理：左侧卧位，低流量吸氧，积极治疗合并症或并发症，加强胎儿监护，进一步检查评估母儿情况，包括 NST 或胎儿生物物理评分。

（2）期待疗法：若估计孕周小，胎儿娩出后存活率低，尽量延长胎龄、保守治疗、促进胎肺成熟，争取胎儿成熟后终止妊娠。

(3)终止妊娠：若出现胎动减少，胎儿已经成熟或接近足月，胎盘功能进行性减退，胎儿生物物理评分≤4分，OCT出现重度变异减速或频发晚期减速，胎心基线异常伴变异异常，应行剖宫产终止妊娠。

(五)护理评估

1.健康史

了解孕妇的年龄、生育史、既往史和孕期情况；重点了解有无胎膜早破、妊娠期高血压疾病、子宫过度膨胀如多胎妊娠或羊水过多；了解有无胎盘功能异常、胎儿畸形等；分娩过程有无缩宫素使用不当、产程延长。

2.身心状况

有无自觉胎动增加或消失。早期的胎儿窘迫可表现为胎动过频，>20次/24 h，胎动随着缺氧情况加重，进而消失。注意评估羊水量和性状。当发生胎儿窘迫，孕妇及家属因胎儿生命遭受危险产生焦虑、恐惧、无助等情绪。

3.相关检查

注意胎盘功能检查、胎心监测、胎儿头皮血气分析结果。

(六)护理诊断

(1)胎儿气体交换受损：与子宫胎盘的血流改变、血流中断或速度减慢有关。

(2)焦虑：与发生胎儿宫内窘迫有关。

(3)预期性悲哀：与可能发生胎儿死亡有关。

(七)预期目标

(1)胎儿缺氧情况改善，胎心率在110~160次/min。

(2)产妇能够有效地运用应对机制控制焦虑情况。

(3)产妇能够接受胎儿死亡的发生。

(八)护理措施

(1)指导产妇左侧卧位，间断吸氧。严密观察产程进展及监测胎心音变化，必要时连续电子胎心监测，注意胎心变化形态。

(2)为需要手术者做好术前准备，需要阴道助产术协助分娩者做好助产准备。

(3)准备好新生儿抢救用物，做好新生儿抢救及复苏准备。

(4)心理护理：①做好情况告知，向产妇及其家属提供相关信息，解释医疗采取措施的目的、操作过程、预期结果并取得配合，使其心中有数，必要时给予陪伴，及时解答其疑虑，减轻他们的焦虑情况。②如胎儿不幸死亡，尽可能安排产妇住在远离其他婴儿和产妇的单人间，勿让其独处，陪伴或嘱其家属陪伴。鼓励他们诉说悲伤，给予关怀和支持，帮助他们使用适合他们自身的压力应对技巧和方法。

(九)结果评价

(1)胎儿缺氧情况改善，胎心率在110~160次/min。

(2)产妇能够有效地运用应对机制控制焦虑情况，自诉心理和生理舒适感增加。

(3)产妇能够接受胎儿死亡的发生，理智地度过情感反应过程。

二、新生儿窒息的护理

(一)新生儿窒息的定义

新生儿窒息(neonatal asphyxia)指胎儿出生后 1 分钟内,仅有心跳而无自主呼吸或未建立规律呼吸而导致低氧血症和混合性酸中毒。是新生儿死亡和致残的主要原因之一,是新生儿出生后的一种紧急情况,必须积极抢救及精心护理,以降低死亡率,预防远期后遗症的发生,大约10%的新生儿需要进行初步复苏处理才能开始呼吸。

(二)病因与病理生理

1.病因

胎儿窘迫是导致新生儿窒息的主要原因,其他原因有:羊水、黏液吸入造成胎儿的呼吸道阻塞,以致气体交换受阻;胎儿因缺氧、阴道助产术造成的颅内出血及因脑部长时间缺氧导致呼吸中枢的损伤;麻醉剂或镇静剂的应用,导致呼吸中枢抑制;某些先天畸形、早产、肺发育不良等。

2.病理生理

早期缺氧引起新生儿暂时性的呼吸频率加快,随着缺氧进一步加重,引起原发性呼吸暂停并伴随着心率减慢、呼吸停止。给予刺激与给氧后可逆转。如缺氧及窒息状态持续,将引起喘息样呼吸,发生继发性呼吸暂停,伴随着心率进一步减慢、血压下降、呼吸减弱。当新生儿发生继发性呼吸暂停,对刺激无反应,无法恢复呼吸功能,必须给予正压人工呼吸。

(三)临床表现及诊断

新生儿窒息根据窒息程度可分为轻度窒息和重度窒息,以 Apgar 评分(表 12-1)作为其指标。

1.轻度窒息

Apgar 评分 4~7 分。新生儿面部及全身呈青紫色,呼吸表浅或不规则,心率规则、有力,喉反射存在,对外界刺激有反应,肌张力好,四肢稍屈曲。需给予及时复苏,否则转为重度窒息。

2.重度窒息

Apgar 评分 0~3 分。新生儿皮肤呈苍白,四肢冰冷,口唇为暗紫色,无呼吸或喘息样呼吸,心率弱且不规则,喉反射消失,对外界刺激无反应,肌张力松弛。如抢救不及时可导致新生儿死亡。

表 12-1　新生儿 Apgar 评分表

体征	0 分	1 分	2 分
心率(次/min)	0	<100	≥100
呼吸	0	浅慢,不规则	佳
肌张力	松弛	四肢稍屈曲	四肢屈曲,活动好
喉反射	无反射	有些动作	咳嗽,恶心
皮肤颜色	全身苍白	躯干红润,四肢青紫	全身红润

新生儿出生后 5 分钟的 Apgar 评分对预后的估计具有重要意义，评分越低，表示酸中毒及低氧血症越严重，如评分小于 3 分，表示发生新生儿死亡及脑部后遗症几率明显增大。

（四）处理

处理原则为预防为主，一旦发生及时进行复苏。

估计胎儿娩出后如有窒息的危险，即做好复苏准备，如抢救人员、药物、器械、氧气等。如发生新生儿窒息，按照 ABCDE 步骤实行复苏，即清理呼吸道；建立呼吸，增加通气；维持正常循环；药物治疗；评价。

（五）复苏后的护理

（1）需要复苏的新生儿，复苏后必须密切监测和反复评估呼吸、氧饱和度、血压、血糖、电解质、排尿情况、神经状态和体温。

（2）复苏期间及复苏后要避免过热。

（3）如果需要，迅速开始亚低温治疗，要事先做好人员和器械的准备。

本章小结

高危妊娠及其分级管理也是世界卫生组织推荐给世界各国作为降低孕产妇、围生儿死亡率的有效措施。如何应用孕产妇妊娠风险 5 色评估与管理规范，对高危孕产妇进行系统孕期管理，做到早预防、早发现、早治疗，可及时有效地控制高危因素的发展，防止可能导致胎儿及孕妇死亡的各种危险情况出现。以保证母亲及胎儿顺利地渡过妊娠期与分娩期。对于胎儿窘迫，应及时分辨慢性胎儿窘迫及急性胎儿窘迫，根据病因改善胎儿窘迫情况，视孕周、胎儿成熟度和窘迫的严重程度决定处理。

客观题测验

主观题测验

第十三章

异常分娩

异常分娩PPT课件

学习目标

1. 熟悉：异常分娩的类型：产力异常、产道异常、胎位异常（臀、肩、持续性枕横位/枕后位等）的临床表现、处理原则和评估要点。

2. 理解：缩宫素使用方法及观察要点，剖宫产术后再次妊娠经阴道分娩的适应证和禁忌证。

3. 运用：对异常分娩的妇女进行护理和健康教育。

异常分娩（abnormal labor）又称难产（dystocia），其影响因素包括产力、产道、胎儿及产妇的精神心理因素，这些因素既相互影响又互为因果关系，任何一个或一个以上的因素发生异常或四个因素相互不适应，而使分娩进程受到阻碍，称为异常分娩。

分娩是一个动态变化的过程，当分娩中的产力、产道、胎儿及产妇的精神心理因素中任何一种或多种因素发生异常，均可导致异常分娩。发生异常时必须早期识别，同时综合分析、整体评估，寻找异常分娩的病因，及时作出正确判断及恰当处理，以保障母胎安全，改善分娩结局。

一、病因

1. 产力异常

产力异常包括子宫收缩力异常和辅助肌收缩力异常（腹肌收缩力、膈肌收缩力、肛提肌收缩力），其中主要是子宫收缩力异常。子宫收缩力异常又分为收缩乏力（协调性子宫收缩乏力及不协调性子宫收缩乏力）和收缩过强（协调性子宫收缩过强及不协调性子宫收缩过强）。子宫收缩乏力可致产程延长或停滞；子宫收缩过强可引起急产或严重的并发症。

2. 产道异常

包括骨产道异常和软产道异常，以骨产道狭窄多见。骨产道狭窄可导致产力异常或胎位异常。骨产道过度狭窄时，即使正常大小的胎儿也难以通过。软产道异常也可致异常分娩。

3. 胎儿异常

包括胎位异常(头先露异常、臀先露及肩先露等)及胎儿相对过大和胎儿发育异常。

二、临床表现

(一)母体表现

1. 产妇全身衰竭症状

产程延长使产妇烦躁不安、体力衰竭、进食减少，检查可见产妇口唇干裂、口臭。严重者出现脱水、代谢性酸中毒及电解质紊乱，肠胀气或尿潴留。

2. 宫缩异常

表现为子宫收缩乏力或过强、过频；阴道检查可触及宫颈水肿或宫颈扩张缓慢，停滞。严重时，子宫下段极度拉长，若为头盆不称可出现病理性缩复环伴子宫下段压痛，使用缩宫素不当可致先兆子宫破裂甚至子宫破裂。

3. 胎膜早破

头盆不称或胎位异常时，先露部与骨盆之间有空隙，前羊膜囊受力不均，易发生胎膜早破。因此，胎膜早破往往是异常分娩的征兆，需要查明有无头盆不称或胎位异常。

(二)胎儿方面

1. 胎先露下降受阻

临产后胎头高浮未衔接者，提示有严重的头盆不称或胎头位置异常。

2. 胎位异常

胎位异常如高直位、不均倾位，有内旋转受阻如持续性枕横位及枕后位，胎头姿势异常如胎头仰伸呈前顶骨露、额先露及面先露，前不均倾位，胎头位置异常是导致头位难产的首要因素。胎头位置异常使胎头下降受阻，宫颈扩张延缓、停滞，继发宫缩乏力。

3. 胎儿窘迫

产程延长，尤其第二产程延长，导致胎儿缺氧，出现胎儿窘迫征象。

4. 胎儿颅缝过度重叠

分娩过程中，颅骨轻度重叠，可以缩小胎头体积，有利胎儿娩出，但骨产道狭窄致产程延长时，胎儿颅缝过度重叠，提示有明显的头盆不称。

5. 胎头水肿或血肿

产程进展缓慢或停滞时，胎头先露部位软组织长时间受产道挤压形成胎头水肿(又称产瘤)或胎头被牵拉使骨膜下血管破裂，发生头皮血肿。

(三)产程异常

1. 潜伏期延长(prolonged latent phase)

从临产规律宫缩开始至活跃期起点(4~6 cm)称为潜伏期。初产妇>20 小时，经产妇>14 小时称为潜伏期延长。

2.活跃期异常

包括活跃期延长(protracted active phase)和活跃期停滞(arrested active phase)。

(1)活跃期延长：从活跃期起点(4~6 cm)至宫颈口开全称为活跃期。活跃期宫颈口扩张速度<0.5 cm/h 称为活跃期延长。

(2)活跃期停滞：当破膜且宫颈口扩张≥6 cm 后，若宫缩正常，宫颈口停止扩张≥4小时；若宫缩欠佳，宫颈口停止扩张≥6小时称为活跃期停滞。

3.第二产程异常

包括胎头下降延缓(protracted descent)、胎头下降停滞(arrested descent)和第二产程延长(protracted second stage)。

(1)胎头下降延缓：第二产程初产妇胎头先露下降速度<1 cm/h，经产妇<2 cm/h，称为胎头下降延缓。

(2)胎头下降停滞：第二产程胎头先露停留在原处不下降>1小时，称为胎头下降停滞。

(3)第二产程延长：初产妇>3小时、经产妇>2小时(硬膜外麻醉镇痛分娩时，初产妇>4小时，经产妇>3小时)产程无进展(胎头无下降和旋转)，称为第二产程延长。

三、处理

处理原则以预防为主，产程中应对宫缩、胎儿大小与胎位、骨盆大小以及头盆关系是否相称等进行全面评估，综合分析决定分娩方式(图13-1)。

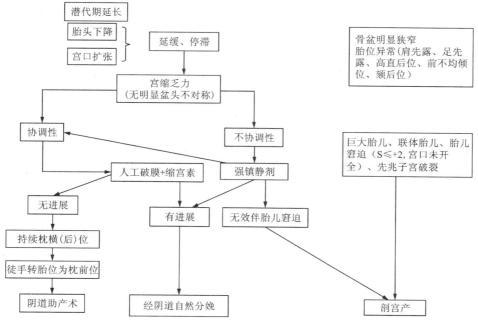

图 13-1 异常分娩的处理

(一)阴道试产

无明显的头盆不称、胎位异常及其他阴道分娩禁忌证,原则上应尽量阴道试产。为了避免随意诊断难产,应注意:①第一产程宫颈扩张 4 cm 之前,不应诊断难产;②在行人工破膜和缩宫素使用后,方可诊断难产。

1.潜伏期延长

潜伏期延长不是剖宫产的指征,应精确判断临产的时间。宫颈口开大 0~3 cm 而潜伏期超过 8 小时,可给予哌替啶 100 mg 肌内注射,以纠正不协调性子宫收缩,缓解宫缩引起的疼痛,多数潜伏期宫缩乏力经充分休息后,能自然进入活跃期。假临产者宫缩消失。如用镇静剂后宫缩无改善,可给予缩宫素静滴;宫口开大≥3 cm,而 2~4 小时宫颈扩张无进展,应给予人工破膜,若产程仍无进展且宫缩弱可给予缩宫素静脉滴注加强宫缩,以促进产程进展。

2.活跃期异常

活跃期延长时,首先应做阴道检查详细了解骨盆情况及胎方位,若无明显头盆不称及严重的胎头位置异常,可行人工破膜,然后根据宫缩情况决定是否使用缩宫素静脉滴注加强产力,维持有效宫缩(宫缩持续 40~50 秒,间歇 2~3 分钟,宫缩压力达 50~60 mmHg),促进产程进展。发现胎位异常如枕横位或枕后位,可指导产妇改变体位促进胎头旋转,必要时徒手旋转胎头纠正胎方位。活跃期停滞提示头盆不称,应行剖宫产术结束分娩。

3.第二产程异常

根据产力、胎方位及胎心率等因素决定分娩方式,避免第二产程延长。第二产程异常时,要高度警惕头盆不称,立即评估胎心、胎方位、胎头位置高低、胎头水肿或颅骨重叠情况、骨盆有无狭窄,若无头盆不称或严重胎头位置异常,可用缩宫素加强产力,指导产妇正确屏气用力的方法;若胎头为枕横位或枕后位,可徒手旋转胎头为枕前位。若胎头下降至≥+3 水平,可行产钳或胎头吸引器助产术;若经积极处理后胎头下降无进展,胎头位置在≤+2 水平以上,应及时行剖宫产术。

(二)剖宫产

产程过程中一旦发现严重的胎位异常如胎头高直后位、前不均倾位、额先露及颏后位,应停止阴道试产,改行剖宫产术。骨盆出口狭窄或胎儿过大,明显头盆不称或肩先露,臀先露尤其是足先露时,应行择期剖宫产术。产程中出现胎儿窘迫而宫口未开全,胎头位置在≤+2 水平以上,也应考虑行剖宫产术。产力异常发生病理性缩复环或先兆子宫破裂时,不论胎儿是否存活,均应抑制宫缩同时行剖宫产术。

课程思政

倡导温馨舒适的分娩,落实中国《母婴安全行动计划(2018—2020 年)》

为孕产妇营造温馨、舒适的产房环境,提供以孕产妇为中心的人性化服务,产程中由一位富有爱心、态度和蔼、善解人意、精通妇产科知识的女性为产妇提供专业分娩陪伴等非药物镇痛服务,在整个产程中给予产妇持续的心理、生理及感情上的支持,并采用助产适宜技术及药物镇痛方法,帮助她们顺利度过分娩期,可减少难产的发生,促进自然分娩。

第一节　产力异常

预习案例

> 李女士，31 岁，G_1P_0，孕 40^{+2} 周，在规律宫缩 10 小时后，宫口开大 4 cm，胎方位 LOT，先露 −1，胎膜未破，2 小时后产程无进展，行人工破膜，羊水清亮。破水 1 小时后宫缩 25～30s/4～5 min，强度±，宫口仍为 4 cm，LOT，先露 −1，羊水 I°，胎监示胎心正常，产妇精神好，大小便正常。
>
> 思考
> 1. 该产妇的产程进展正常吗？属于哪种产力异常情况？
> 2. 针对该产妇的产程进展情况，下一步的处理是什么？

产力包括子宫收缩力、腹肌及膈肌的收缩力以及肛提肌收缩力。子宫收缩力是临产后贯穿于分娩全过程的主要动力，具有节律性、对称性、极性及缩复作用的特点。任何原因引发的子宫收缩的节律性、对称性及极性不正常或收缩力的强度、频率变化均称为子宫收缩力异常，简称产力异常（abnormal uterine action）。

临床上子宫收缩力异常主要有两类：子宫收缩乏力，简称宫缩乏力（uterine inertia），以及子宫收缩过强，简称宫缩过强（uterine overcontraction）（图 13-2），每类又分为协调性子宫收缩异常和不协调性子宫收缩异常。

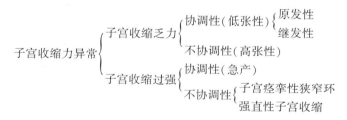

图 13-2　子宫收缩力异常的分类

一、子宫收缩乏力

（一）病因

1. 子宫肌源性因素

子宫畸形、子宫肌纤维过度伸展（如羊水过多、多胎妊娠、巨大儿等）、子宫肌瘤、子宫腺肌症、高龄产妇、经产妇、有宫内感染者等任何影响子宫肌纤维正常收缩的因素均可导致子宫收缩乏力。

2. 头盆不称或胎位异常

胎先露下降受阻，不能紧贴子宫下段及宫颈内口，影响内源性缩宫素释放及反射性子宫收缩，宫颈扩张缓慢。

3. 内分泌失调

缩宫素及前列腺素合成及释放减少，或缩宫素受体减少以及子宫对宫缩物质的敏感性降低，胎儿、胎盘合成与分泌硫酸脱氢表雄酮量减少，使宫颈成熟度欠佳。

4. 精神心理因素

产妇对分娩知识匮乏，恐惧、焦虑、紧张等因素使大脑皮质功能紊乱，待产时间久、过度疲劳、体力消耗、水电解质功能紊乱等，均可导致原发性宫缩乏力。

5. 药物

在产程早期大剂量使用镇静剂、宫缩抑制剂、解痉镇痛药物，可使子宫收缩受到抑制。

(二) 临床表现及诊断

1. 协调性子宫收缩乏力(hypotonie uterine inertia)

又称低张性子宫收缩乏力，对胎儿多无影响。特点为子宫收缩的节律性、对称性和极性均正常，仅收缩力弱。宫腔压力低于 15 mmHg，宫缩<2 次/10 min，持续时间短，间歇期较长。宫缩高峰时，子宫没有隆起，按压子宫底时有凹陷。

根据宫缩乏力的发生时期分为：①原发性宫缩乏力：产程早期出现的宫缩乏力；②继发性宫缩乏力：宫缩在产程早期正常，进展到第一产程活跃期后期强度转弱，使产程延长或停滞，多伴有胎位或骨盆异常。此种宫缩乏力对胎儿的影响并不大，协调性宫缩乏力多为继发性宫缩乏力。

2. 不协调性子宫收缩乏力(hypertonic uterine inertia)

又称高张性子宫收缩乏力，此种宫缩乏力多为原发性宫缩乏力。其特点为宫缩失去正常的节律性、对称性，尤其是极性，宫缩的节律不协调，高频率的宫缩波自下而上扩散，不能产生向下的合力，致使宫缩为无效宫缩。产妇可出现持续性腹痛、腹部拒按、烦躁不安，静息宫内压升高；胎先露不下降，宫口不扩张，胎心异常，严重时可出现水及电解质紊乱、尿潴留、胎盘-胎儿循环障碍。

(三) 对产程及母儿影响

1. 对产程的影响

宫缩乏力使产程进展缓慢甚至停滞。原发性宫缩乏力引起潜伏期延长，继发性宫缩乏力导致第一、二产程延长或停滞。

2. 对母体的影响

产程延长使产妇休息欠佳，体力消耗和过度换气、进食减少，可出现精神疲惫、全身乏力、排尿困难及肠胀气。严重者引起脱水、低钾血症或酸中毒，最终剖宫产率和阴道助产率均增加。第二产程延长可因产道受压过久，发生产后尿潴留，盆底组织受压长期缺血，继发水肿、坏死形成生殖道瘘。产程延长、滞产易导致产后出血。同时，多次阴道检查或肛查等均增加了产褥感染的机会。

3. 对胎儿的影响

不协调性宫缩乏力时，宫缩间歇期子宫不能完全松弛，子宫胎盘循环受到影响，易发生胎儿窘迫；产程延长导致手术干预机会增加，易导致新生儿窒息、产伤、颅内出血及吸入性肺炎等。

（四）预防

（1）加强产前教育，消除产妇不必要的思想顾虑和分娩恐惧心理，避免不良情绪对分娩的影响。

（2）严密观察产程，评估有无头盆不称，尽早处理异常产程。注意待产中的饮食、休息，与排泄的护理。开展导乐陪伴分娩业务，指导产妇自由体位分娩。

（五）处理原则

1. 协调性子宫收缩乏力

应首先明确病因，排除有无头盆不称、产道异常或胎位异常，针对病因对症采取措施加强宫缩。

2. 不协调性宫缩乏力

停止一切操作，首先是恢复宫缩正常的节律性、极性和对称性，调整不协调宫缩为协调性宫缩，再按照协调性宫缩乏力处理，在恢复协调宫缩前禁止使用缩宫素。

（六）评估与监测

1. 产妇情况

评估产前检查的一般资料，了解产妇身体发育状况、身高、骨盆各径线值等；既往史，尤其是分娩史；评估临产后产妇生命体征、精神心理状态、社会支持系统，产程中有无使用镇静剂或止痛药物等。

2. 胎儿情况

评估胎儿大小、胎方位、胎心及头盆关系等情况。

3. 密切观察产程

多普勒听诊胎心或行胎心电子监护监测胎心、宫缩频率、强度、节律性等情况，尽早识别协调和不协调性宫缩乏力；阴道检查了解宫口扩张程度、胎方位、先露高低等。

4. 实验室检查

尿液检查可出现尿酮体阳性，血液生化检查可见钾、钠、氯、钙等电解质改变，二氧化碳结合力下降。

5. Bishop 评分法了解宫颈成熟度

了解宫颈成熟度，评估试产的成功率。该评分法满分为 13 分。若产妇得分≤3 分多失败；4~6 分的成功率约为 50%；7~9 分的成功率约为 80%；>9 分引产均成功。

（七）处理措施

1. 协调性子宫收缩乏力

无论是原发性宫缩乏力还是继发性宫缩乏力，应首先明确病因，排除有无头盆不称或胎位异常，若估计不能经阴道分娩者，应及时行剖宫产术。无头盆不称和胎位异常，无胎儿窘迫征象，经评估能经阴道分娩者，则应采取加强宫缩的措施。

（1）第一产程。

改善全身情况：①心理支持。关心、安慰产妇，讲解分娩期知识，解除产妇对分娩的心理顾虑与紧张情绪，增强产妇对分娩的信心。②保证休息。指导其休息，对产程长、产妇过度疲劳，烦躁不安或潜伏期出现的宫缩乏力，可遵医嘱给予强镇静剂，如哌替啶100 mg或吗啡10 mg肌内注射，绝大多数潜伏期宫缩乏力者在充分休息后可自然进入活跃期。③鼓励产妇进易消化、高热量食物。及时补充膳食营养及水分等，不能进食者可静脉输液，以补充电解质，维持酸碱平衡。④保持膀胱和直肠空虚状态，指导产妇2~4小时排尿一次，对于排尿困难者先诱导排尿，无效者遵医嘱给予导尿。⑤开展导乐陪伴分娩。让有经验的助产士一对一导乐陪伴指导，同时家属陪伴在产妇身边，宫缩时家属给予精神上的鼓励，腰骶部的按摩，消除产妇紧张情绪，减少因精神因素导致的宫缩乏力。

加强宫缩：排除头盆不称、胎位异常和骨盆无狭窄，无胎儿窘迫，且产程无明显进展，则遵医嘱加强宫缩。常用的加强宫缩的方法有：①人工破膜：宫口扩张≥3 cm，无头盆不称，胎头已衔接而产程延缓者，可行人工破膜。破膜后，胎头直接紧贴子宫下段及宫颈内口，反射性引起子宫收缩，加速产程进展。破膜前必须检查有无脐带先露，人工破膜应在宫缩间歇期进行。破膜后术者手指应停留在阴道内，经过1~2次宫缩待胎头入盆后，术者再将手指取出，以免脐带脱垂，同时观察羊水量、性状和胎心变化。破膜后宫缩仍未改善可考虑使用缩宫素静脉滴注加强宫缩。②缩宫素静脉滴注：适用于协调性宫缩乏力、胎心良好、胎位正常、头盆相称者。原则是以最小浓度获得最佳宫缩，一般将缩宫素2.5 U配制于0.9%氯化钠溶液500 mL内，使每滴液体含缩宫素0.33 mU，从4~5滴/min（1~2 mU/min）开始，根据宫缩强弱调整输液速度，调整间隔为15~30分钟，每次增加1~2 mU/min为宜，最大给药剂量通常不超过20 mU（60滴/min），维持宫缩2~3分钟一次，持续40~60秒，宫缩时宫腔内压力达50~60 mmHg。对于不敏感者，可酌情增加缩宫素剂量。若10分钟内宫缩≥5次、持续1分钟以上或胎心率异常，应立即停止滴注缩宫素。外源性缩宫素在母体血中的半衰期为1~6分钟，故停药后能迅速好转，必要时使用宫缩抑制剂。若发现血压升高，应减慢缩宫素滴注速度。由于缩宫素有抗利尿作用，水的重吸收增加，可出现少尿，需警惕水中毒的发生。有明显产道梗阻者不宜应用缩宫素。使用缩宫素时需有专人看护，监测宫缩、胎心、血压及产程进展，做好护理记录。③穴位刺激：常用穴位有合谷穴、三阳交、太冲、关元等穴位，有增强宫缩的效果。④刺激乳头：牵拉乳头也可加强宫缩。

课程思政

缩宫素，20世纪医学界最伟大的发明之一

缩宫素是一种肽类激素，由垂体后叶分泌。其生理作用：促进子宫平滑肌收缩，模拟正常分娩的子宫收缩作用；刺激乳腺的平滑肌收缩，有助于促进乳汁自乳房排出；还有助于增进人际关系等。1953年，美国生化学家文森特·杜维尼奥第一次人工合成缩宫素。1955年，他因对缩宫素研究的贡献而被授予诺贝尔化学奖。

剖宫产术准备：有明显头盆不称，或经上述处理，试产 2~4 小时产程仍无进展或出现胎儿窘迫、产妇体力衰竭等，应做好剖宫产术前准备。

（2）第二产程：宫缩乏力若无头盆不称应静滴缩宫素加强宫缩，同时指导产妇配合宫缩屏气用力；母儿状况良好，胎头下降至 ≥+3 水平，可等待自然分娩或行阴道助产；若处理后胎头下降无进展，胎头位置在 ≤+2 水平以上或出现胎儿窘迫者，应及时行剖宫产术。

（3）第三产程：胎儿前肩娩出后可立即将缩宫素 10~20 U 加入 25% 葡萄糖 20 mL 内静脉推注或缩宫素 10 U 加入乳酸钠林格液 500 mL 静滴，预防产后出血。若产后出血较多，可遵医嘱给予麦角前列腺素或卡前列腺素氨丁三醇帮助子宫收缩。对产程长、破膜时间超过 12 小时及手术者，应遵医嘱给予抗生素预防感染。密切观察产后子宫收缩、阴道出血情况和生命体征变化，注意产妇有无特殊不适。

2.不协调性宫缩乏力

处理原则为调节子宫不协调收缩，使其恢复正常节律性及极性。医护人员要关心、安慰、鼓励产妇，详细解释疼痛的原因，指导产妇使用呼吸减痛法、按摩等放松技巧缓解疼痛。遵医嘱给予哌替啶 100 mg 或吗啡 10 mg 肌内注射，使产妇充分休息，多数可恢复为协调性子宫收缩，若经过上述处理子宫收缩仍未恢复协调性，严禁使用宫缩剂，出现胎儿窘迫征象及头盆不称者，应考虑行剖宫产术，同时做好新生儿复苏准备工作。

（八）健康教育

1.加强产前及产时健康教育

孕妇学校、助产士门诊进行分娩相关知识的宣教，增强其对分娩的正确认知与信心，减少不必要的思想顾虑和恐惧心理。

2.分娩指导

开展一对一导乐陪伴分娩业务，根据产妇的舒适度采取按摩、水疗、拉玛泽呼吸减痛法帮助产妇缓解分娩疼痛，消除产妇紧张、恐惧心理，可预防情绪紧张所致的宫缩乏力。及时排空大小便，避免继发性子宫收缩乏力的发生。

3.饮食指导

分娩期鼓励产妇进易消化食物和功能性饮料，如粥类、汤类等，活跃期控制进食固体食物，产程中呕吐不能进食或有剖宫产手术可能的产妇，应禁食、禁水，给予静脉补充营养。

4.活动与休息

指导产妇宫缩间歇期适当休息，在充分休息后对于协调性宫缩乏力可通过变换体位，如直立位，加强宫缩。

二、子宫收缩过强

（一）临床表现及诊断

1.协调性子宫收缩过强

协调性子宫收缩过强时子宫收缩的节律性、对称性及极性均正常，而子宫收缩力过强、频率过快。若产道无阻力，产程常短暂，初产妇总产程<3小时分娩者，称为急产（precipitate delivery）。若存在产道梗阻或瘢痕子宫，宫缩过强可发生病理性缩复环（pathologic cretraction ring）甚至子宫破裂，多见于经产妇。

2. 不协调性子宫收缩过强

（1）强直性子宫收缩（tetanic contraction of uterus）：常见于缩宫剂使用不当，子宫收缩失去节律性、无间歇，呈持续性强直性收缩。产妇因持续性腹痛常有烦躁不安，腹部拒按，胎位及胎心不清。若合并产道梗阻，亦可出现先兆子宫破裂的表现。

（2）子宫痉挛性狭窄环（constriction ring of uterus）：多因产妇精神紧张、过度疲劳和缩宫素使用不当或粗暴实施阴道内操作所致。子宫局部平滑肌持续不放松，痉挛性不协调性收缩形成的环形狭窄。狭窄环位于子宫上下段交界处胎体狭窄部，如胎儿颈部、腰部，不随宫缩上升，与病理性缩复环不同。产妇可出现持续性腹痛，烦躁不安，胎先露部下降停滞，胎心时快时慢，宫颈扩张缓慢，手取胎盘时可在宫颈内口上方直接触到此环（图13-3）。第三产程常造成胎盘嵌顿（placental incarceration）。

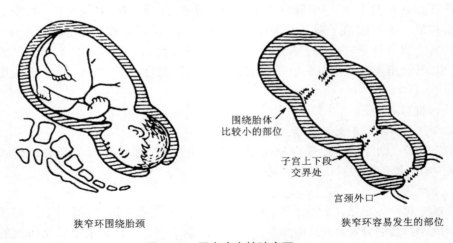

狭窄环围绕胎颈   狭窄环容易发生的部位

图13-3 子宫痉挛性狭窄环

（二）对产程及母儿影响

1. 对产程的影响

协调性子宫收缩过强可致急产，不协调性宫收缩过强形成子宫痉挛性狭窄环或强直性子宫收缩时，导致产程异常。

2. 对母体的影响

宫腔压力升高，有羊水栓塞的风险。易造成软产道裂伤，甚至子宫破裂。手术产的概率增加，产后易发生胎盘嵌顿、产后出血、产褥感染。

3. 对胎儿的影响

子宫收缩过强使子宫胎盘血流减少，易发生胎儿窘迫、新生儿窒息甚至死亡。胎儿娩出过快，胎儿在产道内压力解除过快，致使新生儿颅内出血。若接产准备不充分，易发生新生儿产伤、感染等。

（三）处理原则

协调性宫缩过强以预防为主，寻找原因，正确处理急产。不协调性宫缩过强的处理包括抑制强直性宫缩，去除原因及使用镇静剂消除子宫痉挛性狭窄环。有急产史者应提前住院，临产后慎用缩宫剂或人工破膜等处理。

（四）评估与监测

1. 评估产妇情况

产前检查一般资料，仔细阅览产妇产前检查结果，评估身体发育情况、身高、有无骨盆异常、妊娠并发症等。询问经产妇有无急产史。评估临产时间、身体状况及用药情况。

2. 评估胎儿情况

评估头盆关系、胎儿大小、胎心及胎方位情况。

3. 密切观察病情

观察宫缩频率、强度，宫口扩张、胎先露下降等情况。观察产道有无梗阻，如产道梗阻，可在腹部见有一环状凹路，即病理性缩复环，此时出现子宫下段压痛明显，尿潴留及血尿等先兆子宫破裂的征象。如产道无梗阻，则产程进展快，胎头下降迅速。

（五）处理措施

1. 分娩前

有急产史者（包括家族有急产者）应提前入院，住院后嘱孕妇勿远离病房，有产兆者注意评估宫缩情况、观察产程进展情况及胎心情况，预防急产的发生。嘱其侧卧位休息，不要过早向下屏气，并迅速做好接产准备及新生儿抢救准备，需解大小便时，先行阴道检查，判断宫口扩张及胎儿先露下降情况，以防意外。做好与产妇的沟通，稳定产妇情绪。

2. 分娩期

严密观察产程及产妇状况，发现异常及时通知医生并配合处理。不协调性宫缩过强，积极寻找原因，停止阴道内检查等一切操作及缩宫剂的使用。宫缩过强时遵医嘱给予宫缩抑制剂，如硫酸镁，必要时使用哌替啶。若宫缩恢复正常等待自然分娩或阴道助产；若宫缩不能缓解，已出现病理性缩复环而宫口未开全，胎先露高浮，短时间内不能经阴道分娩或出现胎儿窘迫，应立即做好剖宫产的术前准备和新生儿复苏准备工作。产时提前做好接产准备，陪伴产妇，多与产妇沟通，接产时注意指导产妇正确使用腹压，控制胎头娩出速度，防止重度软产道裂伤。如胎膜未破，包裹胎儿一并娩出应立即破膜，以防新生儿窒息、吸入性肺炎，产后检查软产道有无裂伤并予缝合，新生儿遵医嘱给予维生素 K0.5~1 mg 肌内注射，预防新生儿颅内出血。

3. 分娩后

严密观察子宫复旧，阴道出血，会阴伤口等情况。急产产妇在未经消毒措施下分娩后，应严格无菌处理脐带，母儿给予抗生素预防感染，必要时给母儿各注射破伤风抗毒素 1500U。若新生儿出现意外，需协助产妇及家属顺利度过哀伤期。

（六）健康教育

1. 定期产前检查

提前准备好住院的资料和物品。有急产史的孕产妇出现胎膜破裂，有不规律宫缩或是居住地距离医院路程远的，应提前住院待产。

2. 就医指导

指导产妇应用减痛技巧，增加舒适感。产时指导产妇与助产士密切配合，减少产时并发症的发生。

客观题测验

主观题测验

第二节　产道异常

预习案例

> 张女士，27 岁，G_1P_0，孕 39 周，入院时估计胎儿大小约 3300 g。产程中行硬膜外镇痛分娩，宫口开全 2 小时，先露 S+2，胎方位 LOT，宫缩由强转为中等已 40 分钟，现在宫缩 $25 \sim 30$ s/4 min。
>
> 思考
>
> 1. 请问目前的诊断是什么？
> 2. 造成这种情况最常见的原因是什么？
> 3. 针对该产妇的产程进展情况，下一步的处理是什么？

产道是胎儿娩出的通道。产道异常包括骨产道及软产道异常，临床上以骨产道异常多见。产道异常使胎儿娩出受阻，分娩时应通过产科检查，评估骨盆大小与形态，明确狭窄骨盆的类型和程度，并结合产力、胎儿等因素综合分析后决定分娩方式。

一、骨产道异常

骨盆径线过短或形态异常，致使骨盆腔小于胎先露部可通过的限度，阻碍胎先露部下降，影响产程顺利进展，称为狭窄骨盆（contracted pelvis）。骨盆狭窄可以为一个径线过短或多个径线同时过短，也可以为一个平面狭窄或多个平面同时狭窄。

（一）分类及临床表现

1. 骨盆入口平面狭窄（contracted pelvic inlet）

以扁平型骨盆为代表，主要为骨盆入口平面前后径狭窄。以对角径为主，分 3 级（表 13-1）。

表 13-1　骨盆三个平面狭窄的分级

分级	入口平面狭窄对角径	中骨盆平面狭窄坐骨棘间径	出口平面狭窄		
			坐骨棘间径+中骨盆后矢状径	坐骨结节间径	坐骨结节间径+出口后矢状径
Ⅰ级（临界性）	11.5 cm	10 cm	13.5 cm	7.5 cm	15.0 cm
Ⅱ级（相对性）	10.0~11.0 cm	8.5~9.5 cm	12.5~13.0 cm	6.0~7.0 cm	12.0~14.0 cm
Ⅲ级（绝对性）	≤9.5 cm	≤8.0 cm	≤11.5 cm	≤5.5 cm	≤11.0 cm

根据骨盆的形态变异分为两种：单纯扁平骨盆（simple flat pelvis）：入口横径呈横扁圆形，骶岬向前下突起，前后径缩短，骶凹存在（图 13-4）；佝偻病性扁平骨盆（rachitic flat pelvis）：骨盆入口呈横的肾形，前后径明显缩短，骶岬向前突，骶骨下段平直后移，骶凹消失，尾骨前翘。坐骨结节外翻使耻骨弓角度及坐骨结节间径增大（图 13-5）。

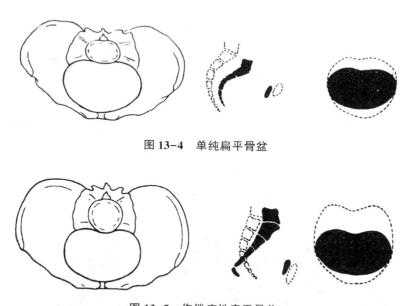

图 13-4　单纯扁平骨盆

图 13-5　佝偻病性扁平骨盆

骨盆入口平面狭窄临床表现：

（1）胎方位异常：狭窄骨盆异常胎位发生率（臀、肩先露等）为正常骨盆的 3 倍以上。初产妇多呈尖腹，经产妇呈悬垂腹，临产前后，胎头迟迟不入盆，检查胎头跨耻征阳性。产程初期胎头常呈不均倾位或仰伸位入盆。Ⅰ级临界性狭窄多数可以经阴道分娩；Ⅱ级相对性狭窄，阴道分娩的难度明显增加，胎儿小且产力好，需经试产才能决定是否可以经阴道分娩；Ⅲ级绝对性狭窄，须行剖宫产娩出胎儿。

（2）产程进展异常：骨盆入口平面狭窄常见潜伏期及活跃期早期产程延长。充分试产（宫口扩张6 cm以上）胎头衔接则后期产程进展顺利。绝对性头盆不称常导致宫缩乏力及产程停滞，甚至出现梗阻性难产。

（3）其他：头盆不称产妇胎膜早破发病率增高，而脐带脱垂风险是正常产妇的4~6倍以上。狭窄骨盆伴有宫缩过强，易发生子宫破裂，产道梗阻使产妇腹痛拒按、排尿困难、甚至尿潴留，检查可见耻骨联合分离，宫颈水肿，甚至出现病理性缩复环，肉眼血尿等，不及时处理可导致子宫破裂。

2. 中骨盆平面狭窄（contracted midpelvis）

中骨盆平面狭窄较入口平面狭窄更常见，主要见于男型骨盆及类人猿型骨盆，以坐骨棘间径和中骨盆后矢状径狭窄为主，分3级（表13-1）。

中骨盆平面狭窄临床表现。

（1）胎先露及胎方位异常：临产后先露入盆不困难，胎头能正常衔接，但胎头下降至中骨盆时，由于内旋转受阻，胎头双顶径被阻于中骨盆狭窄部位以上，常出现持续性枕横位或枕后位。

（2）产程进展异常：产程进入活跃晚期及第二产程后进展缓慢，因持续性枕横位或枕后位导致宫缩乏力，产程延长甚至停滞。

（3）其他：胎头受阻于中骨盆，有一定可塑性的胎头开始发生变形，颅骨重叠，胎头受压，使软组织水肿，产瘤较大，严重时可发生颅内出血及胎儿窘迫。若中骨盆狭窄程度严重，宫缩又较强，可发生先兆子宫破裂及子宫破裂。强行阴道助产，可导致严重软产道裂伤及新生儿产伤。

3. 骨盆出口平面狭窄（contracted pelvic outlet）

常与中骨盆平面狭窄相伴行，主要见于男型骨盆，以坐骨结节间径及骨盆出口后矢状径狭窄为主，分3级（表13-1）。中骨盆平面和出口平面的狭窄常见于以下两种类型：

（1）横径狭窄骨盆（transversely contracted pelvis）：与类人猿型骨盆类似。骨盆各平面横径均缩短，入口平面呈纵椭圆形（图13-6）。常因中骨盆及骨盆出口平面横径狭窄导致难产。

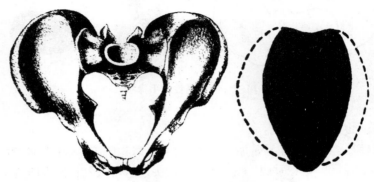

图13-6　横径狭窄骨盆

（2）漏斗型骨盆（funnel shaped pelvis）：骨盆入口各径线正常，两侧骨盆壁内收，状似漏斗得名。其待点是中骨盆及骨盆出口平面均明显狭窄，使坐骨棘间径和坐骨结节间径缩短，坐骨切迹宽度（骶棘韧带宽度）<2 横指，耻骨弓角度<90°，坐骨结节间径加出口后矢状径<15 cm，常见于男型骨盆（图 13-7）。

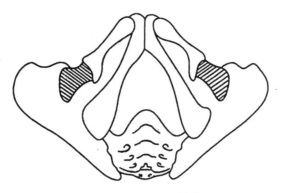

图 13-7　漏斗型骨盆

骨盆出口平面狭窄的临床表现有：常与中骨盆狭窄同时出现，易导致继发性宫缩乏力和第二产程停滞，胎头双顶径不能通过出口平面。强行阴道助产，可导致严重的软产道损伤和新生儿产伤。

4.骨盆三个平面狭窄

骨盆外形属正常女型骨盆，但骨盆三个平面各径线均比正常值小 2 cm 或更多，称为均小骨盆（generally contracted pelvis），多见于身材矮小、体形匀称的妇女。

5.畸形骨盆

骨盆失去对称性及正常形态所致的狭窄。包括骨盆骨折所致的畸形骨盆和跛行及脊柱侧凸所致的偏斜骨盆。骨盆骨折常见于尾骨骨折使尾骨尖前翘或骶尾关节融合使骨盆出口前后径缩短，导致骨盆出口狭窄而影响分娩。偏斜骨盆的特征是骨盆两侧的侧斜径（一侧髂后上棘与对侧髂前上棘间径）或侧直径（同侧髂后上棘与髂前上棘间径）之差>1 cm（图 13-8）。

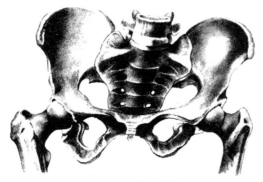

图 13-8　偏斜骨盆

（二）对产程及母儿的影响

1. 对产程的影响

狭窄骨盆可使产程延长及停滞。骨盆入口狭窄影响胎先露部衔接，容易发生胎位异常；中骨盆狭窄可使胎头下降延缓、胎头下降停滞，活跃期及第二产程延长；骨盆出口狭窄可使胎头下降停滞，第二产程延长。

2. 对母体的影响

中骨盆平面狭窄影响胎头内旋转，容易发生持续性枕横位或枕后位。胎先露部下降受阻多导致继发性宫缩乏力，产程延长或停滞，使手术助产、软产道裂伤及产后出血增多；因胎膜早破，手术助产增加以及产程异常行阴道检查次数过多，产褥感染机会亦增加；产道受压过久，可形成尿瘘或粪瘘；严重梗阻性难产伴宫缩过强形成病理缩复环，可致先兆子宫破裂甚至子宫破裂。

3. 对胎儿及新生儿的影响

骨盆入口狭窄导致胎头高浮，使胎膜早破、脐带先露及脐带脱垂机会增多；产程延长，胎头在产道受压过久，易发生胎儿缺血缺氧；胎头内旋转受阻，强行通过狭窄产道或手术助产，易引起颅内出血及其他新生儿产伤、感染等疾病。

（三）预防

准确评估，减少并发症，避免不必要的损伤。

（四）处理原则

1. 骨盆入口平面狭窄

（1）剖宫产：绝对性骨盆入口平面狭窄，胎头跨耻征阳性者。

（2）试产：相对性骨盆入口平面狭窄时，足月胎儿体重<3000 g，胎心正常时，当产妇一般状况及产力良好，破膜后子宫颈口扩张>6 cm后，试产时间以4~6小时为宜。产程仍无进展或出现胎儿窘迫征象，应及时行剖宫产术。

2. 中骨盆平面狭窄

中骨盆平面狭窄容易导致持续性枕后位或枕横位，多为活跃期停滞、第二产程延长和继发性宫缩乏力。初产妇宫口开全2小时以上或经产妇宫口开全1小时以上者，胎头双顶径达到坐骨棘水平或更低，可加强产力，徒手转胎位，可阴道分娩或阴道助产；当胎头双顶径仍未达到坐骨棘水平，或伴有胎儿窘迫征象，应行剖宫产术。

3. 骨盆出口平面狭窄的处理

骨盆出口平面狭窄阴道试产应谨慎。临床上常用坐骨结节间径与后矢状径之和评估骨盆出口大小，若两者之和>15 cm，多数可经阴道分娩，有时需要产钳或胎吸助产；若两者径线之和≤15 cm，足月儿不易阴道分娩，需剖宫产结束分娩。

4. 均小骨盆的处理

在胎儿小、产力好、胎位及胎心正常的情况下可试产。胎儿较大，头盆不称时及时行剖宫产术。

5. 畸形骨盆的处理

应根据胎儿大小、产力、畸形骨盆种类及狭窄程度等情况具体分析。畸形严重、明显头盆不称者，应及时行剖宫产术。

（五）评估与监测

1. 既往病史

询问孕妇有无佝偻病、脊髓灰质炎、脊柱及髋关节结核及外伤史，若为经产妇，应了解既往有无难产史及其发生原因、新生儿有无产伤等。

2. 腹部检查

初产妇呈尖腹、经产妇呈悬垂腹者，提示有骨盆入口平面狭窄。

3. 全身检查

观察孕妇步态、体型是否异常。评估孕妇的身高、脊柱及下肢有无残疾和米氏菱形窝是否对称等，脊柱侧突或跛行可伴偏斜骨盆畸形；身高<145 cm 者易合并均小骨盆；骨骼粗壮、颈部较短易伴漏斗型骨盆；米氏菱形窝对称但过短易合并扁平骨盆，米氏菱形窝过窄易合并中骨盆狭窄，米氏菱形窝不对称，一侧髂后上棘突出则偏斜骨盆可能性大，两髂后上棘对称突出且狭窄者往往是类人猿型骨盆特征。

4. 评估头盆关系

临产后应充分评估头盆关系，胎头跨耻征阳性，表示头盆不称（cephalo pelvic disproportion，CPD）（图 13-9），提示有骨盆相对性或绝对性狭窄可能，头盆是否相称还与骨盆倾斜度和胎方位相关。

检查头盆是否相称的方法：嘱孕妇排空膀胱后仰卧，两腿伸直，检查者一手将胎头向盆腔方向推压，另一手放在耻骨联合上方。

（1）胎头跨耻征阴性：胎头低于耻骨联合平面，提示头盆相称。

（2）胎头跨耻征可疑阳性：胎头与耻骨联合平面在同一平面，提示可疑头盆不称。

（3）胎头跨耻征阳性：胎头高于耻骨联合平面，表示头盆不称。提示有骨盆相对性或绝对性狭窄。

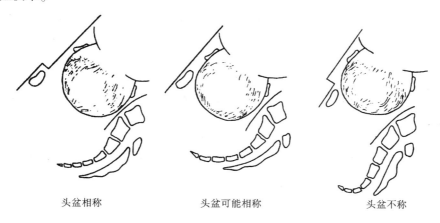

头盆相称   头盆可能相称   头盆不称

图 13-9 头盆相称程度

5. 胎位及产程动态监测

初产妇临产后胎头尚未衔接或呈臀、肩等异常胎先露，或头先露呈不均倾位衔接，或胎头内旋转受阻以及产力、胎位正常而产程进展缓慢时，均可能有骨盆狭窄，应及时检查确定是否可经阴道试产。

6. 辅助检查

参考 B 型超声了解胎先露与骨盆的关系、胎儿大小，判断胎儿是否经阴道分娩；胎心监护监测宫缩及胎儿胎心率的变化。

（六）分娩时处理

临床多见的是骨盆临界性或相对性狭窄，骨盆绝对性狭窄已很少见。分娩时应明确狭窄骨盆的类型和程度，结合产力和胎儿因素综合判断，决定分娩方式。

1. 剖宫产

有严重骨盆畸形，明显头盆不称者，应行剖宫产术结束分娩，遵医嘱积极做好剖宫产术前准备工作。

2. 阴道试产

相对骨盆入口狭窄、中骨盆狭窄、均小骨盆充分试产，产程无进展应当实施剖宫产手术。胎儿先露部压迫盆底组织时间长或出现血尿，应留置尿管，防止发生尿漏。新生儿胎头压迫时间久引起颅内出血或经手术助产易引起产伤，应严密观察，有异常情况及时汇报医生并配合进行相应的处理。

3. 产程观察

严密观察产程进展及胎心变化，尤其是胎方位、先露高低情况。专人守护，做好记录。产程中出现宫缩过强，子宫下段压痛、病理性缩复环、血尿、Ⅲ类胎监或胎儿窘迫，应行剖宫产手术，同时做好新生儿复苏准备工作。胎膜已破超过 12 小时者遵医嘱给予抗生素预防感染。

4. 全面支持

指导休息和合理饮食，及时巡回，督促排尿，保持膀胱空虚状态，排尿困难者给予留置导尿。产程中多鼓励、安慰产妇，多与产妇及家属沟通病情，使其了解分娩情况，减少恐惧焦虑心理，配合医务人员。

（七）健康教育

1. 产前及产时健康教育

产前向孕妇及家属讲解产道异常对母儿的影响，使其及家属增强分娩认知，解除恐惧、焦虑心理；指导孕妇自我监测的方法，如胎膜早破时要尽量卧位、尽早就医。

2. 分娩指导

指导促进胎头衔接及产程进展的各种自由体位分娩的方法，解答产妇及家属提出的疑问，使其了解产程进展情况。

二、软产道异常

软产道包括子宫下段、宫颈、阴道及骨盆底软组织。软产道异常由先天发育异常和后天疾病引起。软产道异常同样可以引起异常分娩，临床上容易被忽视。

（一）分类及临床表现

1. 阴道异常

阴道异常包括阴道横隔、阴道纵隔、阴道囊肿、阴道肿瘤和阴道尖锐湿疣等，产程中使胎先露下降受阻，影响产程进展。

2. 子宫异常

子宫异常包括：①子宫畸形包括纵隔子宫、双子宫、双角子宫，子宫畸形等。产程中易出现子宫收缩乏力、产程异常、宫口扩张缓慢，甚至子宫破裂，使难产概率明显增加。②瘢痕子宫，包括前次剖宫产手术、经子宫内膜的肌瘤剔除术、输卵管间质部及宫角切除、子宫成形等手术的瘢痕子宫。瘢痕子宫再次妊娠分娩时子宫破裂的风险增加。

3. 宫颈异常

宫颈异常包括：①宫颈瘢痕和粘连：宫颈病变经手术、物理治疗或宫颈内口松弛经环扎术治疗所致；②宫颈坚韧：高龄初产、宫颈不成熟或精神过度紧张可使宫颈局部挛缩，影响宫颈口扩张；③宫颈水肿：扁平骨盆、潜伏期延长，持续性枕横位或枕后位时产妇过早使用腹压可使宫颈水肿，缺乏弹性，影响宫颈扩张；④宫颈癌：宫颈癌肿质硬而脆，阴道分娩易发生宫颈裂伤、出血及癌肿扩散。

4. 盆腔肿瘤

盆腔肿瘤包括：①子宫肌瘤：肌瘤可单发或多发或大或小，有可能阻碍产道；②卵巢肿瘤：妊娠合并卵巢肌瘤时，容易发生蒂扭转或破裂。若卵巢肿瘤位于骨盆入口处可阻碍胎先露下降。

(二)对母儿影响

1. 对母体的影响

阴道纵隔、横隔影响产程进展，导致滞产，增加剖宫产率，并可能导致手术的相关并发症。卵巢肿瘤易发生蒂扭转、破裂，宫颈肿瘤易引起出血，尖锐湿疣经阴道分娩易导致软产道撕裂。瘢痕子宫试产易发生子宫破裂，将危及生命。

2. 对胎儿和新生儿的影响

子宫破裂引发胎死宫内，产程延长、滞产引起胎儿窘迫，新生儿窒息。宫颈肿瘤导致新生儿乳头瘤病毒的喉头种植。手术产机会增多，致新生儿产伤、感染及围产儿死亡率增加。

(三)处理

1. 阴道异常

阴道纵隔伴有双子宫、双宫颈时，胎儿通过其所在一侧的子宫下降经阴道分娩时，纵隔被推向对侧，分娩可无阻碍。当阴道纵隔发生于单阴道时，纵隔薄时可自行断裂，分娩无阻碍；纵隔厚而无法破裂影响胎先露下降时，可将纵隔中间剪断，待分娩结束后，将剩余纵隔剪除再缝合残端。阴道横隔影响胎先露下降，当阴道横隔被先露部压迫变薄时，可将阴道横隔做 X 型切开，待分娩结束后切除剩余的横隔，再用可吸收合成线缝合残端。阴道囊肿过大影响胎先露下降时，可行囊肿穿刺抽吸内容物。阴道肿瘤阻碍胎先露下降而不能经阴道切除时多选择剖宫产术，而较大或范围广的尖锐湿疣可阻塞产道，分娩宜选择剖宫产术。

2. 子宫异常

子宫畸形合并妊娠者，临产后严密监测，适当放宽剖宫产指征。瘢痕子宫妇女再孕分娩时有子宫破裂的风险。由于初次剖宫产后再孕分娩者增多，但并非所有曾行剖宫产妇女再孕者均须剖宫产，应当根据前次剖宫产指征、手术方式、术后有无感染、术后再孕间隔时间、既往剖宫产次数、有无紧急剖宫产的条件以及本次妊娠后胎儿大小、胎位、产力及产道等情况综合分析。详见本章第四节"剖宫产术后再次妊娠阴道分娩"。

3. 宫颈异常

轻度宫颈粘连可试行粘连分离、机械性扩展，严重的宫颈粘连和瘢痕应行剖宫产术。宫颈水肿或坚韧者分娩时可于宫颈两侧各注入 0.5% 利多卡因 5~10 mL 软化宫颈，若不见缓解，应行剖宫产术。宫颈癌经阴道分娩易致宫颈裂伤、出血及癌肿扩散，应行剖宫产术。早期浸润癌可先行剖宫产术，随即行宫颈癌根治手术或术后放疗。

4. 盆腔肿瘤

较小的子宫肌瘤，分娩可无阻碍，肌瘤待分娩后再行处理。子宫下段或宫颈处较大的肌瘤可占据盆腔，有可能阻碍产道，必要时行剖宫产术结束分娩。卵巢肿瘤阻碍胎先露衔接者，应行剖宫产术，同时权衡利弊决定是否同时切除肿瘤。

（四）评估与监测

1. 母体情况评估

了解既往有无妇科疾病史、以往妊娠及分娩情况，评估产前检查情况，如 B 超检查结果，产时阴道检查有无软产道及盆腔脏器的异常。

2. 评估胎儿情况

胎儿大小、胎方位及有无头盆不称等情况。

3. 密切观察产程

严密监测子宫收缩情况，胎先露下降程度、宫颈口扩张情况。

（五）处理措施

1. 一般措施

①给予生活上的照护，指导合理饮食、休息和排泄，注意营养的补充，不能进食者给予静脉补充营养，排尿困难者及时导尿。②指导舒适体位，配合按摩、使用导乐球和拉玛泽呼吸法等减痛措施，缓解分娩疼痛。③心理支持，多倾听产妇的倾诉，鼓励、安慰产妇，消除产妇紧张情绪，增加其分娩信心。

2. 剖宫产术前准备

软产道异常经处理无效，导致先露下降受阻者或阴道分娩会加重病情者，应遵医嘱及时做好剖宫产的术前准备。

3. 阴道试产

分娩过程中，阴道纵隔或横隔若自行断裂，分娩无阻碍；若不能自行断裂，阻碍先露下降则可行人为切开。产程中严密观察胎先露下降情况，如有异常及时汇报医生。因会阴疾病、瘢痕等原因导致会阴弹性差，可在分娩时预防性会阴切开术，避免严重的会阴裂伤。

4. 产后处理

①仔细检查软产道损伤情况，及时正确缝合伤口和压迫止血；②预防伤口感染，指导产后卫生；③产后继续观察阴道出血情况及产妇有无肛门坠胀感等自觉不适。

（六）健康教育

1. 产前及产时健康宣教

向产妇及家属讲解软产道异常对母儿的影响，认真解答产妇及家属提出的疑问，缓解产妇不良情绪，使其配合诊疗过程。

2. 产时开展一对一导乐陪伴

鼓励安慰产妇，消除紧张情绪，增强分娩信心。

3. 产后指导伤口护理

保持外阴清洁，积极预防伤口感染。

客观题测验

主观题测验

第三节　胎儿性难产

胎儿性难产包括胎方位异常、胎儿发育异常和胎儿数目的异常。胎位异常（abnormal fetal position）是造成难产的主要因素，包括胎头位置异常、臀先露及肩先露。头先露异常最为常见，以胎头为先露的异常，又称头位难产。本节我们重点介绍胎位异常。

一、胎位异常

（一）持续性枕横位、枕后位

临产后，当胎头以枕横位或枕后位入盆，胎头双顶径抵达中骨盆平面时完成内旋转，向前旋转成枕前位，以最小径线通过骨盆最窄平面经阴道分娩。若经过充分试产，胎头枕骨仍持续处于骨盆侧方或后方，不能转向前方使分娩困难者，称为持续性枕横位（persistent occiput transverse position，POTP。图 13-10）或持续性枕后位（persistent occiput posterior position，POPP。图 13-11），发病率约为 5%。

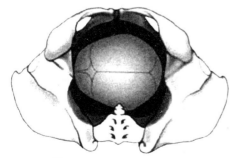

图 13-10　持续性枕横位

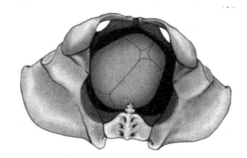

图 13-11　持续性枕后位

1. 病因

(1) 骨盆形态及大小异常：中骨盆狭窄（男型骨盆与类人猿型骨盆），胎头内旋转受阻，易发生持续性枕横位或枕后位。骨盆入口狭窄（扁平骨盆）及均小骨盆者，骨盆前后径相对较小，横径较大，胎头容易以枕横位衔接，俯屈不良影响内旋转，使胎头以枕横位嵌顿在中骨盆形成持续性枕横位。

(2) 其他：头盆不称、子宫收缩乏力、前置胎盘、胎儿过大或过小，胎儿发育异常等使胎头俯屈不良及内旋转受阻，易发生持续性枕后位或枕横位。

2. 临床表现及诊断

(1) 临床表现：临产后胎头衔接较晚或胎头俯屈不良，胎先露不能紧贴宫颈，影响内源性缩宫素释放，出现继发性宫缩乏力。胎儿枕部持续位于骨盆后方压迫直肠，产妇感觉肛门坠胀及排便感，致使宫口尚未开全便过早屏气用力，容易使宫颈前唇水肿，产妇体力消耗过大使胎头下降延缓或停滞，产程延长。胎头原地拨露，多次宫缩时屏气用力而胎头不继续下降，应考虑持续性枕后位可能。

(2) 腹部检查：四部触诊在前腹壁触及胎儿肢体，胎背位于母体侧方或后方，胎心在胎儿肢体侧或母胎偏外侧清晰。

(3) 阴道（肛门）检查：持续性枕横位时矢状缝与骨盆横径一致，前后囟分别位于骨盆两侧后方。持续性枕后位时，胎头矢状缝位于骨盆左右斜径，后囟在骨盆左后方为枕左后位，反之为枕右后位。若宫口开全因胎头产瘤、水肿，颅缝重叠时触不清颅缝及囟门时，可借助胎儿耳廓及耳屏位置及方向判定胎方位。枕后位时盆腔后部空虚。肛门检查可了解骨盆后方情况，协助确定胎方位。

(4) B 型超声检查：通过探测胎头枕部及眼眶方位即可明确诊断，准确率在 90% 以上。

3. 分娩机转

(1) 枕横位：胎头以枕横位入盆，大部分枕横位在充分试产的过程中转至枕前位，仍有部分枕横位不能自然旋转至枕前位，或者枕后位向前旋转 45° 至枕横位停顿，多需要进行阴道助产辅助胎头旋转至枕前位后经阴道分娩。

(2) 枕后位：枕左（右）后位内旋转时向后旋转 45° 成正枕后位（occiput directly posterior），其分娩方式。

胎头俯屈较好：胎头继续下降至前囟抵达耻骨联合下，以前囟为支点，胎头继续俯屈，自会阴前缘先娩出顶部及枕部，随后胎头仰伸，经耻骨联合下相继娩出额、鼻、口、颏。此种分娩方式为枕后位经阴道助产最常见的方式。

胎头俯屈不良：胎头以较大的枕额周径旋转，这种分娩方式更加困难，多需手术助产，仅少数胎儿小且产力好者可以枕后位自然分娩。此时胎头以额部先露于耻骨联合下方，当鼻根抵达耻骨联合下时则以鼻根为支点，胎头先俯屈，使前囟、顶部及枕部从会阴前缘相继娩出，随后胎头仰伸使额、鼻、口及颏自耻骨联合下相继娩出。

4. 对产程及母儿的影响

(1) 对产程的影响：易导致胎头下降延缓甚至停滞，继发宫缩乏力及第二产程延长，甚至停滞。

（2）对母体的影响：若产道长时间受压，可发生缺血坏死；临近脏器受压，如膀胱麻痹可致尿潴留，甚至发生生殖道瘘。阴道助产几率增多，软产道裂伤、产后出血及产褥感染率增加。

（3）对胎儿的影响：产程延长及助产几率增加，容易导致胎儿窘迫、新生儿窒息及产伤等，围生儿死亡率增加。

5.处理

持续性枕横位、枕后位若无骨盆异常、胎儿不大，可经阴道试产，需严密观察产程。

（1）第一产程：保证产妇充分休息与营养，必要时遵医嘱注射哌替啶。指导产妇取胎背对侧卧位，促进胎头俯屈、下降及向骨盆前方旋转。观察产程进展及胎心变化，防止产妇过早屏气用力，以免引起宫颈前唇水肿及体力过度消耗。宫缩乏力时，可静滴缩宫素加强宫缩。宫口开大 3 cm 以上，可行人工破膜，观察羊水性状，促进产程进展，同时做阴道检查了解骨盆情况。若经过上述处理效果不佳，宫口开大<0.5 cm/h 或试产过程中出现胎儿窘迫，均应行剖宫产术。

（2）第二产程：宫口开全后胎先露下降缓慢或停滞，初产妇已近 2 小时，经产妇已近 1 小时应及时行阴道检查。若发现胎头呈枕后位或枕横位时，应指导产妇配合宫缩、屈髋加腹压用力，使胎先露部充分借助肛提肌收缩力转至枕前位。若无头盆不称时，多数枕横位及枕后位在强有力的宫缩作用下，可使胎头枕部向前旋转 90°～135°成为枕前位（图 13-12）。若经上述处置仍无进展或进展缓慢，S≥+3（双顶径已达坐骨棘及以下）时，可徒手旋转胎头（图 13-13）或用胎头吸引器辅助将胎头转至枕前位后阴道助娩。若转至枕前位困难，亦可转至正枕后位产钳助产（图 13-14）。因枕后位分娩时，胎头俯屈差，往往以较大的枕额径娩出，宜行较大的会阴切开术，以防会阴部裂伤。若第二产程延长，而胎头双顶径仍在坐骨棘以上或 S≤+2，或伴胎儿窘迫时，均宜行剖宫产结束分娩。

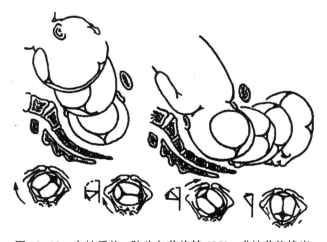

图 13-12　右枕后位，胎头向前旋转 135°，成枕前位娩出

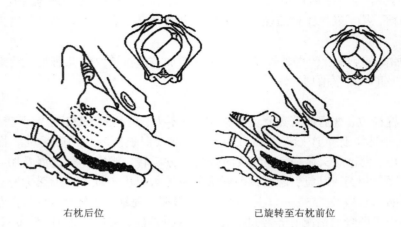

右枕后位   已旋转至右枕前位

图 13-13   徒手旋转胎头至枕前位

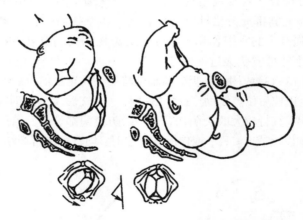

图 13-14   右枕后位，胎头向后旋转 45°，成正枕后位娩出

（3）第三产程：因产程延长，容易发生胎儿窘迫及产后出血，应做好新生儿复苏准备工作，胎儿前肩娩出后给予缩宫素静滴，预防产后出血。产后仔细检查软产道，有裂伤者及时缝合，产后给予抗生素预防感染。

（二）胎头高直位

胎头以不屈不仰姿势衔接入盆，其矢状缝与骨盆入口前后径相一致，称为胎头高直位（sincipital presentation），约占分娩总数的 1%。胎头高直位根据先露的特点又分为两种。高直前位：指胎头枕骨向前靠近耻骨联合者，又称枕耻位（occipitol pubic position）。高直后位：指胎头枕骨向后靠近骶骨岬者，又称枕骶位（occipitosacral position）（图 13-15）。

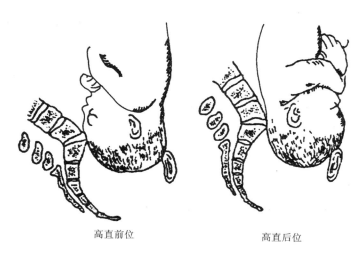

高直前位　　　　　　高直后位

图 13-15　胎头高直位

1. 病因

病因尚不明确，可能与下列因素有关。

(1) 头盆不称：头盆不称是导致高直位最主要的原因。骨盆入口平面狭窄，扁平骨盆、均小骨盆及横径狭窄骨盆均可能导致高直位。

(2) 胎头大小及形态：胎儿偏大或偏小，胎头大或者长圆形、颅骨穹窿扁平可能导致高直位。

(3) 胎儿姿势不正常：当胎儿头部和背部形成向后凸起的弧形曲线与母体腰椎部的前凸弧形曲线相交叉，而致使胎头衔接与下降受阻，从而形成高直位。

(4) 其他：悬垂腹的经产妇胎头高直前位较多见，胎头高直后位则多见于初产妇；胎膜早破可使胎头不能恰当地旋转，而使得胎头矢状缝被固定在骨盆入口前后径上，形成胎头高直位。

2. 临床表现及诊断

(1) 临床表现：高直位主要表现在胎头入盆困难。高直前位时，临产后胎头不俯屈，进入骨盆入口的胎头径线增大，入盆困难，活跃期宫口扩张缓慢或停滞。若胎头一直不能衔接入盆，表现为活跃期停滞。若胎头俯屈得到纠正，胎头衔接，可按枕前位机转通过产道顺利分娩。高直后位时，胎头下降受阻、宫颈水肿、排尿困难，潜伏期、活跃期延长或停滞，胎头不能通过骨盆入口即使宫口能够开全，胎先露仍在坐骨棘以上，易发生第二产程延长，甚至出现先兆子宫破裂或子宫破裂等。

(2) 腹部检查：胎头高直前位时，胎背占据母体腹前壁，而胎儿肢体不易触及，胎心位置稍高靠近腹中线；胎头高直后位时，胎儿肢体占据腹前壁，有时可在耻骨联合上方触及胎儿下颏。

(3) 阴道检查：因胎头嵌顿于骨盆入口，阴道检查胎头水肿，宫口很难开全，常停滞在 3~5 cm。胎头矢状缝在骨盆入口的前后径上，其偏斜度不应超过 15°，后囟在耻骨联合后，前囟在骶骨前为高直前位，反之则为高直后位。

(4) 超声检查：胎头高直位时双顶径均与骨盆入口横径一致，矢状缝与骨盆前后径一致。高直前位时可在母腹壁正中探及胎儿脊柱；高直后位时可在耻骨联合上方探及胎儿眼眶反射。

3. 分娩机制

高直后位时，由于胎背与母体腰骶部贴近，妨碍胎头俯屈及下降，使胎头处于高浮状态迟迟不能入盆，临床工作中高直后位很难转位成功。一旦确诊，即应剖宫产结束分娩。胎头高直前位临产后，胎头有俯屈的余地，待胎头极度俯屈姿势纠正后，胎头不需内旋转，可按正枕前位分娩。或向一侧旋转45°，以枕前位分娩。

4. 处理

高直后位一旦确诊，应立即剖宫产结束分娩。高直前位时，胎儿小、产力好且骨盆正常，应给予阴道试产，加强宫缩促使胎头俯屈，胎头转至枕前位可经阴道分娩或手术助产，若试产失败再行剖宫产结束分娩。

（三）前不均倾位

胎头以枕横位入盆（胎头矢状缝与骨盆入口横径一致）时，胎头俯屈，以前顶骨先入盆，矢状缝靠近骶骨称为前不均倾位（anterior asynelitism）。

1. 临床表现及诊断

（1）临床表现：胎头后顶骨入盆困难，胎头下降停滞，产程延长。膀胱颈受压于耻骨联合与胎儿前顶骨，产妇过早出现排尿困难及尿潴留。

（2）腹部检查：胎头不易入盆，耻骨联合上方扪及胎头前顶部。随着产程进展，胎头折叠于胎肩之后使胎肩高于耻骨联合平面，形成胎头已入盆的假象。

（3）阴道检查：胎头矢状缝在骨盆入口横径上，向后移靠近骶岬，盆腔后方空虚，宫颈前唇水肿。阴道检查发现胎头未入盆，盆腔后方空虚，应怀疑前不均倾位。

2. 分娩机制

由于耻骨联合后平面直而无凹陷，前顶骨紧紧嵌于耻骨联合后，使后顶骨架在骶岬之上无法下降入盆。胎头与胎体纵轴成角越大，即矢状缝越偏向后骶岬，试产成功的可能性越小，故一经诊断需剖宫产结束分娩（图13-16）。

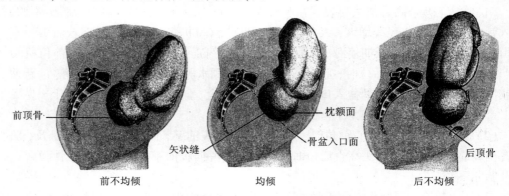

图13-16　胎头前不均倾位入盆

3. 处理

临产早期，产妇宜取坐位或半坐位减小骨盆倾斜度，尽量避免胎头以前不均倾位衔接入盆。一旦确诊为前不均倾位，不宜试产，因产程延长给母儿带来危害，同时增加剖宫产取头难度,因此应尽快行剖宫产术。

（四）面先露

面先露(face presentation)是指胎头极度仰伸,使胎儿枕部与胎背接触,以胎儿面部为先露的一种胎位,多于临产后发现。面先露以颏骨为指示点,有颏左前位(LMA)、颏左后位(LMP)、颏右前位(RMA)、颏右后位(RMP)、颏左横位(LMT)、颏右横位(RMT) 6 种胎位(图 13-17)。

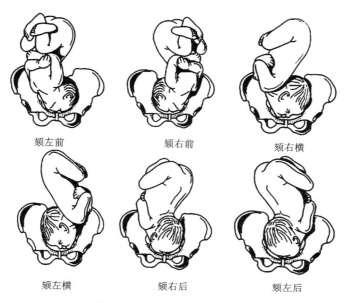

颏左前　　　　　　颏右前　　　　　　颏右横

颏左横　　　　　　颏右后　　　　　　颏左后

图 13-17　颜面位的 6 种胎位

1. 临床表现及诊断

（1）临床表现:胎头不易入盆,常发生第一产程延长。

（2）腹部检查:胎头极度仰伸入盆受阻,胎体伸直,宫底位置较高。颏前位(mentoanterior position)耻骨联合上方为过度仰伸的颈部及下颌,在孕妇腹前可扪及胎体,腹部胎心听诊更清晰。颏后位(mentoposterior position)时,于耻骨联合上方可触及胎儿枕骨隆突与胎背之间有明显凹沟,胎心较遥远而弱。

（3）阴道检查:是确诊面先露最可靠的方法。触诊胎儿口腔及下颏的位置可确诊胎方位。面先露时可触及高低不平、软硬不均的颜面部。但面先露低垂部位如口唇等出现水肿时不易与臀先露时肛门相区别,有可能将面先露误诊为臀先露。

（4）超声检查:通过确定胎头眼眶及枕部的位置关系,可明确区分面先露与臀先露,并能探清胎方位。

2. 分娩机制

由于颜面位下降中,常常需要头部形态调整以适应盆腔,颏后位时,胎颈比产道大弯(骶骨凹)短,易被骶骨下段抵住,但当胎儿小,骨盆宽大时,内旋转较早发生,则可能在下降过程中通过内旋转 135°,而转为颏前位,以颏前位方式分娩。若内旋转受阻,成为持续性颏后位,胎头极度仰伸,入盆受阻,胎体伸直,宫底位置较高,导致梗阻性难产,若不及时处理,造成子宫破裂,危及产妇生命。足月活胎不能经阴道自然分娩(图 13-18)。

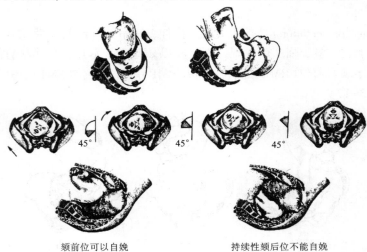

颏前位可以自娩　　　　　　　持续性颏后位不能自娩

图 13-18　面先露分娩机转

3.处理

当出现产程延长时应行阴道检查,尽早确诊。颏前位如无头盆不称、胎心正常,可短时间内阴道试产。若产程长,有头盆不称或出现胎儿窘迫,均可放宽剖宫产手术指征。颏后位时,胎头极度仰伸,入盆受阻,足月活产胎儿不能经阴道分娩,故应行剖宫产手术结束分娩。

(五)臀先露

臀先露(breech presentation)是以胎儿臀部或足部为先露,是最常见,且产前最容易诊断的异常胎位,占足月分娩总数的3%~4%。臀先露以骶骨为指示点,有骶左(右)前、骶左(右)横、骶左(右)后、骶前位和骶后位 8 种胎方位(图 13-19)。

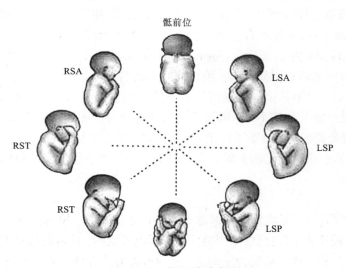

图 13-19　臀位的胎方位

1. 病因

（1）胎儿活动空间因素：经产妇腹壁过于松弛，宫内活动空间过大；子宫畸形如单角子宫、纵隔子宫使胎儿活动受限，均易导致臀先露。双胎及多胎妊娠，臀先露发生率远高于单胎妊娠。羊水过多及羊水过少，胎儿发育异常（脑积水、无脑儿、染色体异常），因胎儿活动范围过大或过小，臀先露发生率高。脐带过短尤其合并胎盘附着宫底，或胎盘植入一侧宫角以及前置胎盘时易合并臀先露。骨盆狭窄、盆腔肿瘤（如子宫下段或宫颈肌瘤等）阻碍胎先露下降时，也可导致臀先露。

（2）胎儿发育因素：晚期流产儿及早产儿臀先露高于足月产儿，胎龄愈小臀先露发生率愈高。臀先露多于妊娠 28~32 周间转为头先露，胎位相对固定。

2. 分类

根据胎儿双下肢的姿势，臀位可分为 3 类：单臀先露、完全臀先露、不完全臀先露。

（1）单臀先露（frank breech presentation）：最多见，胎儿双髋关节屈曲，双膝关节伸直，先露为胎儿单一臀部，称单臀先露（腿直臀先露）。

（2）完全臀先露（complete breech presentation）：较多见，胎儿双髋关节及膝关节均屈曲，先露为臀部及双足时，称为完全臀先露（混合臀先露，mixed breech presentation）。

（3）不完全臀先露（incomplete breech presentation）：较少见，胎儿以一足或双足、一膝或双膝或一足一膝为先露部位。膝先露（kneepresentation）是暂时的，产程中常转为足先露（footling presentation）。

3. 临床表现及诊断

（1）临床表现：孕妇感觉胎动在两侧肋骨下或上腹部有圆而硬的胎头，临产后胎足及胎臀不能紧贴子宫下段充分压迫宫颈，促使宫口扩张，容易导致宫缩乏力及产程延长。足先露时容易发生胎膜早破及脐带脱垂。

（2）腹部检查：在腹部一侧可触及宽而平坦的胎背，腹部对侧可触及小肢体。若未衔接，在耻骨联合上方可触及不规则、宽而软、上下可移动的胎臀；若胎儿粗隆间径已入盆则胎臀相对固定不动。听诊在母亲脐左（或右）上方胎背侧胎心响亮。

（3）阴道检查：宫颈扩张 3 cm 以上且已破膜时，可触及胎臀如肛门、胎儿坐骨结节及骶骨等，应与面先露相鉴别。准确触诊骶骨用以确诊臀先露的种类。在完全臀先露时可触及胎足，通过拇趾的方向可帮助判断左、右足，需与胎手鉴别（图

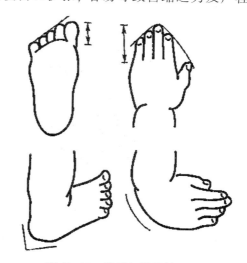

图 13-20　胎手与胎足的区别

13-20）。胎臀进一步下降可触及外生殖器，当不完全臀先露触及胎儿下肢时，应注意有无脐带一并脱出。破膜后可有胎粪排出，更易检查先露部。

（4）超声检查：通过超声检查评估胎儿大小、胎儿畸形及臀先露的类型。

４. 分娩机制

　　较小且软的臀部先娩出后，较大的胎头常娩出困难，易导致难产。分娩机制以骶左前为例阐述臀先露分娩机制(图 13-21)。

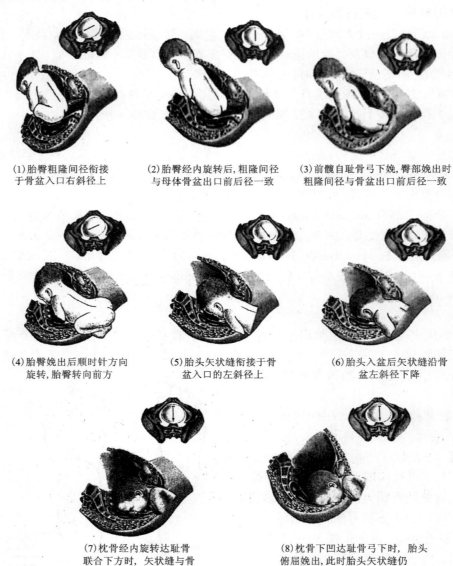

(1)胎臀粗隆间径衔接　　(2)胎臀经内旋转后,粗隆间径　　(3)前髋自耻骨弓下娩,臀部娩出时
于骨盆入口右斜径上　　　与母体骨盆出口前后径一致　　粗隆间径与骨盆出口前后径一致

(4)胎臀娩出后顺时针方向　　(5)胎头矢状缝衔接于骨　　(6)胎头入盆后矢状缝沿骨
旋转,胎臀转向前方　　　　盆入口的左斜径上　　　　盆左斜径下降

(7)枕骨经内旋转达耻骨　　　(8)枕骨下凹达耻骨弓下时, 胎头
联合下方时, 矢状缝与骨　　　俯屈娩出,此时胎头矢状缝仍
盆出口前后径一致　　　　　与骨盆出口前后径一致

图 13-21　臀先露分娩机制

　　(1)胎臀娩出：临产后，胎儿臀部以粗隆间径衔接于骨盆入口右斜径上，胎儿前臀快速下降，遇到盆底阻力时向母体的右侧前方内旋转45°，前臀转向联骨联合后方，粗隆间径与母体骨盆出口前后径一致。胎臀继续下降，胎体为适应产道而侧屈，后臀自会阴部前缘娩出，胎体稍稍伸直，前臀从耻骨弓下方娩出，随后胎腿、胎足娩出。

（2）胎肩娩出：胎臀娩出后，胎体向左外旋转。胎背向前旋转，胎儿双肩径位于骨盆入口右斜径上，胎肩快速下降到骨盆底，同时前肩向右旋转45°，使双肩径与骨盆出口前后径相一致，前肩转至耻骨弓下，胎体顺产道侧屈，使后肩及后上肢先自会阴前缘娩出，前肩及前上肢从耻骨弓下随后娩出。

（3）胎头娩出：胎肩娩出后，胎头矢状缝位于骨盆入口的左斜径或横径上。枕骨向左前方内旋转45°达耻骨联合下方，当枕骨下凹抵达耻骨弓下方时，胎头以此为支点，继续俯屈使颏、面及额部相继自会阴前缘娩出，随后枕骨自耻骨弓下娩出。

5. 对母儿的影响

（1）对产程的影响：胎臀周径小于胎头，先露部扩张宫颈及刺激宫旁神经丛的张力不如头先露，影响宫颈扩张，易发生产程延长或停滞，致继发性宫缩乏力及产后出血。

（2）对母体的影响：胎臀形状不规则，对前羊膜囊压力不均匀，易胎膜早破，增加产褥感染机会，手术产机会增多，易发生产后出血。宫口未开全时，强行牵拉容易导致软产道裂伤。

（3）对胎儿及新生儿的影响：臀先露容易发生胎膜早破，脐带脱垂的围生儿死亡率是头先露的10倍，早产儿、低体重儿及低Apgar评分多。臀位后出头时，阴道娩出胎头困难，导致胎儿低氧血症及酸中毒的发生，可引起新生儿窒息。胎体娩出时宫口未必开全，胎心异常时，强行牵拉娩出胎头易引起胎儿头颈部神经肌肉损伤、胸锁乳突肌血肿、颅内出血、臂丛神经损伤及死产等。

6. 处理原则

（1）孕期纠正胎位：妊娠30周前因羊水过多，胎位不易固定，且大部分臀位可自行转为头先露，可不必急于纠正。若30周后仍为臀先露可通过以下方法纠正。

膝胸卧位：妊娠30周后的体位纠正，在早晚空腹时进行，膝胸卧位前需先排空膀胱，松解裤腰带。每日两次，每次15分钟，1周后复查。该体位可使胎臀退出盆腔，胎儿借助重心改变自然完成头先露的转位。侧卧位也有协助倒转的作用，可在每晚做膝胸卧位后取胎背对侧侧卧直至次晨，两者结合可提高效果。

激光照射或艾灸至阴穴：至阴穴位于足小趾外侧趾甲角旁0.1寸，1~2次/d，每次15~30分钟，1~2周为一疗程。近年来常用激光照射。

外倒转胎位术（external cephalic version，ECV）：上述方法无效，对单胎臀位，胎儿体重≤3500克，无明显胎儿畸形及胎头过度仰伸者可行外倒转术，成功率50%~70%。外倒转术虽有诱发早产、胎膜早破、脐带脱垂、胎盘早剥甚至子宫破裂的风险，但是发生率在4%以下，远低于臀位分娩的并发症，因此仍是一项相对安全的手术操作。多主张在妊娠36~37周后进行，术后回转机会不多且由于外倒转引起的异常可以马上行手术终止。行外转胎位术前半小时口服利托君10 mg，手术在B超和胎心监护的监测下进行。同时做好急诊5分钟剖宫产准备工作。

（2）分娩期：根据产妇年龄、胎产次、骨盆类型、臀先露类型、本次妊娠经过、胎儿情况以及有无合并症等正确判断和选择分娩方式。

有以下情况时均应行剖宫产：狭窄骨盆、软产道异常、预测胎儿体重>3500 g、足先露、胎儿过度仰伸、高龄初产、既往有难产史及新生儿产伤史，胎膜早破、妊娠合并症、脐带先露、胎儿窘迫等。

经阴道分娩：骨盆正常、单臀或全臀、胎龄≥36周、估计胎儿体重在2500~3500克、无胎头仰伸，母儿无其他剖宫产指征可经阴道分娩。一旦决定试产，须行如下处理。

①第一产程：临产后应卧床休息，不宜下床活动，禁止灌肠，少做阴道检查，不使用缩宫素引产。以防胎膜早破，脐带脱垂。一旦破膜，立即听取胎心，或行持续性胎心监护，胎心异常者检查有无脐带脱垂。如发现有脐带脱垂，宫口未开全，胎心好，应立即行剖宫产术；如无脐带脱垂，严密观察胎心变化及产程进展情况。当宫缩时在阴道口见胎足，此时宫口多开大4~5 cm，不应误以为宫口开全。应立即消毒外阴后用无菌巾以手掌在宫缩时堵住阴道口，使宫颈充分扩张，胎儿屈膝屈髋促其臀部下降，起到充分扩张软产道的作用，利于胎儿娩出。在"堵"的过程中，应继续胎心监护密切监测胎心变化，待宫颈口开全时，做好接产准备和新生儿复苏准备工作，请新生儿科医生会诊。

②第二产程：接产前应导尿，初产妇应行会阴切开术。臀先露有三种分娩方式：a.自然分娩：极少见，见于宫缩强、骨产道宽大者、经产妇、胎儿小，胎儿不牵拉自然娩出者；b.臀助术：单臀位用第二助产法(扶持法)助产，完全或不完全臀先露用第一助产法(压迫法)助产，一般胎儿自然娩出至脐部由接产人员协助胎儿胎肩和胎头娩出；c.臀牵引术：胎儿全部由接产人员协助娩出。多见于紧急情况，为挽救胎儿生命的较小胎儿实施此方法，一般情况下因对胎儿损伤大而很少使用。臀位分娩时应注意：脐部娩出后，一般在2~3分钟娩出胎头，最长不超过8分钟，胎头娩出时不可用力牵拉胎颈，以防造成臂丛神经麻痹及颅骨剧烈变形引起的颅内出血。

③第三产程：应积极抢救新生儿窒息及预防产后出血。产后仔细检查软产道有无损伤时，应及时缝合，给予抗生素预防感染。

(六)肩先露

胎先露部为肩，称为肩先露(shoulder presentation)，占妊娠足月分娩总数的0.25%。此时胎体纵轴与母体纵轴相垂直，胎体横卧于骨盆入口之上。是对母儿最为不利的胎方位。以肩胛骨为指示点，有肩左前，肩左后，肩右前、肩右后4种胎方位。

1.病因

常见原因有：①经产妇腹壁过度松弛，如悬垂腹时子宫前倾使胎体纵轴偏离骨产道，斜向一侧；②早产儿尚未转至头先露；③骨盆狭窄、前置胎盘、子宫肌瘤或畸形，阻碍胎体，影响胎先露下降。

2.临床表现及诊断

(1)腹部检查：子宫呈横椭圆形，宫底高度低于相应妊娠月份，耻骨联合上方较空虚，宫底部不能触及胎头或胎臀。母体腹部一侧可触及胎头，而胎臀位于对侧。肩前位时，胎背朝向母体腹壁，可触及宽大平坦的腹部；肩后位时，胎儿肢体朝向母体腹壁四步触诊可触及不规则的小肢体，胎心在脐周左右两侧最为清晰。

(2)阴道(肛门)检查：阴道检查可触及胎儿腋窝、肋骨及肩部，腋窝尖端指向胎头方向，以此可以判断出胎头在母体的左侧或右侧。如胎儿手已脱落出于阴道口外，可采用握手法鉴别是左手或右手。根据胎头的部位及脱出的是左手或右手可以决定胎方位：若胎头在母体腹部的左侧且右手脱出者为肩左前位，左手脱出者为肩左后位；同理，胎头在母体腹部右侧且左手脱出者为肩右前位，右手脱出者为肩右后位，同时需检查是否有脐带的脱出。

（3）超声检查：通过超声检查胎儿脊柱、胎头、胎心，可对肩先露准确判断，并能确定具体的胎方位。

3. 对母胎的影响

（1）对产程的影响：横位以肩部为先露部，胎体嵌顿在骨盆上方，宫口不能开全，且常易发生胎膜早破及宫缩乏力，使产程进展缓慢，产程延长或停滞。若双胎妊娠一胎分娩后，第二胎发生肩先露，可致产程延长。

（2）对母体的影响：肩先露时由于胎膜受压不均，易发生胎膜早破。破膜后，胎体被子宫壁包裹住，随着产程进展，胎肩背被挤压骨盆入口，胎头折向胎体腹侧，嵌顿在一侧髂窝，胎臀嵌顿于对侧髂窝，胎肩先露部脱于阴道内，形成最不利于母体的忽略性（嵌顿性）肩先露（图13-22）；临产后子宫收缩继续加强，而胎儿无法娩出，子宫上段逐渐变厚，而下段变薄变长，在子宫上下段之间形成病理性缩复环。检查时可发现子宫下段有固定的压痛点，因膀胱被耻骨联合与胎头挤压过久引起血管破裂，产妇可出现血尿，并可能出现胎心监护异常。病理性缩复环、子宫下段固定压痛点及血尿是子宫先兆破裂的临床表现，如不及时处理，随时可发生子宫破裂。嵌顿性肩先露时，妊娠足月的活胎或死胎均不能经阴道自然分娩。若产程延长，可导致宫腔严重感染，危及母胎生命。

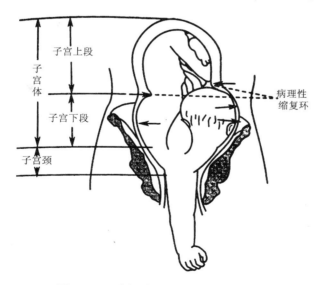

图 13-22　嵌顿性肩先露及病理性缩复环

（3）对胎儿的影响：破膜后羊水迅速外流，致使胎儿上肢或脐带容易脱垂，导致胎儿窘迫，甚至死亡。临产后随着宫缩增强，迫使胎肩下降，胎肩及胸廓的小部分挤入盆腔内，胎体折叠弯曲，颈部被拉长，上肢脱出于阴道口外，但胎头及臀部仍被阻于盆骨入口的上方，称忽略性横位。若处理不及时，手术助产难度和分娩损伤增加。肩先露也是对胎儿最不利的胎位。

4. 处理

（1）妊娠期：定期产前检查，及时发现肩先露并纠正，纠正方法同臀先露。

（2）分娩期：应根据产次、胎儿大小、胎儿是否存活、宫颈扩张程度，是否胎膜破裂以及有无其他并发症等，综合判断决定分娩方式。接产前做好新生儿复苏准备工作。

①初产妇：活胎，已足月，无论宫口多大均应行剖宫产术；伴有狭窄骨盆、前置胎盘等产科指征应行择期剖宫产术。

②经产妇：足月活胎者，一般情况下首选剖宫产分娩，若胎膜已破，羊水未流尽，宫口开大 5 cm 以上，胎儿不大者可在全麻下由有经验的产科医生行内倒转胎位术以臀先露分娩。

③早产肩先露：胎儿存活，剖宫产结束分娩。

④双胎妊娠足月活胎：阴道分娩时，双胎一胎为头位娩出后，第二胎胎位未能及时固定变为横位者，立即行内倒转术使二胎变成臀先露娩出。

⑤出现先兆子宫破裂或子宫破裂征象：不论胎儿是否存活、宫口是否开全，为抢救产妇生命，均应行剖宫产术，不得行任何阴道内操作；子宫已破裂若破口小，无感染者可保留子宫行破口修补术，否则应切除子宫。

⑥胎死宫内、无先兆子宫破裂征象：若宫口近开全，在全麻下行毁胎术，也可考虑内倒转术。

⑦若有胎儿畸形时：宫口开大 5 cm 以上行内倒转术后等待自然娩出，若宫口开全行毁胎术，不应行剖宫产术。

⑧准备行阴道分娩前应全面评估，若出现子宫破裂征象，应立即停止阴道分娩改行剖宫产术。

⑨术后常规检查软产道有无裂伤，有损伤应及时行修补术，预防产后出血及产褥感染。发现血尿或可疑膀胱受损，给予留置导尿 14 天，防止尿漏发生。

课程思政

中医技术博大精深

1098 年杨子建所著的《十产论》，对各种难产及助产方法有详细记载，如论横产："儿先露手，或先露臂，此由产母未当用力而用之过也。儿身未顺，用力一逼，遂致身横不能生下。当令产母安然仰卧，后令看生之人，先推儿手令入直上，渐渐逼身，以中指摩其肩推上而正之，或以指攀其耳而正之，须是产母仰卧，然后推儿直上，徐徐正之，候其身正，煎催药一盏吃了，方可用力，令儿生下。"

《十产论》是中国古代妇产科医学最早记录难产的文献，领先西方国家近 500 年。

（七）额先露

胎头姿势介于俯屈和仰伸之间，以枕颏径通过产道时，以额部为先露入盆，称为额先露(brow presentation)。胎头是半仰伸状态,进一步仰伸为面先露,或俯屈为枕先露(图13-23)。枕额径为最大径线,持续性额先露不能经阴道分娩。

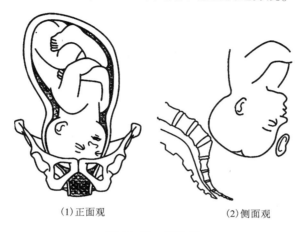

(1)正面观　　　　　　　　(2)侧面观

图 13-23　额先露

1. 临床表现与诊断

(1)临床表现:临产后使胎头衔接受阻,迟迟不能入盆,导致继发性宫缩乏力及产程停滞。

(2)腹部检查:额后位时可在耻骨联合上方触及胎儿颈部和背部的凹陷。

(3)阴道检查:骨盆入口横径上可触及胎头的冠状缝、额缝一端为前囟,另一端为鼻根以及鼻根内侧的眼眶。

2. 处理原则

产前发现为额先露,排除胎儿异常,可协助孕妇取胎背对侧卧位,促进胎头转为枕先露。枕额径为最大径线,临产后持续性额先露不能经阴道分娩。

(八)复合先露

胎头或胎臀伴有上肢或下肢作为先露部同时进入骨盆入口,称为复合先露(compound presentation)。以一手或一前臂沿胎头脱出最为常见,多发生于早产者。发生率为0.08%~0.16%。

1. 病因

胎儿先露部与骨盆入口未能完全嵌合,先露部与骨盆间留有空间时,可使小肢体滑入骨盆而形成复合先露。常见原因有:腹壁松弛、胎头高浮、相对骨盆狭窄、早产、羊水过多、双胎及多胎妊娠,胎位异常孕期行外倒转术等。

2. 临床表现及诊断

产程进展缓慢,常在行阴道检查时发现。以头手复合先露最常见,应注意与臀先露及肩先露相鉴别。

3. 处理原则

一旦确诊为复合先露,应先明确有无头盆不称和胎儿窘迫。无头盆不称,指导产妇向肢体脱出的对侧卧位,肢体常可自行缩回或经阴道人工回纳后等待自然分娩。复合先露的肢体越高越容易回纳，所以确诊后尽早回纳，动作应轻柔，回纳后严密监测胎心及胎先露下降情况。若有头盆不称或伴有胎儿窘迫应行剖宫产术结束分娩。若臀先露并手复合先露，一般不影响分娩，无需特殊处理。

（九）胎位异常评估与监测

胎位异常可致宫缩乏力、产程延长或停滞、先兆子宫破裂甚至子宫破裂、胎儿窘迫、死产、新生儿窒息、新生儿产伤等母儿严重并发症，发现胎位异常时应积极寻找原因，采取措施纠正胎位，评估产妇和胎儿情况，综合分析制定合理的措施，保证母儿安全。

1. 评估与监测

（1）产前：①孕妇：了解产前检查情况，除一般情况如：年龄、身高、骨盆情况外，还应了解既往病史、分娩史及有无妊娠合并症，阴道检查和B超检查结果，是否存在骨产道及软产道的异常；②胎儿包括胎儿大小、胎方位、有无畸形、头盆关系以及胎心情况。

（2）产时：胎位异常主要表现在产程进展缓慢和分娩受阻。临产后观察产妇生命体征、是否破膜，宫缩情况、胎心率、胎动、产程进展等情况，必要时持续电子胎心监护。每2~4小时行阴道或肛门检查，了解宫颈厚薄、软硬度，宫口扩张程度及有无水肿；胎先露高低、胎方位、颅骨有无重叠、产瘤；骨盆内测量等。阴道检查在头位难产的诊断中有着重要意义。当出现胎膜早破、原发性或继发性宫缩乏力、产程延长、胎头不衔接或延迟衔接，宫颈扩张缓慢或停滞、胎头下降延缓或停滞；产妇腹痛拒按、烦躁不安、血尿及胎心异常等情况应警惕异常分娩的发生，及时纠正，必要时阴道助产或行立即剖宫产结束分娩。

2. 支持与照顾

（1）全面支持：①心理、生理上的支持关怀、安慰与照顾，开展导乐陪伴分娩，给予一对一导乐陪伴服务，鼓励家属参与待产护理，给予产妇更多的信心和支持，解除产妇紧张、恐惧、焦虑的心理；②环境的支持：营造家庭化的安静舒适环境，柔和的灯光、愉快氛围，缓解产妇紧张焦虑的心理，使产妇尽量放松休息，同时还能促进内源性缩宫素和内啡肽的分泌；③鼓励自由体位：鼓励产妇在整个产程中自行采用卧、走、坐、立、跪、蹲等自由体位待产，减轻产妇疼痛，纠正异常胎方位，促进产程进展，提高自然分娩率；④饮食与排泄护理：产程中鼓励进食容易消化的流质、半流质饮食。不能进食者可静脉补液，保证能量供给。产程中保持膀胱空虚状态，以利胎头下降。

（2）疼痛的护理：给予产妇自由体位分娩、使用分娩球、呼吸减痛法、按摩、音乐疗法、水疗、芳香疗法、按摩、催眠分娩、热敷等非药物镇痛措施，提高舒适度，减轻产妇疼痛。

（3）处理与配合

①选择性剖宫产：对于胎儿过大，严重胎位异常，有妊娠合并症或并发症不宜经阴道分娩者，在临产前或产程早期行剖宫产术。

②阴道试产：无明显剖宫产指征的产妇应给予试产。在试产中严密观察产程进展情况，及时发现难产倾向并尽早纠正，经积极处理无效或在试产中有胎儿窘迫等应配合做好术前准备，及时行剖宫产术。

③胎位异常的处理：在产程中指导产妇自由体位待产，做好人工破膜、手转胎头，预防并发症的发生。出现紧急情况，如病理性缩复环，先兆子宫破裂（子宫破裂）或母胎危机时，有条件的助产机构可启动"5分钟紧急剖宫产"的处理，尽快娩出胎儿，确保母儿安全。

④阴道助产：当胎儿不能自行娩出时，协助准备好助产器械，导尿以排空膀胱，根据情况配合医生做好难产接产工作。接产前请新生儿科医生到场，准备好新生儿复苏的用物。

⑤肩难产处理：按照肩难产急救处理程序（详见本章节肩难产助产术），尽快娩出胎儿，提高新生儿的存活率，并尽可能避免臂丛神经损伤，骨折及严重软产道裂伤的发生。

⑥产后处理：胎儿前肩娩出后，确认无第二个胎儿后立即注射子宫收缩剂，预防产后出血。

⑦新生儿检查：新生儿出生后应详细检查有无产伤，包括有无骨折及神经损伤。

课程思政

推广新技术，满足孕产妇需求

实施自由体位分娩能缩短产程，减轻疼痛、纠正异常胎方位、降低剖宫产率，减少医疗干预，为母婴提供安全、舒适的分娩服务，符合产妇心理、生理需求，是促进自然分娩更人性化、更有效的方式。世界卫生组织将自由体位分娩和导乐分娩等列为六大助产适宜技术之一，向全世界推广。

技术只有起点，创新没有终点。

3.健康教育

（1）产前健康教育：指导孕妇定期产前检查，自觉胎动异常、胎膜早破时立即到医院就诊。需择期剖宫产者在医生的指导下办理入院。

（2）产时指导：讲解分娩期保健知识，产时指导产妇自由体位分娩和减轻分娩疼痛的方法，及时发现和纠正异常胎方位，增加舒适感，增强分娩信心。第二产程指导产妇与医生及助产士密切配合，减少产时并发症的发生。

（3）产后指导：指导合理饮食及产后休息，宣教母乳喂养知识。教会产妇会阴伤口护理的方法，促进会阴伤口愈合。指导凯格尔运动，加强盆底康复训练。

二、胎儿发育异常

胎儿在宫腔内生长发育过快、胎儿畸形或胎儿身体的某些肿瘤均可导致难产。

（一）胎儿畸形

1.脑积水（hydrocephalus）

指胎头颅腔内，脑室内外有大量脑脊液（500～3000 mL）潴留，使脑体积增大，颅缝和囟门明显增宽增大。临床表现为明显头盆不称，跨耻征阳性，若发现晚处理不及时可致子宫破裂。脑积水常伴有如脊柱裂等其他神经管畸形。

2. 无脑儿(anencephalus)

典型的外观为无头盖骨，双眼突出，颈短，脑膜膨出，脑发育极为原始，是一种常见的胎儿畸形。

3. 联体儿

胎儿颈部、胸部及腹部等处发育异常或发生肿瘤，使局部体积增大致难产，通常于第一产程出现胎先露下降受阻，经阴道检查时被发现。

(二)巨大儿与肩难产

胎儿体重达到或超过 4000 g 称为巨大儿(fetal macrosomia)，发生率约为 7%，胎儿体重超过 4500 g 称为特大儿。巨大儿的胎头娩出，显著增加了双肩径娩出的困难。胎头娩出后，胎儿前肩被嵌顿在耻骨联合上方，用常规方法不能娩出胎儿双肩，称为肩难产。国外文献报道肩难产的定义为胎头娩出后除向下牵引和会阴切开外，还需要借助其他手法娩出胎肩者，称为肩难产。以胎头胎体娩出时间间隔定义肩难产证据不足。肩难产的发生率与新生儿体重有关：体重 2500~4000 g 时发生率为 0.3%~1%，体重 4000~4500 g 发生率为 3%~12%，体重≥4500 发生率为 8.4%~14.6%，体重大于 4750 g 时发生率为 20%。超过 50%的肩难产发生于正常体重儿，且事先无法预测。

1. 对母儿的危害

(1)对母体的影响：①严重的会阴裂伤，主要为会阴的Ⅲ度、Ⅳ度裂伤，产程延长易发生产后出血；②严重的软产道裂伤甚至子宫破裂，生殖道瘘和产褥感染。

(2)对胎儿的影响：①胎儿窘迫、死胎及死产；②新生儿臂丛神经损伤最为常见，主要为 Duchenne-Erb 麻痹，由第 5、6 颈部神经根受伤引起，除了助产损伤外，肩难产时产妇使用腹压对胎儿不均匀的推力引起，多为一过性；③新生儿窒息、颅内出血、骨折(肱骨骨折、锁骨骨折)，严重者导致新生儿死亡。

2. 临床表现及诊断

胎儿颜面和下颚娩出困难，颈部回缩呈"龟缩征"，前肩嵌顿受阻于母体的耻骨联合上方，常规牵引无法娩出胎儿可确定为肩难产。如胎头娩出后至少一次宫缩，胎肩仍未自然娩出或发生旋转，应怀疑肩难产可能。

3. 高危因素评估

(1)产前高危因素：巨大胎儿、母亲肥胖或妊娠期糖尿病、既往有肩难产史、过期妊娠、骨盆狭窄等。

(2)产时高危因素：第一产程活跃期延长、第二产程延长、需要阴道器械助产、急产者。

4. 处理

50%的肩难产不能预测，因此需要制定肩难产急救流程，对产科医生、助产士、儿科医生等进行包括肩难产急救技术和新生儿复苏抢救的急救演练培训。缩短胎头-胎体娩出时间，是新生儿能否存活的关键。程序包括：

(1)请求帮助(help)：一旦诊断肩难产，立即呼叫有经验的产科医生、助产士、麻醉医生和儿科医生到场援助，组成抢救团队。此时使用腹压可加重梗阻，指导产妇停止用力。

(2)评估(evaluate)：评估是否行会阴切开或加大切口。会阴切开的目的是为了增加阴道内操作足够的空间，并不会减轻肩难产时骨盆引起的阻塞。

（3）屈大腿法（McRoberts 法）：让产妇双腿极度屈曲贴近腹部，双手抱膝增加骨盆前后径线，使母体用力方向与骨盆入口平面垂直。拉直腰椎及骶椎的突起使腰骶部前凹变直，胎儿脊椎侧弯，后肩越过骶胛骶凹，嵌顿在耻骨联合上方的前肩松解。McRoberts 法使 42%～85%的肩难产得到解决。

（4）耻骨上加压法：助手在产妇耻骨联合上方触到胎儿前肩部，并向后下加压，减小双肩径，同时操作者轻柔牵拉胎头。持续加压或间断加压均可，忌腹部加压。

（5）旋肩法：包括 Woods 法和 Rubin 法。

Woods 法：由 Woods 于 1963 年报道并命名。操作者一只手示、中指进入到胎儿后肩处，在胎儿后肩的前方施压，使后肩后展，像转动螺丝钉一样使胎肩径位于骨盆斜径上。

Rubin 法：由 Rubin 于 1964 年报道并命名。操作者以示、中指从阴道后方进入到胎儿前肩的肩胛骨，使前肩内收并旋转到骨盆的斜径，左手辅助在后肩的前面用力，配合 Woods 法一起。经过该操作方法，超过 95%的肩难产在 4 分钟内得到解决。

（6）牵后臂法（remove the posterior arm）：操作者的手朝向胎儿面，沿骶骨伸入阴道，顺着胎儿后臂直达肘部，使其肘关节屈曲于胸前，牵胎儿后臂的前方，以猫洗脸的方式娩出后臂，娩出顺序：手、胳膊、最后是肩膀。注意：操作者的着力点在胎儿后臂肘窝处，不能直接牵拉胎儿的上臂，以免肱骨骨折。

（7）四肢着床法（Gaskin 法）：又称手膝位法，由美国助产士 Gaskin 名字命名。除了不作耻骨上加压外，Gaskin 法可与肩难产的所有阴道操作相结合施行。产妇翻转至双手和双膝着地，通过利用重力作用或转动增加骨盆经线，使产科真结合径可增加约 10 mm，骨盆出口前后径增加约 20 mm。产生的骨盆径线的改变可能会解除胎肩嵌塞状态。此法无效时快速将产妇翻转为屈膝仰卧位后重新按照以上步骤进行。

（8）其他方法：用于以上方法均无效时。还可以采取胎头复位法（Zavanelli 法）、耻骨联合切开、断锁骨法、子宫切开术等方法。这些操作对母儿危害大，需严格掌握适应证，谨慎使用。

肩难产 HELPERR 口诀：屈、压、旋、后、趴（抬、旋、后）。处理原则：①减小双肩径：压、旋、后；②改变肩与骨盆关系：压、旋；③增大骨性骨盆的功能尺寸：屈、趴。操作顺序并不一定要按口诀次序，有效、合理地使用每项操作，尽快解脱嵌顿的肩膀才是成功的关键。

5.肩难产产后处理

（1）断脐后，立即进行动、静脉血气分析。

（2）进行新生儿复苏术。

（3）产科处理：检查软产道，预防产后出血及感染等。

（4）向产妇及家属告知病情。

（5）翔实记录分娩过程，为医疗纠纷提供依据。

（6）除常规记录外还应包括：①难产被诊断时间；②胎头位置及旋转；③所使用的手法顺序，持续时间和结果；④医生到场时间；⑤分娩前及肩难产发生后告知产妇出现肩难产的信息。

6.注意事项

(1)50%的肩难产难以预测,不提倡预防性剖宫产和会阴侧切。应加强产前和产时评估,高危因素者可放宽剖宫产指征。

(2)发生肩难产时许多技术手法可用,每个步骤30~60秒。原则上先施行较简单的操作,继而逐步深入阴道内操作。手膝位可作为首选方法。

(3)不要忽视人为造成的肩难产。等待至少30秒或者1次宫缩,使胎肩自行下降娩出。

(4)肩难产操作中严禁使用腹压。腹部加压进一步增加嵌顿梗阻,导致子宫破裂、永久性神经损伤。

(5)一旦确诊肩难产,胎儿任何脐带绕颈,都不应该切断或钳夹脐带,一旦剪断脐带,无法建立有效的呼吸,加重新生儿缺氧和低血压。

(6)肩难产时,47%的新生儿会在胎头娩出后的5分钟死亡,因此产科医院应提前制定肩难产抢救流程,对所有可能参与肩难产抢救的人员进行培训,反复演练与考核,所有参与者各尽其职,全员合作,才能保证紧急情况下的操作准确无误。

7.健康宣教

(1)产前健康教育:指导定期体检,对于体重增长过快或血糖异常者行饮食指导及体重管理。

(2)产时健康教育:指导减痛方法,及时排空大小便,第二产程正确用腹压,密切配合助产士。对于有剖宫产手术可能的产妇,严格禁食禁饮,必要时静脉补充营养。

(3)产后指导:指导新生儿护理知识,产后饮食、伤口护理及休息等。

客观题测验

主观题测验

第四节　剖宫产术后再次妊娠阴道分娩

剖宫产术后再次妊娠的分娩方式有两种:选择性再次剖宫产(elective repeat cesarean, ERCS)和剖宫产术后再次妊娠阴道试产(trial of labor after cesarean, TOLAC)。剖宫产后阴道分娩(vaginal birth after cesarean, VBAC)是指既往有剖宫产史者,再次妊娠时采用阴道分娩的方式终止妊娠。TOLAC的成功率各国报道为60%~80%,子宫破裂率不足1%。

剖宫产后阴道分娩可以降低剖宫产率、减少孕产妇静脉血栓,减少产后感染等并发症的风险,还可以减轻对再次妊娠的影响,同时也可以降低新生儿呼吸系统并发症的发生。但 TOLAC 最棘手的问题是子宫破裂，导致严重的母儿不良结局。因此需要严格筛选合适的孕妇，可以明显降低并发症，提高剖宫产后阴道分娩的成功率。

> **课程思政**
>
> **鼎故革新，同力协契**
>
> 　　随着"二胎政策"放开，"后剖宫产时代"来临，又为助产专业提出了新挑战。开展前次剖宫产术经阴道分娩技术，需规范诊疗程序，强化专业技能培训，提供个体化、人性化的助产服务，建立快速反应团队，提升快速处置能力，与产科医生、麻醉师等相关专业医生的密切配合，才能保障母婴安全。

一、TOLAC 适应证与禁忌证

（一）TOLAC 适应证

（1）孕妇及家属有阴道分娩意愿，是 TOLAC 的必要条件。

（2）既往有 1 次子宫下段横切口剖宫产史，且前次剖宫产手术顺利，预后良好。

（3）产前超声检查提示子宫前壁下段肌层连续。

（4）头位，无明显的头盆不称。

（5）2 次分娩间隔时间≥18 个月。

（6）前次剖宫产指征不存在，且未发现新的剖宫产指征。

（7）估计胎儿体重不足 4000 g。

（二）其他情况应谨慎试产

　　包括：①两次剖宫产史；②剖宫产手术后再次妊娠时间间隔时间<12 个月，再次分娩时间<18 个月；③可疑巨大儿；④双胎妊娠；⑤前次剖宫产为足月的剖宫产。

（三）TOLAC 禁忌证

（1）有子宫破裂史、前次剖宫产术为古典式剖宫产术、子宫下段纵切口或"T"形切口。

（2）已有≥3 次以上子宫手术史。

（3）存在前次剖宫产指征或本次妊娠有新的剖宫产指征，不宜阴道分娩者。

（4）所在医疗单位不具备施行紧急剖宫产的条件。

（5）前次剖宫产有子宫切口并发症；既往有子宫破裂史。

（6）不适宜阴道分娩的内外科合并症或产科并发症。

（7）估计胎儿体重在 4000 g 或以上。

二、处理原则

　　TOLAC 必须在有急诊剖宫产条件的医院进行，应在严密监护下实施，一旦发现异常及时处理。原则为产时连续性的胎儿电子监护，产程中谨慎使用低剂量缩宫素，可使用硬膜外镇痛分娩，必要时缩短第二产程，分娩后检查瘢痕情况。早期识别子宫破裂征象，放宽剖宫产指征。

三、产前评估与监测

1. 孕前咨询

进行专业的孕前咨询，建立档案。详细了解前次剖宫产手术的时间、剖宫产指征及类型、手术经过、术后愈合情况等，建议剖宫产术后 2 年左右怀孕。

2. 孕期评估与监测

（1）孕期首诊建档：记录前次剖宫产手术的相关信息。

（2）定期产检：监测有无妊娠期合并症或并发症。

（3）在妊娠 36 周后再次进行阴道分娩成功率的评估。

（4）孕晚期监测母儿情况、估计胎儿体重、羊水等情况，B 超评估子宫切口处肌层的连续性。

3. 入院后评估与监测

（1）母体情况：有无妊娠合并症、孕期体重增长情况，有无生殖道畸形等。

（2）胎儿情况：胎产式、胎方位、胎儿大小等，是否存在头盆不称。

（3）辅助检查：B 超检查子宫下段厚度，持续电子胎儿监护判断胎儿宫内状态。

四、处理措施

（一）病情观察

（1）入院后备血，临产后暂禁饮食，开放静脉通路（补液速度：平衡液 200 mL/h），留置导尿，做好紧急剖宫产的术前准备。

（2）病区和产房的床头标识"TOLAC"字样，引起医护人员重视。

（3）产程中行持续电子胎儿监护，观察胎心率变化，判断胎儿宫内状态。

（4）产程中严密观察情况，包括宫缩、宫口大小、胎先露高低，产妇有无子宫下段压痛、血尿，异常阴道流血，有无烦躁不安等不适。产程中行心电监护监测母体生命体征变化，及时了解产妇有无低血容量表现。

（5）瘢痕子宫阴道分娩试产应谨慎使用缩宫素，使用时缩宫素应从小剂量开始，专人守护，微量泵调节输液滴数，严密监测宫缩频率及强度，注意子宫形态及羊水性状。

（6）临产后遵医嘱实施镇痛分娩，分娩镇痛可满足手术产的麻醉需求。尽量通过最小的剂量达到最佳的镇痛效果。

（7）第二产程正确指导产妇用腹压，时间不宜过长，必要时缩短第二产程，接产前请产科及新生儿科医生到场，做好新生儿复苏准备工作。

（8）产后详细检查子宫下段情况，包括宫腔是否完整，子宫壁有无缺损，瘢痕处是否连续。严密监测生命体征及产后子宫收缩情况。

（二）照顾与支持

（1）开展导乐陪伴分娩：全程给予一对一导乐服务，鼓励家属参与待产护理，给予产妇更多的支持，增强产妇分娩信心。

（2）环境的支持：营造家庭化的安静舒适环境，柔和的灯光、人性化的关怀，缓解产妇紧张情绪，促进内源性缩宫素和内啡肽的分泌。

（3）解除产妇紧张、恐惧、焦虑的心理：助产士及时疏导产妇对子宫破裂的担忧，帮助产妇消除不良的情绪，以积极的心态去面对分娩。

（三）并发症的处理

TOLAC 的主要并发症为先兆子宫破裂和子宫破裂，发生率在 1%，但是后果极为严重，是导致母儿不良预后的主要原因。改善母儿结局的关键是尽早发现子宫破裂，及时处理。因此医护人员必须全员进行"5 分钟紧急剖宫产"急救演练，一旦发生应立即成立抢救小组，全员合作，听从指挥，多学科共同救治。

（1）并发症的表现：胎心监护异常是子宫破裂最常见的临床表现，发生率为 66%～75%，但超过一半的孕妇会出现两个以上的症状，最多见的为胎心监护异常和腹痛。胎心监护的异常，特别是出现胎儿心动过缓、变异减速或晚期减速。严重的腹痛，尤其在宫缩间歇期持续存在的腹痛，腹部轮廓改变。心动过速、低血压、昏厥或休克。子宫瘢痕部位的压痛和反跳痛，血尿、阴道异常出血。先前存在的有效宫缩突然停止。

（2）处理：重视产妇主诉，出现胎心异常、产妇下腹子宫瘢痕处疼痛、血尿等先兆子宫破裂或子宫破裂等征象时应实施"5 分钟紧急剖宫产"，尽快娩出胎儿。因入院时已备血，产程中禁食禁饮且留置导尿，可立即通知麻醉科及手术室进行急诊剖宫产。手术中请新生儿科医生到场协助抢救新生儿。无"5 分钟紧急剖宫产"条件者应控制从决定剖宫产到胎儿娩出时间尽量在 30 分钟内，以 18 分钟娩出胎儿为宜。

五、健康宣教

1. 产前健康教育

门诊告知孕妇及家属 TOLAC 的利弊，利于做出分娩方式的选择；进行个体化评估；孕期进行饮食指导，严格控制体重。

2. 产时健康教育

指导减痛方法及剖宫产术后再次妊娠阴道试产的相关知识，第二产程指导配合用力及告知必要时阴道助产的必要性。

3. 产后指导

指导产后饮食、卫生及避孕知识。

本章小结

异常分娩的常见因素为产力、产道和胎儿异常。常见的产程异常有：潜伏期延长、活跃期延长和活跃期阻滞、第二产程异常（胎头下降延缓、胎头下降停滞和第二产程延长）。

子宫收缩力异常包括协调性、不协调性宫缩乏力和宫缩过强。协调性宫缩乏力处理原则是加强子宫收缩，不协调性宫缩乏力处理原则是调节子宫收缩。协调性宫缩过强应预防为主，正确处理急产。不协调性宫缩过强的处理包括抑制强直性子宫收缩，去除原因及使用镇静剂消除子宫痉挛性狭窄环。

产道异常以骨产道异常为多见。中骨盆平面狭窄常合并骨盆出口平面狭窄。诊断狭窄骨盆的主要方法是产科检查结合骨盆测量评估骨盆大小。分娩时应明确狭窄骨盆的类型和程度，结合产力和胎儿因素进行综合判断，决定分娩方式。生殖道发育异常、肿瘤等可导致软产道异常，使胎儿娩出受阻。

胎位异常是造成难产的主要因素。持续性枕后（横）位、高直前位可阴道试产。持续性额横位、高直后位及肩先露应行剖宫产术。根据臀先露类型、骨盆大小、胎儿大小等，决定臀先露的分娩方式。

剖宫产术后再次妊娠的分娩方式有两种：选择性再次剖宫产和剖宫产术后再次妊娠阴道试产。剖宫产后阴道分娩需要严格筛选合适的孕妇，可以明显降低并发症，提高剖宫产后阴道分娩的成功率。TOLAC 应在严密监护下实施，一旦发现异常及时处理。早期识别子宫破裂征象，放宽剖宫产指征。

助产士针对产程中的个体化差异，在产程中要给予产妇全面支持和照顾，对异常分娩及时识别准确判断，配合医生给予恰当正确的处理，保障母婴安全，减少并发症的发生。

客观题测验

主观题测验

第十四章

分娩期并发症

学习目标

> 1. 熟悉：脐带脱垂、羊水栓塞、子宫破裂、产后出血的临床表现。
> 2. 掌握：发生脐带脱垂、羊水栓塞、子宫破裂、产后出血的护理原则。

概述在分娩过程中随时会发生一些危及母儿生命的并发症，导致孕产妇死亡，如脐带脱垂、羊水栓塞、子宫破裂、产后出血等。

第一节　脐带脱垂

预习案例

> 孕妇第一胎，孕 38 周，未入盆，LOA，于 2019 年 05 月 03 日 01：00 胎膜早破，05：00 胎心监测中胎心音突然减慢至 68~76 次/min，即行阴道检查，宫口开 3 cm，S-3，宫颈口外触及条索状物，有搏动感。
>
> #### 思考
> 1. 在该案例中，发生的分娩期并发症是什么？
> 2. 护士应如何护理该孕妇？

脐带是胎儿与母体进行物质交换的唯一通道。任何原因引起脐带血流受阻都可导致胎儿缺氧甚至死亡。脐带脱垂发生率为 0.2%~10%，是分娩期的严重并发症。当胎膜未破时，脐带位于先露部前方称为脐带先露。当脐带下降位于胎儿先露部一侧，但没有超过先露部，称为隐性脐带脱垂。当胎膜破裂，脐带脱出于宫颈外口，降至阴道甚至外阴部为脐带脱垂（prolapse of umbilical cord）或显性脐带脱垂（图14-1）。脐带脱垂增加了剖宫产率和围生儿的死亡率。

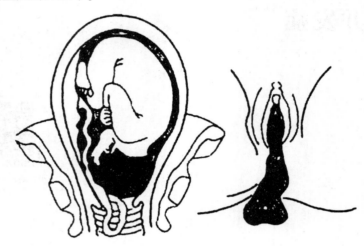

图 14-1　脐带脱垂

【原因和高危因素】

任何引起胎先露与骨盆不能衔接，导致先露与骨盆之间留有空隙，均有可能发生脐带脱垂。

（1）如头盆不称、胎头入盆困难等导致胎头未衔接。

（2）胎位异常，如臀先露、肩先露、枕后位等。

（3）胎儿过小或羊水过多。

（4）脐带过长。

（5）脐带附着异常及低置胎盘等。

【临床表现】

经阴道检查发现先露下方或先露一侧或阴道内触及脐带血管搏动，或阴道外口见脐带，同时可能伴有胎心异常。

【处理原则】

脐带作为胎儿的生命线，血流阻断超过8分钟即可导致胎死宫内，所以一旦发生脐带脱垂，迅速解除脐带受压的同时尽快娩出胎儿，是脐带脱垂的处理关键。

解除脐带受压方法，主要是抬高胎先露，以减少脐带受压，防止血管闭塞，从而改善新生儿预后：戴无菌手套后，将一只手伸入阴道以中、示指上推胎先露，另一只手在耻骨联合处上推先露部，操作过程避免触及脐带，避免加重脐带缺血缺氧。也可使用膀胱充盈法或宫缩抑制剂缓解脐带受压。

剖宫产是脐带脱垂的首要分娩方式。对于初产妇或短时间内不能经阴道分娩的，建议行紧急剖宫术，对于宫口开全，短时间内可以分娩的，应立即阴道助产分娩，减少对脐带的压迫。

如果确诊为脐带脱垂，且存在可疑性或病理性胎心异常，应立即行剖宫产，争取在30分钟内娩出胎儿。

脐带脱垂者无论选择哪种分娩方式，在整个分娩过程中必须有经验丰富的儿科医生参与。胎儿娩出后应做胎儿脐血的血气分析，这项检查有助于判断新生儿缺血缺氧性脑病的严重程度。如果新生儿出生后情况不理想的，应按规程实施新生儿抢救复苏。

【护理要点】

（一）评估和检查

1. 健康史

注意评估是否存在脐带脱垂的高危因素，如有无胎位异常、头盆不称、羊水过多、脐带先露等，及易发胎膜早破的因素。详细询问此次妊娠经过、妊娠周数、胎动情况及有无宫缩及阴道流液。

2. 身心状况

发生脐带脱垂，因担忧胎儿预后，孕妇会表现焦虑不安甚至悲伤不已。

3. 辅助检查

电子胎心监护、阴道检查、B超检查可诊断是否发生脐带脱垂。

（二）预防

妊娠晚期及临产后，超声检查有助于尽早发现脐带先露；对临产后胎先露部迟迟不入盆者尽量不做或少做肛门指诊或阴道检查；对于胎头高浮必须人工破膜的，需在宫缩间歇期小孔高位破膜，破膜后控制羊水流出速度，且保持臀高头低位。

（三）紧急处理

见产前区和产房脐带脱垂抢救流程（图14-2和图14-3）。

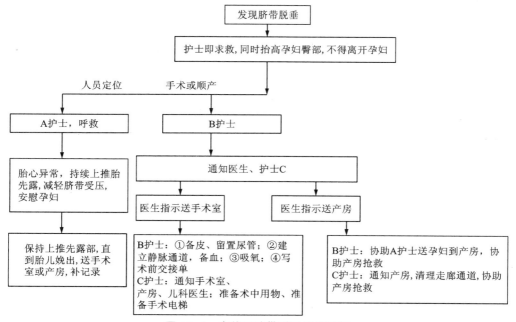

图14-2　产前区脐带脱垂抢救流程

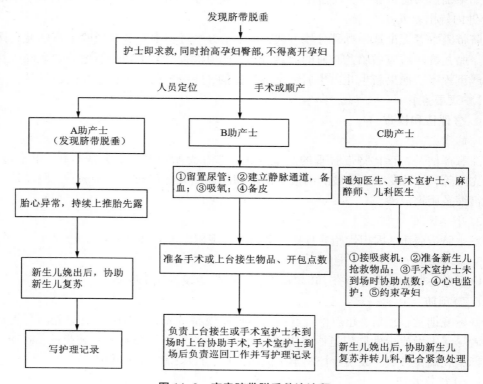

图 14-3 产房脐带脱垂救治流程

（四）心理护理

安慰患者，缓解其焦虑的情绪，向家属解释脐带脱垂的病情及治疗方案，取得其积极配合。

（五）健康教育

（1）指导定期产前检查，及时发现与纠正异常胎位。

（2）预防指导：指导胎位不正和先露未衔接的孕妇及其家属，一旦孕妇发生胎膜破裂，应当立即平卧位，注意阴道流液的量及性状，尽快转运入院。

课程思政

露易丝·布尔乔亚（Louise Bourgeois Boursier，1563—1636）被护理界誉为"现代助产术的发明者"和"第一位伟大的女产科行医者"。露易丝21岁时嫁给国王军队里的"理发师外科医生"马丁·布尔希耶（Martin Boursier）。在对一些医学知识有一定的了解之后，露易丝决定成为一名助产士。经过了不懈努力，露易丝成为了一流的助产士，她对不育症、妊娠、生产、妇科病和新生儿病症等都进行了深入研究，被同时代的人尊称为"大学者"（"Scholar"）。露易丝的医术和名声很快便传到了当时的法国王后玛丽·德·美第奇的耳中。待产的王后钦定露易丝为其御用助产士，露易丝为其接生的婴儿就是后来成为法国国王的路易十三。

露易丝撰写了几本关于产科的书，分别是《观察与变化》（Diverse Observations，1609）和《致我的女儿或年轻的助产士》（Advice to my Daughter）等。露易丝是第一位撰写产科和助产相关理论和实践的女性行医者，露易丝称自己为"第一个将助产行医艺术付诸笔端的女性"（"The first woman practicing my art to take up the pen"）。

第二节　羊水栓塞

预习案例

孕妇黄某，38岁，G₃P₁孕39周，B超提示羊水指数23 cm，自诉"阴道流血伴下腹部疼痛3小时"于2019年3月20日10：00入院。查体：宫缩强，2分钟/次，持续40秒，宫口开3 cm。10：20孕妇胎膜自破，羊水清，孕妇面色发绀，血压80/50 mmHg，立即启动羊水栓塞抢救流程。

思考

1. 该孕妇发生了羊水栓塞，有哪些临床表现？
2. 羊水栓塞的处理原则。

羊水栓塞是由于羊水进入母体循环，而引起肺动脉高压、低氧血症、循环衰竭、弥散性血管内凝血以及多器官功能衰竭等一系列病理生理变化过程。是很严重的分娩并发症，死亡率高达60%。

【病因】

羊水栓塞具体原因不明，可能与以下因素有关。

1. 羊膜腔内压力过高

临产后，子宫收缩时羊膜腔内压力升高，当其明显高于静脉压时，羊水有可能被挤入破损的微血管而进入母体血液循环。

2. 血窦开放

各种原因引起的宫颈或宫体损伤、血窦破裂后，羊水可通过破损血管或胎盘后血窦进入母体血液循环。

3. 胎膜破裂

胎膜破裂以后，羊水从子宫蜕膜或宫颈管破损的小血管进入母体血液循环中。

高龄初产、经产妇、宫颈裂伤、子宫破裂、羊水过多、多胎妊娠、子宫收缩过强、急产、胎膜早破、前置胎盘、子宫破裂、剖宫产和刮宫术等可能是羊水栓塞的诱发因素。

【病理生理】

羊水成分进入母体循环是羊水栓塞发生的先决条件，可能发生的病理生理变化见图14-4：

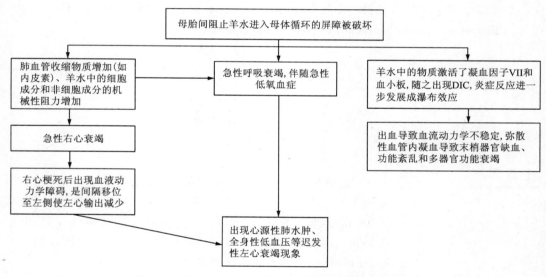

图 14-4　2016SMFM 临床指南羊水栓塞的诊断与管理

1. 过敏样反应

羊水中的抗原成分可引起 I 型变态反应，出现过敏样反应，严重的引起过敏性休克。

2. 肺动脉高压

羊水中的有形物质形成小栓子及其刺激肺组织产生和释放血管活性物质，肺血管反射性痉挛，肺动脉高压形成，右心负荷加重，急性右心扩张及充血性右心衰竭；左心排出量明显减少，血压下降产生一系列休克症状，产妇可因主要脏器缺血而突然死亡。

3. 弥散性血管内凝血（DIC）

是羊水栓塞导致患者死亡的最重要原因。羊水中含大量促凝物质类似于组织凝血活酶,进入母血后易在血管内产生大量的微血栓,消耗大量凝血因子及纤维蛋白原;同时炎性介质和内源性儿茶酚胺大量释放,触发凝血级联反应,导致 DIC。

4. 急性肾衰竭

由于休克和 DIC 影响,母体常发生急性肾缺血导致肾功能障碍和衰竭。

【临床表现】

羊水栓塞通常突然起病,发展凶险。大部分发生在阴道分娩时,部分发生在剖宫产时。中孕引产和羊水穿刺虽然少见,但也有可能发生。

1. 典型羊水栓塞

症状以骤然出现的低氧血症、低血压(血压与失血量不符合)和凝血功能障碍为特征,也称羊水栓塞三联征。

(1)前驱症状:30%~40%的患者会出现如呼吸急促、胸痛、憋气、寒战、呛咳、头晕、乏力、心慌、恶心、呕吐、麻木、针刺样感觉、焦虑、烦躁和濒死感,胎心减速,胎心基线变异消失。及时发现前驱症状有助于判断羊水栓塞。

(2)心肺功能衰竭和休克:突然发生呼吸困难和(或)发绀、心动过速、低血压、抽搐、意识丧失或昏迷、突发血氧饱和度下降,右心受损和肺底部湿啰音等,产妇甚至数分钟内猝死。

(3)凝血功能障碍:出血倾向的全身出血表现,如子宫出血、切口渗血、全身皮肤黏膜出血,针眼渗血、血尿、消化道大出血等。

(4)急性肾衰竭等脏器受损:除心肺功能衰竭及凝血功能障碍外,全身器官均受累,中枢神经系统和肾脏受损害最常见。

上述临床表现在羊水栓塞中有时按顺序出现,有时不按顺序出现,也可单一或同时出现。

2. 不典型羊水栓塞

(1)有些患者发展缓慢,症状隐匿,缺乏典型表现。

(2)有些患者破膜时一过性呛咳,之后症状消失;有的胎儿娩出后出现 1 次寒战,几小时后才出现以出血倾向为主的表现。

【诊断和鉴别诊断】

在诱发宫缩、宫颈扩张或分娩、剖宫产后出现急性缺氧、血压下降和凝血功能障碍不能用其他原因解释,首先考虑为羊水栓塞,并按羊水栓塞抢救流程进行处理。同时进行辅助检查:母血涂片或器官病理检查找到羊水有形成分、胸部 X 线片、心电图或心脏彩色多普勒超声、DIC 有关的实验室检查等。

当羊水栓塞症状不典型时,需要与急性心衰、肺栓塞、空气栓塞、药物过敏性反应、子痫、产后出血、脑血管意外、癫痫、麻醉并发症等疾病相鉴别。

【对母儿的影响】

1. 对母体的影响

羊水栓塞发展迅速,消耗大量的凝血因子,产妇很快发生休克、DIC、多器官衰竭甚至死亡。

2. 对胎儿的影响

分娩前或分娩时发生羊水栓塞，子宫胎盘血流灌注不足，导致胎儿缺血缺氧，甚至死亡。

【预防】

因羊水栓塞病因和发病机制并不十分明确，难以预防。但应注意识别高危因素，降低发生率。

(1)注意诱发因素，有前置胎盘、胎盘早剥、过期妊娠、胎儿窘迫、胎膜早破等并发症时，应提高警惕，尽早发现与诊断。

(2)宫缩间歇期进行人工破膜。

(3)预防子宫切口开裂，娩出胎儿前吸尽羊水，避免羊水进入血窦。

(4)正确使用缩宫素，避免宫缩过频过强。

(5)宫缩过强时，立即停止用缩宫素，必要时加用宫缩抑制剂。

(6)前壁胎盘时超声引导穿刺，避免多次经胎盘穿刺形成局部血肿。人工流产钳夹术时，应先破膜，待羊水流尽后再钳夹。孕中期引产行羊膜腔穿刺术时，以细针穿刺。

【处理要点】

羊水栓塞一旦确诊应立即启动羊水栓塞的抢救流程，纠正呼吸循环功能衰竭和改善低氧血症，抗过敏，抗休克，防止 DIC 及肾衰竭发生，尽快终止妊娠，并给予广谱抗生素预防感染(图 14-5)。

【护理要点】

(一)评估

(1)评估有无发生羊水栓塞的诱因：中期妊娠引产、羊膜穿刺、胎膜早破或人工破膜、前置胎盘、胎盘早剥、宫缩过强或强直性宫缩等，预防发生羊水栓塞。

(2)临床表现：注意观察孕妇破膜后有无呛咳、出现烦躁不安、气促、呼吸困难、咳粉红色泡沫痰、血液不凝、全身出血倾向、窒息样惊叫、昏迷等表现。

(二)发生羊水栓塞的紧急处理与配合

(1)纠正缺氧：取半卧位，专人保持呼吸道通畅，面罩给氧，做好气管插管或气管切开准备。

(2)抗过敏：在改善缺氧同时，立即给予大剂量肾上腺糖皮质激素抗过敏、解痉，稳定溶酶体保护细胞。

(3)解除肺动脉高压：心率慢时用阿托品 1 mg 加入 10%~25%GS 10 mL 静推，直至产妇面色潮红；氨茶碱 250 mg 加于 25% 葡萄糖注射液 20 mL 缓慢推注，松弛支气管平滑肌，解除肺血管痉挛；酚妥拉明 5~10 mg 加于 10% 葡萄糖注射液 100 mL，以 0.3 mg/min 速度静脉滴注，能解除肺血管痉挛，消除肺动脉高压。同时，也可考虑给予盐酸罂粟碱等药物。

(4)抗休克抢救过程中根据中心静脉压补充血容量，可用生理盐水、葡萄糖注射液、新鲜血和血浆等补充。升压：多巴胺根据血压情况进行调整；纠正酸中毒：可用 5% 碳酸氢钠 250 mL 静脉滴入；纠正心衰：西地兰稀释后静脉推注。

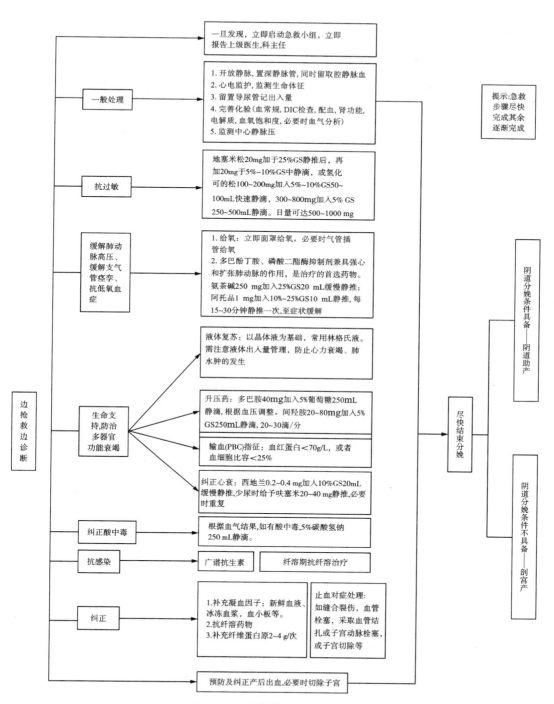

图 14-5 羊水栓塞的抢救流程

（5）纠正凝血功能障碍。

①肝素钠：发病后 10 分钟内使用，但用试管法测定凝血时间应控制在 15 分钟左右。肝素过量有出血倾向时，可用鱼精蛋白对抗，1 mg 鱼精蛋白对抗肝素100U。

②补充凝血因子：应及时输新鲜血或血浆、纤维蛋白原等。

③抗纤溶药物应用，抑制纤维蛋白的溶解。补充纤维蛋白原 2~4 g/次，使血纤维蛋白原浓度达 1.5 g/L 以上。

（6）严格执行无菌操作，遵医嘱予广谱抗生素，防止肺部和生殖道感染。

（7）密切监护：予心电监护和血氧饱和度监测，定时测量体温、血压、脉搏、呼吸，追踪床旁胸部 X 线片、床旁心电图、超声心动图、血液实验室检查等结果。

（8）记录出入量，留置导尿管，保持导尿管的通畅，观察尿液颜色；准确记录尿量、出血量和入量，发现病情变化及时处理。

（9）终止妊娠：宫口已开全或接近开全时应及时做好阴道助产准备；短时间内不能分娩的应立即做好剖宫产术前准备。

课程思政

提灯女神、护理之母南丁格尔（Florence Nightingale）提出"护理的独特功能在于协助病人，于最自然的情况之下，恢复其身心的健康"，强调"护理是一种科学，也是照顾人生命的艺术；护理是熟练技术的手，冷静看出细节的头脑、爱与温暖的心"。1922 年，在护理大会上，精神护理之母理查丝（Linda Anne Judson Richards，1841—1930）简短地说道："护理人员是人，病人也是人。除非对病人有正确的态度，否则所有的知识与技术都无法使你成为一个真正的护理人员。病人是孤单的，那是病人需要护理看顾的时候，病人不只需要护理人员的双手与头脑，更需要护理人员的爱心。"

（三）健康教育

（1）自我监测指导：告知产妇有胸闷、气促、呛咳、心慌或阴道出血多等情况要及时报告医务人员。

（2）家属指导：本病危急，家属常常担心、焦虑，与家属建立有效沟通，鼓励家属说出内心担忧之处，请家属积极配合抢救和治疗。

（3）康复指导：产妇早期床上运动，没有头晕、心慌可转移到床下活动。

（4）心理指导：情况允许时鼓励产妇说出发病前后的心理感受，给予心理支持；切除子宫的，告知产妇以后没有月经，但不影响性生活和女性特征，缓解焦虑情绪。

课程思政

　　叙事护理是近年来实践护理人文关怀的新理念与新路径。国内叙事医学的首倡者杨晓霖教授认为，叙事护理侧重心理、伦理和人文方面的素养，而非简单的技能、技巧上的能力，前者强调医患之间的"在场的存在性交往"（being），后者强调的是护士对患者的"技术性帮助行为"（doing）。物质行动（material acts）、实在行为（practical acts）是护理的基础，但行动上的帮助并非关怀的全部。护理要上升为一门艺术，必须看到和认同患者的情感和道德体验，认同他人的需求，对他人心理和情感上的需求有所回应。人文关怀提倡的是护理人员与患者关系的存在性陪伴，情感性陪伴和生命共同体间的关系性交往。医学可能是不确定的，但关怀和照护是确定的。叙事护理召唤护理人员和患者一起回到人性的存在层面（being）上来经验生命本质。

第三节　子宫破裂

预习案例

　　育龄妇女，G_4P_1，停经 32 周，腹痛 7 小时余。2016 年足月顺产一女。2015 年 8 月因"异位妊娠"行开腹手术，具体不详。2017 年 12 月因"异位妊娠"行腹腔镜下右侧输卵管切除术。2019 年 2 月 25 日 01：00 出现上腹呈持续性隐痛，程度轻，伴恶心，无呕吐，无腹泻、腹胀，无阴道流血、流液，无心悸、胸闷、眼花、头晕、头痛等不适，胎动如常，至急诊就诊，查急诊彩超提示：1、宫内妊娠，单活胎，符合孕 30 周+，注意脐带绕颈一周。胎位 LOA。2、胎盘 0 级，胎盘未见明显异常。3、羊水量未见异常，羊水透声好。4、脐动脉血流参数在正常范围内。行胎监提示有反应型。

　　急诊予查腹腔 B 超提示腹腔积液（深约 4.6 cm）：性质待定。急行腹腔穿刺术，抽出不凝血，考虑"子宫破裂"，行剖腹探查术。剖开子宫，发现子宫已经破裂。

　　思考

　　在该案例中，子宫破裂有哪些临床表现？

　　子宫破裂（rupture of uterus）指在妊娠晚期或分娩期子宫体部或子宫下段发生破裂，

是直接危及产妇及胎儿生命的严重并发症。多发生于分娩期，少数发生于妊娠晚期。

【病因（高危因素）】

1. 子宫手术史（瘢痕子宫）

子宫手术史是近年来导致子宫破裂的常见原因。行剖宫产术、子宫肌瘤剔除术、宫角切除术、子宫成形术后子宫形成瘢痕，当宫腔内压力增高，可使瘢痕破裂。前次手术后伴感染、切口愈合不良、术后间隔时间过短、再次妊娠者，临产后发生子宫破裂的风险增加。

2. 梗阻性难产

当胎先露下降受阻，为克服阻力，子宫强烈收缩，使子宫下段过分伸展变薄而发生子宫破裂。主要见于骨盆狭窄、头盆不称、软产道梗阻、胎位异常、巨大胎儿、胎儿畸形、高龄孕妇等。

3. 子宫收缩药物使用不当

胎儿娩出前缩宫素或其他宫缩剂使用不当，或孕妇对药物个体性差异，子宫收缩过强造成子宫破裂。

4. 产科手术损伤

宫颈口未开全时行产钳助产或臀牵引术，中高位产钳牵引等可造成宫颈裂伤延及子宫下段；毁胎术、穿颅术可因器械、胎儿骨片损伤子宫导致破裂；肩先露无麻醉下行内倒转术、强行剥离植入性胎盘或严重粘连胎盘，亦可引起子宫破裂。

5. 其他

子宫发育异常或多次宫腔操作，局部肌层菲薄也可导致子宫破裂。

【临床表现】

是否在瘢痕处发生破裂其临床表现有很大不同。

非瘢痕处破裂时，子宫收缩强烈，患者腹痛严重，大声喊叫，当破裂后患者反而觉得疼痛有所减轻；瘢痕处发生破裂时，症状相对较轻，少数患者甚至没有感觉。

子宫破裂的症状和体征主要取决于破裂口的大小、位置，破裂后内出血的多少，是否有羊水流入腹腔；另外，与破裂时间的长短也有关系。如果内出血不多，羊膜囊未破裂，羊水流入腹腔少，腹膜刺激征不明显，患者生命体征平稳；如出血多，羊水胎粪大量流进腹腔，腹膜刺激征严重，患者剧烈腹痛，甚至休克。子宫破裂最初的症状和体征并无特异性，其典型症状和体征有：

（1）胎儿窘迫（最常见的是胎心率异常：这常常是最早出现和最常见的临床表现，有时也是唯一征象，特别是在瘢痕子宫破裂时）。

（2）先露下降受阻，腹型改变，出现病理性缩复环，见于典型的先兆子宫破裂。

（3）伴随着"撕裂感"，宫缩突然停止，患者疼痛反而有一过性的减轻。

（4）胎心监护仪显示子宫张力的基线下降，子宫变软，有压痛反跳痛。

（5）腹痛或分娩过程中出现耻骨弓上方疼痛及压痛加重，胸痛、两肩胛骨之间疼痛或吸气时疼痛，疼痛因血液刺激膈肌引起。

（6）胎先露退回（腹腔）或消失；宫口扩张由大变小，如原来 8~10 cm，变成 3~5 cm。

（7）阴道异常出血或血尿。

（8）患者心率增快、血压下降、昏迷或休克。

不是每个子宫破裂的患者都有上述临床表现，有些子宫破裂患者症状或体征并不明显。但持续的、晚期或反复性变异减速，或胎儿心动过缓通常是最早、也是唯一的子宫破裂征象。

【诊断与鉴别诊断】

典型子宫破裂根据病史、症状、体征，容易诊断。出现病理性缩复环比较容易判断先兆子宫破裂。但若症状体征不明显，应结合高危因素，B超协助诊断。

【对母儿影响】

子宫破裂后可造成母体严重的内出血，若止血不及时，可发生失血性休克，切除子宫、甚至死亡；胎儿从破裂处进入腹腔，可发生胎儿窘迫甚至死亡。

【处理原则】

（1）先兆子宫破裂诊断明确应立即行剖宫产术。已发生子宫破裂者立即启动剖宫产术。术前立即停用缩宫素，应用宫缩抑制剂和镇静剂。

（2）子宫破裂的处理必须考虑到子宫损伤的程度、患者生命体征是否平稳、患者及家属的生育意愿等。

【护理要点】

（一）评估

1. 高危因素

评估是否有发生子宫破裂的高危因素：子宫手术史、产科创伤史、使用子宫收缩药物、胎儿过大、头盆不称等。

2. 症状和体征

宫缩强度、间隔及持续时间，腹痛程度及性质，有无排尿困难，有无病理性缩复环；胎心及胎动情况；患者精神状态，有无烦躁不安、疼痛难忍、恐惧及焦虑。

（二）监测

（1）密切测量生命体征，判断患者是否有早期休克的表现，及时发现病情变化。

（2）辅助检查：多普勒常规听胎心、胎心监测、B超检查有助于子宫破裂的诊断。妊娠晚期可定期测量瘢痕子宫下段厚度，能比较准确地发现子宫下段瘢痕的缺陷和子宫裂开。

（三）心理护理

做好心理护理，向患者和家属解释发生子宫破裂的高危因素，治疗的配合事项，对于胎儿死亡或切除子宫的，注意与家属沟通，保护患者隐私，倾听患者需求，帮助患者和家属度过悲伤期。

（四）处理与配合

1. 异常情况的处理

待产过程中若出现胎心率变化，应立即报告医生，予吸氧、侧卧位等对症处理。如出现宫缩过强或病理性缩复环等先兆子宫破裂症状时，立即报告医生并停止缩宫素引产和一切操作，同时监测产妇的生命体征，遵医嘱抑制宫缩，并立即做好剖宫产术前准备。

2. 抢救的配合

如已确定出现子宫破裂,立即启动子宫破裂抢救流程,配合医生,建立双静脉通道,输血输液,补充血容量,积极抗休克处理并同时做好术前准备。通知手术室、产房及新生儿科,做好新生儿复苏的准备,配合医生进行抢救(图 14-6)。

(五)健康宣教

(1)对有子宫破裂高危因素的孕妇,指导其到高危门诊进行规范化孕检,尽早规划分娩方式,减少子宫破裂的发生。

(2)向孕妇和家属介绍先兆子宫破裂的表现和症状,注意监测胎动,发现异常立即就诊。

(3)出院指导:对于子宫切除的患者,告知相关的术后注意事项,嘱患者门诊定期随访。

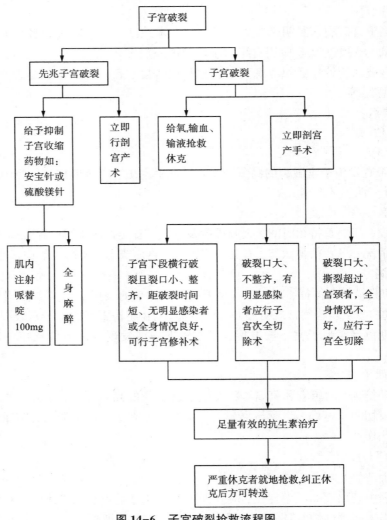

图 14-6 子宫破裂抢救流程图

第四节　产后出血

预习案例

　　孕妇熊 XX，女，29 岁，G_2P_0，G41 周，2014 年因"不孕症"曾行腹腔镜手术。2017 年自然流产 1 次。2018 年 05 月 13 日于广州行 IVF-ET 术，植入 2 个囊胚，过程顺利。入院时孕妇双下肢浮肿 3+，入院时体温 36.6℃，脉搏 88 次/分钟，呼吸 20 次/分钟，血压 129/89 mmHg，身高 162 cm，体重 75 kg，孕期血压正常，尿蛋白阴性。入院后血压 158/98 mmHg，孕妇无头痛、视物模糊，无诉特殊不适，予硫酸镁针解痉，盐酸拉贝洛尔片降压，血压波动在 139~152/76~98 mmHg。孕妇及家属要求行剖宫产手术。术程顺利，术后血压 136/92 mmHg、脉搏 87 次/分钟，宫缩好，术中出血约 200 mL，胎盘与子宫广泛致密粘连，徒手剥离胎盘，胎盘、胎膜娩出完整，无胎盘植入。

　　术毕返回病房 30 分钟后，护士予按压子宫，压出血液和血块共 350 mL，产妇无头痛、头晕、眼花、胸闷、气促等不适，体查：血压 132/95 mmHg，心率 98 次/分钟，呼吸 20 次/分钟，血氧饱和度 99%，宫缩欠佳，宫底平脐，予按摩子宫后，宫缩渐恢复良好，阴道出血减少。

　　思考
　　1. 针对上述情况应如何处理？
　　2. 导致此产妇产后出血原因可能是什么？

　　产后出血（postpartum hemorrhage，PPH）是指胎儿娩出后 24 小时内，阴道分娩者出血量≥500 mL、剖宫产分娩者出血量≥1000 mL。严重产后出血指胎儿娩出后 24 小时内出血量≥1000 mL；难治性产后出血指经过宫缩剂、持续子宫按摩或按压等保守措施无法止血，需要外科手术、介入治疗甚至切除子宫的严重产后出血。产后出血是分娩期的严重并发症，是发展中国家孕产妇死亡的首要原因。

【病因与发病机制】

　　子宫收缩乏力、胎盘因素、产道损伤及凝血功能障碍是产后出血的四大主要原因。这些原因可共存、相互影响或互为因果。值得注意的是如妊娠期高血压疾病、妊娠合并贫血、脱水或身材矮小的产妇等，即使出血量未达到产后出血的诊断标准，也会出现严重的病理生理改变。

1. 子宫收缩乏力

子宫收缩乏力是产后出血最常见原因。妊娠足月时，母体血液以平均 600 mL/min 的速度通过胎盘，胎儿娩出后，子宫肌纤维收缩和缩复使胎盘剥离面迅速缩小；同时，其周围的螺旋动脉得到生理性结扎，血窦关闭，出血控制。所以，任何影响子宫肌收缩和缩复功能的因素，均可引起子宫收缩乏力性出血，常见因素有：

（1）全身因素：产妇对分娩恐惧、精神过度紧张；产妇体质虚弱、高龄、肥胖或合并慢性全身性疾病等。

（2）子宫因素：①子宫肌壁损伤（剖宫产史、肌瘤剔除术后、产次过多等）；②子宫肌纤维过分伸展（如羊水过多、多胎妊娠、巨大胎儿等）；③子宫病变（子宫畸形、子宫肌瘤、子宫肌纤维变性等）。

（3）产科因素：产程延长致使体力消耗过多；妊娠期高血压疾病、前置胎盘、胎盘早剥、宫腔感染等，可使子宫肌肉水肿或渗血，影响子宫收缩。

（4）药物因素：临产后过多使用麻醉剂、镇静剂或子宫收缩抑制剂等。

2. 胎盘因素

（1）胎盘滞留（retained placenta）：通常胎盘在胎儿娩出后 15 分钟内娩出，若超过 30 分钟胎盘仍不排出，称胎盘滞留。临床上常见原因有：①胎盘嵌顿：子宫收缩药物应用不当或宫腔操作不当，宫颈内口附近子宫肌层出现异常环形收缩，使已剥离的胎盘嵌顿于宫腔；②膀胱充盈：使已经剥离的胎盘滞留于宫腔内；③胎盘剥离不全：第三产程处理不当，过早过度牵拉脐带，致使胎盘部分剥离血窦开放而出血。

（2）胎盘植入（placenta increta）：指胎盘绒毛在其附着部位与子宫肌层紧密连接。根据胎盘绒毛侵入子宫肌层深度分为胎盘粘连、胎盘植入、穿透性胎盘植入，胎盘植入可导致严重产后出血，甚至子宫破裂等。

（3）胎盘部分残留（retained placenta fragment）：指部分胎盘小叶、副胎盘或部分胎膜残留于宫腔，妨碍子宫收缩而出血。

3. 软产道裂伤

软产道裂伤包括会阴、阴道和宫颈，严重裂伤者可达阴道穹隆、子宫下段甚至盆壁，导致腹膜后或阔韧带内血肿，甚至子宫破裂。导致软产道裂伤，常见原因有阴道手术助产（如产钳助产、臀牵引术等）、急产、巨大儿分娩、软产道静脉曲张、外阴水肿、软产道组织弹性差、产力过强等。如未能及时发现，可导致产后出血。

4. 凝血功能障碍（coagulation defects）

原发或继发的凝血功能异常，均能导致产后出血。免疫性血小板减少症、再生障碍性贫血、肝脏疾病等因凝血功能障碍可引起手术创伤处及子宫剥离面出血。胎盘早剥、死胎、羊水栓塞、重度子痫前期等产科并发症，可引起弥散性血管内凝血（DIC）从而导致子宫大量出血。

【临床表现】

产后出血的主要临床表现为胎儿娩出后阴道流血及出现失血性休克、严重贫血等相应症状。

1. 阴道流血

胎儿娩出后即刻发生持续性阴道流血，色鲜红，应考虑软产道裂伤；胎儿娩出后数分钟出现少量阴道流血，为胎盘剥离征象；若出血继续增加，色暗红，则考虑胎盘因素引起的产后出血。若宫底偏高，子宫质软或轮廓不清，阴道流血较多，应考虑子宫收缩乏力；胎盘娩出后阴道持续流血，且血液不凝，应考虑凝血功能障碍；失血表现明显但阴道流血不多，外出血量与症状不符合时，应考虑隐匿性出血（如阔韧带血肿、阴道血肿）或羊水栓塞。产后出血时，以上原因可能并存。

剖宫产时主要表现为胎儿胎盘娩出后胎盘剥离面的广泛出血，亦有子宫切口出血严重者。

2. 全身表现

产后患者出现头晕烦躁、面色苍白、皮肤湿冷等症状，检查发现血压下降、心率加快、脉搏细数、脉压缩小，甚至出现少尿。

【诊断】

主要根据临床表现及实验室检查，评估出血量和出血速度。应边抢救边诊断，同时明确病因。

大量临床资料显示：出血量的估测往往低于实际失血量，常为实际失血量的 1/3～1/2，因产后出血诊断的关键在于对出血量有正确的测量和估计，错误低估出血量将会延误抢救时机。根据出血量明确诊断并判断原因，及早处理。必须注意的是，出血量及出血速度都是反映病情严重程度的指标。当短时间内出血大于 1000 mL，应高度重视并积极处理。

孕妇对出血量的耐受性与其体重密切相关。因此，最好能计算出产后出血量占总血容量的百分比，妊娠末期总血容量的计算方法为非孕期体质量（kg）×7%×（1+40%），或非孕期体质量（kg）×10%。简易方法为当前体质量（kg）的 6%～8%（L）

1. 估测失血量有以下几种方法

（1）称重法：失血量（mL）=［胎儿娩出后接血敷料湿重（g）－接血前敷料干重（g）］/1.05（血液比重 g/mL）。

（2）容积法：用产后接血容器收集血液后，放入量杯测量失血量。

（3）面积法：可按接血纱布血湿面积粗略估计失血量。

（4）监测生命体征、尿量和精神状态。

（5）休克指数法（shock index，SI）：休克指数=脉率/收缩压（mmHg），SI=0.5 为正常；SI=1 时则为轻度休克；SI 为 1.0～1.5 时，失血量约为全身血容量的 20%～30%；SI 为 1.5～2.0 时，约为 30%～50%；若 SI 为 2.0 以上，约为 50% 以上，重度休克。上述方法可因不同的检测人员而仍有一定的误差（表 14-1）。

表 14-1　休克指数与估计出血量

休克指数	估计出血量(mL)	占总血容量的百分比(%)
<0.9	<500	<20
1.0	1000	20
1.5	1500	30
2.0	≥2500	≥50

（6）血红蛋白水平测定：血红蛋白每下降 10 g/L，出血量为 400~500 mL 左右。但是在产后出血早期，由于血液浓缩，血红蛋白值常不能准确反映实际出血量。

2. 失血原因的诊断

根据阴道流血发生时间、出血量与胎儿、胎盘娩出之间的关系，能初步判断引起产后出血的原因。产后出血的原因之间常互为因果。

（1）子宫收缩乏力：正常情况下胎盘娩出后，宫底平脐或脐下一横指，子宫收缩呈球状、质硬。子宫收缩乏力时，宫底升高，子宫质软、轮廓不清、阴道流血多。按摩子宫及应用宫缩剂后，子宫变硬，阴道流血减少或停止，可确诊为子宫收缩乏力。

（2）胎盘因素：胎儿娩出后 10 分钟内胎盘未娩出，阴道大量流血，应考虑胎盘因素，胎盘部分剥离、嵌顿、胎盘部分粘连或植入、胎盘残留等是引起产后出血的常见原因。胎盘娩出后应常规检查胎盘及胎膜是否完整，确定有无残留。胎盘胎儿面如有断裂血管，应想到副胎盘残留的可能。徒手剥离胎盘时如发现胎盘与宫壁关系紧密，难以剥离，牵拉脐带时子宫壁与胎盘一起内陷，可能为胎盘植入，应立即停止剥离。

（3）软产道裂伤：疑有软产道裂伤时，应立即仔细检查宫颈、阴道及会阴处是否有裂伤。①宫颈裂伤：巨大儿、手术助产、臀牵引等分娩后常规检查宫颈。裂伤常发生在宫颈 3 点与 9 点处，有时可上延至子宫下段、阴道穹隆。如宫颈裂口不超过 1 cm，通常无活动性出血。②阴道裂伤：检查者仔细检查阴道，检查者用中指、示指压迫会阴切口两侧，仔细查看会阴切口顶端及两侧有无损伤及损伤程度，有无活动性出血。若触及张力大、压痛明显、有波动感的肿物、且表面皮肤颜色有改变者为阴道壁血肿。③会阴裂伤：按损伤程度分为 4 度，Ⅰ度裂伤指会阴部皮肤及阴道入口黏膜撕裂，出血不多；Ⅱ度裂伤指裂伤已达会阴体筋膜及肌层，累及阴道后壁黏膜，向阴道后壁两侧沟延伸并向上撕裂，解剖结构不易辨认，出血较多；Ⅲ度裂伤指裂伤向会阴深部扩展，肛门外括约肌已断裂，直肠黏膜尚完整；Ⅳ度裂伤指肛门、直肠和阴道完全贯通，直肠肠腔外露，组织损伤严重，出血量可不多。

（4）凝血功能障碍：主要表现为持续阴道流血，血液不凝；全身多部位出血、以穿刺部位为代表的身体瘀斑。根据临床表现及血小板计数、纤维蛋白原、凝血酶原时间等凝血功能检测可作出诊断。

【并发症】

产后出血对产妇可产生近远期的损伤。近期损伤包括贫血、器官衰竭甚至死亡，远期并发症主要为席汉综合征。

1. 贫血

由于急性失血，造成外周血红细胞容量减少出现急性贫血的症状。产后出血救治成功后，应继续监测相关的实验室指标，及时补充铁剂，必要时成分输血治疗。

2. 急性肾损伤

由于产后出血造成肾脏血流灌注不足，超出肾脏的自我调节能力，导致肾前性肾功能损伤。若低灌注持续，则可发生肾小管上皮细胞明显损伤，继而发展为急性肾小管坏死。

3. 席汉综合征

由于产后出血，尤其是伴有长时间的失血性休克，导致腺垂体组织缺氧、变性坏死，引起腺垂体功能低下而出现一系列症状。临床表现为闭经、无泌乳、性欲减退、毛发脱落等，第二性征衰退，生殖器官萎缩以及肾上腺皮质、甲状腺功能减退，出现畏寒、嗜睡等基础代谢率降低。

【预防】

1. 加强产前保健

产前积极治疗妊娠并发症和合并症，充分认识产后出血的高危因素并加以预防，严格落实三级转诊制度，有产后出血高危因素的孕妇，应于分娩前转诊到有输血和抢救条件的医院分娩。

2. 积极处理第三产程

积极正确地处理第三产程能够有效降低产后出血的发生率，常见有效措施包括：①预防性使用宫缩剂：是预防产后出血最重要的常规推荐措施，首选缩宫素。应用方法：头位胎儿前肩娩出后、胎位异常胎儿全身娩出后、多胎妊娠最后一个胎儿娩出后，予缩宫素10U 肌内注射或缩宫素 10U 加入 500 mL 生理盐水中以 100~150 mL/h 静脉滴注。②预防性子宫按摩：预防性使用宫缩剂后，应常规进行子宫按摩来预防产后出血。③控制性牵拉脐带也是有效措施之一，但需由有经验的助产人员执行，需注意防止子宫内翻。

3. 加强产后监护

产后 2 小时(有高危因素者产后 4 小时)是发生产后出血的高危时段，应密切观察子宫收缩情况、生命体征和出血量变化，应及时排空膀胱。与新生儿早接触、早吸吮，以便能反射性引起子宫收缩，减少出血量。

【处理原则】

针对出血原因，迅速止血；补充血容量，纠正失血性休克；防止感染(图 14-7)。

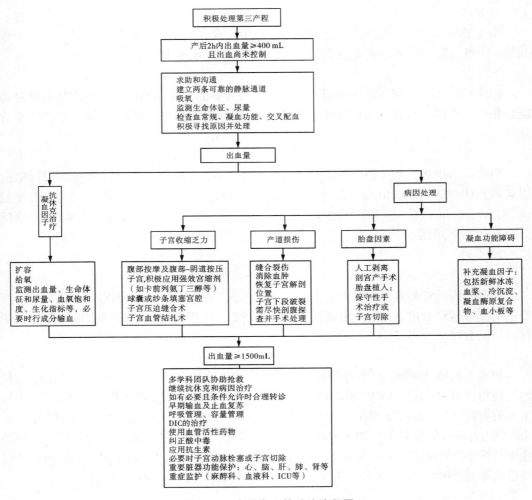

图 14-7　产后出血的防治流程图

1. 子宫收缩乏力

加强宫缩能迅速止血。导尿排空膀胱后可采用以下方法：

（1）按摩子宫。①经腹壁按摩宫底：胎盘娩出后，术者一手的拇指在子宫前方、其余四指在子宫后方，在下腹部按摩并压迫宫底，挤出宫腔内积血，按摩子宫应均匀而有节律。若效果不佳，可选用腹部-阴道双手压迫子宫法。②腹部-阴道双手压迫子宫法：一手戴无菌手套伸入阴道，握拳置于阴道前穹隆，顶住子宫前壁，另一手在腹部按压子宫后壁，使宫体前屈，两手相对紧压并均匀有节律地按摩子宫。剖宫产时直接按①手法进行按摩。注意：按摩子宫一定要有效，评价有效的标准是子宫轮廓清楚、收缩有皱褶、阴道或子宫切口出血减少。按压时间以子宫恢复正常收缩并能保持收缩状态为止，有时可长达数小时，按摩时配合使用宫缩剂。

（2）应用宫缩剂：①缩宫素：为预防和治疗产后出血的一线药物。缩宫素 10~20U 加入 500 mL 生理盐水中，给药速度根据患者的反应调整，常规速度 250 mL/h，约 80 mU/min，或 10U 肌内注射。静脉滴注能立即起效，但半衰期短，故需持续静脉滴注。缩宫素安全性相对较大，但大剂量应用时可引起高血压、水中毒和心血管系统不良反应；快速静脉注射未稀释的缩宫素，可导致低血压、心动过速和（或）心律失常，禁忌使用。24 小时缩宫素总量一般控制在 60U 内。卡贝缩宫素为长效缩宫素九肽类似物，100 μg 缓慢静推或肌内注射，2 分钟起效，半衰期 1 小时，常用于硬膜外或腰麻下剖宫产术后，以预防子宫收缩乏力和产后出血。②麦角新碱：0.2~0.4 mg 肌内注射。不良反应有恶心呕吐和胸痛。高血压或心血管疾病患者禁用。③卡前列素氨丁三醇：为前列腺素 F2α 衍生物（15-甲基 PGF2α），能引起全子宫协调强有力的收缩。用法为 250 μg 深部肌内注射或子宫肌层注射，3 分钟起作用，30 分钟达作用高峰，可维持 2 小时；必要时重复使用，总量不超过 2000 μg。哮喘、心脏病和青光眼患者禁用，高血压患者慎用；不良反应常见的有暂时性的呕吐、腹泻等。④米索前列醇：为前列腺素 E 的衍生物，可引起全子宫有力收缩。应用方法：米索前列醇 200~600 μg 顿服或舌下给药。但米索前列醇不良反应较大，恶心、呕吐、腹泻、寒战和体温升高较常见；高血压、活动性心、肝、肾疾病及肾上腺皮质功能不全者慎用，青光眼、哮喘及过敏体质者禁用。

（3）宫腔填塞：包括宫腔纱条填塞和宫腔球囊填塞。阴道分娩后宜使用球囊填塞，剖宫产术中可选用球囊填塞或纱条填塞。宫腔填塞后应密切观察出血量、宫底高度及患者生命体征，动态监测血常规及凝血功能。填塞后 24~48 小时取出，注意使用抗生素预防感染。同时配合强有力宫缩剂，取出纱条或球囊时亦应使用麦角新碱、卡前列素氨丁三醇等强有力宫缩剂。

（4）子宫压缩缝合术：常用 B-Lynch 缝合法。适用于剖宫产时子宫收缩乏力性产后出血。首先将子宫从腹壁切口托出，用两手托住并挤压子宫体，观察出血情况，判断缝合成功的概率。加压后出血明显减少或停止，成功可能性大。近年来还有多种改良的子宫压迫缝合术，可根据不同情况选择不同方式。

（5）结扎盆腔血管：经上述处理无效，出血不止时，为抢救产妇生命，术中可结扎髂内动脉或子宫动脉。

（6）髂内动脉或子宫动脉栓塞：此法在有介入条件的医院使用。适用于保守治疗无效的难治性产后出血且产妇生命体征稳定时进行。行股动脉穿刺插入导管至髂内动脉或子宫动脉，注入明胶海绵颗粒栓塞动脉，栓塞剂可于 2~3 周后吸收，血管复通。

（7）切除子宫：经积极抢救无效、危及产妇生命时，应尽早行子宫次全切除或子宫全切除术，以挽救产妇生命。

2. 胎盘因素

胎儿娩出后，疑有胎盘滞留时，立即作宫腔检查。若胎盘已剥离则应立即取出胎盘；若胎盘粘连，可试行徒手剥离胎盘后取出。若剥离困难疑有胎盘植入，停止剥离，根据患者出血情况及胎盘剥离面积行保守治疗或子宫切除术。

（1）保守治疗：适用于孕产妇一般情况良好，无活动性出血；胎盘植入面积小、子宫壁厚、子宫收缩好、出血量少者。可采用局部切除、髂内动脉栓塞术、药物等治疗。保守治疗过程中应用彩色多普勒超声密切监测胎盘大小及周围血流变化、观察阴道出血情况以及是否有感染，如出血增多或感染，应用抗生素同时行清宫术或子宫切除术。（2）切除子宫：如有活动性出血、病情加重或恶化、穿透性胎盘植入时应切除子宫。特别是胎盘全部植入可无活动性出血或出血较少，切忌强行剥离胎盘而造成大量出血，此时切除子宫最为安全。特别强调瘢痕子宫合并前置胎盘，尤其胎盘附着于子宫瘢痕时（即凶险性前置胎盘），临床处理较为棘手，必要时及时转诊至有条件的医院。

3. 软产道损伤

应彻底止血，按解剖层次逐层缝合裂伤。宫颈裂伤<1 cm且无活动性出血，不需缝合；若裂伤>1 cm且有活动性出血应缝合。缝合第一针应超过裂口顶端0.5 cm，常用间断缝；若裂伤累及子宫下段，缝合时应避免损伤膀胱和输尿管，必要时可经腹修补。修补阴道和会阴裂伤时，需按解剖层次缝合各层，缝合第一针应超过裂伤顶端，不留死腔，避免缝线穿透直肠黏膜。软产道血肿应切开血肿、清除积血，彻底止血、缝合，必要时可置橡皮条引流。

4. 凝血功能障碍

尽快补充凝血因子并纠正休克。首先应排除子宫收缩乏力胎盘因素、软产道损伤等原因引起的出血，明确凝血功能障碍的原因，去除诱因。尽快输血、血浆、补充血小板、纤维蛋白原或凝血酶原复合物、凝血因子等。若并发DIC按DIC处理。

5. 失血性休克处理

（1）密切观察生命体征，发现早期休克，作好记录，去枕平卧，保暖、吸氧。

（2）呼叫相关人员，建立有效静脉通道，及时快速补充晶体平衡液及血液、新鲜冷冻血浆等，纠正低血压；有条件的医院应监测中心静脉压指导输血补液。

（3）血压仍低时应用升压药物及肾上腺皮质激素，改善心、肾功能。

（4）抢救过程中随时做血气分析，及时纠正酸中毒。

（5）防治肾衰，如尿量少于25 mL/h，尿比重高，应积极快速补充液体，观察尿量是否增加，尿比重在1.010或以下者，输液要慎重，利尿时注意高钾血症。

（6）保护心脏，出现心衰时应用强心药物同时加用利尿药，如呋塞米20~40 mg静脉滴注，必要时4小时后可重复使用。

（7）预防感染，抢救过程中，应注意无菌操作，并给予大剂量广谱抗生素。

6. 产后出血的输血治疗

应结合临床实际情况掌握好输血指征，做到输血及时合理。血红蛋白<60 g/L几乎均需要输血，血红蛋白<70 g/L可考虑输血，若评估继续出血风险仍较大，可适当放宽输血指征。通常给予成分输血：①红细胞悬液；②凝血因子：包括新鲜冰冻血浆、冷沉淀、血小板和纤维蛋白原等。大量输血方案：最常用的推荐方案为红细胞:血浆:血小板以1:1:1的比例输入（如10U红细胞悬液+1000 mL新鲜冰冻血浆+1U机采血小板）。有条件的医院可使用自体血液过滤后回输。

课程思政

十八世纪著名的现实主义绘画大师让·夏尔丹(Jean Chardin)于1738年创作了一幅名为《体贴专注的护士》(The Attentive Nurse)的油画。鉴于这幅画所创作的年代,我们可以判断画面里的护士不是经过科学训练的现代护士。当时医学护理还没发展成一个完善的职业,唯一能体现护士职业特征的是她的行为和气质:她正在不慌不忙、全神贯注地为她照顾的人准备食物,微笑着的脸上流露出真挚的爱意和关切,让每一位观摩此画的人都为之感动。

这幅画可以引发广大医护人员对护理职业人文精神的反思。现代护理是否应该回归护理的初心——也就是温暖的眼神、和善的语言和抚慰的触摸给患者带去的内心感动。

【助产要点】

(一)评估和监测

1.健康史

评估与产后出血有关的病史,如出血性疾病、重度肝炎、子宫肌壁损伤史,多次人工流产史及产后出血史。询问此次妊娠有无合并高血压疾病、前置胎盘、胎盘早剥、多胎妊娠、羊水过多。评估此次产程的情况:产程是否过长或急产、宫缩乏力、使用镇静类药物或行分娩镇痛,有无软产道裂伤、胎盘滞留或粘连,产妇是否过度疲劳紧张等。

2.身心状况

动态监测生命体征,尤其是心率的观察,心率加快通常是休克的早期诊断指标之一。准确评估产妇出血量,检查宫颈、阴道及会阴处是否有裂伤,预防并及时发现产妇休克症状。密切观察产妇精神状态。

3.辅助检查

血常规、血型、凝血功能检查。

(二)照顾与支持

1.一般护理

注意产妇的保暖,添加衣被,调节室内温湿度。

2.饮食护理

鼓励产妇进食营养丰富易消化的饮食,多进食富含铁、蛋白、维生素的食物,如瘦肉、牛奶、鸡蛋、绿叶蔬菜等。

3.心理支持

产后出血的患者存在紧张、恐惧和焦虑心情,助产士应该耐心细致关爱患者,给予安慰与心理支持,通过新生儿接触、家人的陪伴缓解紧张恐惧的情绪,有的放矢地进行疏导。

4.信息支持

向患者及家属进行解释和沟通诊治过程中，病情发生变化，需改变治疗措施时，向患者及家属进行病情交代，取得患者家属的及时知情同意，不延误病情的诊治。

(三)处理与配合

1.预防产后出血

对存在产后出血高危因素的孕妇，应予以高度重视，并予以预防。发生产后出血后，积极查明出血原因，针对出血原因，积极处理。

2.配合治疗与抢救

针对出血原因积极止血，启动产房急救流程，并做好抢救配合：①呼叫上级助产士及医生到场抢救，通知血库和检验科做好准备；②协助产妇采取平卧位，下肢略抬高，注意保暖；使用留置针，建立双静脉通道，积极补充血容量；③进行呼吸道管理，保持气道通畅，必要时给氧；④密切监测出血量、生命体征，观察皮肤、黏膜、嘴唇、指甲的颜色；留取血标本进行实验室检查(血常规、凝血功能、肝肾功能等)及交叉配血；⑤留置尿管，保持尿管通畅，注意尿量及颜色，并做好出入量记录；⑥备好出血治疗相关器械、药物及术前准备；⑦做好抢救相关记录。

3.预防感染

保持环境清洁，做好会阴消毒，注意无菌操作。使用会阴垫并及时更换，必要时遵医嘱给予抗生素防治感染。

(四)健康教育

出院指导：大量失血后，产妇抵抗力低下，体质虚弱，活动无耐力，生活自理有困难。应指导产妇及其家属如何加强营养，注意休息，有效地纠正贫血，逐步增加活动量；指导产妇及其家属教会产妇继续观察子宫收缩复旧及恶露情况，观察是否有出现席汉综合征，若出现异常情况及时就诊；讲解产后复查时间、目的和意义。

本章小结

> 脐带脱垂、羊水栓塞、子宫破裂、产后出血是产科的危急重症。密切观察孕产妇的病情变化，及时采取合适的方式尽快终止妊娠，最大限度地改善母婴不良结局。护理人员要评估产后出血的高危因素，预防和及时处理产后出血，保证产妇安全。

课程思政

中国从事高等护理教育领导工作的第一人——聂毓禅女士是值得我们广大护理人员学习的典范，聂毓禅是护理教育家，更是中国护理行政管理专家。尽管中国护理专业的历史很短，聂毓禅女士所处年代封建意识的影响还很深，也缺少正规的教育制度，一般人都会把护理看成低等工作，从事者很少，社会人士也大多轻视护士。新生入学人数也少，学校重视度、力度也不够，加之入学前护士文化程度参差不齐，也缺少自尊自重和力求上进的精神，致使护理工作不时出现滑坡现象，但是聂毓禅女士为了执着的梦想毅然决然从医转护，因为聂毓禅女士坚持认为，护理是卫生保健事业的一个重要环节，学护士并没有违背自己治"弱"的初衷，护士同样可以为提高人们的身体素质、为病人的康复做出贡献。后来的事实证明，聂毓禅女士为中国培养了一批优秀的护理师资和护理行政管理人才，建立了完整的护理管理制度，成就了个人的梦想，也完成了自己的使命。聂毓禅女士坚持高标准、严要求，以学以致用、学用一致为治学理念，树立了高等护士教育和教学医院护理工作的典范。她重视公共卫生护理，又强调卫生知识普及的重要性。后期聂毓禅女士虽历经坎坷，但仍矢志不渝；只要有机会工作，就全力以赴。她在学术上不断进取钻研，在技术上精益求精，处处身体力行，无论顺境逆境均以卓越的工作成绩和坦诚的态度予人以深刻的印象，鞠躬尽瘁，树立了一个真正的白衣战士的形象，赢得了人们的尊敬，非常值得我们广大护理人员学习。

故事引发的人文思考：

从聂毓婵身上我们能学习到哪些精神？作为一名优秀的护理人才或者护理教育者需要具备哪些品质和能力？

大部分护理人员给人的印象是什么？辛苦耐劳、谨小慎微、手脚麻利，有点刻板……不过那是过去了，现在要想成为一名合格的护理人员不仅要在护理技术上做到精准，同时还需要稍稍具备一些"才艺"，以便能通过各种生动有趣的才艺展示来鼓舞那些处于人生最低落时期的病患群体及病患家属，给他们带去一些安抚和慰藉。事实上，正是这些多才多艺的护理人员同患者之间进行愉快而温馨的如家人般的沟通后，才使得一向紧张的医患关系得以舒缓。而恰恰正是通过这些护理人员才艺的展示，才真实体现了医学护理的不忘初心。

客观题测验

主观题测验

第十五章

异常产褥

异常产褥PPT课件

学习目标

　　1. 识记：产褥感染、产褥病率、急性乳腺炎、产后抑郁症的概念。

　　2. 理解：产褥感染、急性乳腺炎、产后抑郁症的病因及临床表现。产褥期产妇全身各系统会发生很大的变化，如果处理不当，可导致产褥感染、急性乳腺炎、产后抑郁症等异常情况的发生，从而影响母体康复。

　　3. 运用：早期识别产褥感染、急性乳腺炎、产后抑郁症的方法。

课程思政

　　从社会学和医学的角度来看，产褥期是协助产妇顺利度过人生生理和心理转折的关键时期。这段时期俗称"坐月子"，是典型的中式习俗，距今已有 2000 多年历史。如果这个时期产妇的体质调理得好，可使家庭和谐、心情愉悦，且乳汁充足；相反，如果月子期间休息不好，机体抵抗力下降，则易导致感染发生。

　　应将社会主义核心价值观中"和谐、平等、诚信、友善"运用到产妇产褥期护理中，倡导家庭间和谐共处、平等科学育儿、护患间沟通诚信、友爱善待产妇，从而降低异常产褥的发生率。

第一节　产褥感染

预习案例

　　某产妇,28 岁,顺产后 7 天,因会阴切口疼痛,恶露多,有恶臭味,行走及坐位困难入院,入院查体:体温 38℃,会阴切口红肿、有脓性分泌物流出,压痛明显。

　　思考

　　1.上述案例的产妇存在什么护理问题?

　　2.上述案例的产妇应该如何进行护理?

　　产褥感染(puerperal infection)指分娩及产褥期生殖道受病原体侵袭,引起局部或全身感染。产褥病率(Puerperal morbidity)指分娩 24 小时以后的 10 日内,每日测量体温 4 次,间隔时间 4 小时,有 2 次体温达到或超过 38℃。产褥病率通常由产褥感染引起,但也可以由生殖道以外的其他感染,如上呼吸道感染、泌尿系统感染、血栓性静脉炎等引起。

一、病因

(一)诱因

　　正常女性阴道对外界致病因子的侵入有一定的防御能力,对入侵病原体的反应与病原体的种类、数量、毒力和机体免疫力有关。妊娠和正常分娩通常不会增加产褥感染的机会。但在机体免疫力、病原体毒力、数量三者之间平衡失调时,才会增加感染的发生。如产妇体质虚弱、胎膜早破、产程延长、产科手术、产前、产后出血过多等。

(二)病原体

　　正常女性阴道内寄生了大量的微生物,可分为致病微生物和非致病微生物。有些非致病微生物在一定条件下可以致病,称为条件病原体。

　　1.需氧菌

　　(1)链球菌:是外源性感染的主要致病菌,尤其以 β-溶血性链球菌致病性最强。能产生致热外毒素与溶组织酶,让病变迅速扩散导致严重感染。

　　(2)杆菌:常寄生于阴道、会阴、尿道口周围,能产生内毒素,是菌血症和感染性休克常见的致病菌。

　　(3)葡萄球菌:金黄色葡萄球菌多为外源性感染,容易引起切口严重感染,表皮葡萄球菌存于阴道菌群中,引起的感染较轻。

　　2.厌氧菌

　　(1)革兰阳性球菌:消化链球菌和消化球菌存在于正常阴道中,当产道损伤、胎盘残留、局部组织坏死缺氧时,细菌繁殖,如果与大肠埃希菌混合感染,常会发出异常的恶臭气味。

（2）杆菌属：脆弱类杆菌是常见的厌氧性杆菌。多与需氧菌和厌氧性球菌混合感染，形成局部脓肿，产生大量脓液，常会发出异常的恶臭气味。

（3）芽孢梭菌：主要是产气夹膜梭菌，轻者感染为子宫内膜炎、腹膜炎、脓毒血症，重者感染引起溶血、黄疸、循环衰竭甚至死亡。

3. 支原体与衣原体

临床表现轻微，多无明显症状。

（三）感染途径

1. 外源性感染

外源性感染指外界病原体侵入产道导致的感染。可以通过医护人员污染的衣物、用具、手术器械及孕妇临产前性生活等途径侵入。

2. 内源性感染

寄生于孕产妇生殖道的微生物，多数不致病，当抵抗力下降或（和）病原体数量、毒力增加等感染诱因出现时，可由非致病微生物转化为致病微生物引起感染。孕产妇生殖道病原体不仅可导致产褥感染，还能通过胎盘、胎膜、羊水间接感染胎儿，导致流产、早产、胎儿生长受限、胎膜早破及死胎等。

二、临床表现及分类

发热、疼痛、异常恶露为产褥感染的三大主要症状。由于感染部位、程度、扩散范围不同，临床表现也不相同，根据感染的部位，可分为会阴、阴道、宫颈、腹部切口、子宫切口局部感染、急性子宫内膜炎、急性盆腔结缔组织炎、腹膜炎、血栓性静脉炎、脓毒血症等。

（一）急性外阴、阴道、宫颈炎

会阴裂伤或会阴侧切口感染，表现为会阴部疼痛、坐位困难。局部切口红肿、发硬。切口裂开，压痛明显，有脓性分泌物流出。感染部位较深时，可引起阴道旁结缔组织炎。宫颈裂伤感染向深部蔓延，可达宫旁组织，引起盆腔结缔组织炎。

（二）子宫感染

包括子宫内膜炎和子宫肌炎。病原体经胎盘剥离面侵入，扩散至子宫蜕膜层称为子宫内膜炎，侵入子宫肌层称为子宫肌炎，两者常常伴发。子宫内膜炎表现为子宫内膜充血、坏死、阴道内有大量脓性分泌物且有臭味。子宫肌炎表现为腹痛、恶露增多呈脓性、子宫压痛、复旧不良，可伴有高热、寒战、头痛、白细胞增高等全身感染的症状。

（三）急性盆腔结缔组织炎及急性输卵管炎

病原体沿宫旁淋巴回流和血液循环达宫旁组织，形成炎性包块，引起急性盆腔结缔组织炎，同时波及输卵管，形成急性输卵管炎。体征为下腹明显压痛、反跳痛、肌紧张。临床表现为下腹痛伴肛门坠胀感，可伴寒战、高热、脉速、头痛等全身症状。严重者整个盆腔形成"冰冻骨盆"。

（四）急性盆腔腹膜炎及弥漫性腹膜炎

炎症扩散至子宫浆膜，形成盆腔腹膜炎。继而发展成弥漫性腹膜炎。全身中毒症状明显，表现为高热、恶心、呕吐、腹胀，下腹部明显压痛、反跳痛。急性期治疗不彻底可发展成盆腔炎导致不孕。

（五）血栓性静脉炎

厌氧菌为常见病原体，产后1~2周多见，病变以单侧居多，表现为寒战、高热，可持续数周，也可反复发作。临床表现随静脉血栓形成的部位不同而有所不同，多发生在股静脉、腘静脉及大隐静脉。当髂总静脉或股静脉栓塞时，局部静脉压痛，影响下肢静脉回流，引起下肢水肿，皮肤发白，习称"股白肿"。小腿深静脉栓塞时可出现腓肠肌及足底部压痛或疼痛。

（六）脓毒血症

当感染血栓脱落进入血液循环可引起菌血症，如果病原体大量进入血液循环，繁殖并释放毒素，形成严重的脓毒血症、感染性休克及多器官功能衰竭，可出现持续高热、寒战、全身中毒症状，甚至危及生命。

三、处理原则

（一）支持疗法

加强营养，纠正水、电解质失衡，增强机体抵抗力。取半卧位，有利于恶露排出及炎症局限于盆腔。

（二）局部处理

会阴或腹部切口感染时，及时切开引流；在有效抗感染的同时，清除宫腔残留物。

（三）应用抗生素

未确定病原体时，选择高效广谱抗生素。再根据细菌培养和药敏试验结果调整抗生素种类和剂量。中毒症状严重者，可短期应用肾上腺皮质激素，提高机体应激能力。

（四）抗凝治疗

血栓性静脉炎，在使用大量抗生素时，同时加用肝素治疗，用药期间，监测凝血功能，同时还可口服双香豆素、阿司匹林等其他抗凝药。

（五）手术治疗

会阴或腹部切口感染，应及时切开引流。严重的子宫感染，出现不能控制的出血或感染性休克时，应及时切除子宫，挽救生命。

四、护理要点

（一）护理评估

1. 健康史

评估产褥感染的诱因，了解本次妊娠和分娩的经过及个人的卫生习惯等。

2. 身心状况

严密监测产妇的生命体征；评估子宫复旧及切口愈合情况；观察会阴或腹部切口有无红肿、渗血、硬结、分泌物，有无裂开；观察恶露的量、性质、气味；还应评估观察产妇的情绪及心理状态。

（二）护理措施

1. 一般护理

做好产褥期皮肤及会阴护理、病房定时通风、保证产妇休息。产妇出现高热、疼痛时做好相关护理，注意保暖，解决疼痛问题。建议半坐卧位，有利于恶露排出，下肢静脉血栓时需卧床休息，抬高患肢。

2. 饮食护理

营养均衡，合理膳食，建议高蛋白、高热量、易消化饮食，鼓励多饮水，保证液体摄入量。

3. 心理护理

充分告知病情，让产妇及家属了解治疗方案，消除疑虑及担心，增加治疗信心。

（三）健康教育

1. 预防处理

加强妊娠期宣教，临产前减少性生活和盆浴。及时治疗外阴炎、阴道炎等慢性疾病，严格无菌操作，必要时予抗生素预防感染。

2. 出院指导

产后 42 天返院复查，教会产妇识别产褥感染征象，发现异常及时就医。

■ 第二节　急性乳腺炎

预习案例

> 某产妇，G_2P_1，产后 14 天，突发寒战，高热，体温 39°C，左侧乳房有硬结，皮温高，触痛感强，自诉哺乳时有刺痛。
>
> **思考**
>
> 1. 上述案例是什么问题？
> 2. 应该如何护理？

急性乳腺炎（acute mastitis）是指在产褥期内发生的乳房急性感染。如果乳汁没有被吸出来，可能造成乳房组织发炎，称为非感染性乳腺炎。如果乳房被细菌感染，称为感染性乳腺炎。

一、病因

（一）乳汁淤积

（1）哺乳次数不频繁或婴儿吸吮次数减少，如母亲忙碌、压力过大、哺乳次数或哺乳时间少、婴儿整夜安睡、喂养无规律。

（2）婴儿含接姿势不正确，无法有效吸吮，或者只能吸出一部分奶水。

（3）常固定相同的喂哺姿势，或用手挤奶仅限于相同区域。

（4）压迫造成的乳房阻塞：如衣服或胸罩太紧、躺姿不良导致乳房受压、喂奶时手指错误的压在乳晕上，阻塞奶流。

（5）乳房大，由于重力的关系，易导致引流不佳。

（二）细菌感染

乳头皲裂，细菌进入乳房组织。

（三）乳房外伤

如不小心撞击、意外被孩童踢伤。

二、临床表现及分类

（一）单纯性乳腺炎

初时常有乳头皲裂，哺乳时常感乳头刺痛，并伴有乳汁淤积，继而出现乳房局部胀痛，且伴有压痛。全身症状不明显，部分伴有寒战、发热、头痛、食欲差。

（二）化脓性乳腺炎

乳房局部红、肿、热、痛，硬结明显，有触痛。全身症状表现为寒战、高热、头痛，严重时合并脓毒血症。

（三）乳房脓肿

乳房局部疼痛、肿胀、有波动感。全身症状表现为发热，脉搏快。常出现乳头破损，婴儿不易含接。

三、处理原则

保持乳腺管通畅，控制感染。

（1）纠正喂奶姿势。

（2）避免太紧的衣服及胸罩，避免用力按摩乳房。

（3）大乳房在喂哺时，可尝试托起乳房，让乳腺管尽量拉直。

（4）增加哺乳次数。

（5）宝宝吸吮时，轻柔按摩乳房硬块周围。

（6）持续哺乳：即使是乳腺炎，仍可以母乳喂养，不会增加宝宝感染的机会。喂奶前可以热敷帮助乳汁排出，两餐喂哺中间可以冷敷减轻疼痛。

（7）<5 cm 的脓肿，可以用针抽吸。

（8）>5 cm 的脓肿，可在 B 超引导下置管引流，必要时使用外科手术切开引流。

四、护理要点

（一）护理评估

1. 健康史

了解产妇母乳喂养过程是否顺利。

2. 身心状况

监测生命体征，观察产妇有无寒战、高热、头痛、乏力等症状。评估乳头有无破损、皲裂，有无乳房胀痛及波动感。

3. 辅助检查

血液检查及 B 超检查。

（二）护理措施

1. 一般护理

保证产妇充足的休息及睡眠。高热患者予物理降温，必要时使用解热镇痛药。

2. 饮食护理

鼓励进易消化、清淡、营养丰富饮食，摄取足够的水分，切忌辛辣、刺激、油腻的食物。

3. 心理护理

鼓励和帮助产妇，指导母乳喂养技巧，消除紧张焦虑情绪，缓解疼痛。

（三）健康教育

1. 预防护理

（1）穿着宽松合适且有支持性的内衣，避免增加乳房压力。

（2）早接触、早吸吮，按需哺乳。

（3）轻度乳头皲裂者，可哺乳；重度乳头皲裂者，可暂停哺乳，但要及时排空乳房。

2. 出院指导

（1）指导产妇正确哺乳的方法，防止乳汁淤积。

（2）指导正确的哺乳姿势，防止乳头皲裂。

（3）乳房出现红肿热痛及波动感等局部症状，且合并高热、头痛、乏力等感冒样症状时需及时就医。

第三节　产后抑郁症

预习案例

> 　　某产妇，在婴儿出生后，自觉爱哭，易怒，疲惫，精力很难集中，无法睡觉，夜间总是需要不断地起来喂奶哄宝宝，简直有生不如死的感觉，甚至对能否照顾好婴儿感到怀疑，产后第 43 天的晚上，在地铁站，产妇迎着车头跳下站台，当即被卷入车轮下。
>
> **思考**
> 1. 上述案例的产妇有什么心理问题？
> 2. 上述案例中的临床特征有哪些？

产后抑郁症是指产妇在产褥期出现的抑郁症状，是产褥期非精神综合征中最常见的一种类型。通常在产后 1 个月内出现，表现为抑郁、悲伤、哭泣，重者出现自杀倾向等症状，可能会持续几周、几个月，如果问题没有得到适当地解决，甚至会持续几年。产后抑郁症不仅影响产妇的生活质量和母婴关系，而且会影响婴儿认知能力和行为发育，造成社会负担。

一、病因

产后抑郁症的发病原因尚不明确，可能与内分泌、社会因素、遗传因素和心理因素有关：

1. 内分泌因素

怀孕期间，雌激素和孕酮水平增长 10 倍，分娩后，产妇体内人绒毛膜促性腺激素、胎盘催乳素、孕激素、雌激素水平迅速下降，从而易导致产后抑郁症的发生。

2. 社会因素

怀孕期间的生活压力或负面事件，如亲人死亡、婚姻问题、居住环境恶劣、缺乏福利保障、家庭不和睦及分娩时的创伤经历都是产后抑郁症的发生因素。

3. 遗传因素

有精神病家族史者、既往有抑郁症病史者会增加产后抑郁症的风险。

4. 心理因素

孕妇自身敏感、情绪不稳定，性格内向、孕期压力大、产后焦虑等容易发生产后抑郁症。

二、临床表现

（1）情绪改变：产后情绪低落，至少持续两周。

（2）认知改变：几乎对所有事情都缺乏兴趣、反复想到死亡，重复出现自杀意念，最明显的症状是母亲表现得对婴儿漠不关心，而且常常不愿意照顾婴儿。

（3）行为改变：思考力或专注力减退，对参加社交活动缺乏勇气和信心。

（4）生理改变：失眠或嗜睡、容易疲累，乳汁分泌延迟。

三、对婴幼儿的影响

（1）3 个月内婴儿：行为困难、紧张、易疲惫、动作不协调。

（2）12~19 个月婴幼儿：影响婴幼儿的情绪、行为、生长发育和性格发展。

（3）4~5 岁儿童：能力和认知指数均明显低于健康妇女的孩子。

（4）母亲拒绝照顾婴儿，影响婴儿的正常发育，甚至有弃婴、杀婴行为倾向。

四、处理原则

（一）药物治疗

产后内分泌会发生极大的变化，从而影响脑部功能，需要用药物平衡脑部的活动能力，抗抑郁药可以加快恢复时间，帮助母亲重新面对新生活。尽量选择不良反应小，不易进入乳汁的抗抑郁药。首选 5-羟色胺再摄入抑制剂，如盐酸帕罗西汀、盐酸舍曲林等。

(二) 心理治疗

(1) 患有轻度抑郁症的人, 单用心理治疗就非常有效。

(2) 患有中度抑郁症的人, 通常将抗抑郁药与心理治疗联合使用效果最好, 药物可以控制症状, 心理治疗可以帮助患者以更有效的方式处理生活问题, 二者合用的有效率为80%以上。

(三) 亲情治疗

鼓励丈夫或家人尽量多照顾、多体谅母亲, 给予关怀, 减轻负担, 让她在宽松的环境中生活。

三、护理要点

(一) 护理评估

1. 健康史

询问产妇孕育情况, 有无精神病家族史及抑郁症病史等。评估本次妊娠经历, 有无难产及分娩并发症, 评估家庭婚姻状况、母婴联结及产后母乳喂养等情况。

2. 身心状况

发现以下严重产后抑郁症状, 务必及时寻求帮助和治疗:

(1) 抑郁症状明显, 严重干扰日常生活、无法照顾婴儿。

(2) 感觉极度疲倦和严重失眠。

(3) 感到绝望和无助。

(4) 感到失落, 没有动力, 对自己和家庭失去兴趣。

(5) 有想要伤害婴儿的冲动甚至出现自杀倾向。

(二) 护理措施

1. 一般护理

提供温馨舒适的环境, 注意休息, 保证充足的睡眠, 提供母乳喂养指导, 鼓励家人与产妇共同参与护理新生儿。

2. 饮食指导

合理饮食, 保证营养摄入。

3. 心理护理

鼓励产妇抒发自身感受, 护理人员要耐心倾听, 并做好心理护理。同时, 鼓励家人给予产妇更多的关爱, 减少不良的精神刺激。

4. 预防护理

(1) 评估产妇的个性、焦虑、情绪及抑郁症状, 使用产后抑郁筛查量表并进行心理评估及评分。

(2) 通过多途径宣传及科普相关知识的健康教育, 减轻孕产妇对分娩的紧张及恐惧。

(3) 提供社会支持, 尤其是家人的情感和物质支持。

（三）健康教育

1.用药指导

在专科医生的指导下用药，教会产妇及家属正确服用抗抑郁药，并注意观察药物不良反应。

2.出院指导

（1）帮助产妇逐渐适应母亲的角色，提高母亲护理婴儿的自信心。

（2）做好安全防护，当发现产妇睡眠障碍时及时就医。

（3）产后定期复查，提供心理支持。

本章小结

> 产褥感染、急性乳腺炎、产后抑郁症是产褥期常见的并发症，影响产妇的身心恢复。
>
> 产褥感染的三大主要症状是发热、疼痛、异常恶露，以β-溶血性链球菌最为常见。急性乳腺炎以初产妇最为常见，通常是单侧乳房发病，好发于产后 3~4 周，临床表现为高热、寒战、乳房红、肿、热、痛。产后抑郁症是产褥期非精神综合征中最常见的一种类型。通常在产后 1 个月内出现，表现为抑郁，悲伤，哭泣，重者出现自杀倾向等症状，影响婴儿认知能力和行为发育。

客观题测验

主观题测验

第十六章

新生儿与新生儿疾病

学习目标

　　1. 识记：新生儿的基本概念及分类、正常新生儿的生理特点及护理要点。
　　2. 理解：新生儿常见症状的早期识别、常见疾病的临床表现、处理原则及护理要点。
　　3. 应用：正确应用新生儿复苏技术。

预习案例

　　患儿，男，12 天，因皮肤发黄 3 天，拒奶 1 天而住院。患儿足月分娩，出生时 Apgar 评分 9 分，出生体重 3.3 kg，生后第 2 天皮肤发黄，第 6 天已消退。自出生第 9 天开始皮肤发黄，并逐渐加深，吃奶差，今日拒奶，母亲妊娠时 HBsAg(−)。体检：体重 3.4 kg，体温 35.6℃，心率 120 次/min，呼吸 42 次/min，哭声低，反应差，全身皮肤黄染明显，巩膜发黄，前囟平软，心肺(−)。脐部残端有脓性分泌物渗出，腹部略胀气，肝肋下 3 cm，脾肋下 1 cm 可触及，质软。白细胞计数 $27×10^9$/L，中性粒细胞百分比 88%，淋巴细胞百分比 12%。

　　思考
　　1. 目前患儿最可能的诊断及诊断依据是什么？
　　2. 目前治疗的原则包括哪几方面？
　　3. 目前患儿主要护理诊断及护理措施是什么？

第一节　新生儿分类及发育特点

一、新生儿的概念

新生儿(neonate,newborn infant)是指从脐带结扎到生后 28 天内(<28 天)的婴儿。出生后生命体征正常,无任何疾病状态的新生儿称正常新生儿(normal newborn infant),已经发生或可能发生某种严重疾病而需要监护的新生儿称为高危新生儿(high risk newborn infant)。

二、新生儿的分类

根据分类的标准不同,新生儿有不同的分类:

(一)根据出生时胎龄分类

根据出生时胎龄大小将新生儿分为足月儿、早产儿和过期产儿。

(1)足月儿是指胎龄≥37 周至<42 周(胎龄在 259~293 天)的新生儿。

(2)早产儿指胎龄<37 周(胎龄<259 天)的新生儿,其中胎龄≥34 周者称为晚期早产儿或近足月儿,胎龄<28 周者称为极早早产儿或超未成熟儿。

(3)过期产儿是指胎龄≥42 周(胎龄≥294 天)的新生儿。

(二)根据出生体重分类

出生体重是指婴儿出生后 1 小时内的体重。

(1)正常体重儿指出生体重≥2500 g 并≤4000 g 的新生儿。

(2)低出生体重儿指出生体重<2500 g 并≥1500 g 的新生儿,大多数为早产儿和小于胎龄儿;其中出生体重<1500 g 并≥1000 g 者称为极低出生体重儿;出生体重<1000 g 者称为超低出生体重儿。

(3)巨大儿指出生体重>4000 g 的新生儿。

(三)根据出生体重和胎龄的关系分类

根据出生体重与该胎龄儿平均体重的比例将新生儿分为小于胎龄儿、适于胎龄儿和大于胎龄儿。

(1)小于胎龄儿指出生体重在同胎龄儿平均体重第 10 百分位数以下的新生儿,有早产、足月、过期小于胎龄儿之分。

(2)适于胎龄儿指出生体重在同胎龄儿平均体重第 10~90 百分位数之间的新生儿。

(3)大于胎龄儿指出生体重在同胎龄儿平均体重第 90 百分位数以上的新生儿。

(四)根据出生后周龄分类

根据出生后周龄将新生儿分为早期新生儿和晚期新生儿。

(1)早期新生儿指出生后 1 周以内的新生儿,刚处于子宫内外环境转变阶段,体内脏器发育尚不完全,患病率与死亡率较高。

(2)晚期新生儿指出生后第 2 周开始至第 4 周末的新生儿,一般情况比较稳定,但发育尚不够成熟。

三、新生儿发育特点

新生儿期是小儿生理功能进行调整以逐渐适应外界环境的阶段，此时小儿脱离母体开始独立生活，体内外环境发生巨大变化，而新生儿身体各组织和器官的功能发育尚不成熟，对外界环境变化的适应性和调节性差，抵抗力弱，易发生窒息、溶血、感染等疾病，且病情变化快，死亡率也高，故这段时期是小儿经历巨大变化和生命遭到最大危险时期。因此，熟悉新生儿的发育特点，重视优生优育，抓好围生期保健显得尤为重要。

（一）外观特点

正常足月新生儿身长约 47 cm 以上（平均 50 cm），哭声响亮，外观头大、躯干长、四肢短，头部约为身体的 1/4；皮肤红润，皮下脂肪丰满；颅骨软，骨缝未闭；男婴睾丸已降至阴囊内，女婴大阴唇覆盖小阴唇。

（二）新生儿的生理特点

1. 体温

新生儿体温调节中枢功能不完善，基础代谢低，皮下脂肪较薄，体表面积相对较大，容易散热。新生儿正常的核心温度为肛温 36.5℃~37.5℃，体表温度较核心温度稍低，正常体表温度为 36.0℃~37.0℃，当新生儿核心温度超过 37.5℃或体表温度超过 37.0℃即称发热。

2. 呼吸系统

新生儿在娩出后的数秒钟内建立呼吸，由于其胸腔小，肋间肌弱，胸廓运动较浅，呼吸中枢发育不成熟，呼吸节律常不规则，频率较快，约为 40~60 次/min，主要以腹式呼吸为主。新生儿由于呼吸道管腔较窄，黏膜柔嫩，血管丰富，故易发生气道阻塞而引起呼吸困难。

3. 循环系统

胎儿出生后血液循环发生巨大变化，完成胎儿循环向成人循环的转变，主要表现在：①脐带结扎，胎盘-脐血流循环终止；②出生后呼吸建立和肺的扩张，使肺血管阻力降低，肺血流增加；③卵圆孔和动脉导管出现功能性关闭。新生儿心率波动范围较大，通常在 90~160 次/min，新生儿血压在 50~80/30~50 mmHg 范围。

4. 消化系统

新生儿胃容量较小，肠道容量相对较大，胃肠蠕动较快以适应流质食物的消化。新生儿胃呈水平位，贲门括约肌发育较差，幽门括约肌发育较好，易发生溢乳和呕吐。新生儿唾液分泌少，口腔黏膜干燥，容易损伤和感染，尤以鹅口疮多见。新生儿消化道分泌的淀粉酶要到生后 4 个月才能达到成人水平，故不宜过早喂食淀粉类食物。胎粪是由胎儿期的肠道分泌物、胆汁及咽下的羊水等形成。墨绿色、稠糊状，一般生后 12 小时开始排出胎粪，2~3 天内排完。若 24 小时未见有胎粪排出，应检查是否有消化道畸形，如肛门闭锁等。

5. 泌尿系统

足月儿出生时肾脏结构已发育完成，但功能仍不成熟。新生儿肾脏排磷功能较差，故牛乳喂养儿易发生血磷偏高和低钙血症。新生儿一般在出生后的 24 小时内排尿，少数在 48 小时内，如生后 48 小时无尿，应进行相关检查以明确原因。

6. 神经系统

新生儿脑相对较大，约重 300~400 g，其重量占出生体重的 10%~12%（成人仅2%）。但脑沟、脑回、神经鞘未完全形成，大脑皮质兴奋性低，睡眠时间长，一天睡眠18~22 小时，随着月龄增长，睡眠时间相对减少，活动时间增加。新生儿出生时已具备觅食反射、吸吮反射、握持反射和拥抱反射等几种原始反射。

7. 免疫系统

胎儿可从母体通过胎盘得到免疫球蛋白 IgG，所以新生儿对一些传染性疾病如麻疹有免疫力而不易感染；而免疫球蛋白 IgA 和 IgM 则不能通过胎盘传给新生儿，因此新生儿易患呼吸道、消化道感染。

（三）几种常见的特殊生理状态

1. 生理性体重下降

新生儿出生后 2~4 天，因进食少、水分丢失、胎粪排出，出现体重下降，但一般不超过出生体重的 10%，10 天内恢复至出生时体重。早产儿下降幅度较大（10%~15%），恢复时间较长，约 2~3 周。

如体重下降超过 10% 或至 10 天后未恢复至出生时水平，应考虑喂养不足或病理原因所致。生后如及早合理喂哺可减轻甚至避免生理性体重下降的发生。

2. 生理性黄疸

足月儿生后 2~3 天出现，黄疸程度较轻，4~5 天最明显，7~10 天逐渐消退，最迟不超过 2 周，一般情况良好。早产儿最长可延迟到 3~4 周才消退。增加哺乳次数及哺乳量可减轻黄疸的发生。

3. 乳腺肿大

生后 4~7 天出现，如蚕豆或核桃大小，2~3 周自然消退，因来自母体的雌激素中断所致，不能挤压以免感染。

4. 假月经

部分女婴在出生后 1 周内出现阴道流出少量血性分泌物，持续 2~3 天自然消失，系因来自母体的雌激素突然中断所致，一般不必特殊处理，但需注意外阴部卫生。

5. "马牙"和"螳螂嘴"

新生儿上腭中线和齿龈切缘上常有黄白色小斑点，系上皮细胞堆积或黏液腺分泌物积留所致，俗称"马牙"，于数周至数月可自行消失；新生儿两侧颊部各有一隆起的脂肪垫，俗称"螳螂嘴"，对吸吮有利，不应挑割，以免发生感染。

6. 新生儿红斑及粟粒疹

出生后 1~2 天，新生儿头部、躯干及四肢的皮肤可出现大小不等的多形红斑，俗称"新生儿红斑"，也可在皮肤上出现小米粒大小的黄白色皮疹，由皮脂腺堆积形成，称之为"新生儿粟粒疹"。不用做特殊处理，保持皮肤清洁，多能自然消退。

第二节　新生儿体检

　　新生儿体检是判断新生儿发育是否正常，全面了解新生儿的身体状况、生理和病理情况，以获得有关生长发育的资料、发现新生儿有无危重情况、有无遗传性疾病及先天畸形，对以后的生长发育具有指导性意义。

视频：新生儿体格检查技术

一、Apgar 评分

　　新生儿出生后应马上进行第一次体检，快速评估新生儿出生后的健康状况，Apgar 评分是检查新生儿身体状况的标准评估方法，一般在出生后立刻进行。

　　（1）新生儿 Apgar 评分由 5 项体征组成，包括心率、呼吸、肌张力、对刺激的反应及皮肤颜色，出生后 1 分钟内 Apgar 评分评估出生时状况，反映宫内的情况，5 分钟 Apgar 评分则反映复苏效果，与近期和远期预后关系密切，见表 12-1。

　　（2）目前我国新生儿窒息的诊断多根据 Apgar 评分系统，但国内外多数学者认为，单独的 Apgar 评分不应作为评估窒息以及神经系统预后的唯一指标。

　　（3）脐动脉血气代表新生儿在产程中血气变化的结局，提示有无缺氧、酸中毒及其严重程度，反映窒息的病理生理本质，较 Apgar 评分更为客观、更具有特异性。

二、新生儿体格检查

　　检查前应先调节好室温，环境必须温暖、明亮、洁净，准备好各种检查器具。检查者先洗手，并使双手温暖，检查动作要轻柔，速度要快，尽量在新生儿啼哭前把一些需要在安静时检查的项目检查完毕。

（一）一般检查项目

1.测量记录

体温、脉搏、呼吸、血压、头围、胸围、体重、身高。

2. 外观

观察外貌、面容、面色、神志、反应、精神状态、姿势、体位及呼吸节律、有无呻吟、三凹征等。新生儿头大、躯干长，头部与全身的比例约为1:4，胸部多呈圆柱形，腹部呈桶状，四肢短，常呈屈曲状，新生儿出生后采取的姿势，通常反映了胎儿在宫内的位置。

3. 皮肤

检查皮肤颜色、温度、弹性、有无皮疹、色素沉着，皮下脂肪、有无硬肿，毛发情况，黄疸范围、程度、色泽。

(1)胎脂：出生时，皮肤覆盖一层灰白色胎脂，有保护皮肤的作用，胎脂的多少有个体差异，生后数小时渐被吸收，但皱褶处胎脂宜用温水轻轻擦去。

(2)黄疸：生理性黄疸多在生后2~3天后出现，一般持续一周后消失。

(3)新生儿红斑：常在生后1~2天内出现，因新生儿出生后接触外界空气所致，呈大小不等、边缘不清的斑丘疹，散布于头面部、躯干及四肢。新生儿无不适感，多在5~6天后逐渐消退，伴有脱屑。

(4)粟粒疹：在鼻尖、鼻翼、颊、颜面等处，常可见到因皮脂腺堆积形成针尖样黄白色的粟粒疹，脱皮后自然消失。

4. 头面部

(1)头颅：检查头颅大小、形状，囟门大小及紧张度，有无血肿、水肿。新生儿颅骨软，骨缝未闭，具有前囟及后囟，前囟直径通常为2~4 cm，后囟一般只能容纳指尖。囟门过大常见于脑积水及宫内感染患儿。

(2)眼：检查有无眼睑水肿、下垂，眼球活动情况，瞳孔大小、对光反射，巩膜有无黄染。新生儿生后第一天，眼经常闭合，有时一睁一闭，与眼运动功能尚未协调有关。有时可见球结膜下出血或虹膜边缘一圈呈红紫色，多因毛细血管淤血或破裂所致，可在数日后吸收。

(3)鼻：检查鼻的外形，有无鼻翼扇动。新生儿鼻梁低，因鼻骨软而易弯，可见歪斜，但以后不留畸形。

(4)口腔：检查口唇颜色，口腔黏膜有无出血点，鹅口疮等。新生儿口腔皮肤和黏膜分界清，黏膜红润，牙龈上可见由上皮细胞堆积或为黏液包裹的黄白色小颗粒，俗称"板牙"或"马牙"，可存在较长时期，不能挑破以防感染。硬腭中线上可见大小不等(约2~4 mm)的黄色小结节，亦系上皮细胞堆积而成，数周后消退。两侧颊部各有一个隆起的脂肪垫，俗称"螳螂嘴"，有利于吸吮乳汁，不可挑破。

5. 颈部

检查颈部活动度，有无畸形、斜颈。新生儿颈非常短，颈部皱褶深而潮湿，易糜烂。

6. 胸部

检查外形及对称性，多呈圆柱形，剑突尖有时上翘，在肋软骨交接处可触及串珠。生后4~7天常见有乳腺增大，如蚕豆或核桃大小，或见黑色乳晕区及泌乳，2~3周可消退。

7. 腹部

检查腹部外形，新生儿多稍隆起，早产儿因腹壁甚薄，可见到肠型。检查肝脾大小，新生儿肝脏软，在锁骨中线肋缘下 2 cm，脾脏有时可触及。新生儿脐带经无菌结扎后，一般 5~7 天脱落，检查脐部有无红肿、分泌物，有无脐疝。

8. 肛门外生殖器

检查有无肛门闭锁、肛裂，外生殖器发育有无异常，男孩有无隐睾、尿道下裂等。新生儿出生时阴囊或阴阜常有轻重不等的水肿，数日后消退。两侧睾丸多下降，有时可见一侧或双侧鞘膜积液，常于生后 2 个月内吸收，一些女婴在出生后 5~7 天阴道可见血性分泌物，称"假月经"。

9. 脊柱和四肢

检查的重点是有无外伤和畸形。脊柱有无畸形、脊柱裂，骶尾部的小窝、带毛黑痣、囊肿、脂肪瘤都是隐性脊柱裂的线索，不要轻易放过。检查四肢有无畸形、水肿，四肢活动情况、温度等。注意四肢有无多指（趾）畸形。

(二)神经系统检查项目

1. 觅食反射

手指触碰新生儿一侧口角，新生儿头部向同侧转动，口唇出现吸吮动作。如该反射消失，说明患儿昏睡、拒奶，常见于新生儿败血症、重度窒息、肺炎、颅内出血等危重症。吃饱后的新生儿不易引出。

2. 握持反射

手指放在新生儿手掌中，新生儿手指紧握拳，可用以判断神经肌肉的正常活动，3 个月消失。

3. 特殊反射

另外还有几项新生儿特殊反射，如拥抱反射、交叉伸腿反射等。

以上反射若未能引出，说明有神经系统损伤，颅内出血或其他严重感染。

课程思政

出生缺陷率

据世界卫生组织估计，全球低、中、高收入国家的出生缺陷发生率分别为 6.42%、5.57%、4.72%。2012 年报告我国出生缺陷总发生率约 5.6%，2014—2015 年出生缺陷检出率为 198.67/万，近年未见全国统计数据，但部分省市数据可看出我国的出生缺陷率呈逐年下降趋势。2007—2017 年间，先天性心脏病发病率呈逐年上升趋势，其他 22 种出生缺陷疾病围生期发生率均出现下降，降幅达 13.5%。我国出生缺陷占婴儿死因构成比逐年上升，但出生缺陷围生期发生率下降。

■ 第三节　新生儿观察与护理

　　新生儿脱离母体开始独立生活，体内外环境发生巨大变化，而新生儿器官和机体组织发育尚未成熟，对外界环境变化的适应性和调节性差，抵抗力弱，故这段时期是小儿经历巨大变化和生命遭到最大危险时期。因此，熟悉新生儿的常见症状，做到早期识别，对新生儿实施有效、专业的护理，对改善新生儿结局显得尤为重要。

　　新生儿期常见症状有：

一、发热

　　发热是新生儿常见症状之一，新生儿的正常核心温度（肛温）为 36.5℃～37.5℃，体表温度较核心温度稍低，正常体表温度为 36.0℃～37.0℃。当新生儿核心温度超过 37.5℃，或体表温度超过 37.0℃即为发热。发热可分为感染性发热和非感染性发热及其他原因引起的发热。

　　【临床表现】

　　新生儿发热表现为体温增高，出现烦躁不安、哭闹、面色潮红、呼吸增快。脱水患儿还可出现口唇干燥、尿量减少或无尿。严重感染引起的发热，还可表现为全身状态较差，皮肤苍白、口周青紫、肢端发凉等。

　　【护理要点及处理】

　　(1)发现新生儿发热，首先应查找原因，鉴别是感染性发热还是非感染性发热，及时报告及处理。

　　(2)密切观察患儿面色、呼吸、脉搏、体温、尿量的变化，并观察有无惊厥、意识障碍、皮疹等伴随症状。

　　(3)新生儿非感染性发热的处理以物理降温为主。常用方法有冰袋冷敷、温水浴或温水擦浴，水温以低于患儿体温 2℃为宜，擦浴部位为前额、枕部、颈部、四肢、腹股沟及腋下。

　　(4)忌用酒精擦浴；慎用退热药物，以避免退热药物的毒副作用及体温骤降。

　　(5)做好生活护理，补充水分，增加喂水次数，做好口腔护理；保持病房空气新鲜和空气流通，适当降低环境温度；退热出汗时及时更换衣裤，保持衣服清洁干爽。

二、低体温

　　低体温是指肛温≤35℃，新生儿体温调节中枢发育尚不成熟，以致体温调节功能不全，当环境温度降低，保暖措施不够或热量摄入不足及早产、低出生体重和疾病因素时，很容易发生低体温。

　　【临床表现】

　　临床上根据新生儿体温降低的程度不同，将低体温分为轻症和重症。

　　(1)轻症：体温 30.0℃～35.0℃，患儿意识正常，皮肤冷，血压升高，心率加快。

(2)重症：体温<30.0℃，患儿处于神志不清，甚至昏迷状态，四肢或全身冰冷，可出现呼吸暂停，心率减慢，也可出现心室纤颤而危及生命。

【护理要点及处理】

(1)复温：对低体温的处理关键是复温。一般主张逐步复温，体温愈低，复温愈应谨慎。

(2)维持正常氧合：常规吸氧；当有低氧血症和意识障碍时，及时报告及处理，给予适当的呼吸支持。

(3)密切监护：常规进行心电监护，一旦出现心搏停止或心室纤颤，立即报告，并行心脏胸外按压或抗心律失常治疗。

(4)热量和液体供应：可以口服喂养，也可给予静脉营养或全静脉营养。重症患儿应严格限制输液量和输液速度。

三、呼吸困难

新生儿呼吸困难是指其呼吸频率、节律、强弱、深浅度改变，吸气与呼气比例失调，出现呼吸急促、费力、张口呼吸以及三凹征等。新生儿呼吸困难如不及时处理，可危及生命。

新生儿呼吸困难可由于肺部疾病、呼吸道阻塞性疾病、循环系统疾病、神经系统疾病及代谢紊乱等引起。

【临床表现】

(1)呼吸急促：在安静状态下呼吸次数 > 60 次/min。

(2)呼吸节律不规则：呼吸深慢，甚至出现呼吸暂停或呼吸衰竭。

(3)呼吸困难的体征：吸气时肋间肌凹陷、剑突下凹陷、上胸部与腹部动作不协调和鼻翼扇动表明肺的扩张度下降，呼吸辅助肌参与。

【护理要点及处理】

及早识别异常症状，查明原因，及时处理。

(1)查明原因，给予病因处理。保持呼吸道通畅，及时清理呼吸道分泌物，采取舒适体位，头部处于鼻吸体位，保持气道开放。

(2)监测心率、呼吸、血压、血气及血氧饱和度，保持水、电解质平衡，纠正酸中毒，维持机体内环境稳定。

(3)预防感染，严格执行各项无菌操作规程。

四、呕吐

呕吐是新生儿常见症状之一，可由内外科疾病引起。

内科性呕吐以呕吐奶汁及咖啡样物为主，常伴有消化道以外的症状与体征，如青紫、呼吸困难、心动过速等，无消化道梗阻表现。主要病因有：胃黏膜受刺激、喂养不当、胃肠功能紊乱、感染、颅内疾病、低血糖、功能性肠梗阻及先天性代谢性疾病等。

外科性呕吐以呕吐胆汁或粪便成分为主，多为喷射性，量大，有明显肠梗阻表现。

主要见于外科性疾病。

哺乳后即从口角溢出乳汁，称为溢乳。主要因为新生儿的胃呈水平位，贲门松弛所致。溢乳不影响生长发育，常于出生后 6 个月左右消失。不属于真正的呕吐。

【护理要点及处理】

1. 营养和水分的补充

症状轻者不需禁食，呕吐严重者在确诊前应禁食，补充液体及营养素，纠正脱水及电解质紊乱。

2. 对症处理

患儿取头高右侧卧位，对溢乳频繁、胃肠扭转者，可采用上半身抬高向右侧卧位；对吸入羊水、血液的患儿，可采用生理盐水或 1% 碳酸氢钠溶液洗胃；呕吐伴严重腹胀者，可持续胃肠减压；患儿呕吐后应注意口腔和皮肤清洁，及时清洗污染的皮肤，更换污染的衣服及被服等。

3. 密切观察病情

观察和记录呕吐的方式、次数、量、性质、气味及与进食的关系，腹部有无胀气、肠型、包块等。

五、呕血和便血

呕血和便血是消化道出血的重要表现，也是新生儿危急重症的合并症。呕血是上消化道出血的主要症状，下消化道出血以便血为主。上消化道出血量超过 3 mL 时可出现黑便。血液在胃内存留时间较短或出血量大，呕血呈鲜红色或暗红色，存留时间较长，呈咖啡色。出血量超过全身血容量的 1/5 以上即可出现失血性贫血和（或）失血性休克。

【病因及临床特点】

1. 假性呕血或便血

新生儿出生时咽下母亲产道的血，或咽下母亲乳头皲裂的母血，均可引起新生儿假性呕血或便血。新生儿一般情况好，无贫血貌或失血性休克表现。

2. 全身性出血及凝血疾病

某些危急重病如严重感染、硬肿症、呼吸窘迫综合征等所致 DIC、新生儿出血症、迟发性维生素 K 缺乏症、血小板减少性紫癜、各种先天性凝血因子缺乏症等可引起消化道出血，而出现呕血或便血。

3. 消化道疾病

见于反流性食管炎、应激性溃疡、急性胃肠炎、新生儿坏死性小肠结肠炎、肠梗阻、肛门和直肠及乙状结肠疾病等。

【护理要点及处理】

（1）禁食，保持呼吸道通畅，加强口腔护理，保持安静。留取血液、呕吐物或粪便标本，完善相关检查。

（2）密切观察面色、呼吸、血压、血氧饱和度、尿量，呕吐物的色、质、量。若属于假性出血，可采取温盐水洗胃；属于新生儿自然出血，可及时补充维生素 K_1，母婴同室，密切观察。

（3）遵医嘱给予胃肠减压时，做好留置胃管或洗胃护理，一次洗胃总量不得超过60 mL，保持出入量平衡，动作轻柔，避免损伤胃黏膜。

六、腹胀

新生儿腹胀表现为腹部局限性或全腹腹胀，严重者可伴有腹壁皮肤紧张、发亮。严重而顽固的腹胀常表示病情危重。腹胀的原因很复杂，常与呕吐相伴行。

【病因及临床特点】

1. 生理性腹胀

新生儿出生后咽下的气体迅速进入胃肠道，加之腹壁较薄，腹肌薄弱，在正常情况下腹部呈轻度均匀的膨胀状态，如无其他症状和并发症并不影响生长发育，称为生理性腹胀。

2. 病理性腹胀

由于肠道梗阻、腹水、腹内肿瘤、腹腔内脏器增大及腹壁异常等原因，引起胃肠道内胀气。

【护理要点及处理】

1. 密切观察病情

密切观察患儿腹胀情况及伴随症状，及时报告医生。

2. 对症处理

由内科疾病引起的腹胀采取保守治疗，可暂时禁食，给予胃肠减压、肛管排气等；如系外科疾病引起应迅速采取外科治疗。

课程思政

有爱有未来：湖南启动"新生儿关爱保障计划"公益活动

2019 年湖南省开展"新生儿关爱保障计划"，创新地为全省孕产妇提供新生儿出生缺陷防治公益保障，拟通过每个孕期家庭自愿购买每份仅需20 元至 30 元的公益保险，为新生儿提供一份与妈妈见面前的爱与呵护。

课程思政

早产、低出生体重、巨大儿出生率

全国早产、低出生体重、巨大儿出生率均呈上升趋势。2017 年全国早产、低出生体重、巨大儿发生率分别为 2.77%、2.88%、4.29%，均高于2014 年相关数据。孕前及孕期检查、孕前保健咨询、妊娠合并症、孕期营养指导宣教均对体质量异常儿发生率有显著影响。加强孕期保健，围生期保健指导对保障新生儿出生质量具有重要意义，不容松懈。

第四节　新生儿窒息

新生儿窒息(asphyxia of newborn)是胎儿因缺氧发生宫内窘迫或娩出过程中引起的呼吸、循环障碍,以致生后一分钟内无自主呼吸或未能建立规律性呼吸,而导致低氧血症、高碳酸血症和代谢性酸中毒。本病是新生儿死亡和儿童伤残的重要原因之一。

一、病因

窒息的本质是缺氧,凡是影响胎盘或肺气体交换的因素均可引起窒息。可出现在妊娠期,大多数出现于产程开始后,新生儿窒息多为胎儿窒息(宫内窘迫)的延续。

1. 产前

孕母因素:①孕母有慢性或严重疾病,如心肺功能不全、严重贫血、糖尿病、高血压等;②妊娠并发症,如妊娠高血压疾病等;③孕母吸毒、吸烟或被动吸烟,年龄≥35岁或<16岁,以及多胎妊娠等。

胎盘和脐带因素:胎盘早剥、胎盘老化等胎盘功能异常;脐带脱垂、脐带绕颈、打结等脐带异常情况。

胎儿因素:早产儿、小于胎龄儿、多胎、巨大儿等;胎儿宫内感染等。

2. 产时

分娩因素:头盆不称,宫缩乏力等难产、手术如高位钳产等;产程中药物(镇静剂、催产药)使用不当等;羊水污染。

3. 产后

胎儿某些先天性畸形,如后鼻孔闭锁等呼吸道畸形;羊水或胎粪吸入气道。

二、临床表现

(1)胎儿缺氧(宫内窒息)。早期有胎动增加,胎儿心率增快,≥160次/min;晚期胎动减少甚至消失,胎心率变慢或不规则,<100次/min,羊水被胎粪污染呈黄绿或墨绿色。

(2)Apgar评分是一种简易的临床上评价新生儿窒息程度的方法。内容包括心率、呼吸、对刺激的反应、肌张力和皮肤颜色等5项;每项0~2分,总共10分,8~10分为正常,4~7分为轻度窒息,0~3分为重度窒息。生后1分钟评分可区别窒息程度,5分钟及10分钟评分有助于判断复苏效果和预后。

(3)窒息、缺氧缺血造成多器官性损伤,但发生的频率和程度则常有差异。①心血管系统:轻症时有传导系统和心肌受损;严重者出现心源性休克和心衰。②呼吸系统:易发生羊水或胎粪吸入综合征,肺出血和持续肺动脉高压,低体重儿常见肺透明膜病、呼吸暂停等。③泌尿系统:急性肾衰竭时有尿少、蛋白尿、血尿素氮及肌酐增高,肾静脉栓塞时可见肉眼血尿。④中枢神经系统:主要是缺氧缺血性脑病和颅内出血。⑤代谢方面:常见低血糖,电解质紊乱如低钠血症和低钙血症等。⑥消化系统:有应激性溃疡和坏死性小肠结肠炎等。缺氧还导致肝葡萄糖醛酸转移酶活力降低，酸中毒更可抑制胆红素与白蛋白结合而使黄疸加重。

三、辅助检查

血气分析可显示呼吸性酸中毒或代谢性酸中毒。当胎儿头皮血 pH≤7.25 时提示胎儿有严重缺氧，需准备各种抢救措施。出生后应多次监测 pH、$PaCO_2$ 和 PaO_2，作为应用碱性溶液和供氧的依据。根据病情需要还可选择性监测血糖、血电解质、血尿素氮及肌酐等生化指标。

四、诊断依据

新生儿窒息的诊断依据为：①有导致窒息的高危因素；②出生时有严重呼吸抑制、生后 1 min 仍不能建立有效的自主呼吸且 Apgeur 评分≤7 分；包括持续至生后 5 min 仍未建立有效自主呼吸且 Apgar 评分≤7 分或出生时 Apgar 评分不低、但生后 5 min 降至≤7 分者；③脐动脉血气分析；pH<7.15；④除去其他引起低 Apgar 评分的病因。

五、预防与治疗要点

（1）预防及积极治疗孕母疾病。

（2）早期预测：评估胎儿娩出后有窒息危险时，应充分做好准备工作，包括人员、仪器、物品等。

（3）窒息复苏治疗：根据出生窒息情况进行合理复苏，包括气管插管。采用国际公认的 ABCDE 复苏方案：A（airway）

视频：新生儿复苏技术

清理呼吸道；B（breathing）建立呼吸；C（circulation）维持正常循环；D（drug）药物治疗；E（evaluation）评估。前三项最重要，其中 A 是根本，B 是关键，评估贯穿于整个复苏过程中。呼吸、心率和血氧饱和度是窒息复苏评估的三大指标，并遵循：评估—决策—措施程序，如此反复，直到完成复苏。应严格按照 A—B—C—D 步骤进行复苏，其步骤不能颠倒。大多数经 A 和 B 步骤即可复苏，少数需要 A、B 和 C 步骤，仅极少数需 A、B、C 和 D 步骤才可复苏（图 16-1）。

（4）基础治疗：维持适中环境温度，产前常规预热辐射抢救台、合理给氧、呼吸支持。

（5）多器官功能损害的治疗：改善脑、心、肺、肾、胃肠、肝等组织脏器损伤，并对症支持治疗。

（6）控制并减轻脑水肿。

（7）维持血糖正常水平。

（8）预防或治疗 DIC。

（9）评估及随访组织脏器损伤程度及预后，尤其神经系统。

【复苏后处理】

复苏后的新生儿可能有潜在多器官损伤的危险，应尽快转 NICU 治疗观察。转运过程中需注意保暖、监护生命体征和给予必要的治疗。

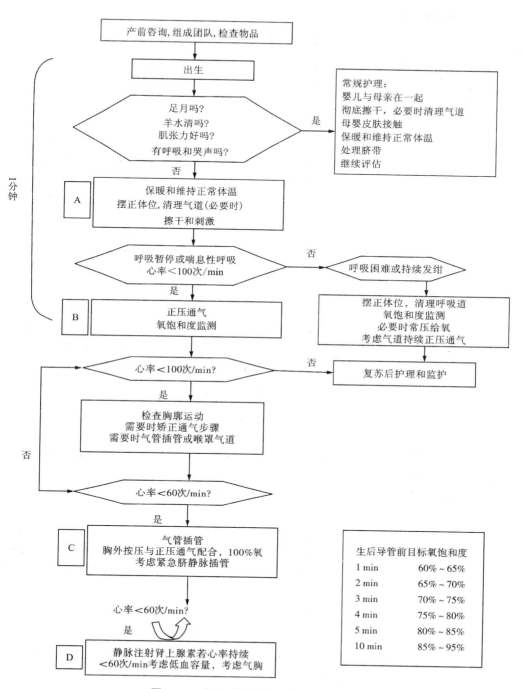

图 16-1 新生儿复苏流程图(2016 版)

> **课程思政**
>
> ### 中国新生儿窒息复苏培训项目
>
> 　　中国新生儿窒息复苏培训项目于2003年7月5日在北京正式启动。其宗旨是，确保每个人分娩现场至少有一名受过窒息复苏培训、掌握新生儿窒息复苏技术的卫生工作人员，降低新生儿窒息的死亡率和致残率。此次项目的培训对象是新生儿科医生、产科医生、护士、助产士及其他行政人员。其目标包括，通过先培训教员来建立教师队伍，再对相关医务人员进行培训的步骤，建立一个遍及全国的新生儿窒息复苏培训系统、建立适用于全国的新生儿窒息复苏培训指南、建立长期开展新生儿窒息复苏项目的管理机构。

第五节　新生儿产伤

　　新生儿产伤是指分娩过程中因机械性因素对胎儿或新生儿的组织、器官所造成的损伤。产伤可发生在身体的任何部位，与胎儿的大小、胎位、骨盆的形态以及接生方式等有关。

一、头颅血肿

【病因】

　　由于异常分娩(胎位不正、头盆不称等)产程长，伴难产、产钳或负压吸引助产时，因头颅受到过度挤压、摩擦致骨膜下血管破裂，血液积聚于骨膜下而引起的局部包块。血肿边缘清晰，不超过颅缝，有波动感。以第一胎第一产患儿多见。

【临床表现】

　　血肿以头顶部常见，常为一侧性，少数为双侧。常在生后数小时至数天逐渐增大。头颅表面可见圆形肿胀，大小不一，由于受到骨膜限制，血肿边缘清楚，不超过骨缝。血肿表面皮肤颜色可正常，触诊皮肤温度正常，有波动感。头颅血肿与产瘤可同时存在，血肿完全吸收需2~4个月。

【鉴别诊断】

1. 产瘤

　　由于头先露部位头皮血液及淋巴循环受压所致的软组织水肿。多发生在头先露部位，出生时即可见，常越过骨缝，边界不清，压之凹陷，触之无波动感，2~4天后自然吸收。

2. 帽状腱膜下血肿

　　出血发生在头颅帽状腱膜与骨膜之间的疏松组织内，因无骨膜限制，出血量较大，易于扩散，常越过骨缝，波动感明显。出血量大者，可致贫血，甚至失血性休克。

【治疗】

无并发症的头颅血肿不需要治疗，血肿可自行吸收。保持局部皮肤清洁，不可穿刺抽吸血液，以免继发感染。血肿继发性感染者需抗感染治疗，必要时需外科切开引流。

【护理】

1. 一般护理

保持患儿安静，避免剧烈哭吵和局部摩擦。以健侧卧位为主，头皮血肿大时患儿取头高位。

2. 病情观察

每班观察患儿头皮血肿增长或消退的速度。由于血肿吸收，可导致患儿黄疸早且重，应密切观察患儿皮肤颜色及胆红素情况。当患儿血肿较大时，应及时随访血红蛋白及凝血功能，出现贫血时予以输血治疗。

3. 与家长沟通

做好家长沟通解释工作，告知头皮血肿发生的原因及治疗方案，患儿的预后及相关的护理措施，使家长理解并支持。

二、锁骨骨折

是产伤性骨折中最常见的一种，与分娩方式、胎儿娩出方位和出生体重有关。但也有相当比例的骨折(约占41%)发生在无高危因素的正常阴道顺产儿中，大多预后良好。

【病因】

新生儿产伤性锁骨骨折多发生在右侧锁骨中段外1/3处，与其解剖特点有关。新生儿锁骨细长而弯曲，内侧2/3向前凸出而外侧1/3向后上方凸出，略呈"S"状，中外1/3交接部相对较细，且无肌肉附着，故此处受挤压时易发生骨折。分娩过程中胎儿娩出骨盆出口时，S型锁骨凹面正好卡在母亲耻骨弓下，此时胎儿肩部受压及牵拉，致使锁骨发生骨折。另外，新生儿骨质含矿物质少，骨强度低，易发生骨折。

【临床表现】

分为完全性和不完全性(即青枝骨折)骨折，轻者常被忽略，容易漏诊。典型的表现为患侧上肢或上臂活动障碍，被动活动时哭闹，但手或前臂活动正常，局部软组织肿胀隆起，有压痛，患侧拥抱反射减弱或消失。

【诊断】

对新生儿仔细全面的查体是早期发现的有效方法，对新生儿进行常规查体时，发现有难产史、有骨擦音、上肢活动障碍等可疑锁骨骨折的患儿应进行重点检查。本病需与臂丛神经麻痹相鉴别，X线片可确诊。

【治疗】

不完全性骨折一般不需治疗，对于完全性骨折，可请小儿外科医生处理。也有学者主张不需治疗，随着婴儿生长发育，肩部增宽，错位及畸形可自行消失。也可在患侧腋下置一软垫，患肢以绷带固定于胸壁，2周左右即可愈合。

【护理】

(1)加强宣教，预防为主。通过对产科门诊、孕妇学校宣教，加强对产妇孕期的管理。准确估计胎儿体重。加强产程管理，正确处理产程，切忌暴力牵拉。

（2）不完全性骨折无需特殊处理，注意保护患处以免再次损伤或增加疼痛。临床注意肢体保护及病情观察。

（3）完全性骨折予绷带固定，出院时教会家属相关辅助疗法，并做好家庭用药宣教，促进家庭的随访依从性。

三、臂丛神经麻痹

【病因】

臂丛神经麻痹是新生儿周围神经损伤中最常见的一种，由于难产、臀位或肩娩出困难等原因导致臂丛神经受压或撕裂，而引起完全或部分的上肢功能障碍。

【临床表现】

根据损伤部位及临床表现可分为 3 型：上臂型、中臂型、下臂型。

1. 上臂型

第 5、6 颈神经根受损，此型临床最多见。患侧整个上肢下垂、内收，不能外展及外转。肘关节表现为前臂内收，伸直，不能旋后或弯曲。腕、指关节屈曲，受累侧拥抱反射不能引出。

2. 中臂型

第 7 颈神经根损伤，前臂、腕、手的伸展动作丧失或减弱，而肱三头肌、拇指升肌为不完全麻痹，受累侧拥抱反射通常不能引出。

3. 下臂型

颈 8 至胸 1 神经根受累，腕部屈肌及手肌无力，握持反射弱，临床上较少见。

【诊断与鉴别诊断】

根据病史中的肩难产与上肢被牵拉史，出生后立即出现一侧上肢部分或完全软瘫的特殊体位，结合神经-肌电图检查结果，一般不难诊断。需行上肢 X 线片排除骨折。

本病需与肱骨头脱臼、肱骨骨折、锁骨骨折或脑性瘫痪相鉴别。

【治疗】

其治疗方法包括物理保守治疗、显微外科神经功能重建术、继发性骨关节畸形矫形术及肌肉转移性功能重建术。

预后取决于受损程度，若损伤为神经功能性麻痹，数周内可完全恢复，生后第 1 周开始做按摩及被动运动，大部分病例可于治疗后 2~3 个月内获得改善或治愈，如为神经撕裂则考虑手术探查，修补损伤的神经，但肌力差，部分患儿可留下不同程度的后遗症。

【护理】

1. 保暖

臂丛神经损伤时常伴随感觉功能障碍，同时伴有交感神经功能障碍，患侧肢体可出现体温降低现象，应注意患肢保暖，禁忌使用热水袋、暖宝宝等局部致热物品，以免烫伤发生。

2. 关节被动运动

初期根据病情固定上肢，待神经水肿消失后遵医嘱行关节被动活动或其他辅助疗法。患儿出院时教会家属相关辅助疗法。

3. 围手术期护理

有手术探查或神经束缝合术患儿，做好术前准备，术后观察伤口渗血及神经肌肉的运动功能恢复情况。

4. 宣教

教会家属保护患儿的患肢，以及被动运动的方法；出院时做好家庭用药宣教，保证神经营养药物的足够疗程，促进神经肌肉恢复；充分告知患儿家属出院后随访的目的及重要性，促进家属随访的依从性。

四、面神经麻痹

【病因】

常由于胎头在产道下降时母亲骶骨压迫或产钳助产受损所致的周围性面神经损伤。通常是神经周围组织肿胀压迫神经所致，不是神经纤维破裂。

【临床表现】

面瘫部位与胎位有密切关系，通常左横位出现左侧面神经损伤，右横位出现右侧面神经损伤，多为单侧，表现为安静时患侧眼裂持续张开、不能皱眉，哭闹时面部不对称，患侧鼻唇沟浅，口角向健侧歪斜。

【诊断】

根据病史中的难产史、使用产钳助产或胎方位不正、第二产程延长等高危因素，结合出生后的临床表现不难诊断。创伤性面神经损伤需与病毒感染或其他病因所致的发育障碍或综合征相鉴别。

【治疗】

轻者无需治疗，数周内可完全恢复，患儿预后良好。也可采用理疗促进恢复。对眼睑不能闭合的患儿要注意保护角膜。如因神经撕裂持续 1 年未恢复者需行神经修复术治疗。

【护理】

(1)周围性面神经麻痹患儿，对眼睑不能闭合者，戴眼罩或睡觉时涂眼膏保护患侧角膜。

(2)给予支持治疗。

(3)向家属做好宣教及出院后的随访工作。

第六节 新生儿黄疸

新生儿黄疸(neonatal jaundice)又称新生儿高胆红素血症，是血中胆红素(大部分为未结合胆红素)水平升高引起巩膜、黏膜、皮肤或其他器官黄染的现象。引起黄疸的原因很多，有生理性和病理性之分；重者可致中枢神经系统受损，导致胆红素脑病，引起死亡或严重后遗症，故应加强对新生儿黄疸的临床观察，尽快找出原因，及时治疗，加强护理。

一、新生儿胆红素代谢特点

（1）胆红素生成较多，其原因有①红细胞数较多，破坏亦增多；②新生儿红细胞寿命比成人短，形成胆红素的周期短；③其他来源的胆红素增多，如来自肝脏等器官的血红素蛋白和骨髓中无效造血的胆红素前体较多。

（2）血浆白蛋白联结胆红素的能力不足：刚分娩的新生儿常有不同程度的酸中毒，可减少胆红素与白蛋白的联结；早产儿白蛋白的数量较足月儿低，其联结胆红素的量也越少。

（3）肝细胞处理胆红素能力差：新生儿出生时肝细胞内 Y 蛋白含量极低，尿苷二磷酸葡萄糖醛酸基转移酶含量低且活性不足，故肝细胞处理胆红素能力低。

（4）肠肝循环特点：在成人，肠道内的结合胆红素被细菌还原成粪胆原、尿胆原及其氧化物，其中大部分随粪便排出，小部分被结肠吸收后，极少量由肾脏排出，余下的经门静脉至肝脏重新转变为结合胆红素，再经胆道排泄，即是胆红素的"肠肝循环"因出生时新生儿肠腔内有 β-葡萄糖醛酸苷酶，可将结合胆红素转变成未结合胆红素，加之肠道内缺乏细菌，导致未结合胆红素的产生和重吸收增加。

由于上述特点，新生儿摄取、结合、排泄胆红素的能力为成人的 1%~2%，因此易出现黄疸，尤其当新生儿处于饥饿、缺氧、胎粪排出延迟、脱水、酸中毒、头颅血肿或颅内出血等状态时易发生黄疸或使原有黄疸加重。

二、新生儿黄疸的分类

（一）生理性黄疸（physiological jaundice）

一般情况好；足月生后 2~3 天出现黄疸，4~5 天达高峰，5~7 天消退，但最迟不超过 2 周；早产儿黄疸多于生后 3~5 天出现，5~7 天达到高峰，7~9 天消退，最长可延迟到 3~4 周；每日血清胆红素升高<85 μmol/L。生理性黄疸始终是排除性诊断，判定其是"生理"还是"病理"的血清胆红素最高界值，由于受个体差异、种族、地区、遗传及喂养方式等影响，迄今没有一个统一的诊断标准。因此，采用日龄或小时龄胆红素值进行评估，目前被多数学者接受。

（二）病理性黄疸（pathologic jaundice）

黄疸出现在 24 小时内；黄疸程度重，血清胆红素>256.5 μmol/L，或每日上升超过 85 μmol/L；黄疸持续时间长；黄疸退而复现；血清结合胆红素>34 μmol/L。

（三）黄疸对比

针对两种不同表现，对比如表 16-1。

表 16-1　生理性和病理性黄疸的对比

	生理性黄疸	病理性黄疸
出现时间	生后 2~3 天	生后<1 天(早)
消退时间	生后<2 周	生后>2~4 周(晚)
退而复现	无	有
血清胆红素(μmol/L)	<171	>221(重) 或每日上升>85(快)
一般状态	好	差

【病因】

对病理性黄疸应积极查找病因,引起病理性黄疸的主要原因有:

1.感染性

(1)新生儿肝炎,大多数为胎儿在宫内由病毒感染所致,以巨细胞病毒最常见,其他为乙肝,麻疹,单纯疱疹等。感染可经胎盘传给胎儿或者在通过产道分娩时被感染。常在生后 1~3 周或更晚出现黄疸,病重时粪便色浅或灰白,尿液深黄,患儿可有厌食,呕吐、肝有轻中度增大。

(2)新生儿败血症及其他感染,由于细菌毒素的侵入加快红细胞破坏、损坏肝细胞所致。

2.非感染性

(1)新生儿溶血症。

(2)母乳性黄疸:大约 1% 母乳喂养的婴儿可发生母乳性黄疸,其特点是非溶血性未结合胆红素增高,常与生理性黄疸重叠且持续不退,血清胆红素可高达 342 μmol/L,婴儿一般情况好,黄疸于 4~12 周后下降,停止母乳喂养后 3 天,如黄疸下降即可确定诊断。

(3)胆道闭锁:目前已证实本证多数是由于宫内病毒感染所致的生后进行性胆管炎、胆管纤维化和胆管闭锁。多在生后 2 周开始出现黄疸并进行性加重;粪便由浅黄转为陶土色,肝进行性增大,边硬而光滑;肝功能改变以结合胆红素增高为主。3 个月后可逐渐发展为肝硬化。

(4)遗传性疾病:G-6-PD 缺陷在南方多见,核黄疸发生率较高,其他如球形红细胞增多症等。

(5)甲状腺功能异常:新生儿常见甲状腺功能低下可引起血胆红素增多及消退时间延长。

(6)药物性黄疸:由维生素 K_3,维生素 K_4,新生霉素等药物引起者。

【辅助检查】

1.胆红素浓度监测

血清总胆红素测定是诊断高胆红素血症的"金标准"。经皮胆红素水平测定是无创性检查,可动态观察胆红素水平的变化,以减少有创穿刺的次数。这是常规筛查的方法。目测法适用于在家观察,无条件监测时。黄疸出现顺序:从上到下,从躯干到四肢。仅面部黄而躯干不黄，约 5 mg/dL；头面部、躯干黄而四肢不黄约 10 mg/dL；黄疸至膝、肘关节约 12 mg/dL；黄疸至手足背，约 15 mg/dL；黄疸至手足心，约 ≥20 mg/dL。

2. 其他实验室检查

血常规检查、血型、红细胞脆性试验、肝功能、电泳试验等。

3. 影像学检查

超声、计算机断层摄影（CT）、磁共振、胰胆管造影（MRCP）等。

【治疗要点】

（1）找出引起病理性黄疸的原因，采取相应的措施，治疗基础疾病。

（2）降低血清胆红素，给予蓝光疗法；早期喂养，诱导正常菌群的建立，减少肠肝循环；保持大便通畅，减少肠壁对胆红素的再吸收。

（3）保护肝脏，不用对肝脏有损伤及有可能引起溶血、黄疸的药物。

（4）控制感染、注意保暖、供给营养、及时纠正酸中毒和缺氧。

（5）适当用酶诱导剂、输血浆和白蛋白，降低游离胆红素。

（6）必要时换血治疗。

【护理要点】

1. 光照疗法

（1）原理：将脂溶性非结合胆红素转化为水溶性异构体，经胆汁和尿液排出。

（2）临床常用设备：光疗箱（单面和双面），光疗灯（Led）和光疗毯等。光疗的效果与暴露的面积、光照强度及持续时间有关，双面光优于单面光。

（3）光疗指征：和胎龄、出生日龄有关，同时需要考虑是否存在胆红素脑病的高危因素。早产儿或高危儿应更积极光疗；极低/超低出生体重儿可预防性光疗（图16-2）。

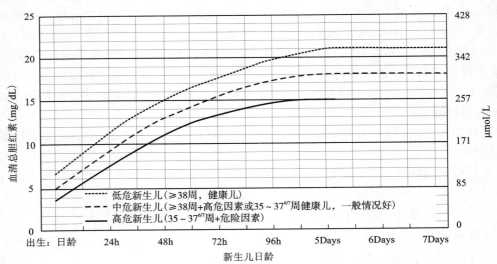

图 16-2　新生儿不同胎龄及不同高危因素的生后小时龄光疗标准

（资料来源：Pediatrics，2004，297-316）

（4）注意事项：光疗前修剪指甲，检查全身皮肤情况，充分暴露皮肤，禁止涂抹油剂；因蓝光最容易对视网膜黄斑造成伤害，光疗时应戴遮光眼罩；长时间强光疗可能会增加男婴外生殖器鳞癌的风险，光疗时用尿片遮盖会阴部；每 2 小时监测体温，注重补充水分。

（5）不良反应：最常见的发热，当体温超过 38°C 可以暂停光疗；其次是腹泻、皮疹及青铜症，一般情况不严重，可继续光疗，停止光疗后可自行缓解。

2. 密切观察病情

动态检测经皮胆红素值，评估黄疸进展；注意神经系统表现，如患儿出现拒食嗜睡、肌张力减退等胆红素脑病的早期表现，应立即通知医生，做好抢救准备；记录患儿大小便排出次数、量及性质，观察胆红素排出情况（表 16-2）。

表 16-2　胆红素脑病典型表现

分期	表现	持续时间
警告期	反应低下，肌张力下降，吸吮力弱	0.5~1.5 天
痉挛期	肌张力增高，发热、抽搐，呼吸不规则	0.5~1.5 天
恢复期	肌张力恢复，体温正常，抽搐减少	2 周
后遗症期	听力下降，眼球运动障碍，手足徐动，牙釉质发育不良，智力落后	终生

3. 心理护理

因治疗会使母婴分离，家长会有分离性焦虑，向家属讲解疾病及光疗的相关知识，解释患儿的情况等，帮助家长树立战胜疾病心；交代家属患儿探视时间；利用先进的移动设备，教会家属使用医院 APP。

本章小结

一、新生儿发育特点

新生儿的概念及分类

新生儿是指从脐带结扎到生后 28 天内的婴儿。

新生儿的分类是根据出生时胎龄、出生体重、出生体重和胎龄的关系及出生后的周龄来进行分类的。

几种特殊的生理状态：生理性体重下降、生理性黄疸、乳腺肿大、假月经、"马牙"和"螳螂嘴"，新生儿红斑及粟粒疹等。

二、新生儿窒息

新生儿窒息的病因有：产前因素，如孕母情况、胎盘和脐带因素、胎儿因素等；产时因素如分娩时的宫缩乏力、头盆不称以及产程中药物的使用不当等和产后胎儿某些先天性畸形、羊水或胎粪吸入等。

新生儿 Apgar 评分是一种简易的临床上评价新生儿窒息程度的方法，由 5 项体征组成，包括心率、呼吸、肌张力、对刺激的反应及皮肤颜色，4~7 分为轻度窒息，0~3 分为重度窒息。

三、新生儿产伤

新生儿产伤是指分娩过程中因机械性因素对胎儿或新生儿的组织、器官所造成的损伤。产伤包括头颅血肿、锁骨骨折、臂丛神经麻痹、面神经麻痹等。

四、新生儿黄疸

黄疸是新生儿期最常见的临床表现，因胆红素在体内积聚而引起的皮肤、巩膜或其他器官、组织的黄染，分为生理性和病理性。

病理性黄疸其发病原因主要有以下几方面：胆红素生成过多、胆红素代谢障碍、胆汁排泄障碍、肠肝循环增加。

新生儿黄疸主要的治疗有：光照疗法，简称光疗，是降低血清非结合胆红素简单而有效的方法；药物治疗；换血疗法及其他对症治疗等。

客观题测验

主观题测验

第十七章
助产技术

助产技术PPT课件

学习目标

1. 识记：本章内所有助产技术的操作步骤及要点、适应证、禁忌证；正常分娩机制的内容；子痫抢救技术的操作要点；脐带脱垂的病因。

2. 理解：本章内涉及到的所有急救、抢救流程、相关疾病的生理学知识；正常接生步骤；子痫的发作特点；脐带脱垂对母婴的影响。

3. 运用：阴道检查流程；缩宫素静脉滴注流程；胎心监测、胎心的观察；分娩镇痛技术；正常分娩接产技术；阴道、会阴裂伤缝合技术；肩难产、产后出血、子痫、羊水栓塞、脐带脱垂、孕产妇心肺复苏急救抢救流程和观察重点；子痫抢救常用药物的用法和注意事项；脐带脱垂的处理原则。

第一节　阴道检查

预习案例

王某，女，28岁，G_1P_0，孕39^{+2}周临产，今晨入院，平时有规律产检，无既往史，2小时前出现规律宫缩，助产士小张负责接诊该产妇。

思考

针对上述案例，小张应该做些什么？

一、概述

阴道检查是每一位先兆临产及临产的产妇护理和评估的重要组成内容。首先，应该意识到阴道检查对产妇来说属于侵入性操作，在没有充分的沟通并取得产妇理解同意之前，粗暴或草率的阴道检查会对产妇带来生理和心理上的伤害，甚至影响其顺产的意愿。因此，在当今人文助产理念的指导下，通过结合分娩的个体差异性而制定有一定差别性的护理及助产方式显得尤为重要，故而常规的定期阴道检查已经不被推荐。

二、指征和时机

由于阴道检查可能增加潜在的感染几率、不适感、情感伤害等，阴道检查应具有严格的检查指征，每次阴道检查也应充分了解产程相关信息，以便更准确地协助产程。

具体的指征和时机如下：

（1）初次接触的临产或者有临产可能的产妇，应行阴道检查，以便获取产妇基础信息。

（2）产程进展的相关指征有变化时，如胎膜破裂、出现排便感或排便感增强、宫缩变频变强时，均可通过阴道检查以判断产程进展程度，并了解是否出现脐带脱垂等情况。

（3）进入活跃期后，宫缩强度、母体全身反应等没有明显的变化达4小时以上、怀疑产程有异常时。

（4）采用人工干预产程的措施，例如人工破膜、缩宫素滴注一段时间后，判断该措施是否有效时。

（5）有胎心情况变差、阴道出血量增多、宫缩异常、母体一般状况变差等临产表现时。

（6）其他：助产士根据对产程和个体的认识与经验相结合，同时考虑产妇的需求进行检查。

三、阴道检查内容

（1）观察会阴部的情况，是否存在有例如急性炎症、陈旧性瘢痕、疱疹、赘生物等情况，如有分泌物或羊水流出，应观察其性状和气味。

（2）评估头盆情况，包括判断是否入盆，初次检查时应了解骶岬、骶尾关节、坐骨棘、耻骨联合及耻骨弓角度等情况。

（3）辨识胎先露情况：包括判断其下降情况、胎方位情况及是否存在产瘤等。

（4）了解宫颈条件情况：包括宫颈朝向、软硬度、扩张情况及是否存在水肿等。

（5）判断胎膜状态：包括是否完整，若已破裂则需了解羊水性状以及是否存在脐带脱垂等。

四、步骤

（1）检查前充分沟通，必须取得产妇的理解和同意，并让产妇排空膀胱，取仰卧位，做好心理准备，无需备皮。

（2）检查者洗净并温暖双手，站在产妇的右侧，先进行四步触诊法，了解其胎先露情况和胎方位的基本信息。

（3）于臀下铺垫产褥垫和消毒巾，指导产妇放松，双腿屈曲分开，观察会阴情况，并行会阴消毒。

（4）戴无菌手套，使用辅助手的拇指和中指将大小阴唇向两侧分开，充分暴露阴道口（图 17-1）。检查手在进入阴道前应该尽可能避免接触到阴唇内侧污染。

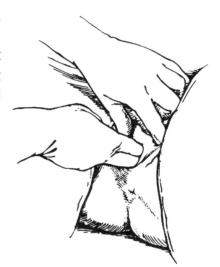

（5）在宫缩间歇期间，检查手的示指和中指中的其中一指先缓慢进入阴道，然后再进入另一指，两指并拢，紧贴阴道后壁进入，操作同时与产妇沟通，嘱其尽可能放松肌肉以达到配合检查、减少疼痛感的目的。

（6）手指进入 3~4 cm 后，手指向上缓慢翻转，评估宫颈、阴道、胎先露、骨盆等情况。手指在阴道内不需要进出，直到检查完毕。检查时注意检查手避免与肛门污染区触碰。

图 17-1　阴道检查分开大小阴唇

（7）根据检查结果记录相关信息。

五、操作要点

（1）接触患者的手要干净、干燥且温暖，在检查前后要清洁双手。

（2）首次接触产妇时必须介绍自己，并有一定的语言和眼神交流。良好的沟通能更好地消除产妇对检查的抵抗性。

（3）观察产妇检查时的反应，并做相应调整，不可以强行进行检查。

（4）细心观察产妇的外在表现，同时耐心听取产妇自述感受，以帮助医护人员更好地决定检查时机。

（5）在不违反无菌原则的情况下，经验丰富的检查者也可以嘱产妇使用其他体位进行该项检查，例如自由体位分娩和自由体位待产时。

（6）检查完毕后应详细、客观地记录，适时、恰当地分析产程。

（7）注意：未确诊的阴道流血是阴道检查的禁忌证，前置胎盘时阴道检查有可能会造成危及生命的大出血。

客观题测验

第二节 缩宫素静脉滴注

预习案例

李某，女，25岁，G_1P_0，孕 39^{+6} 周，LOA，无妊娠合并疾病。胎膜破裂2小时入院，胎监显示反应型，无宫缩。缩宫素静脉滴注。

思考
1. 缩宫素静脉滴注的使用方法是什么？
2. 缩宫素静脉滴注应注意什么？

课程思政

催产素

当足月时，胎儿组织会产生一种激素——"催产素"作用于母体，这在脐带动静脉血中可以测定出来，母亲也开始分泌催产素。催产素作用于子宫富含催产素受体的平滑肌组织而产生收缩，同时还刺激子宫蜕膜促使前列腺素释放，进一步加强宫缩，这样就开始了分娩过程。天然催产素早在1911年就在临床实践中用于治疗滞产，1927年用于引产，而1953年第一次由人工合成，人工合成的催产素叫缩宫素，从此以后在临床上就开始大量使用了。

一、缩宫素药理作用

缩宫素（oxytocin）又叫催产素，是一种肽类激素，由垂体后叶分泌。通过选择性与受体结合使子宫平滑肌和乳腺导管平滑肌收缩，具有引发及加强宫缩的作用。由于血液及许多组织中有破坏缩宫素的酶，因此使用缩宫素之后，迅速代谢，作用时间很短。

（一）兴奋子宫

缩宫素通过与受体结合促进子宫平滑肌收缩，具有引发及加强宫缩的作用。小剂量缩宫素加强子宫节律性收缩，收缩力加强，收缩频率增加，其收缩性质与正常分娩相似，仍保持着节律性、对称性和极性。但是，随着剂量加大，将引起肌张力持续增高，乃至舒张不完全，导致强直性收缩，这对胎儿和母体都是不利的。子宫对缩宫素的敏感性与子宫中缩宫素受体含量有关：子宫不同部位肌组织中缩宫素受体随妊娠月份增大而增加，临产（不论早产或足月产）后达到高峰，分娩后又逐渐下降。子宫不同肌组织缩宫素受体浓度：宫底和宫体>子宫下段>宫颈。

（二）其他作用

缩宫素能使乳腺管肌上皮细胞收缩，促进排乳。大剂量缩宫素还能短暂松弛血管平滑肌，引起血压下降，并且还有抗利尿作用。

二、催产前的评估

（一）适应证

原发性或继发性宫缩乏力者。

（二）禁忌证

（1）胎位异常者（持续性枕横位、高直位、不均倾位、颏后位）。

（2）明显头盆不称。

（3）胎儿窘迫。

（4）宫缩不协调。

三、使用方法

静脉滴注缩宫素推荐从低剂量开始，有条件者最好使用输液泵。

我国 2014 年版《妊娠晚期促宫颈成熟和引产指南》指出：用乳酸钠林格注射液 500 mL，加入 2.5U 缩宫素，从每分钟 8 滴开始，根据宫缩、胎心情况调整滴速，一般每隔 20 分钟调整一次。应用等差法，即从每分钟 8 滴（2.7 mU/min）调整至 16 滴（5.4 mU/min），再增至 24 滴（8.4 mU/min）；为了安全起见也可以从每分钟 8 滴开始，每次增加 4 滴，直至出现有效宫缩。最大滴速不得超过每分钟 40 滴（13.2 mU/min）。当达到最大滴速仍无有效宫缩时，可以增加缩宫素浓度，即乳酸钠林格注射液 500 mL 中加入 5U 缩宫素，先将滴速减半，再根据宫缩逐渐调整，最大滴速为每分钟 40 滴（26.4 mU/min），至此不再增加滴速和浓度。

四、不良反应

最常见的不良反应是胎心率曲线异常和宫缩过频。宫缩过频可能会导致胎盘早剥或子宫破裂。小剂量给药和低剂量加药可能减少伴胎心率改变的宫缩过频。大剂量给药和高剂量加药可能会缩短临产时间、减少绒毛膜羊膜炎和因难产而导致的剖宫产的发生，但是可能增加伴胎心率变化的宫缩过频。

五、注意事项

（1）缩宫素催引产时，静脉滴注瓶上应当有醒目标记，并有专人观察宫缩强度、频率、持续时间及胎心率变化并及时记录。调好宫缩后行胎心监护。破膜后要观察羊水的量、质、色等，同时要密切观察产程进展。

（2）警惕过敏反应：即使是再小剂量的缩宫素也可发生过敏反应（表现为气促、胸闷、寒战，甚至休克），一旦出现过敏反应应立即停药并给予抗过敏、抗休克处理。

（3）因难以掌握实际进入体内的剂量，所以禁止肌内注射、皮下、穴位注射及鼻黏膜用药。

（4）一次缩宫素催引产的液体量一般不超过 1000 mL。由于缩宫素有抗利尿作用，会增加水的重吸收，使尿量减少，需警惕水中毒的发生。

（5）宫缩过强过频应及时停用缩宫素，必要时使用宫缩抑制剂。宫缩一般以 10 分钟 3 次为宜，<3 次为宫缩乏力，>5 次为宫缩过频。宫缩强度以<30 秒为弱，30~45 秒为中，45~60 秒为强。潜伏期时以 3~4 分钟有一次宫缩、活跃期时以 2~3 分钟有一次宫缩、宫口近开全或进入第二产程时以 1~2 分钟有一次宫缩为宜。

（6）引产失败：一次缩宫素引产不成功，第二次要重新评估孕妇及胎儿情况。如果连续使用三次仍无明显进展，应改用其他引产方法。

客观题测验

主观题测验

第三节　胎心监护

> 李某，女，25 岁，G_1P_0，孕 37 周，无既往史，平时有规律产检。今日按常规去门诊产检行电子胎心监护。
>
> **思考**
> 对上述案例如何评价该产妇的电子胎心监护？

胎心监护是评估胎儿宫内安危的重要手段，掌握和合理应用胎心监护技术对减少围生儿的不良结局有重要意义。

一、胎心听诊法

用听筒、听诊器或多普勒胎心听诊仪（图 17-2）间断听取胎儿胎心判断胎儿胎心情况具有现实意义。国际妇产科协会（FIGO）定义：在妊娠 28 周以后，胎心率的正常范围为 110~160 次/min。如果发现胎心率>160 次/分钟或胎心率<110 次/分钟，说明胎儿供氧不足，可能出现宫内窘迫。

二、胎心电子监护

在临床广泛应用，能连续观察和记录胎心率（fetal heart rate，FHR）的动态变化，同时了解胎心与胎动及宫缩之间的关系，评估胎儿宫内的安危情况，对具有高危因素的妊娠有特别意义。从监护方法上分为内监护和外监护两种方式；从监护时间上分为产前监护和产时监护两种形式。产前监护只能使用外监护，产时胎心监

视频：电子胎心监护技术

护既可使用内监护也可使用外监护。

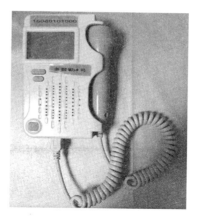

图 17-2 多普勒听诊仪器

1. 胎心率基线（BFHR）

BFHR 是指在 10 分钟内胎心波动范围在 5 次/min 内的平均胎心率。明确基线数值，要掌握以下几点：无胎动时、无分娩活动时、宫缩间歇时、胎儿不受刺激时、加速或减速之间。正常变异的胎心率基线是交感神经和副交感神经共同调节。胎心率基线包括每分钟心搏次数（beat per minute，bpm）和 FHR 变异（FHR variability）。正常胎心率基线范围是 110~160 次/min。检测 10 分钟 FHR>160 次/min，称为胎儿心动过速（tachycardia）；FHR<110 次/min，称为胎儿心动过缓（bradycardia）。胎心率基线变异是指胎心率基线有小的周期性波动。胎心率基线摆动（baseline oscillation）包括摆动幅度及摆动频率。摆动幅度是指 FHR 上下摆动波的高度，正常的振幅变动范围为 6~25 次/min。摆动频率是指 1 分钟内 FHR 波动的次数，正常为≥6 次。胎心率基线摆动表示胎儿有一定的储备能力，是胎儿健康的表现。胎心率基线变平呈近似一条直线时，为基线变异消失，提示了胎儿储备能力丧失，是胎儿窘迫的表现（图 17-3）。

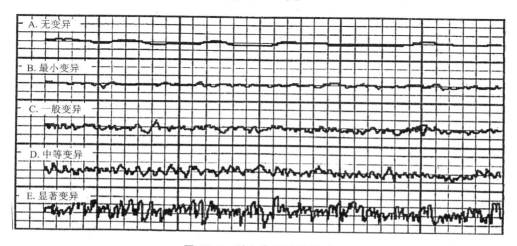

图 17-3 胎心变异胎监图形

2. 胎心率一过性变化

受胎动、宫缩等各种因素影响，胎儿胎心率发生暂时性加快或减慢，随后又能恢复到原基线水平，称为胎心率一过性变化，是判断胎儿安危的重要指标。

（1）加速（acceleration）：指胎动或宫缩时，胎儿胎心率基线暂时增加 15 次/min 以上，持续时间>15 秒，是胎儿良好的表现。从胎心率开始加速至恢复到胎心率基线水平的时间为加速时间。原因可能是胎儿躯干局部或脐静脉暂时性受压。散发的、短暂的胎儿胎心率加速是无害的。

（2）减速（deceleration）：指伴随宫缩出现时暂时性胎心率减慢，分为 3 种。

①早期减速（early deceleration，ED）：特点是伴随着宫缩出现的减速。宫缩结束，减速的胎心率也回到原来基线水平；宫缩顶峰与胎心率下降最低点的时间差<15 秒，平均 3.5 秒；常出现在宫口开大 5~7 cm，胎头下降的过程中；改变产妇体位或低流量吸氧，图形不变；注射阿托品可使减速消失；胎儿胎心率下降幅度<50 次/min。一般认为，早期减速是无害的。其根据为，多发生于第一产程的中后期，胎儿胎头进入母体骨盆受压，颅内压一过性增大，胎儿大脑血流量减少、交感神经被抑制而副交感神经兴奋的结果。因此早期减速在未成熟儿、高龄初产妇及头盆不称时多见。但有时在产程早期，也会发现早期减速图形，可能是脐带因素引起。因此早期减速偶发于第一产程中后期，无特殊临床意义。早期减速如果连续出现并逐渐加重，曲线下降幅度超过 50~80 次/min 或下降至 100 次/min 以下，或频发于产程早期，均应考虑为脐带受压，胎儿缺氧可能（图 17-4）。

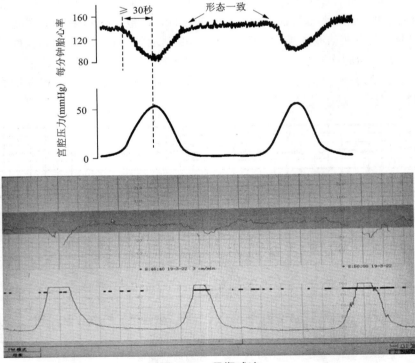

图 17-4　早期减速

②变异减速(variable deceleration，VD)：特点是可发生在产程中任何阶段，和宫缩之间无固定关系，突发的显著的胎心率急速下降且下降幅度大(>70次/min)；减速持续时间长短不一，恢复迅速；较强的连续胎动，也会引起明显的变异减速图形；典型的轻度变异减速一般与胎儿的预后关系不大，但重度的变异减速或不典型的变异减速大多提示胎儿宫内缺氧；改变产妇体位多可使减速消失，但吸氧多不能改变图形。一般认为宫缩时脐带受压导致迷走神经兴奋引起变异。脐带因素所导致的变异减速是产时，尤其是在第二产程中最常见的图形。同时变异减速常发生在脐带缠绕、过度卷曲、脐带过短及羊水过少的情况(图17-5)。若变异减速偶发，或接近胎儿娩出前出现，则无意义。但需注意变异减速由升降迅速的典型图形变为延迟恢复或接近晚期减速图形，则是缺氧加重的表现。

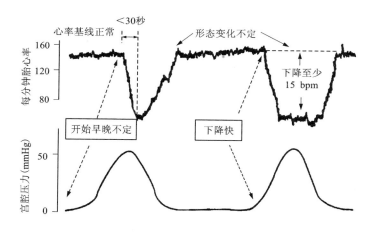

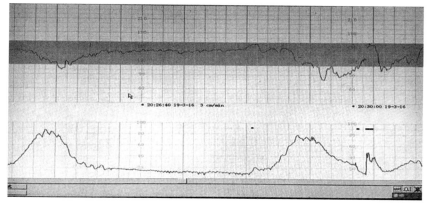

图17-5　变异减速

变异减速分为轻度、中度、重度3种情况。

轻度变异减速：胎心率在80次/min，减速持续时间<30秒。

中度变异减速：胎心率在70~80次/min，减速持续时间范围在30~60秒。

重度变异减速：胎心率<70 次/min，持续时间>60 秒。

变异减速具有下列条件，则预后良好：①减速的持续时间不超时 30~50 秒；②减速后能够迅速恢复原基线率水平；③保持正常的胎心率基线及正常的基线变异。

③晚期减速（late deceleration，LD）：特点是胎心减速常开始于宫缩顶峰之后。宫缩结束时，减速的胎心率延迟恢复至基线水平，减速持续时间较长；宫缩顶峰和胎心率下降最低点的时间差大多在 30~60 秒，下降幅度<50 次/min；可在产程的任何时期发生；胎心率基线多偏高，胎心变异常减少；使用阿托品不能使减速消失；吸氧、改变产妇体位可能使减速消失。判断晚期减速的临床意义需要结合宫缩强弱及产程进展阶段。若在正常宫缩情况下，晚期减速频繁，尤其出现于产程早期，或者虽在产程晚期，但合并长时间无加速，胎心基线率过速或过缓，变异消失等，均为严重表现，提示胎盘功能不良、胎儿缺氧。晚期减速在产程中偶然发生，或于宫口开全时暂时性出现，但能够迅速恢复，则多无大碍。特别在伴随有加速的情况下，仍可视为"放心图形"（图 17-6）。

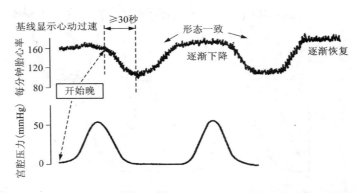

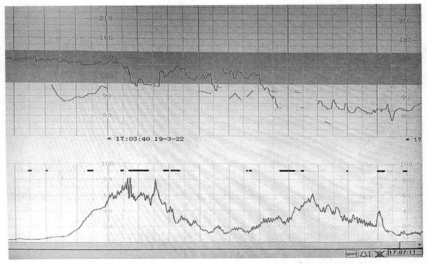

图 17-6　晚期减速

3. 预测胎儿宫内储备能力：无应激试验(NST)和缩宫素激惹试验(OCT)

（1）无应激试验(non-stress test，NST)：是指在无宫缩及无外界负荷刺激下，对胎儿进行胎心率宫缩图的观察和记录，用以了解胎儿的储备能力。本试验是以胎儿胎动时伴有一过性胎心率加快为基础，因此又称为胎心加速试验(fetal acceleration test)。协助孕妇取半卧位或平卧位，将胎心音探头放在胎心音区，宫缩压力探头固定在宫底下 3 指处，连续监护 20 分钟。若胎儿在睡眠中，可延长监护时间至 40 分钟或催醒胎儿。

无应激试验方法简单、安全，可在门诊进行，同时可作为缩宫素激惹试验前的筛选试验。参照 2007 年加拿大妇产科医师学会(Society of Obstetriciansand Gynecologists of Canada，SOGC)指南，见表 17-1。

表 17-1　NST 的评估及处理(SOGC 指南，2007 年)

参数	反应型 NST	可疑型 NST	无反应型 NST
基线	110~160 次/min	100~110 次/min； >160 次/min，<30 分钟； 基线上升	胎心过缓<100 次/min； 胎心过速>160 次/min，>30 分钟； 基线不确定
变异	6~25 次/min(中度变异)；≤5 次/min(变异缺失及微小变异)，持续<40 分钟	≤5 次/min，持续 40~80 分钟内(无变异及最小变异)	≤ 5 次/min，持续 ≥ 80 分钟； ≥ 25 次/min，持续 > 10 分钟； 正弦波形
减速	无减速或者偶发变异减速，减速持续短于 30 秒	变异减速，持续 30~60 秒	变异减速，持续时间 ≥ 60 秒； 晚期减速
加速(足月胎儿)	40 分钟内≥2 次加速超过 15 次/min，持续 15 秒	40~80 分钟内<2 次加速超过 15 次/min，持续 15 秒	>80 分钟<2 次加速超过 15 次/分，持续 10 秒
处理	观察或者进一步评估	需要进一步评估(复查 NST)	复查； 全面评估胎儿状况； 生物物理评分； 及时终止妊娠

（2）缩宫素激惹试验(oxytocin challenge test，OCT)：又称为宫缩应激试验(contraction stress test，CST)，该试验是通过子宫收缩造成胎盘一过性缺氧的负荷试验，

用于测定胎儿宫内储备能力，用胎心监护仪记录胎心率变化。其诊断标准为：①阴性：没有晚期减速和重度变异减速，提示胎盘功能良好，可以常规监护，不需要采取特殊措施。②阳性：≥50%的宫缩伴随有晚期减速，即使宫缩频率<3 次/10 分钟。③可疑阳性（有下述任一种情况）：间断出现晚期减速或重度变异减速；宫缩过频（>5 次/10 分钟），或每次宫缩持续时间>90 秒，且每次宫缩伴随胎心减速。④试验不满意：宫缩<3 次/10分钟，或出现无法解释的监护图形。如果多次宫缩后连续重复出现晚期减速，胎儿胎心率基线变异减少，胎儿胎动后无 FHR 增快，为 OCT 阳性，提示胎盘功能减退，常需要立即行剖宫产终止妊娠。产程中，为了避免不必要的产时剖宫产，推荐使用产时胎心监护图形的三级判读系统。见表 17-2。

表 17-2　三级电子胎心监护判读标准

类型	条件
Ⅰ类	满足下列条件： 胎心率基线 110~160 次/min； 基线变异为中度变异； 没有晚期减速及变异减速； 存在或者缺乏早期减速、加速； 提示胎儿酸碱平衡正常，可常规监护，不需采取特殊措施。
Ⅱ类	除了第Ⅰ类和第Ⅲ类胎心监护的其他情况均划为第Ⅱ类。尚不能判断存在胎儿酸碱平衡紊乱，但是应该综合考虑临床情况、持续胎儿监护、采取其他评估方法来判定胎儿有无缺氧，可能需要宫内复苏来改善胎儿状况。
Ⅲ类	有两种情况： ①胎心率基线无变异且存在下面之一 复发性晚期减速； 复发性变异减速； 胎心过缓（胎心率基线<110 次/min）； ②正弦波型 提示在胎儿存在酸碱平衡失调即胎儿缺氧，应该立即采取相应措施纠正胎儿缺氧，包括改变孕妇体位、吸氧、停止缩宫素使用、抑制宫缩、纠正孕妇低血压等措施，如果这些措施均不奏效，应该紧急终止妊娠。

客观题测验

第四节　分娩镇痛技术

预习案例

> 张某，女，34岁，G_1P_0，孕足月。现因规律宫缩，宫口开3 cm入院待产。孕妇入院后自诉疼痛难耐，入院后便强烈要求椎管内麻醉镇痛，疼痛评分7分。
>
> 思考
>
> 1. 你作为当班的助产士你能为她提供何种非药物镇痛的技术？
>
> 2. 你能够熟练地做好健康宣教吗？
>
> 3. 我们应该如何向患者宣教椎管内麻醉镇痛的利与弊？
>
> 4. 对椎管内麻醉镇痛的孕妇我们应该如何进行观察，以便发现它的不良反应？

一、分娩疼痛的概述

（一）产痛的生理基础

1. 产痛的定义

产痛是一种复杂的生理和心理过程，是人体的主观感受，完全建立在情绪感受上，缺乏客观衡量指标。疼痛的程度除了受刺激强度的影响，还受其他因素的影响，如低氧代谢产物、炎性因子会增加神经感受器的敏感性，焦虑、恐惧或者抑郁情绪可加重疼痛感觉等。

2. 产痛的原因和机制

（1）子宫肌肉阵发性收缩，使子宫肌纤维拉长或撕裂，子宫血管受压，致组织缺血缺氧，激惹神经末梢，产生电冲动，沿腰骶神经丛传递至脊髓，再上传到大脑痛觉中枢。

（2）胎儿通过产道时压迫产道，尤其子宫下段、宫颈、阴道及会阴，造成损伤、牵拉。

（3）产程中心理因素对疼痛的影响：紧张、焦虑、惊恐可使促肾上腺皮质激素、皮质醇、儿茶酚胺增高，并与疼痛有关，导致害怕-紧张-疼痛综合征。

（4）致痛物质：组织的缺血、损伤可释放组织胺、5-羟色胺、缓激肽、P物质和前列腺素等，诱发严重疼痛。

3. 产痛的性质

由于痛源及神经传递途径各异，性质不全一样。

第一产程：子宫收缩，下段拉长，宫颈管退缩，宫口扩张，圆韧带牵拉，形成强刺激信号，可沿子宫及阴道痛觉感受器，经盆底内脏神经传入大脑，形成"内脏痛"，特点为疼痛部位不确切，且有副交感神经反射活动和内分泌改变。总之，第一产程的疼痛与腰骶神经的介导相关。

第二产程：痛源主要来自下产道肌肉、筋膜、皮肤的伸展，牵拉和撕裂，信号沿阴道神经传入 S2～S4 脊髓段，形成"躯体痛"。特点为疼痛部位明确，集中在阴道、会阴，性质如刀割样锐痛。

4. 产痛对母婴的影响

分娩阵痛及分娩都会直接或间接地影响母体和婴儿。疼痛的反应，包括对呼吸循环、下丘脑、自主神经、内分泌中枢及大脑边缘结构的刺激作用；心理动力学行为，如焦虑和忧虑，可能会对母亲和胎儿/新生儿有害。

分娩阵痛对呼吸有强烈的刺激作用，子宫收缩时可以引起分钟通气量和耗氧量的显著增加。宫缩之间代偿性的肺换气不足，导致母体短暂性的缺氧，胎儿也有潜在缺氧的可能。

分娩的疼痛使交感神经系统兴奋，血浆儿茶酚胺浓度增加，增加心输出量和血压。循环中的肾上腺素和去甲肾上腺素将增加，减少子宫的血流。剧烈的疼痛、紧张及儿茶酚胺水平的增加都会导致产程延长或分娩功能障碍。剧然疼痛可能造成严重的心理健康障碍，使母婴的亲密关系和将来的两性关系受到干扰；同时也可能会导致产后抑郁，少数会出现创伤后应激障碍。

5. 分娩镇痛的意义

(1)分娩镇痛可明显提高母婴安全。分娩镇痛可缩短产程，减少产后出血率；消除疼痛对母体内环境的危害，降低胎儿缺氧及新生儿酸中毒的风险，有助于产妇心理健康。

(2)分娩镇痛可降低剖宫产率。许多产妇因对疼痛的恐惧而选择剖宫产，降低产痛可以降低剖宫产率。

(3)分娩镇痛为产妇带来愉悦的分娩体验。对于女性来说，分娩既有迎接新生的喜悦，也有对产痛的恐惧。分娩镇痛可以让产妇在舒适与安心中分娩。母亲身心愉悦，与新生儿、丈夫、家人的关系也更亲密了。

(4)分娩镇痛是每一位产妇、胎儿的权利。分娩是繁衍后代的必经之路，产妇有权利享有安全、舒适的分娩服务，胎儿有权利得到保护与善待。

6. 分娩镇痛的必备条件

(1)对产妇和胎儿是安全的。

(2)不影响宫缩，不影响产程进展。

(3)操作方便，便于监测管理。

(4)产妇清醒，能配合分娩过程。

(二)非药物镇痛技术

分娩是一个生理过程，不同的孕妇对分娩疼痛的耐受性也不一致。然而人类发展的历史表明，绝大多数女性能够耐受分娩过程中阵发性的、钝性的、渐进增强的、急性生理性的疼痛，而不需要药物治疗，因此在现代医学的药物镇痛技术出现之前，人类还具有丰富的非药物镇痛技术。

1. 分娩球

使用分娩球是一种可以分散产妇注意力、减少子宫收缩的敏感性、减轻疼痛、促使宫口扩张、加速产程的非药物镇痛技术。适用于正常及低危的孕妇。

使用之前需向产妇解释操作目的，缓解其紧张情绪，取得同意和合作，并告知注意事项。坐球过程中，还需要监测产妇的生命体征及胎儿情况。

可以指导产妇采用不同体位使用分娩球：①坐位；②跪位；③靠着分娩球（图17-7）。

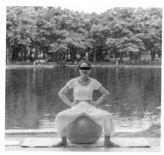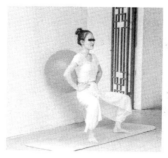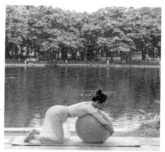

图 17-7　分娩球

2. 热敷

热敷可增加局部皮肤温度、血液循环和组织新陈代谢，降低肌肉痉挛和提高痛阈，减少颤抖等应激反应，减少对疼痛的感知，能缓解产时疼痛。热敷时间为 20～30 分钟，需随时评估疼痛部位、程度、皮肤情况，观察胎心和产程情况。

热敷袋温度不宜过热，以防烫伤，必要时用 1～2 层毛巾或者一次性塑料袋包裹热敷用物。当产妇感觉过热、不舒服、身体发热、体温过高或观察到热敷可能有潜在性损伤时，应停止使用热敷。为椎管内镇痛产妇热敷时，勿在麻醉区域热敷（图 17-8）。

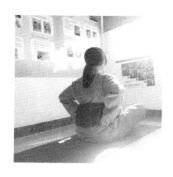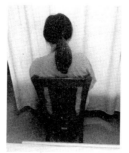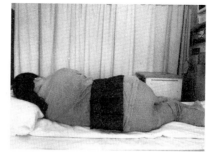

图 17-8　热敷

3. 按摩

按摩可减轻宫缩疼痛，缓解产妇焦虑情绪，提高分娩满意度。我们需协助产妇取舒适体位，适当暴露疼痛或不适部位，可用手或任何一种按摩工具，根据产妇需求给予具体部位的按摩，可涉及产妇的手、脚、头部、肩膀或腰骶部等。宫缩时协助按摩，宫缩间歇时停止，轻拍和握着产妇的肩膀或手，轻抚产妇的脸或头发(图17-9)。

按摩过程中评价产妇的疼痛缓解状况、舒适度及产妇接受程度，如产妇感觉不舒适时应立即停止或变换其他提供舒适、减轻疼痛的方法。

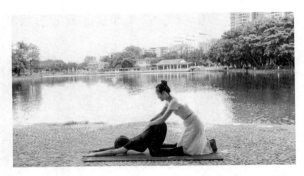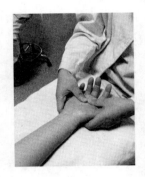

图17-9　按摩

4.导乐

为产妇提供个性化的生理、心理及信息指导，帮助产妇缓解焦虑、紧张、恐惧等不良情绪，让产妇安心、舒适地度过产程，增强产妇对自然分娩的信心。

准备单独产房，除备有分娩产床、新生儿复苏台、治疗台等基本设备，还配有分娩椅、分娩球、按摩器等非药物减痛工具。导乐人员具备对产程及胎儿宫内情况的观察能力，一对一全程陪伴。指导孕妇的饮食、二便、运动、休息、减痛方法并提供信息支持。

导乐过程中进行间断胎心监护，任何促进产程的物理措施都以胎心监护正常为前提。

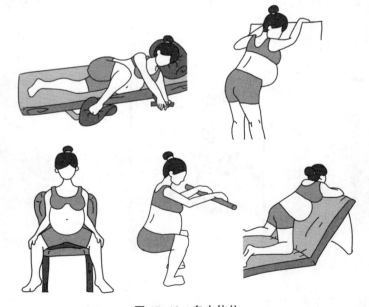

图17-10　自由体位

5. 分娩镇痛仪镇痛疗法

抑制神经传递。通过低频生物电刺激脊柱传导神经，阻断疼痛讯号向上的传导，抑制交感神经兴奋，使产妇的情绪放松，减少紧张情绪带来对产妇自身和胎儿的不利影响，促进内源性镇痛物质分泌，也可促进产程进展。

分娩镇痛仪没有自主神经阻滞问题，可降低或者是避免因为神经阻滞导致的很多不良反应，例如产程延长、反应变慢或者嗜睡等。使用分娩镇痛仪镇痛，产妇始终意识清楚，因此可参与整个分娩过程，不良反应少，安全可靠。只需按照镇痛仪说明书的正确指示连接各电极片，并根据孕妇的自身感觉来增加或者减少刺激（图17-11）。

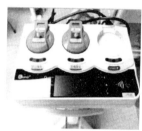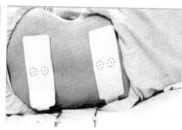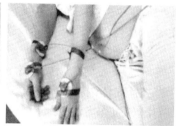

图 17-11　分娩镇痛仪镇痛疗法

6. 皮内水注射法

皮内水注射法又称为水针。是指注射无菌注射用水在产痛所涉及神经传导部位，形成皮丘在局部产生机械性强刺激，可能会减少由外周神经纤维传入中枢的神经冲动，起到控制闸门的作用，也可能会升高内啡肽水平，达到镇痛效果。

水针刺入人体之内快速引起的机械性刺激会随拔针后的针刺痛消退，产妇的腰背部疼痛也会减轻，达到镇痛持续 45~120 分钟的良好效果，并可重复注射。可治疗第一产程孕妇腰背部疼痛有效，对母婴近远期均无影响，并可以达到延迟或避免使用麻醉镇痛的目的。

7. 芳香疗法

利用芳香植物的纯净精油来辅助医疗工作的另类疗法。运用呼吸技巧、想象和心理暗示，松弛肌肉，转移注意力，消除紧张焦虑情绪，以减轻疼痛。

8. 催眠分娩

催眠分娩能促进宫口扩张、减轻疼痛、稳定胎心，对疼痛的应激做出适度的反应。

需进行催眠前的预备教育与相关培训，改变孕妇对分娩过程及分娩疼痛的认知，利用松弛治疗渐进放松、体验催眠与自我催眠。令产妇处于自由的舒适体位，在催眠音乐与语言的引导中，通过调节呼吸，实现自我放松和催眠。

9. 减痛呼吸法

当产妇阵痛来临，让准妈妈们把注意力集中在对自己的呼吸控制上来转移疼痛；还将原本疼痛时立即出现的"肌肉紧张"，经过多次呼吸练习转化为"主动肌肉放松"，从而使疼痛减少。

非药物镇痛技术安全性高，但临床使用过程中不能忽略对孕产妇及胎儿的监测，也不能拒绝产妇对药物的需求。

(三) 药物镇痛技术

药物分娩镇痛技术是人们基于对疼痛神经传导麻醉药物与麻醉技术的认识下迅速发展起来的。所有能阻滞分娩疼痛神经传导以及改变分娩疼痛影响因素的措施，都可能成为临床减轻或消除分娩疼痛的镇痛技术。

1. 静脉注射型

(1) 地西泮：能够快速透过胎盘屏障。数分钟之内就能使母体和胎儿体内达到相同浓度，并且化学半衰期长，其作用可持续到胎儿出生后。

(2) 力月西：又名咪达唑仑，具有水溶性、快速显效，作用时间短等优点。快速静脉输注时，可能产生深度镇静及遗忘作用，因此临床上应该注意给药剂量与速度。

2. 吸入型

笑气是吸入型药物中最常被使用的。因为全身吸入麻醉药物不仅镇痛与呼吸循环抑制并存，且在体内几乎无代谢，需要经呼吸道排出原型麻醉药物，势必对环境造成污染，并影响医务工作者，因此在分娩镇痛中的应用明显受限。

3. 椎管内麻醉

俗称减痛分娩。是一种将最小剂量麻醉药打入硬脊膜外腔从而达到最好效果的麻醉方式。但是容易出现孕妇低血压及呼吸抑制的情况，所以要密切监测血压及胎心的情况，适当补液及给氧，并准备呼吸抑制拮抗剂。

4. 脊髓麻醉

将药物注入蛛网膜下隙，使下半身麻痹止痛。这种麻醉方式也容易导致恶心呕吐，影响呼吸，低血压，下肢感觉迟钝等不良反应。通常也需要增加补液量来缓解低血压的症状，并且密切监测生命体征。

5. 局部神经阻滞麻醉

一般用于第二产程的止痛，此时会阴受到胎头的压迫，使阴部神经产生疼痛刺激。抽取麻醉药 2% 利多卡因 10 mL+0.9% 氯化钠 10 mL；消毒麻醉区皮肤；术者将一手示指及中指放入阴道内，触清坐骨棘位置，另一手持注射器于宫缩间歇期在该侧坐骨结节与肛门连线中点处，先注一皮内小丘，然后在阴道内手指的指引下，水平进针深达坐骨棘内下方，即阴部神经经过处；在阴部神经经过部位回抽注射器，如无回血，即可注入利多卡因 10 mL，然后在针头退出的同时进行注射直至皮下，再由穿刺点至同侧会阴体处行扇形浸润麻醉。此麻醉方式仅能缓解会阴部受压引起的疼痛，而并非宫缩引起的疼痛。

6. 肌肉注射麻醉

常见的是哌替啶，被广泛使用的阿片类药物。哌替啶大约 10 分钟显效，持续 2~4 小时，理论上哌替啶使用后 4 分钟以内和 4 小时以后对新生儿的抑制相对较轻。但哌替啶在新生儿体内可达 18~23 小时，而它的活性代谢产物如去甲哌替啶的半衰期在新生儿体内长达 60 小时，即使用小剂量的哌替啶仍可能导致新生儿出生后呼吸抑制。

客观题测验

课程思政

分娩镇痛之可行走的硬膜外镇痛

传统的硬膜外分娩镇痛通常是使用较高浓度的局麻药，因此，下肢运动阻滞发生率极高，产妇在镇痛过程中难以站立或行走；产妇下肢和会阴部完全麻木，不能自主排尿，在第二产程中不能主动屏气用力，满意度较低。

可行走的硬膜外镇痛通过复合使用药物，减少了硬膜外局麻药物的浓度和有效剂量，可以显著减轻下肢运动阻滞的发生率，使产妇在产程中能够下床自由活动，减少了器械助产的机会，提高了产妇的自控能力和自信心。

第五节　会阴切开缝合与软产道裂伤缝合术

预习案例

产妇张某，27岁，初产妇，B超提示有脐带绕颈一周，其他检查均正常。目前宫口开全，正在用力，可在阴道口看到少量胎头，在用力的过程中发现有晚期减速。

思考

1. 此时，应该如何处理？
2. 若上台行会阴切开，如何评估切开时机？

课程思政

《会阴切开及会阴裂伤修复技术与缝合材料选择指南(2019)》

为了更好地规范助产士会阴侧切缝合的方法和技巧，中国妇幼保健协会助产士分会最新发布了《会阴切开及会阴裂伤修复技术与缝合材料选择指南(2019)》。这是助产士行业关于正常分娩会阴切开缝合和裂伤修复技能操作的第一个指南级别的标准，助产士对于正常分娩会阴切开缝合和裂伤修复有了依据，对于规范助产士的技术操作也有着重要的临床指导意义。

一、概述

会阴切开术(episiotomy)是指在分娩时,由产科医生或者助产士进行的会阴部切开,在第二产程末胎头即将着冠之前、会阴拉伸扩张之时将会阴剪开。会阴切开通常分为会阴正中切开术和会阴斜侧切开术。

二、适应证

会阴切开的指征不明,目前认为的因素有3类:母体因素、胎儿因素、阴道助产。

(一)母体因素

母体软产道异常(会阴坚韧、会阴体过长或过短等)时,应进行会阴切开,否则可能导致严重的裂伤。第二产程延长、产妇疲乏、存在严重合并症(如妊娠高血压、心脏病)或过长时间的用力等也应进行会阴切开。

(二)胎儿因素

胎儿因素,如胎心异常、巨大儿、胎位异常等。

(三)阴道助产

胎吸助产、产钳助产等。

三、会阴切开缝合术

在会阴切开前,正确评估产妇条件,选择是进行会阴正切还是会阴侧切。会阴正切失血较少且更易缝合,术后疼痛较轻,但容易发生伤口的延伸,造成Ⅲ度或Ⅳ度裂伤。会阴侧切较难缝合,容易发生愈合不良,术后疼痛常见,出血比较多,但不容易造成深度的裂伤,获得的空间更大,直肠损伤的风险较小(图17-12)。

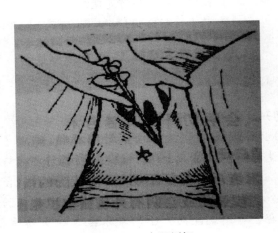

图17-12　会阴侧切

操作步骤如下。

(1)按照常规接生步骤打完麻醉后(包括神经阻滞麻醉及局部浸润麻醉),估计能在切开后 1~2 次宫缩娩出胎儿时，左示指、中指伸入阴道内，放在胎头和会阴左侧阴道壁之间，用会阴切开专用剪刀置于后联合中线向左侧 45°处，与皮肤垂直，在产妇宫缩用力的同时，切开 4~5 cm，切开后用纱块压迫止血。

（2）分娩结束后，仔细检查软产道有无延裂和其他损伤。

（3）检查宫颈后，将有尾纱填入阴道内，有尾纱的带子用钳子夹住，暴露手术视野，用 2/0 可吸收线间断或连续缝合阴道黏膜，若有切断的血管一直出血可先八字缝合止血。从切口顶端上方 0.5~1 cm 处开始到处女膜内缘和外缘，对合整齐，不留死腔，针距不宜过疏也不可过密，过疏易造成出血，过密则吸收困难，以 0.5~0.8 cm 为宜。间断缝合会阴肌层，最后在皮内缝合皮肤。

（4）缝合完毕后取出有尾纱，再次检查软产道，然后肛查缝线有无穿透直肠黏膜。

四、软产道裂伤缝合术

1. 分类

软产道在自然分娩时多会发生自然裂伤，通常分为四类(图 17-13)。

Ⅰ度裂伤：包括阴唇系带、会阴皮肤、阴道黏膜的撕裂，但不包括筋膜和肌肉的损伤。

Ⅱ度裂伤：除了皮肤和黏膜的损伤，还包括会阴体筋膜和肌肉的损伤，但不包括直肠括约肌。

Ⅲ度裂伤：撕裂涉及皮肤、黏膜、会阴体和肛门括约肌。

Ⅳ度裂伤：撕裂扩展至直肠黏膜，暴露直肠腔，也易发生尿道区的撕裂。

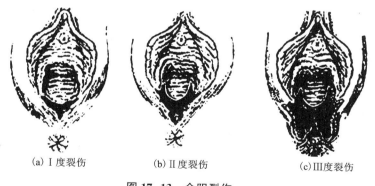

(a) Ⅰ度裂伤　　　　(b) Ⅱ度裂伤　　　　(c) Ⅲ度裂伤

图 17-13　会阴裂伤

2. 缝合

Ⅰ度和Ⅱ度裂伤程度较轻，可先使用 2/0 可吸收缝线连续或间断缝合阴道黏膜裂伤处，对合处女膜环内缘与外缘，Ⅰ度裂伤可直接皮内缝合皮肤，Ⅱ度裂伤则先用 2/0 可吸收线间断缝合肌层，再缝合皮肤。

若发生Ⅲ度、Ⅳ度裂伤，要报告医生，由产科医生或泌尿肛肠外科专科医生缝合。

3. 宫颈裂伤缝合

当胎盘娩出后，应常规进行宫颈检查，若发现宫颈有裂伤，应报告医生，立即进行缝合。子宫颈裂伤缝合的方法是先在裂伤顶端的上方 0.3~0.5 cm 处缝合第一针，间断缝合。结扎要牢固，以达到止血的目的，随后按其解剖位置依次缝合，注意最后一针应距离裂伤的子宫颈外侧端 0.3~0.5 cm，以免产后子宫收缩后出现宫颈狭窄。宫颈缝合完毕后再常规缝合阴道和皮肤。

客观题测验

第六节　孕产妇心肺复苏术

预习案例

> 何某，女，26 岁，G_1P_0 孕 39 周，宫口开 5 cm，S = 0 cm，胎膜自破，羊水清，患者突然尖叫一声后意识丧失，呼之不应。
>
> 思考
> 1. 上述案例孕妇发生了什么事情？如何判断？
> 2. 上述案例终止妊娠的时机是何时？

心肺复苏（cardio pulmonary resuscitation，CPR），当患者发生心跳呼吸骤停时，通过人工呼吸和胸外按压，使其循环、呼吸和大脑功能得以控制或部分恢复的一种技术。一旦发现孕产妇呼吸心跳骤停，需要按照院内心肺复苏的流程及内容进行急救，以挽救母胎的生命并防治并发症。

一、判断呼吸心跳骤停并呼救

（1）判断：低头凑近孕产妇耳边大声呼唤其名字并拍打双肩，对着左右耳朵各呼唤一遍，时间约 5 秒，观察其呼吸是否正常，触摸颈动脉有无搏动，判断呼吸与脉搏时间各 5 秒且同时进行。

（2）呼救：确定心脏骤停时立即呼救，准备呼吸球囊及除颤仪，建立静脉通路，并通知产科、新生儿科、麻醉科请求援助。

（3）摆体位：患者去枕仰卧位。

二、启动心肺复苏的基础生命支持（CABD）程序

（一）C：circulation 胸外按压

将孕产妇置于硬板床或坚硬平坦的地面上，立即行胸外按压，并解除子宫对腹腔血管压迫，维持循环及部分呼吸功能。

（1）解除子宫对血管的压迫：孕晚期轻度右旋的子宫会压迫血管，可能会影响心肺复苏效果。也可能是某些合并心脏病的孕妇发生心跳骤停的直接原因。因此，孕妇心肺复苏时需要立即行子宫左侧移位解除压迫。

（2）按压部位：妊娠晚期孕妇，AHA 推荐按压部位比未妊娠者提高 2~3 cm，通常胎龄 20 周以上的孕妇，在胸骨中点稍上方处按压。

（3）按压频率：100~120 次/min。

（4）按压深度：按压至胸骨下陷 5~6 cm，按压与放松比为 1:1，保证胸骨完全回弹。

（5）按压尽可能持续，中断按压时间<5 秒，每 2 分钟换人按压，避免因疲劳导致的按压无效。

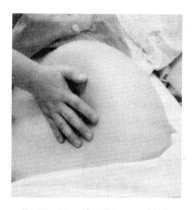

图 17-14 单手行 LUD 技术

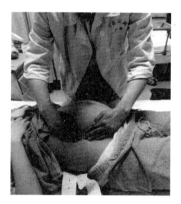

图 17-15 双手行 LUD 技术

（二）A：airway 开放气道

（1）清理呼吸道：清理呼吸道内的异物及呕吐物等。

（2）保持患者气道通畅，可使用仰头举颏法或双手抬颌法使头后仰。如怀疑颈部有外伤者只能采用双手抬颌法开放气道，不宜采用仰头举颏法，避免进一步造成脊髓损伤。

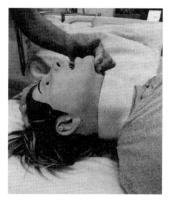

图 17-16 仰头举颏法

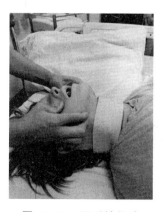

图 17-17 双手抬颌法

（3）尽快建立人工气道。

（三）B：breath **人工呼吸**

（1）口对口人工呼吸：患者仰头抬颌，捏闭其鼻孔，用力深吸气后用力对口吹气，见到胸廓膨起停止吹气，松开口鼻，被动呼吸。每次吹气时间>1秒，每5秒钟重复一次呼吸。

（2）球囊面罩人工呼吸：使用"E-C"手法固定面罩，连续通气2次，每次1秒，以30：2的比例进行心脏按压和正压通气给氧。

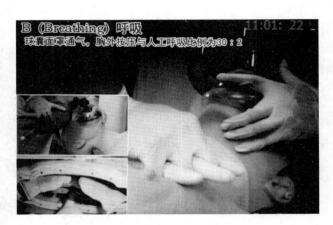

图 17-18　　E-C 手法

（3）气管插管：胸外按压的同时，予10次/min的频率进行通气。

（四）D：defibrillation **除颤**

出现室颤、室扑或无脉性室速可除颤心律应立即除颤。

（1）电击的能量选择：单向波选择360J，双向波选择200J。

（2）除颤时间：应在15秒内完成。

（3）除颤效果检测：应继续实施2分钟5个周期的CPR，再检查心律。

（五）D：drug **药物**

常用药物有肾上腺素、血管加压素、胺碘酮、利多卡因等。

三、产科处理

孕周>24~25周的孕产妇应在心跳停止5分钟内实施剖宫产术娩出胎儿，不仅胎儿可能存活，也可增加孕妇的复苏成功率。强调的是，4分钟生命支持不能恢复自主循环，应立即实施剖宫产，争取在1分钟左右娩出胎儿。

四、心肺复苏的终止

（1）心肺复苏有效：大动脉可扪及搏动，出现自主呼吸，瞳孔由大变小，意识好转，出现生理反射和肢体自主活动，但仍然要转移至重症监护室进一步治疗，方可终止复苏。

（2）确定患者死亡：经过 30 分钟以上的心肺复苏，患者仍无心跳搏动等生命体征，并具有脑死亡的证据，应终止复苏。

客观题测验

主观题测验

第十八章

计划生育

计划生育PPT课件

第一节 计划生育

计划生育(family planning)是通过采用科学的方法实施生育调节,控制人口数量,提高人口素质,使人口增长与经济、资源、环境和社会发展计划相适应。随着我国计划生育政策的调整,计划生育工作已从单纯的人口控制转变为生殖健康全程服务的推进。计划生育对妇女生殖健康和家庭幸福有着直接影响。

计划生育措施主要包括避孕、绝育及避孕失败补救措施。实行计划生育应充分尊重男女双方的意愿,在保障使用者知情同意的前提下,帮助其选择安全、有效、适宜的避孕措施,实施避孕节育手术。

一、护理评估

(一)健康史

采取计划生育措施的妇女了解其现病史、既往史、月经史及婚育史等,是否符合计划生育措施的适应证,有无各种计划生育措施的禁忌证。采取放置宫内节育器者,了解其有无月经过多或过频、有无带器脱落史等;采取药物避孕者,了解其有无严重心血管疾病(高血压病、冠心病等)、内分泌疾病(糖尿病、甲状腺功能亢进等)、肿瘤及血栓性疾病等;行输卵管结扎术者,了解其有无感染、神经症及盆腔炎性疾病等。

（二）身心评估

1. 全面评估

体温、脉搏、呼吸、血压等，有无发热及急、慢性疾病。

2. 专科评估

外阴、阴道有无赘生物及皮肤黏膜的完整性；宫颈有无炎症、裂伤；白带性状、气味和量；子宫位置、大小、活动度、有无压痛及脱垂；附件有无压痛、肿块等。

3. 心理评估

通过评估计划生育知识知晓情况，了解其思想顾虑及担忧，评估有无焦虑。尚未生育采取避孕措施者，是否担心对身体的损害及对生育的影响等；采取药物避孕者，是否担心月经异常、体重增加或肿瘤发生率增高等；采取宫内节育器避孕者，是否害怕节育器脱落、移位及带器妊娠等；采用阴茎套避孕的男女双方，是否担心影响性生活质量；接受输卵管结扎术者，是否担心疼痛、术后并发症及影响性生活质量等。

（三）辅助检查

（1）血、尿常规和出凝血时间。

（2）阴道分泌物常规检查。

（3）心电图、肝肾功能及超声检查等。

根据采取的计划生育措施实际情况，选择相应的检查。

二、常见护理诊断/问题

（1）知识缺乏：缺乏对避孕方法的了解。

（2）有感染的危险：与腹部手术切口或子宫创面有关。

三、护理目标

（1）采取计划生育措施的妇女获得相关知识，焦虑减轻，能够以正常心态积极配合。

（2）采取计划生育措施的妇女不发生感染。

四、护理措施

（一）计划生育措施的选择

避孕方法知情选择（informed choice of contraceptive methods）是计划生育优质服务的重要内容，指通过广泛深入宣传、教育、培训和咨询，育龄妇女根据自身特点（包括家庭、身体、婚姻状况、生育计划等），选择合适的安全有效的避孕方法。提高女性有效的避孕率，选择一种科学高效的避孕方法，有助于计划生育服务的持续开展。

1. 未育阶段

未育育龄女性应选择使用方便、不影响生育的避孕方法。复方短效口服避孕药高效、简便、可逆，不影响性生活，是较理想的避孕方法。有人工流产史且1年以上无生育需求的，首选长效高效避孕方法。还可选用男用避孕套、外用避孕栓、薄膜等。不适宜使用安全期、体外排精及长效避孕药。

2.已育阶段

根据分娩方式、产后哺乳方式和产后时间、生育计划选择高效、可逆、安全、可靠的避孕方法。①哺乳期妇女最佳避孕方式是选用男用避孕套。宜使用雌孕复合制剂避孕药具，可选用单孕激素制剂避孕药具如长效避孕针、皮下埋植剂，使用方便，不影响乳汁质量。产后48小时至4周或产后合并产褥感染者，不宜选用宫内节育器。哺乳者产后48小时内不宜选用释放左炔诺孕酮宫内缓释系统节育器。②有意愿再次生育的妇女，建议两次生育间隔至少24个月，采用长效、短效的高效避孕方法。③完成生育计划的妇女，建议采用长效避孕措施。④有2次以上剖宫产史或合并严重并发症的妇女建议采用永久避孕方法，如男性、女性绝育术。

3.绝经过渡阶段

此期仍可能有排卵，应坚持避孕，选用外用避孕为主的避孕方法。可选用男用避孕套。原使用宫内节育器无不良反应者可继续使用，至绝经后半年内取出。绝经过渡期阴道分泌物较少，阴道较干燥，不宜选择避孕药膜，可选用避孕栓、凝胶剂。不宜选用雌、孕激素复方避孕药或避孕针及安全期避孕。

(二)减轻疼痛、预防感染

(1)关注受术者的疼痛，共同探讨疼痛的原因，积极寻找缓解疼痛的方法。术后为受术者提供舒适安静的休息环境。根据手术情况和受术者身体状况，需卧床休息2~24小时。

(2)做绝育手术及中期妊娠引产者需住院。住院期间应定时监测受术者的生命体征，密切观察受术者阴道流血、腹部切口及腹痛等情况。按医嘱给予镇静、止痛、抗生素等药物，以缓解疼痛、预防感染，促进康复。

(3)对于受术者放置宫内节育器后出现的疼痛，要认真了解宫内节育器的位置、大小及形态是否合适，指导其服用抗炎及解痉药物，并督促其保持外阴部的清洁。

(三)健康指导

(1)教会育龄妇女各种避孕措施的正确使用方法，告知其如何观察不良反应、并发症及一般的应对措施。

(2)宫内节育器的放置与取出术、人工流产术可以门诊进行手术。受术者于术后在门诊观察及休息，如无不适可回家休养，告知受术者若出现阴道流血量多、持续时间长、腹部疼痛加重等情况及时就诊。放置或取出术宫内节育器者术后应禁止性生活2周，人工流产手术后应禁止性生活及盆浴1个月。术后1个月到门诊复查，腹痛、阴道流血多者，应随时就诊。

(3)输卵管结扎术需住院进行手术。术前需充分告知夫妻双方，选择手术方式。术后受术者应休息3~4周，禁止性生活1个月。密切观察有无腹痛、腹腔内出血或脏器损伤等征象。

五、护理评价

(1)男女双方获得计划生育知识，积极与医护人员共同协商采取适宜有效的计划生育措施。

(2)术者离院时体温正常，白细胞计数及分类在正常范围内，手术切口愈合良好。

第二节　避孕方法及失败补救措施

预习案例

　　患者，女，32 岁。停经 47 天，B 超显示宫内早孕 5^+ 周，要求行人工流产术。婚育史：已婚，G2P1，5 个月前顺产 1 女婴，仍在哺乳。月经史：平素月经规则，13 岁 3~5/28~35 天，经量中等，无血块、无痛经。体格检查：体型偏胖，有高血压病史，BP150~160/96~105 mmHg。妇科检查：阴道通畅，分泌物正常，宫颈光滑，子宫前位，增大如 5 周，附件区未及包块。过敏史：无。家族史：无特殊。

　　思考

　　此患者平素安全期避孕或避孕套避孕，近 2 年无生育计划。现终止妊娠后选择何种避孕方式较为妥当？

　　避孕（contraception）是计划生育的重要组成部分，指通过药物、器具以及利用妇女生殖的自然生理规律，在不妨碍正常性生活和身心健康的情况下，采用科学手段使妇女暂时不受孕。避孕主要控制生殖过程中 3 个关键环节：①抑制精子与卵子产生；②阻止精子与卵子结合；③使子宫环境不利于精子获能、生存或不适宜受精卵着床和发育。目前常用的女性避孕方法有药物避孕、宫内节育器及外用避孕等。

　　各种避孕方法使用第一年的非意愿妊娠和续用率见表 18-1。

表 18-1　各种避孕方法使用第一年的非意愿妊娠率和续用率/%

避孕方法		使用第一年非意愿妊娠妇女的百分率		第一年末续用妇女的百分率③
		常规使用①	完美地使用②	
未避孕		85	85	
杀精剂		28	18	42
体外射精法		22	4	46
避孕套（男用）		18	2	43
复方激素贴剂		9	0.3	67
复方激素阴道环		9	0.3	67
单纯孕激素避孕针		6	0.2	56
复方和单纯孕激素口服避孕药		9	0.3	67
IUD	T 铜	0.8	0.6	78
	曼月乐	0.2	0.2	80

续表 18-1

避孕方法	使用第一年非意愿妊娠妇女的百分率		第一年末续用妇女的百分率③
	常规使用①	完美地使用②	
皮下埋植	0.05	0.05	84
女性绝育术	0.5	0.5	100
男性绝育术	0.15	0.10	100
紧急避孕药：无保护性性交后 72 小时内使用，妊娠危险至少降低 75%。			
哺乳闭经避孕法：LAM 是一种高效的临时避孕方法④			

注：引用《避孕方法选用的医学标准》第五版，略有修改。

①在开始常规使用某种避孕方法的配偶中（不一定是第一次使用），如果没有因其他原因终止使用，第一年内发生意外妊娠的百分率。

②在开始使用某种避孕方法的配偶中（不一定是第一次使用），并且他们是完美地（坚持和正确地）使用，如果没有因其他原因终止使用，第一年内发生意外妊娠的百分率。

③在试图避免妊娠的配偶中，坚持使用某种方法达到 1 年的百分率。

④为维持有效避孕，在月经恢复、母乳喂养的频率和持续时间减少、开始奶瓶喂养或婴儿已满 6 个月时，必须使用另一种避孕方法。

一、宫内节育器

（一）宫内节育器的定义

宫内节育器（IUD）避孕是将避孕器具放置于子宫腔内，通过局部组织对它的各种反应而达到避孕效果。是一种安全、高效、长效、可逆、简便、经济和不影响性生活等优点的避孕方法，取出后生育力即可恢复。

部分节育器种类见表 18-2。

表 18-2　部分宫内节育器种类

种类			建议使用年限（年）
惰性宫内节育器（第一代 IUD）	1993 年已停产		
活性宫内节育器（第二代 IUD）	含铜宫内节育器	带铜 T 型宫内节育器（TCu-IUD）	5~15
		带铜 V 形宫内节育器（VCu-IUD）	5~7
		母体乐（MLCu-IUD）	5~8
		宫铜宫内节育器	20
		含铜无支架宫内节育器	10
		爱母功能型宫内节育器	15
	含药宫内节育器	左炔诺孕酮 IUS	5
		吲哚美辛 IUD	10

（二）作用机制

宫内节育器的避孕机制复杂，具体如下：

1. 对精子和胚胎的毒性作用

①IUD 引起宫腔内局部炎性反应，主要是机械性压迫、子宫收缩时摩擦和放置 IUD 时损伤子宫内膜所致。同时产生大量巨噬细胞覆盖子宫内膜，影响受精卵着床，并能吞噬精子及影响胚胎发育。②含铜 IUD 释放铜离子，铜离子具有使精子头尾分离的毒性作用，达到杀精的作用。

2. 干扰受精卵着床

①长期异物刺激导致子宫内膜损伤及慢性炎症反应，产生前列腺素，改变输卵管蠕动，使受精卵运行速度与子宫内膜发育不同步，干扰受精卵着床；②子宫内膜受压缺血及吞噬细胞的作用，激活纤溶酶原，局部纤溶酶活性增强，致使囊胚溶解吸收；③铜离子进入细胞核和线粒体，使内膜细胞代谢受到干扰，使受精卵着床及囊胚发育受到影响。

3. 左炔诺孕酮宫内节育器的避孕作用

①持续抑制子宫内膜，干扰或不利于受精卵着床；②增加宫颈黏液稠度，抑制精子的通过；③抗受精作用。

4. 含吲哚美辛宫内节育器的作用

此类节育器发挥避孕作用的主要是铜离子，但因其含吲哚美辛，能抑制前列腺素合成，能减少前列腺素对子宫的收缩作用而减少放置宫内节育器后出现的出血反应。

（一）宫内节育器放置术

1. 适应证

①育龄期妇女自愿要求放置 IUD 且无禁忌证者；②要求紧急避孕并愿意继续以 IUD 避孕且无禁忌证者。

2. 禁忌证

①妊娠或可疑妊娠者；②生殖器官急、慢性炎症；③3 个月以内有月经过频、月经量过多或不规则阴道出血者；④宫颈内口过松、重度宫颈撕裂（固定式 IUD 例外）及重度狭窄者；⑤子宫脱垂Ⅱ度以上者；⑥生殖器官畸形：子宫纵隔、双角子宫、双子宫者等；⑦宫腔深度<5.5 cm 或>9.0 cm 者，人工流产时、正常阴道分娩及剖宫产后例外；⑧人工流产后子宫收缩不良、出血多，疑有妊娠组织物残留或感染者；⑨阴道分娩时或剖宫产时胎盘娩出后存在潜在感染或出血可能者；⑩合并各种较严重的全身急、慢性疾患者，伴有铜或相关药物过敏史者。

3. 放置时机

①非孕期，含铜 IUD 选择月经净后 3~7 天，月经干净后应禁性生活；左炔诺孕酮多选择月经期放置，更换新的左炔诺孕酮可以在周期内任何时间进行；②月经延期或哺乳期闭经者，应在排除妊娠后放置；③人工流产负压吸宫术或钳刮术后、早孕期药物流产胎囊排出并立即清宫术后、中期妊娠引产流产后 24 小时内清宫术后无禁忌证者即可放置；④自然流产正常转经后、药物流产恢复 2 次正常月经后择期放置；⑤无产褥期感染等禁忌证，剖宫产或阴道分娩在胎盘娩出后至产后 48 小时内，可立即放置，哺乳者不建议放置左炔诺孕酮-IUS；产后 48 小时至 4 周不推荐放置任何宫内节育器；产后 4 周以后

可以放置任何宫内节育器；⑥带铜 IUD 用于紧急避孕，不受月经周期时间限制，需在无保护性生活后 5 天内放置。

4. 操作方法

受术者排尿后取膀胱截石位，常规消毒外阴及阴道，铺无菌洞巾。双合诊检查子宫大小、形状、位置及附件情况，应用阴道窥器扩张阴道后消毒宫颈与宫颈管，以宫颈钳钳夹宫颈前唇，用子宫探针沿子宫腔走向探测宫腔深度。用放置器将节育器推送入宫腔，宫内节育器上缘必须抵达宫腔底部，带有尾丝的宫内节育器在距宫口外口 1.5~2 cm 处剪去多余尾丝。观察无出血即可取出宫颈钳和阴道窥器。

5. 注意事项

①术后常规建议休息 2 天，避免重体力劳动 1 周，2 周内禁止性生活和盆浴，保持外阴清洁；②放置后可能有少量阴道出血及下腹不适感，均为正常现象；如出血多、腹痛、发热、白带异常等，应及时就诊；③宫内节育器脱落容易发生在放置后第一年，尤其最初 3 个月，放置术后 3 个月内，在经期（尤其是经量增多）及大便后，应注意有无 IUD 脱出；④放置带尾丝 IUD 者，经期不使用阴道用卫生用品；⑤术后第一次月经后随访，以后每年随访 1 次直至停用，特殊情况随时就诊，随访宫内节育器在宫腔内情况，发现问题，及时处理，以保证宫内节育器避孕的有效性。

（二）宫内节育器取出术

1. 适应证

①因不良反应治疗无效或并发症须取出者；②带器妊娠者（包括带器宫内妊娠或异位妊娠）；③要求改用其他避孕措施，或放置期限已到期需更换；④绝经过渡期月经紊乱者，或已闭经 6~12 个月以上者；⑤阴道异常出血者；⑥不需继续避孕者、计划再生育。

2. 禁忌证

①处于疾病急性期者或全身情况不佳暂不适宜手术，待好转后择期进行；②有生殖道炎症时，应抗感染治疗后再行 IUD 取出；情况严重者也可在积极抗感染的同时取出 IUD。

3. 取出时机

①月经干净后 3~7 天内为宜，禁性生活。②如因子宫异常出血需取出者，则随时可取。③更换 IUD 者，可在取出 IUD 后立即放置一个新 IUD。④带器早期妊娠者，应在行人工流产术同时取出 IUD，根据 IUD 所在部位，先行负压吸引术或钳刮术再取器，或先行取器再进行负压吸引术或钳刮术。带器中晚期妊娠者在胎儿、胎盘娩出时，需检查 IUD 是否随之排出，如未排出，可在 B 超引导下行清宫术同时试取节育器，或流产后 3 个月，或转经后再取。⑤带器异位妊娠者，应在术中或术后、出院前取出 IUD。并发内出血或失血性休克者可在下次转经后取出。

4. 注意事项

①一般术后休息 1 天。②术后 2 周内禁止性生活及盆浴，并保持会阴部清洁。③需要继续避孕者，应尽快落实其他高效科学的避孕措施。④评估取器有一定困难者或绝经时间较长者的取器，应在有条件的医疗机构实施手术操作。术前应酌情行宫颈准备改善宫颈条件后再取 IUD。⑤取器失败或断裂残留建议住院实施再次取出手术。

（三）宫内节育器不良反应

月经异常是放置宫内节育器常见的不良反应，主要表现月经量增多、经期延长、不规则出血，一般不需处理，3~6个月后逐渐恢复。左炔诺孕酮 IUS 可使经血量减少，使用早期常见点滴阴道出血，少数闭经等，闭经一般在取出后月经即可恢复。少数妇女放置节育器后可出现阴道分泌物增多或伴有下腹胀痛，应根据具体情况明确诊断后对症处理。

（四）放置宫内节育器的并发症

1. 节育器异位

原因有：①子宫穿孔，术中操作不当将节育器放到宫腔外；②节育器过大、过硬或哺乳期子宫壁薄而软、子宫有瘢痕者，子宫收缩造成节育器逐渐移位至宫腔外。确诊节育器异位后，应在经腹或腹腔镜下将节育器取出。

2. 节育器嵌顿或断裂

由于放置节育器时损伤子宫壁、带器时间过长及绝经后取出节育器过晚，致部分节育器部分嵌入子宫肌壁或发生断裂，一经确诊，需尽早取出。若取出困难，宜在超声导视下或在宫腔镜下取出。

3. 节育器下移或脱落

原因有：①放置时操作不规范，节育器未达宫底部；②节育器与宫腔大小、形态不符；③月经过多；④宫颈内口松弛及子宫过度敏感。常见于放置宫内节育器后第一年，尤其是最初3个月。

4. 带器妊娠

多见于节育器下移、脱落或异位者。一旦确诊带器妊娠，可行人工流产同时取出宫内节育器。

二、女用甾体激素避孕药具

女用甾体激素避孕药具主要是由人工合成的孕激素与雌激素制成。目前国内用的甾体避孕药具，是以人工合成的雌孕激素复方制剂为主，也有单孕激素制剂。避孕药具主要包括以下几类：复方短效口服避孕药、紧急避孕药、避孕针、缓释系统避孕药具（包括皮下埋植剂、阴道环、皮贴等）。

（一）复方短效口服避孕药

目前国内外常用的复方短效口服避孕药（COC），是雌、孕激素的复合甾体激素制剂。避孕原理是通过抑制排卵、改变子宫内膜形态及功能，使得受精卵不易着床、使子宫颈黏液变稠，阻碍精子穿透受精、改变输卵管功能等多环节共同作用。其优点是具有高效、简便、可逆等优势，且可在早期人工流产后、中期妊娠引产后或感染性流产后立即使用。坚持正确使用，其避孕效果可高达99%以上。

1. 适应证

无使用甾体避孕药的禁忌证，要求避孕的育龄妇女，均可服用。

2. 禁忌证

①妊娠、产后6周内母乳喂养、乳腺癌、经历大手术且长期不能活动者；②血栓栓

塞性疾病或病史，脑血管、心血管及其他血管疾病；③高血压，血压≥21.3/13.3kPa
（160/100 mmHg）或伴血管疾病；④良、恶性肝脏肿瘤、重度肝硬化、病毒性肝炎急性期
或活动期；⑤确诊或可疑雌激素依赖性肿瘤（子宫肌瘤除外），系统性红斑狼疮；⑥糖尿
病伴肾、视网膜、神经病变及其他心血管病或患糖尿病20年以上；⑦每天吸烟≥15支且
年龄≥35岁的妇女、已知与凝血相关的突变者；⑧有局灶性神经症状的偏头痛，或年龄
≥35岁的妇女无局灶性神经症的偏头痛；⑨复杂性心脏瓣膜病，并发肺动脉高压，房颤
及有亚急性细菌性心内膜炎病史者；⑩具有冠状动脉疾病多重风险因素如老龄、糖尿
病、高血压、吸烟、血脂异常。

3.药名、剂量和用法

常用复方短效口服避孕药见表18-3。

表 18-3　常用复方短效口服避孕药

药名	剂量(mg)/剂型	主要优点	用法
复方炔诺孕酮片（口服避孕片1号）	炔诺酮0.6 mg，炔雌醇0.035 mg 22片/板	国家免费提供	月经来潮的第5天开始用药，一天1片，连服22天，不能间断，服完等月经来潮第5天继续服药。一般停药1~3天来月经，如停药7天月经未来，确认未妊娠后可以再开始服下一个周期的药。如停经2个月以上，应做相应检查并排除妊娠
复方醋酸甲地孕酮片（口服避孕片2号）	醋酸甲地孕酮1.0 mg，炔雌醇0.035 mg，22片/板	国家免费提供	
复方左炔诺孕酮片(21+7)	激素活性片21片，左炔诺孕酮0.15 mg，炔雌醇0.03 mg 空白片7片 28片/板	国家免费提供	月经来潮的第1天开始用药，一天1片，连服21天含激素活性片，不能间断，再服7天空白片后进入第二个服药周期（无论月经是否干净）；如果月经未来，确认未妊娠后可以开始服下个周期的避孕药
去氧孕烯炔雌醇片	去氧孕烯0.15 mg，炔雌醇0.03 mg或0.02 mg 21片/板	在进口品牌中价格低廉，临床使用的历史较长	月经来潮的第1天开始，每日服1片，连续服药21天不间断。停药7天后，接着服第2个周期的药
屈螺酮炔雌醇片	屈螺酮3 mg，炔雌醇0.03 mg 21片/板	对抗水钠潴留，控制体重，减轻皮脂分泌，使皮肤光滑细腻	

续表 18-3

药名	剂量(mg)/剂型	主要优点	用法
屈螺酮炔雌醇片(2)	浅粉红色 24 片，屈螺酮 3 mg，炔雌醇 0.02 mg，白片 4 片(空白片) 28 片/板	对抗水钠潴留，控制体重，减轻皮脂分泌，使皮肤光滑细腻	月经周期的第 1 天开始，每天服用 1 片浅粉色药片，连续服用 24 天，随后每天服用 1 片白色无活性片，连续服用 4 天。接着开始服用下一个周期的药(无论月经周期是否已开始或仍在月经中)

4. 注意事项

①告知可能出现的不良反应，权衡需求和风险后知情选择。常见的不良反应一般较轻，一般坚持正确持续服药几个月后症状可缓解或消失；严重不良反应较罕见。②服药前常规健康体检、服药后需定期随访，检查项目包括测量血压、体重、乳房检查、妇科检查等，必要时宫颈细胞涂片等相关实验室检查。③建议每天相对固定时间服用，只有规律的服药才能保障避孕效果，预防妊娠。④漏服、迟服会增加妊娠可能性，应及时补服。⑤如有腹泻或呕吐，会影响药物的作用，可能导致避孕失败，宜暂时加用其他高效避孕方法。⑥使用抗惊厥药、利福平会降低复方短效口服避孕药的效果，如短期使用，可在服用复方短效口服避孕药的同时加用其他避孕方法；如长期使用这些药物建议改用其他避孕方法。⑦吸烟妇女服药，应劝告戒烟。⑧出现可疑严重不良反应早期症状，包括头痛、胸痛、腹痛、下肢肿胀疼痛、眼睛问题(视力障碍、复视、视神经乳头水肿、视网膜血管病变等)等，应及时停药，暂改用其他避孕方法，待诊断明确后再考虑是否重新开始服用。⑨因手术或其他原因使得下肢需制动 1 周以上，应停药(如需择期手术，需至少提前 4 周停药)，暂改用其他避孕方法。恢复走动 2 周后可重新开始服用。⑩如在服药期间妊娠，须告知目前无已知风险。

(二)长效避孕针

长效避孕针(injectable hormonal contraceptives)目前有单孕激素制剂和雌、孕激素复合制剂两种。避孕有效率达 98% 以上。其优点是使用方便、效果可靠，无须口服给药。长效避孕针可能有月经异常、点滴出血或闭经等不良反应。由于单孕激素制剂对乳汁的质和量影响小，较适用于哺乳期妇女避孕(表 18-4)。

表 18-4　长效避孕针种类和用法

种类	名称	成分	用法
复方雌-孕激素避孕针	复方甲地孕酮避孕针	雌二醇 3.5 mg，甲地孕酮 25 mg	初次使用时，于月经来潮的第 5 天肌内注射 2 支（或在月经来潮的第 5 天和第 12 天各注射 1 支），以后每个月在月经来潮的第 10 天或第 12 天注射 1 支（月经周期短者，在月经来潮后第 10 天注射；月经周期长者，在月经来潮后第 12 天注射）。如果注射后未来月经，可相隔 28 天注射 1 次
	复方庚酸炔诺酮注射液	戊酸雌二醇 5 mg，庚酸炔诺酮 50 mg	
单纯孕激素避孕针	醋酸甲羟孕酮注射液（DMPA）	醋酸甲羟孕酮 150 mg	注射第 1 针的时间在月经周期的前 5 天内，以后每 3 个月注射 1 针

（三）探亲避孕药

适用于短期探亲夫妻。有改变子宫内膜形态和功能、抑制排卵、并能够使宫颈黏液变稠等作用。探亲避孕药的避孕效果可靠，避孕有效率达 98%，而且不受月经周期时间的限制，在任何一天开始服用均能发挥避孕作用。但是由于探亲避孕药的剂量大，现已经很少使用。

（四）缓释避孕药

又称缓释避孕系统。目前常用的有皮下埋植剂、阴道药环、避孕贴片及含药的宫内节育器（详见本节"宫内节育器"）。

1. 皮下埋植剂

皮下埋植剂（subdermalimplants）内含孕激素避孕药，避孕有效率高达 99% 以上，是在育龄妇女的上臂内侧皮下埋植硅胶囊（棒），药物以缓慢恒定的速度释放进入血液，以达到长期避孕的目的，放置后 24 小时即可发挥避孕作用。

适应证：①需要长期避孕的育龄妇女，或不适宜采取其他避孕方法；②产后 6 周以上哺乳妇女、产后未哺乳妇女。

禁忌证：①妊娠或可疑妊娠者；母乳喂养，且产后<6 周者；②未诊断的异常子宫出血；③偏头痛伴有局灶性神经症状者，严重头痛者；④凝血功能障碍或严重贫血；⑤现患和曾患缺血性心脏病、有脑血管意外史者；⑥糖尿病伴血管疾病；⑦急性深静脉血栓/肺栓塞患者，抗磷脂综合征患者；⑧急慢性肝炎、肾炎、肝肾功能异常者；⑨肝硬化失代偿期肝细胞腺瘤、肝癌患者；⑩乳腺癌患者。

埋置时间：①月经来潮的 1 周内，依托孕烯埋植剂建议在月经 5 天内植入；②母乳喂养妇女产后 6 周以后、非母乳喂养妇女产后即可埋植；产后月经未转经者，应排除妊娠后再埋植；③人工流产术后立即放置。

注意事项：①术后休息 2 天，可进行日常活动，植入的上肢避免重力和过度活动。3

天后去除绷带，5天后取下创可贴，一周内保持植入部位干燥。②植入部位出现轻度肿胀、疼痛和青紫，无需治疗，可自行消失。③如发生以下情况时应随时就诊：可疑妊娠或已确诊为妊娠；持续阴道出血量多；植入部位明显肿胀、感染、淤血或埋植剂脱出；严重的下腹疼痛或可疑异位妊娠；严重头痛、乳房肿块、黄疸、高血压或视觉障碍等特殊症状；体重大幅度增加，可能会缩短皮下埋植剂保持高效的时间；因各种原因需提前取出者或到期取出者。④如发生以下情况应立即取出：意外妊娠或可疑异位妊娠；首次发生偏头痛、反复发生异常剧烈的头痛；血压明显升高；急性视觉障碍；因病长期卧床；血栓性静脉炎或血栓栓塞症；缺血性心脏病或卒中；肝病症状；乳腺癌。

2. 缓释阴道避孕环

以硅胶或柔韧塑料为载体，内含激素的阴道环，由妇女自行放置于阴道穹隆处，通过每日释放小剂量的激素，经阴道黏膜吸收入血液循环而达到避孕的目的。甲地孕酮硅胶环内含甲地孕酮200 mg或250 mg，每日释放100 μg。一次放置，避孕1年，经期不需取出。妊娠率0.6%每年。其不良反应与其他单孕激素制剂基本相同。依托孕烯炔雌醇阴道避孕环内含依托孕烯11.7 mg，炔雌醇2.7 mg。月经第1日放置，3周后取出，停用1周后再放下一个环，有效率98%~99%。

3. 避孕贴片

避孕药放在特殊贴片内，粘贴于皮肤上，每日释放一定剂量避孕药，通过皮肤吸收，发挥避孕作用，效果同口服避孕药。月经周期第1天使用，每周1片，连用3周，应在每周的相同的一天更换新的贴片。不应将新换的贴片贴在原来的部位上，以避免刺激。在第4周停用一周，妇女在此周会有月经来潮，每月共用3片。

（四）甾体激素避孕药的不良反应及处理

1. 类早孕反应

常在服药第1~2周期发生，约10%妇女出现食欲缺乏、恶心、呕吐、乏力、头晕等类似妊娠早期的反应，一般不需特殊处理，随着服药时间延长而改善。症状严重需考虑更换制剂或停药改用其他避孕方法。

2. 不规则阴道流血

服药期间阴道流血又称突破性出血。多发生在服药前三周期，尤其是第一周期以及漏服避孕药后。轻者点滴出血，一般无需处理，坚持每天固定时间服用，症状可以缓解甚至停止。流血偏多者，每晚在服用避孕药同时加服雌激素直至停药。流血似月经量或流血时间已近月经期，则停止服药，作为一次月经来潮。于下一周期再开始服用药物或更换避孕药或采取其他避孕方法。

3. 闭经

约1%~2%妇女发生闭经，常发生于月经不规则妇女。月经不规则妇女使用避孕药应谨慎。停药后无撤退性出血，在排除妊娠后，停药7日后可继续服药，若在服药过程中连续停经3个月，需停药，改用其他避孕措施。停药后若持续闭经，应查明原因，给予相应治疗。

4. 体重及皮肤变化

早期研制的短效避孕药中其雄激素活性强，少数妇女服药后食欲亢进，体内合成代谢增加，体重增加；极少数妇女颜面皮肤出现蝶形淡褐色色素沉着，停药后多数可自行消退或减轻。近年来随着口服避孕药不断发展，雄激素活性降低，孕激素活性增强，用药量小，不良反应发生率也明显降低，而且能改善皮肤痤疮等。新一代复方短效口服避孕药屈螺酮炔雌醇片有抗盐皮质激素的作用，可减少雌激素引起的水钠潴留。

5. 其他

偶可出现头痛、复视、乳房胀痛等，可对症处理，严重者需停药。

(五)长期应用甾体激素避孕药对人体的影响

1. 对机体代谢的影响

长期应用甾体激素避孕药对糖代谢的影响与避孕药中雌、孕激素成分及剂量有关。部分使用者对胰岛功能有一定影响，可出现糖耐量改变，但无糖尿病征象，停药后恢复正常。对脂代谢的影响，目前认为雌激素使低密度脂蛋白(LDL)降低，高密度脂蛋白(HDL)升高，也可使甘油三酯升高。而孕激素可对抗甘油三酯升高，但高密度脂蛋白降低。高密度脂蛋白增高，对心脏、血管有保护作用，可防止动脉硬化。低密度脂蛋白增高，可使动脉硬化，对心血管不利。因此对有心血管疾病发生存在潜在因素的妇女(如年龄较大长期吸烟者，有高血压等心血管疾病者)不宜长期用甾体激素避孕药。甾体激素避孕药对蛋白质代谢的影响较小，无临床症状。

2. 对心血管系统的影响

由于甾体激素避孕药对脂代谢的作用，长期应用甾体激素避孕药对心血管系统有一定的影响，增加卒中、心肌梗死的发病概率。目前使用的低剂量甾体激素避孕药发生心血管疾病的风险明显降低，尤其是年轻(年龄<35岁)、无吸烟、无高血压史或服药期间血压不增高的妇女。

3. 对凝血功能的影响

雌激素可使凝血因子升高，使用较大剂量的雌激素可发生血栓性疾病。目前国内使用的甾体避孕药是含炔雌醇 $20\sim35$ μg，属于低剂量甾体激素避孕药，并不增加血栓性疾病的发病率。

4. 对肿瘤的影响

复方口服避孕药中孕激素成分对子宫内膜有保护作用，可减少子宫内膜癌的发病概率。长期服用复方口服避孕药也可降低卵巢癌的发病风险。长期用甾体激素避孕药是否增加乳腺癌的发生，近年仍有争议，有待进一步研究。

5. 对子代的影响

有证据显示，复方短效口服避孕药停药后妊娠，不增加胎儿畸形的发生率。由于复方短效口服避孕药中激素含量低，停药后即可妊娠，不影响子代生长与发育。长效避孕药内含激素成分及剂量，与短效避孕有很大不同，停药后6个月妊娠较安全。

二、其他避孕

(一)紧急避孕(emergency contraception)

1. 定义

无保护性生活后或避孕失败后的一定时间内，妇女为防止非意愿性妊娠的发生而采用的补救避孕法，称为紧急避孕。其包括放置含铜宫内节育器和口服紧急避孕药。

2.适应证

①避孕方法失败，包括阴茎套破裂、滑脱或使用不当；体外排精失误；安全期计算错误；复方短效口服避孕药漏服；宫内节育器脱落等。②性生活未采用任何避孕措施。③遭受性暴力的伤害。

3.方法

①宫内节育器：带铜宫内节育器可用于紧急避孕，在无保护性生活后5日（120小时）内放入，避孕有效率高达95%以上。适用于希望长期避孕而且符合放置节育器者且无禁忌证者。

②紧急避孕药：目前应用种类包括：雌孕激素复方制剂、单孕激素制剂及抗孕激素制剂3大类。

雌孕激素复方制剂：复方左炔诺孕酮短效口服避孕药（含炔雌醇30 μg、左炔诺孕酮150 μg）。用法：在无保护性生活后72小时内服用4片，12小时后再服用4片。

单孕激素制剂：包括左炔诺孕酮片（每片含左炔诺孕酮0.75 mg），用法：无保护性生活72小时内口服1片，12小时后重复1片。正确使用的妊娠率仅4%。

抗孕激素制剂：米非司酮片，用法：在无保护性生活120小时内口服米非司酮10 mg。有效率达85%以上，妊娠率2%。

4.不良反应

服药后可能出现恶心、呕吐、乳房胀痛、头痛、头晕、乏力、不规则阴道流血及月经提前或延迟，一般无需特殊处理。如果月经延迟1周以上，应行妊娠试验，排除妊娠，以明确是否避孕失败。

紧急避孕药仅对一次无保护性生活起保护作用，对服药后发生的性生活，并没有保护作用。与常规避孕方法相比，紧急避孕药激素含量大，不良反应亦大，避孕有效率低，因此紧急避孕药仅作为补救措施，不能作为常规避孕方法使用。

（二）外用避孕（barriermethods）

1.阴茎套（condom）

也称避孕套，是目前男性节育措施中最常见的方法。利用屏障的方法阻止精子进入阴道而达到避孕目的。其为筒状优质薄型乳胶制品，顶端呈小囊状，排精时精液储留在囊内，容量为1.8 mL。阴茎套根据其直径分为特大号、大号、中号、小号4种规格。使用时选择合适阴茎套型号，不宜过大或过小。每次性生活时均应做到全程并正确使用，不能重复使用。其避孕有效率取决于正确的使用方法，避孕率高达95%。使用阴茎套的同时可防止性传播性疾病。

2.阴道套（vaginal pouch）

也称女用避孕套，目前我国尚无供应。是由乳胶制成的袋状避孕工具。既能避孕，又能防止性传播疾病。

3.外用杀精剂

外用杀精剂是在性交前将杀精剂置入阴道内，以灭活精子而达到避孕目的。目前临床常用有避孕栓剂、片剂、胶冻剂、凝胶剂及避孕薄膜等，目前国内生产的阴道杀精剂主要为壬苯醇醚。壬苯醇醚有强烈的杀精作用，能破坏精子细胞使精子失去活性。用法：每次性交前均需使用，将杀精剂置入阴道顶端，需等待 5~10 分钟待药物溶解后再进行性生活。若置入杀精剂 30 分钟尚未性生活，则需重复置入杀精剂。围绝经期妇女因阴道分泌物少，杀精剂不易溶解。最好选用胶冻剂或凝胶剂。坚持并正确使用外用杀精剂，有效率高达 95% 以上。若使用失误，失败率高达 20% 以上，不可作为避孕首选药。

4. 自然避孕法

又称安全期避孕。是根据女性月经周期和周期中出现的症状，间接推测排卵日期，判断周期中的易受孕期，进行周期性禁欲而达到避孕的目的。包括日历表法、基础体温（BBT）法、宫颈黏液观察法。日历表法适用于月经规则的妇女，排卵通常发生在下次月经前 14 日左右，成熟卵子排出后可存活 24 小时左右，精子在女性生殖道中可存活最长为 5 天，据此推算出排卵前后 4~5 日为易受孕期（危险期）。其余时间视为不易受孕期（安全期）。基础体温（BBT）法和宫颈黏液观察法是根据基础体温周期变化规律和宫颈黏液分泌呈周期性变化来判断排卵日期。育龄妇女的基础体温可在排卵后上升 0.2℃~0.5℃。妇女排卵易变因素较多，受情绪、健康状况、外界环境等影响，排卵时间会有波动。因此安全期避孕法（自然避孕法）并不十分可靠，实际使用失败率为 25%。

5. 哺乳闭经避孕法（LAM）

是指生产后完全母乳喂养妇女通过哺乳暂时抑制排卵达到避孕作用。适应证：月经未恢复；婴儿不满 6 个月；完全（除母乳外不给婴儿喂食其他液体或食物，甚至是水）或近乎完全母乳（除母乳外，偶尔给婴儿喂食其他液体或食物，但超过全部饮食的 3/4 是母乳）喂养，并且在白天和晚上经常哺乳。为避免意外妊娠，一旦妇女不符合 3 个条件中的任何一个，必须立即改用其他避孕方法。

6. 体外排精法

是男性将阴茎从其伴侣的阴道中撤出，在阴道外射精，防止精液接触妇女的外生殖器，也称为性交中断法和撤出法。避孕效果取决于使用者。在常规使用的情况下，是避孕方法效果最差的方法之一，实际使用失败率高达 27%。应注意男性射精之前，流出的分泌物中已经含有少量精子，其数量足以令女性怀孕，体外排精极需男性自我控制，不易掌握。

7. 其他避孕

免疫避孕法的抗生育疫苗和导向药物避孕、黄体生成激素释放激素类似物避孕等。

三、避孕失败的补救措施

人工流产（artificial abortion）指采用手术、药物或两者结合的人工方法终止妊娠，作为避孕失败的一种补救方法。终止早期妊娠的人工流产方法包括：手术流产和药物流产。终止中期妊娠的人工流产方法包括：依沙吖啶（利凡诺）引产和水囊引产等。

（一）早期终止妊娠方法：手术流产

手术流产是采用手术方法终止妊娠，包括负压吸引术和钳刮术。

1. 适应证

①妊娠在 14 周以内自愿要求终止妊娠且无禁忌证者；②因某种疾病（包括遗传性疾

病)不宜继续妊娠者。

2. 禁忌证

①生殖器官炎症未经治疗者;②各种疾病的急性阶段;③严重的全身性疾病或健康状况不良,不能耐受手术者;④术前两次(间隔 4 小时)测量体温,均在 37.5℃ 以上者。

3. 术前准备

①收集受术者信息,询问病史、避孕史及生育计划,注意高危情况。如:年龄<20 岁或≥50 岁、哺乳期、剖宫产后 6 个月、反复人流史(≥3 次)、子宫极度倾屈、生殖器畸形、盆腔肿瘤、有子宫穿孔史、子宫肌瘤剔除史、宫颈手术史、带器妊娠以及内外科合并症等。②术前进行流产后关爱咨询服务(PAC),告知人工流产的危害和可能的并发症,特别强调重复流产对远期生育能力和今后妊娠结局的影响,分析导致本次意外妊娠的原因,避孕失败者帮助其分析原因并指导正确使用或推荐其他有效方法,未避孕者分析原因,给予全面咨询并落实避孕措施。协助流产女性知情选择术后立即落实高效科学的避孕方法(手术流产排除禁忌证可同时放置宫内节育器)。③测量血压和体温,妇科检查,注意子宫异常倾屈。④尿或血妊娠试验、超声检查进一步确诊早期宫内妊娠。超声检查了解胎囊大小,并注意着床位置,如是瘢痕子宫,需注意与瘢痕位置的关系。⑤血常规、凝血方面检测以及阴道分泌物常规、心电图等检查。

(1)负压吸引术:适用于妊娠 10 周以内者,利用负压吸引原理,将妊娠物从宫腔内吸出,称为负压吸引术。

手术步骤:受术者排空膀胱,取膀胱截石位。常规冲洗外阴和阴道,铺无菌洞巾。做双合诊核查子宫位置、大小及附件情况。放置阴道窥器,清毒阴道和宫颈管,用宫颈钳钳夹宫颈前唇,用探针顺子宫位置的方向探测宫腔方向及深度,宫颈扩张器扩张宫颈管,由小号到大号,循序渐进扩张宫口(扩大程度比选用吸头大 0.5~1 号)。按孕周及宫腔深度选择吸管,将吸管连接到负压装置上,负压一般控制在 400~500 mmHg,依子宫方向将吸管徐徐送入宫底部,遇到阻力略向后退大约 1 cm。按顺时针方向吸宫腔 1~2 圈,取出吸管。必要时可用小号刮匙轻轻搔刮宫底及两侧宫角,检查是否吸干净。必要时重新放入吸管,再次用低负压(200~300 mmHg)吸宫腔 1 圈。用棉球拭净宫颈及阴道,除去宫颈钳,取出阴道窥器,术毕。将吸出物过滤,检查有无绒毛,并测量出血量及组织物的重量。

(2)钳刮术:适用于妊娠≥10 周的早期妊娠。

手术步骤:由于胎儿较大,钳刮术需做宫颈准备。手术前先通过机械或药物法使宫颈松软,扩张宫颈管。术中先夹破胎膜,流尽羊水,用卵圆钳钳夹胎盘与胎儿组织,术中保留取出的胎块,手术结束后需核查胎儿及附属物是否完整。观察有无活动性出血和子宫收缩情况。

3. 人工流产术并发症及处理

(1)出血:常见原因有子宫收缩欠佳、手术者未能迅速而完整地将妊娠产物清出、胚胎着床异常(子宫瘢痕妊娠、宫颈妊娠、宫角妊娠等)、凝血机制障碍等。处理原则:迅速清除妊娠产物,出血常可停止;促进子宫收缩(按摩子宫、注射缩宫素、使用前列腺素制剂);因胚胎着床异常而发生大出血,按异位妊娠治疗原则处理;因凝血机制障碍导致大出血,术前应做好预防措施,术中及时处理。

(2)子宫穿孔:是人工流产术严重的并发症,但发生率极低。发生率多与手术者操作技术水平以及子宫本身情况(如哺乳期子宫,瘢痕子宫等)有关。手术操作时有"落空感"或"无底感";手术器械进入深度超过原探测的深度,应警惕子宫穿孔,此时应立即停止手术。如穿孔小,无脏器损伤或内出血,可采用保守治疗,可给予缩宫素和抗生素。同时需密切观察生命体征。若宫内组织尚未吸净,应由有经验医师在超声引导下或腹腔镜下避开穿孔部位完成手术;若宫内组织尚未吸出,建议术后保守观察1周后再清除妊娠物。破口大、怀疑脏器损伤或有内出血应尽早进行腹腔镜检查或开腹探查术,术中根据情况做相应处理。

(3)人工流产综合征:指手术时由于子宫尤其是宫颈受到局部刺激,导致迷走神经兴奋反射性引起的一系列症状。发生原因主要与受术者的情绪、身体状况及手术操作有关。因此,术前需加强宣教,给予精神安慰,消除受术者对手术的紧张、恐惧;术中动作轻柔,吸宫时注意掌握适当负压,尽量减少不必要的反复吸刮,均能降低人工流产综合征的发生率。临床表现为受术者在术中或术毕出现头昏、胸闷、恶心、呕吐、心动过缓、心律不齐、面色苍白、出冷汗等症状,严重者可出现血压下降、晕厥、抽搐等症状。一旦发生人工流产综合征应立即停止手术,给予吸氧,一般能自行恢复。严重者可静脉注射或皮下注射阿托品 0.5~1.0 mg。

(4)漏吸或空吸:在行人工流产术中,未吸出胚胎及绒毛而致胚胎未受干扰继续发育或胚胎停止发育,称为漏吸。漏吸常见于子宫畸形、宫角妊娠、位置异常或操作不熟练引起。一旦发现漏吸,应由有经验的医师再次行负压吸引术。将非宫内妊娠或非妊娠疾病误诊为宫内妊娠行人工流产术,称为空吸。手术吸出物肉眼未见绒毛,要动态观察妊娠试验及超声检查。确诊为空吸,必须将吸出物全部送病理检查,警惕异位妊娠、滋养细胞疾病等。

(5)吸宫不全:指人工流产术后仍有部分妊娠组织物的残留,是人工流产术较常见的并发症,可引起手术后阴道流血时间长,量或多或少,有时伴有组织物排出。常见原因有:操作者技术不够熟练、子宫位置异常、宫角妊娠、子宫腺肌症和子宫肌瘤等引起宫腔变形等有关。血或尿 HCG 检测和超声检查有助于诊断。阴道出血不多时,可以先用米非司酮、米索前列醇等保守治疗,若无明显感染征象,也可再次行清宫术。阴道出血量多时,应立即行清宫术,必要时给予缩宫素,刮出物送病理检查。若合并有感染时,应给予抗生素控制感染后再行清宫术。

(6)感染:多表现为盆腔炎、急性子宫内膜炎等,予抗生素抗感染治疗。

(7)羊水栓塞:偶发于钳刮术。一般由于宫颈损伤,胎盘剥离使血窦开放,为羊水进入母体血液循环创造条件,而发生羊水栓塞,其症状与严重性不如晚期妊娠发病凶猛。治疗包括抗过敏抗休克等。

(8)宫颈粘连、宫腔粘连:宫颈粘连临床表现为术后继发闭经,妊娠试验阴性,周期性下腹痛或黄体酮停药后出现下腹疼痛、里急后重、肛门坠胀、甚至排气排便困难。一般持续数天后症状可自行缓解。腹痛发作时可用探针探查宫颈管,按宫颈方向稍分离可进入宫腔,流出暗红色陈旧血液即可明确诊断,同时扩张宫颈,腹痛症状可明显缓解。

宫腔粘连临床表现为术后继发闭经或月经量明显减少，一般无明显临床症状。宫腔粘连处理原则为经宫腔镜下行宫腔粘连分离术，为防止再次粘连，可于术后在宫腔内放置球囊，加雌孕激素周期治疗3个月左右，促进子宫内膜修复。

（9）其他远期并发症：有子宫内膜异位症、慢性盆腔炎、月经紊乱、继发性不孕、妊娠结局异常（异位妊娠、早产、反复流产、胎盘异常）等。

（二）早期终止妊娠方法：药物流产

药物流产是指使用药物而非手术的方法终止妊娠的一种避孕失败的补救措施。目前常用的药物为米非司酮和米索前列醇，米非司酮是一种抗孕激素制剂，用作抗孕激素，并有抗糖皮质激素的活性。米索前列醇是前列腺素类似物，有子宫兴奋和软化宫颈的作用。两者序贯合并使用，可用于终止妊娠，完全流产率达90%以上。

1. 适应证

确诊为宫内妊娠，早期妊娠≤49天可于门诊行药物流产；>49天应酌情考虑，必要时住院行药物流产。

2. 禁忌证

有米非司酮禁忌证，如肝肾功能异常、肾上腺及其他内分泌疾病、血液病、血管栓塞病史、妊娠期皮肤瘙痒史等；有前列腺素药物禁忌证，如心血管疾病、哮喘、青光眼、癫痫、严重胃肠功能紊乱等；带器妊娠、异位妊娠；其他：过敏体质、妊娠剧吐、长期服用抗结核药、抗癫痫药、抗抑郁药、抗前列腺素药、抗凝药等；年龄≥35岁的吸烟妇女（超过15支/天）。

3. 用药方法

米非司酮分顿服法和分服法。

顿服法：用药第1天，一次顿服200 mg口服。

分服法：①米非司酮分两日服用，用药第1日晨服50 mg，8~12小时再服25 mg；用药第2日早晚相隔12小时各服米非司酮25 mg；第3日上午7时再服25 mg，1小时后在就近医疗机构使用米索前列醇。②第1天和第2天均早50 mg、晚25 mg口服米非司酮，每次服药前后需空腹1~2小时。

两种方法均于服药的第3日早上口服米索前列醇0.6 mg，前后空腹1小时。用药后可能出现恶心、呕吐、腹泻、手心瘙痒、腹痛、药物过敏等症状。

4. 注意事项

必须在医护人员指导下使用药物，严密观察出血情况及不良反应的发生，用药后如出现大量出血，需及时行清宫术；受术者出现阴道出血后，大小便需使用便器，有利于观察有无组织物排出；药流后需落实避孕措施，可立即服用复方短效口服避孕药。

（三）早期人工流产术后护理要点

（1）术后休息2~4周，1个月内禁止性生活及盆浴，保持外阴清洁。

（2）如有阴道出血量多、发热、剧烈腹痛、分泌物异味等异常情况，随时就诊。

（3）预约随访时间及方式。流产后2周内门诊复诊，有条件落实流产后关爱服务（PAC）的医疗机构，流产后1、3、6、12个月电话随访，了解流产后恢复情况，评估避孕方法使用情况，了解依从性、是否再次意外妊娠、解答疑问，必要时补充避孕药具，告知后续获得避孕药具和计划生育服务的途径。

（四）中期妊娠终止方法

中期妊娠终止方法包括依沙吖啶（利凡诺）引产和水囊引产。

1. 适应证

①妊娠 14~27 周自愿要求终止妊娠者；②因某种疾病（包括遗传性疾病），不宜继续妊娠者；③产前诊断胎儿畸形者。

2. 禁忌证

①严重全身性疾病；②患肝、肾疾病但能胜任手术者，不作为水囊引产禁忌证；③各种疾病的急性阶段、生殖器官急性炎症；④对依沙吖啶过敏者；⑤凝血功能障碍或有出血倾向者；⑥子宫体有手术瘢痕、宫颈有陈旧性裂伤者、子宫发育不良者、子宫颈电灼术等慎用；⑦术前 24 小时内两次测量体温（间隔 4 小时）均超过 37.5℃ 以上者；⑧前置胎盘或穿刺部位皮肤有感染者。

3. 操作方法

（1）依沙吖啶（利凡诺）引产：依沙吖啶是一种强力杀菌剂，将其注入羊膜腔内，可引起胎儿死亡，使胎盘组织变性、坏死，引起子宫收缩和促进宫颈软化、扩张，促使胎儿和附属物排出。引产成功率可达 90%~99%。依沙吖啶引产时间多数在 48 小时内，72 小时无规律宫缩定为引产失败。如一次引产失败，需做第 2 次羊膜腔注射引产，若两次失败，应采取其他方法终止妊娠。

羊膜腔内注入法：排空膀胱，取平卧位，腹部皮肤消毒，用腰椎穿刺针，选择好的穿刺点，进入羊膜腔内后，拔出针芯即有羊水溢出，注入依沙吖啶液（利凡诺）50~100 mg，用量最多不得超过 100 mg，插入针芯后迅速拔针。纱布压迫针眼数分钟后，胶布固定。

（2）水囊引产：将无菌水囊经宫颈口放置在子宫壁和胎膜之间，囊内注入一定量无菌液体，通过机械性刺激宫颈管和增加宫腔压力，引起子宫收缩，促使胎儿及附属物排出的终止妊娠方法。尤其适用于伴有肝肾功能异常需要终止妊娠者。

水囊引产法：排空膀胱，取膀胱截石位，常规消毒外阴、阴道，铺无菌巾。窥器暴露宫颈，消毒阴道、宫颈，用宫颈钳夹住宫颈前唇，用敷料镊将准备好的水囊徐徐放入子宫腔内，使其置于胎囊和子宫壁之间，缓慢向水囊内注入无菌液体，一般在 300~500 mL，液体内可加数滴亚甲蓝（美蓝），以便于识别注入液或羊水。折叠导尿管并扎紧，放入阴道穹隆处。

4. 注意事项

①一般在放置水囊后 24 小时内取出（先将水囊内液体放出）。如宫缩过频、过强、存在阴道分泌物有异味或发热等感染征象、出血较多或胎盘早剥时，应提前取出，并需设法迅速结束妊娠。②水囊取出后，应根据子宫收缩情况，酌情加用缩宫素，如需静滴缩宫素，速度不宜过快，需专人看护，随时调整药物浓度及滴数，防止子宫破裂。③第一次水囊引产失败，若无异常情况，需观察 72 小时后，再改用其他方法终止妊娠。

5. 中期妊娠引产并发症

（1）子宫损伤：是中期妊娠引产严重并发症。可引起出血、羊水栓塞、DIC 等，抢救不及时可危及生命。子宫损伤包括子宫破裂、宫颈、阴道后穹隆裂伤。

（2）胎盘滞留、胎盘残留、胎膜残留：常见并发症。可引起阴道大量出血、感染。胎儿娩出后 30 分钟后胎盘未排出，或胎盘排出后检查胎盘或胎膜不完整，或胎儿娩出后胎盘未排出，但伴有较多出血时，应行清宫术。

（3）感染：发生率较低，但严重感染是孕妇死亡的主要原因之一。

（4）羊水栓塞：是中期妊娠引产严重并发症之一，发病急。常与以下因素有关：过强宫缩、胎膜早破、宫壁或宫颈有血管破裂。由于中期妊娠引产并发羊水栓塞的临床表现常不典型，易于误诊，处置不及时也可危及生命。

6. 护理要点

（1）术前护理：收集受术者信息，询问病史、避孕史及生育计划，注意高危情况。术前进行流产后关爱咨询服务（PAC），告知引产的危害和可能的并发症，若非意愿妊娠者，予分析导致本次意外妊娠的原因，协助流产女性知情选择术后立即落实高效科学的避孕方法。

（2）术中护理：在引产及胎盘娩出过程中观察孕妇生命体征，有无呼吸困难、胸闷发绀、呛咳等羊水栓塞症状。

（3）术后护理：让孕妇尽量卧床休息，防止突然破水。密切观察生命体征，严密观察并记录宫缩情况、阴道流血等情况。胎儿、胎盘娩出后，应仔细检查胎盘胎膜是否完整，检查有无软产道裂伤，发现裂伤，应立即缝合。若胎儿娩出后，胎盘胎膜 30 分钟未娩出，应立即进行清宫术。产后需严格观察 2 小时，注意产后宫缩情况、阴道流血及排尿情况，指导产妇及时采取回奶措施。

（4）健康指导：术后休息 1 个月，1 个月内禁止性生活及盆浴，保持外阴清洁；如有阴道出血量多、发热、剧烈腹痛、分泌物异味等异常情况，随时就诊；做好避孕咨询指导，落实高效科学避孕措施；预约随访时间及方式。流产后 1 个月内门诊复诊，有条件落实流产后关爱服务（PAC）的医疗机构，流产后 1、3、6、12 个月电话随访，了解流产后恢复情况，评估避孕方法使用情况，了解依从性、是否再次意外妊娠、解答疑问，必要时补充避孕药具，告知后续获得避孕药具和计划生育服务的途径。

第三节　女性绝育方法

女性绝育（sterilization）是女性通过手术或药物达到永远不生育的目的。输卵管绝育术（tubal sterilization operation）是指通过手术将输卵管结扎或用药物使输卵管腔粘连堵塞，阻断精子与卵子相遇而达到绝育目的，是一种安全、永久性节育措施，不影响受术者生理功能。输卵管绝育术有经腹输卵管绝育术、经腹腔镜输卵管绝育术和经阴道穹窿输卵管绝育术，但经阴道穹窿输卵管绝育术临床极少开展。

一、经腹输卵管绝育术

国内应用最广的绝育方法。

（一）适应证

（1）要求接受绝育手术且无禁忌证者。

（2）患有严重心脏病、肝脏病等全身疾病不宜生育者。

（3）患有遗传性疾病不宜生育者。

（二）禁忌证

（1）24 小时内两次间隔 4 小时体温≥37.5℃。

（2）全身状况不佳不能耐受手术者，如产后失血性休克、心力衰竭、血液病/肝肾功能不全等；

（3）严重的神经症；

（4）各种疾病的急性期；

（5）腹部皮肤感染、患有急性生殖道和盆腔感染。

（三）术前准备

（1）手术时机：非孕妇女在月经干净后 3~7 日。人工流产或分娩后宜在 48 小时内施术。哺乳期或闭经妇女应排除早孕后再行绝育术。

（2）解除思想顾虑，作好解释和咨询。

（3）详细询问病史，并作全身检查与妇科检查，实验室查白带常规、血尿常规、凝血功能、肝肾功能等。

（4）按妇科腹部手术前常规准备。

（四）麻醉

采用局部浸润麻醉或硬膜外麻醉。

（五）手术步骤

（1）排空膀胱、取仰卧位，留置导尿管。

（2）手术野按常规消毒。

（3）手术经过：①以纵切口为宜，也可横切口，长 2~3 cm。一般取下腹正中耻骨联合上两横指（3~4 cm）作 2 cm 长纵切口，产后在宫底下 2~3 cm 作纵切口。②逐层切开皮肤、皮下脂肪，剪开腹直肌前鞘，钝性分离腹直肌。提取腹膜，避开膀胱和血管，避免钳夹肠管。确认为腹膜后，将其切开进入腹腔。③寻找提取输卵管是手术的主要环节。根据不同的子宫位置可采用卵圆钳夹取法，指板法或吊钩法。提取输卵管后找到输卵管伞端才确认为输卵管，须同时检查卵巢有无异常。④结扎输卵管方法有抽心包埋法、银夹法和输卵管折叠结扎切断法（潘氏改良法）。抽心包埋法有血管损伤少、并发症少、成功率高等优点，目前广泛应用。确认输卵管后用两把鼠齿钳提起输卵管峡部，两钳距离为 2~3 cm，先于浆膜下注入利多卡因使浆膜膨胀，切开膨胀的浆膜层，用弯蚊钳游离出输卵管，剪除输卵管约 1 cm 长，用 4 号丝线结扎输卵管两侧断端，然后缝合浆膜层，将近端包埋于输卵管系膜内，远端留于系膜外。同法处理对侧输卵管。⑤检查腹腔内、腹壁各层有无出血点及组织损伤。⑥清点纱布和器械无误，关闭腹腔，逐层缝合。⑦无菌敷料覆盖腹部伤口。

（六）术后并发症

（1）出血或血肿：过度牵拉导致损伤输卵管或输卵管系膜血管，引起腹腔内积血或血肿。

（2）感染：包括局部感染和全身感染。感染原因可能为体内原有感染尚未控制，消毒不严或手术操作无菌观念不强。

（3）损伤：解剖关系辨认不清或操作粗暴导致膀胱或肠管损伤。

（4）输卵管再通：绝育有 1%~2% 再通率。手术者操作时思想应高度集中，严防有误扎或遗漏未扎的输卵管。

（七）术后处理

（1）局部浸润麻醉，不需禁食，及早下床活动。注意观察生命体征。

（2）硬膜外麻醉，禁食 6 小时，监测生命体征。

（3）酌情使用抗生素和止痛药。

（4）术后注意事项：①术后建议休息 21 天，同时行人工流产手术者建议休息 1 个月；②鼓励患者早期下床活动；③保持手术部位清洁卫生。非孕期 2 周内禁性交；流产后或产后者 1 个月内禁性交；④休假期内不宜进行体力劳动或剧烈运动；⑤术后 3~5 天拆线，1 个月随访。

二、经腹腔镜输卵管绝育术

经腹腔镜输卵管绝育术优点多，切口小，手术时间短，恢复快，但费用较高。

（一）适应证

同经腹输卵管绝育术。

（二）禁忌证

患有腹腔粘连、心肺功能不全、膈疝等，余同经腹输卵管绝育术。

（三）术前准备

同经腹输卵管结扎术，受术者应取头低臀高仰卧位。

（四）麻醉

采用局部浸润麻醉、硬膜外麻醉或全身麻醉。

（五）手术步骤

（1）进腹腔的操作同一般腹腔镜手术。

（2）脐孔下缘作 1 cm 小切口，先用气腹针插入腹腔，充 CO_2 2~3L，然后插入套管针放置腹腔镜。在腹腔镜直视下将弹簧夹（springclip）或硅胶环（falopering）置于输卵管峡部，以阻断输卵管通道。也可采用双极电凝法烧灼输卵管峡部 1~2 cm。经统计以上各法的失败率，电凝术再通率最低 1.9‰，硅胶环 3.3‰，弹簧夹高达 27.1‰。机械性绝育术与电凝术相比，损伤组织少，可能提高日后输卵管复通的成功率。

（六）术后处理

（1）静卧 4~6 小时后可下床活动；

（2）监测生命体征有无变化；

（3）术后注意事项同经腹输卵管结扎术。

课程思政

20 世纪 70 年代末我国实施的计划生育政策，育龄妇女生育后采取高效的避孕措施，减少了意外妊娠的发生，保护了妇女的生殖健康。在经历了从高生育率到低生育率的转变之后，我国人口的主要矛盾已经不再是增长过快，而是人口红利逐渐消失、人口老龄化、出生性别比失调等问题。现二胎、三胎政策全面开放，更应落实有计划、有准备的生育，公民都要了解避孕知识，选择适合自己的避孕方法。国家现把流产后关爱服务纳入了妇幼保健的指标，以大力推广科学的生殖健康知识，并为公民提供多种、高效、免费的避孕药具，保护我国妇女生育力，达到优生优育，提高人口素质的目的，造福千秋万代。

本章小结

在我国，人工流产作为避孕失败的补救措施合法并广泛应用，解决了非意愿妊娠带来的后顾之忧。目前，常规采用的人工流产方法安全、有效，但损害女性生殖系统及其功能，并随人工流产次数的增加而加重，因此应特别重视避免重复流产的发生。重视避孕，是保护女性生殖健康的第一步。宫内节育器（IUD）、女用甾体激素避孕药避孕、皮下埋植剂等均为高效的避孕方法，但在不同生理阶段以及合并不同疾病时对避孕方法的选择有所不同，需考虑安全有效的同时对不同生理阶段、不同疾病状态进行评估，再做选择。

客观题测验

参考文献

［1］ 曹泽毅. 中华妇产科学. 第 3 版. 北京：人民卫生出版社，2014.

［2］ 黄美凌. 妇产科护理学. 北京：中国协和医科大学出版社，2014.

［3］ 周雨桦，等. 产科护理学. 第 8 版. 新北市：新文京开发，2016.

［4］ 苟文丽，吴连方. 分娩学. 北京：人民卫生出版社，2003.

［5］ 丁焱，李笑天. 北京：人民卫生出版社，2018.

［6］ 刘珊珊，刘均娥. 孕产妇分娩恐惧的研究进展［J］. 中华护理杂志，2015，50(03)：365-369.

［7］ Salmela-AroK，ReadS，RouheH，et al. Promoting positive motherhood among nulliparous pregnant women with an intense fear of childbirth：RCT intervention. J Health Psychol 2012，17(4)：520-534.

［8］ 助产学. 第 1 版. 北京：人民卫生出版社，2017.

［9］ 丁焱，李笑天. 实用助产学. 第 1 版. 北京：人民卫生出版社，2018.

［10］ 姜梅. 妇产科护理指南. 第 1 版. 北京：人民卫生出版社，2018.

［11］ 谢幸，孔北华，段涛. 妇产科学［M］. 北京：人民卫生出版社，2018.

［12］ 谢幸，苟文丽. 妇产科学［M］. 北京：人民卫生出版社，2014.

［13］ 安力彬，陆虹. 妇产科护理学［M］. 北京：人民卫生出版社，2017.

［14］ 余艳红，陈叙. 助产学［M］. 北京：人民卫生出版社，2017.

［15］ 张宏玉，蔡文智. 助产学［M］. 北京：中国医药科技出版社，2014.

［16］ PennySimkin，RuthAncheta. 产程进展手册［M］. 陈改婷，张宏玉. 译. 西安：世界图书出版公司，2011.

［17］ 沈铿，马丁. 妇产科学(第 3 版)［M］. 北京：人民卫生出版社，2015.

［18］ 曹泽毅，乔杰. 妇产科学(第 2 版)［M］. 北京：人民卫生出版社，2014.

［19］ Geneva：World Health Organization；2015. WHO Recommendations on Interventions to Improve Preterm Birth Outcomes［Books］. ISBN-13：978-92-4-150898-8.

［20］ BoeligRC，BartonSJ，SacconeG，et al. Interventions for treating hyperemesis gravidarum［J］. Cochrane Database Syst Rev，2016，11(5)：CD010607.

［21］ 2018 年最新指南 ACOG《妊娠期恶心、呕吐的管理》.

［22］ 胡珊，李力. 周围静脉高价营养治疗妊娠剧吐 40 例临床观察［J］. 重庆医学，2002(12)：1237-1238.

[23] 中华医学会妇产科学分会妊娠期高血压疾病学组.妊娠期高血压疾病诊治指南(2015)[J].中华妇产科杂志，2015，50(10)：721-728.

[24] 杨孜，张为远.剖析子痫前期发病的多因素拓宽临床实践研究的多视角[J].中华妇产科杂志，2015，50(10)：734-739.

[25] ACOG Committee on Obstetric Practice. Committee Opinion No. 623：Emergent therapy for acute-onset, severe hypertension during pregnancy and the postpartum period[J]. Obstet Gynecol, 2015, 125(2)：521-525.

[26] 吴琳琳，周欣，牛建民.《妊娠期高血压疾病：国际妊娠期高血压研究学会分类、诊断和管理指南(2018)》解读[J].中国实用妇科与产科杂志，2018，34(07)：758-763.

[27] Butalia S, Audibert F, Côté AM, et al. Hypertension Canada′s 2018 Guidelines for the Management of Hypertension in Pregnancy. Can J Cardiol. 2018 May；34(5)：526-531.

[28] 吴欣娟，罗煜，熊永芳.妇科、产科护理工作标准流程图表[M].长沙：湖南科学技术出版社，2015.

[29] 中华医学会妇产科学分会产科学组.妊娠期肝内胆汁淤积症诊疗指南(2015)[J].中华妇产科杂志，2015，50(07)：481-485.

[30] 中华医学会围产医学会胎儿医学学组.双胎妊娠临床处理指南(第一部分)：双胎妊娠的孕期监护及处理[J].中华妇产科杂志，2015，50(08)：561-567.

[31] 中华医学会围产医学会胎儿医学学组.双胎妊娠临床处理指南(第二部分)：双胎妊娠并发症的诊治[J].中华妇产科杂志，2015，50(09)：641-647.

[32] 宋树良，郭晓辉.实用胎儿电子监护学[M].北京：人民卫生出版社，2016.

[33] 叶鸿瑁，虞人杰.新生儿复苏教程[M].北京：人民卫生出版社，2012.

[34] 刘兴会，漆洪波. 难产[M].北京：人民卫生出版社，2015.

[35] 中国新生儿复苏项目专家组.中国新生儿复苏指南(2016年北京修订)[J].中华围产医学杂志，2016(7)：481-486.

[36] 张为远，邹丽颖.剖宫产术后再次妊娠阴道分娩管理的专家共识(2016)[J].中华妇产科杂志，2016，51(08)：561-564.

[37] 刘兴会，贺晶，漆洪波.助产[M].北京：人民卫生出版社，2018.

[38] 魏碧蓉.高级助产学[M].第2版.北京：人民卫生出版社，2009.

[39] 世界卫生组织生殖健康与研究部，国家人口计生委科学技术研究所.避孕方法选用的医学标准[M].第4版.北京：中国人口出版社，2011.

[40] 中华医学会计划生育学分会.临床诊疗指南与技术操作规范[M].计划生育分册.北京：人民卫生出版社，2017.

[41] 国家人口计生委科技司.李丽，邹燕，译.吴尚纯，校.世界卫生组织计划生育服务提供者手册[M].北京：中国人口出版社，2009.

[42] 程利南，狄文，丁岩，等.女性避孕方法临床应用的中国专家共识[J].中华妇产科杂志，2018，53(7)：433-447.

[43] 吴尚纯."健康中国2030"—计划生育服务提供者的责任和使命[J].中国计划生育学杂志，2017，25(1)：4.

[44] 赵君，代巧云，张宏光，等.全国计划生育技术服务信息化平台的设计与应用[J].中国计划生育学杂志，2017，25(8)：514-518.

[45] 吴尚纯.流产后避孕服务[J].人口与计划生育，2018(2)：13-17.

图书在版编目（CIP）数据

助产学 / 翟巾帼，吴斌，罗太珍主编. —长沙：中
南大学出版社，2022.1
百校千课共享联盟护理学专业融媒体教材
ISBN 978-7-5487-0950-3

Ⅰ．①助… Ⅱ．①翟… ②吴… ③罗… Ⅲ．①助产
学－医学院校－教材 Ⅳ．①R717

中国版本图书馆 CIP 数据核字（2020）第 109106 号

助产学

ZHUCHANXUE

主编 翟巾帼 吴斌 罗太珍

□责任编辑 李 娟
□封面设计 李星星
□责任印制 唐 曦
□出版发行 中南大学出版社
　　　　　社址：长沙市麓山南路　　邮编：410083
　　　　　发行科电话：0731-88876770　传真：0731-88710482
□印　　装 长沙艺铖印刷包装有限公司

□开　　本 787 mm×1092 mm 1/16 □印张 25.25 □字数 594 千字
□互联网+图书 二维码内容 字数 148 千字 视频 183 分 32 秒 PPT 1537 页 图片 32 张
□版　　次 2022 年 1 月第 1 版 □印次 2022 年 1 月第 1 次印刷
□书　　号 ISBN 978-7-5487-0950-3
□定　　价 76.00 元